LES

GRANDS ÉCRIVAINS

DE LA FRANCE

NOUVELLES ÉDITIONS

PUBLIÉES SOUS LA DIRECTION

DE M. AD. REGNIER

Membre de l'Institut

CHARTRES. — IMPRIMERIE DURAND
Rue Fulbert, 9.

MÉMOIRES

DE

SAINT-SIMON

TOME XXV

MÉMOIRES

DE

SAINT-SIMON

NOUVELLE ÉDITION

COLLATIONNÉE SUR LE MANUSCRIT AUTOGRAPHE

AUGMENTÉE

DES ADDITIONS DE SAINT-SIMON AU JOURNAL DE DANGEAU

et de notes et appendices

PAR A. DE BOISLISLE

Membre de l'Institut

AVEC LA COLLABORATION DE L. LECESTRE

ET DE J. DE BOISLISLE

TOME VINGT-CINQUIÈME

PARIS

LIBRAIRIE HACHETTE ET Cie

BOULEVARD SAINT-GERMAIN, 79

1913

MÉMOIRES

DE

SAINT-SIMON

(Suite de 1714).

Routes profondes par lesquelles le duc du Maine parvient à l'état, nom et tout droit de prince du sang, et au testament du Roi.

Il est temps maintenant de venir au testament du Roi, qui va paroître avec de si singulières précautions, tant pour la profondeur du secret de tout son contenu, que pour l'inviolable sûreté de cette pièce. Le Roi vieillissoit, et, sans qu'il parût aucun changement à l'extérieur de sa vie, ce qui le voyoit de plus près commençoit[1] depuis quelque temps à craindre qu'il ne vécût pas longtemps. Ce n'est pas ici le lieu de s'étendre sur une santé jusque-là si forte et si égale[2] ; il suffit maintenant[3] de dire qu'elle menaçoit sourdement. Accablé des plus cuisants revers de la fortune après une si longue habitude de la dominer, il le fut bien davantage par les malheurs domestiques. Tous ses[4] enfants avoient disparu devant lui[5], et le laissoient livré aux réflexions les plus funestes. Il s'attendoit lui-même à tous moments au même genre de

1. Il y a *commençoient,* au pluriel, dans le manuscrit.
2. Voyez ci-après, p. 85 et note 1.
3. *Mainten^{t}* semble avoir été ajouté à la fin d'une ligne.
4. *Ces* corrigé en *ses.* — 5. Avant lui.

mort[1]. Au lieu de trouver du soulagement à cette angoisse dans ce qu'il avoit de plus intime et qu'il voyoit le plus continuellement, il n'y rencontroit que peines nouvelles. Excepté le seul Mareschal, son premier chirurgien, qui travailla sans cesse à le guérir de ses soupçons, Mme de Maintenon, M. du Maine, Fagon, Blouin, les autres[2] principaux valets de l'intérieur, vendus au bâtard et à son ancienne gouvernante[3], ne cherchoient qu'à les augmenter, et, dans la vérité, ils n'y pouvoient avoir grand peine. Personne ne doutoit du poison, personne n'en pouvoit douter sérieusement, et Mareschal, qui en étoit aussi persuadé qu'eux, n'en différoit d'avis auprès du Roi que pour essayer de le délivrer d'un tourment inutile, et qui ne pouvoit que lui faire un grand mal[4]. Mais M. du Maine avoit trop d'intérêt à le[5] maintenir dans cette crainte, et Mme de Maintenon aussi, pour sa haine, et pour servir ce qu'elle aimoit le mieux, dont[6] toute l'horreur, par leur art, en tomboit sur le seul prince d'âge et de la maison royale, que[7], pour se faire place, ils avoient entrepris de renverser, tellement que, le Roi soutenu sans cesse dans ses pensées, et ayant tous les jours sous les yeux le prince qu'on lui donnoit pour l'auteur de ces crimes, et à sa table, et à certaines heures dans son cabinet, on peut juger du redoublement continuel de ses sentiments intérieurs.

Avec ses enfants il avoit perdu, et par la même voie,

1. On a vu, dans nos tomes XXII, p. 362 et 367, et XXIV, p. 262-263, Saint-Simon prétendre que le Roi croyait fermement que la mort du duc et de la duchesse de Bourgogne et celle du duc de Berry étaient dues au poison.

2. Le mot *autres* a été ajouté en interligne.

3. Dans les éditions précédentes, on avait imprimé *aux bâtards*, quoique le manuscrit porte bien le singulier; cela rendait incompréhensible l'emploi de l'adjectif possessif *son*.

4. Voyez ce qu'il a dit à ce sujet dans le tome XXII, p. 368-370.

5. Ce *le* a été ajouté en interligne.

6. *Dont* est en interligne, au-dessus de *que*, biffé.

7. Ce *que* est aussi en interligne, au-dessus d'un premier *que*, biffé.

une princesse irréparable[1], qui, outre qu'elle étoit l'âme et l'ornement de sa cour, étoit de plus tout son amusement, toute sa joie, toute son affection, toutes ses complaisances dans presque tous les temps qu'il n'étoit pas en public. Jamais, depuis qu'il étoit au monde, il ne s'étoit familiarisé qu'avec elle ; on a vu ailleurs jusqu'à quel point cela étoit porté[2]. Rien ne pouvoit remplir un si grand vuide ; l'amertume d'en être privé s'augmentoit par ne plus trouver de délassement. Cet état malheureux lui en fit chercher où il put, en s'abandonnant de plus en plus à Mme de Maintenon et à M. du Maine. Leur dévotion sans lacune extérieure, leur renfermé continuel le rassuroit sur eux. Ils avoient eu de longue main l'art de lui persuader que M. du Maine, quoique avec beaucoup d'esprit et de capacité pour les affaires, dans l'opinion de laquelle il l'entretenoit[3] par les derniers détails de ses charges, et les détails étoient un des grands foibles du Roi, ils l'avoient, dis-je, persuadé que M. du Maine étoit sans vues, sans desseins, incapable même d'en avoir, occupé seulement de ses enfants en bon père de famille, touché de grandeur uniquement par rapport à la grandeur du Roi, dont il étoit par attachement suprêmement amoureux, tout simple, tout franc, tout droit, tout rond, et qui, après avoir travaillé tout le jour à ses charges par devoir et pour lui plaire, après avoir donné bien du temps à la prière et à la piété, se délassoit solitairement à la chasse, et usoit dans son petit particulier de la gaieté et de l'agrément naturel de son esprit, sans savoir le plus souvent quoi que ce soit de la cour, ni de ce qui se passoit dans le monde. Toutes ces choses plaisoient infiniment au Roi, et le mettoient parfaitement à son aise avec un fils d'ailleurs le[4] bien-aimé, qui l'approchoit si continuelle-

1. La duchesse de Bourgogne.
2. Le participe *porté* a été ajouté en interligne.
3. *Entrenoit,* par mégarde, dans le manuscrit, comme ci-après, p. 155
4. Ce *le* a été ajouté en interligne.

ment de si près, et qui l'amusoit fort par ses contes et ses plaisanteries, où il excelloit plus qu'homme que j'aie jamais connu, avec un tour charmant, et si aisé qu'on croyoit en pouvoir dire autant; en même temps[1] adroit à faire du mal, à toucher cruellement le ridicule, et tout cela avec mesure, suivant le temps, l'occasion, l'humeur du Roi, qu'il connoissoit à fond, et que les choses prenoient[2], poussant ou enrayant avec tant d'artifice, de naturel et de grâce, qu'on auroit dit qu'il ne songeoit à rien, et, avec cela, et toujours quand il vouloit, le plus excellent pantomime. Que si on rapproche de ceci son caractère qui est touché ailleurs[3], on sentira avec terreur quel serpent à sonnettes[4] dans le plus intime intérieur du Roi. Dans l'état où on vient de représenter qu'étoit le Roi, établis l'un et l'autre[5] dans son esprit et dans son cœur au point où ils l'étoient, et parfaitement d'accord ensemble, il fut question de profiter d'un temps précieux qu'ils[6] sentoient bien ne pouvoir être long. Si la couronne même n'étoit pas leur but, comme il semble difficile d'en douter après ce qui a été remarqué sur l'édit qui en rend les bâtards capables[7], au moins vouloient-ils toutes les grandeurs dont on vient de parler, et s'assurer en[8] même temps, autant qu'il pouvoit être possible, d'une puissance qui les établît, à la mort du Roi, dans un état assez formidable pour les mettre en situation[9] non seulement de se soutenir en-

1. Les mots *en mesme temps* sont en interligne, au-dessus d'*avec cela*, biffé.
2. Suivant que les choses prenaient.
3. Dans le tome XV, p. 19-20.
4. La locution *serpent à sonnettes* n'était pas donnée dans le *Dictionnaire de l'Académie* de 1718, qui disait seulement : « En parlant des choses qui sont dangereuses, mais dont le danger est caché sous une belle apparence, on dit que c'est un serpent caché sous des fleurs. »
5. Le duc du Maine et Mme de Maintenon.
6. Il y a *il*, au singulier, par mégarde, dans le manuscrit.
7. Tome XXIV, p. 358 et suivantes.
8. Le mot *en* a été répété deux fois.
9. *Situation* est en interligne, au-dessus d'*estat*, biffé.

tiers d'une manière durable, mais encore de forcer le Régent de compter sur tout avec eux. Tout leur rioit dans ce vaste dessein ; eux-mêmes en avoient préparé les voies par les calomnies exécrables dont ils avoient eu l'art profond, et si bien suivi, de noircir le seul prince à qui la régence ne pouvoit être contestée. Ils étoient parvenus, à force d'artifices et de manèges obscurs, mais toujours vigilants, à[1] persuader les ignorants et les simples, à donner des soupçons aux autres, à le rendre au moins suspect à tous dans Paris et dans les provinces, et plus à la cour qu'ailleurs, où personne ne vouloit ou n'osoit approcher de M. le duc d'Orléans[2]. Ces bruits ne pouvoient pas toujours durer : on se lasse enfin de dire et de parler de la même chose. Ils tomboient donc ; mais, tôt après, ils reprenoient une nouvelle vigueur ; on n'entendoit plus s'entretenir d'autre chose, sans savoir pourquoi cela avoit repris, et ces bouffées d'ouragan reprenoient de la sorte et se soutenoient du temps par les mêmes ressorts qui leur avoient donné le premier être[3]. Ces bouffées leur servoient infiniment pour réveiller toutes les horreurs du Roi par les récits de ce qu'ils feignoient d'apprendre, et pour l'entretenir sur son neveu dans les pensées les plus sinistres, dont, par eux-mêmes, sans ces prétextes tirés du public, ils n'auroient osé lui parler souvent. Par cette conduite soutenue par les valets intérieurs, ils confirmoient le Roi par le public, et le public par le Roi, dont l'éloignement pour son neveu devenoit de plus en plus visible à sa cour, et eux-mêmes le savoient faire répandre. Il n'en falloit pas davantage pour froncer[4] les courtisans

1. Cet *à* et les deux qui suivent corrigent *de*, soit par surcharge, soit en interligne.

2. Voyez ce qui a été dit en dernier lieu à propos de la mort du duc de Berry : tome XXIV, p. 262.

3. Dans le tome XXII, p. 398, il avait déjà parlé des « cris et bruits contre M. le duc d'Orléans entretenus avec grand art et toujours ».

4. Verbe déjà annoté dans le tome XII, p. 399.

importants, et les autres à leur exemple, à l'égard de M. le duc d'Orléans, ou par soupçons ou par crainte de se perdre, les mieux au fait encore plus timides parce qu'ils apercevoient clairement M. du Maine et Mme de Maintenon dans l'enfoncement. De la cour, le même esprit se répandoit dans Paris et inondoit les provinces. Ces ressorts, ils les faisoient jouer tout à leur aise. Que pouvoit y opposer un prince isolé dans la cruelle situation dans laquelle ils l'avoient mis? Comment prouver une négative, et négative de cette espèce, et que faire d'ailleurs pour se dénoircir[1] aux yeux du Roi paqueté de la sorte, et du monde, ou sot, ou méchant, ou timide? M. du Maine pouvoit-il avoir plus beau jeu? Il le sentit si bien, et Mme de Maintenon aussi, que, dès qu'ils se furent assurés d'avoir mis les choses à ce point, ils ne différèrent plus à se mettre en chemin d'en tirer tout ce qu'ils s'en étoient proposés pour le présent et pour le futur.

Plus ils connoissoient parfaitement le Roi, plus ils en avoient tiré de choses jusque-là inouïes en faveur des bâtards, plus ils connoissoient jusqu'à quelle foiblesse la tendresse et la superbe du Roi l'avoient jeté pour eux, mieux aussi ils avoient senti à chaque cran de succès qu'il[2] étoit moins un don qu'une conquête, à laquelle des idées anciennes du Roi, comme on l'a dit et on l'a vu, avoient[3] fortement résisté, qu'ils[4] avoient conquis plutôt qu'obtenu, et qu'ils en étoient redevables à l'adresse, à l'artifice, au pied à pied, si on peut hasarder ce terme, à la persévérance, plus qu'à tout au malaise de refuser opiniâtrément les desirs opiniâtrés de ce qu'on aime, de qui on veut être aimé, et avec qui on passe uniquement les particuliers les plus libres. Ces considérations, la dernière

1. *Le Dictionnaire de l'Académie* n'a jamais admis ce verbe, dont Littré, outre le présent exemple, ne cite qu'un autre de Ronsard.
2. Le *qu'* a été ajouté après coup.
3. *Avoient* est en interligne au-dessus d'*avoit*, biffé.
4. Cet *il* est au singulier, par mégarde.

surtout, les conduisirent à d'autres. Il ne s'agissoit plus ici de charges, de gouvernements, de survivances, encore moins d'honneurs, de distinctions, de rangs. L'affection[1] avoit facilité les premiers ; la superbe, aidée de leurs artifices, avoit arraché peu à peu les autres. Ils se souvenoient avec terreur de ce qui s'étoit passé sur le rang donné aux enfants de M. du Maine, et de combien près ils avoient frisé l'affront[2] de se le voir révoquer sitôt après l'avoir emporté[3]. Toutes ces choses étoient épuisées parce qu'elles étoient au comble. Les ducs, les rangs étrangers, les maréchaux de France, les ambassadeurs mêmes et les cardinaux en avoient été cruellement blessés ; mais ce n'avoit pas été de quoi les arrêter, et le Roi, malgré ses répugnances tant de fois marquées, s'étoit enfin laissé forcer la main à tous ces égards. Ce qu'ils vouloient maintenant étoit toute autre chose. Devenir par être ce que[4] par être on ne peut devenir ; d'une créature quoique couronnée en faire un créateur ; attaquer les princes du sang dans leur droit le plus sublime et le plus distinctif de toutes les races des hommes ; introduire le plus tyrannique, le plus inouï, le plus pernicieux de tous les droits ; anéantir les lois les plus antiques et les plus saintes ; se jouer de la couronne ; fouler aux pieds toute la nation ; enfin persuader cet épouvantable ouvrage à faire à un homme qui ne peut commander à la nature et faire que ce qui n'est pas soit, au chef de cette race unique, et tellement intéressé à en protéger le droit qu'il n'est roi qu'à ce titre, ni ses enfants après lui, et à ce roi de la nation la plus attachée et la plus soumise, de la déshonorer et de[5]

1. Les mots *l'affection* commencent une ligne ; à la fin de la ligne précédente, Saint-Simon avait biffé ces deux mêmes mots.

2. Nous avons eu déjà, dans le même sens, au tome XXIV, p. 204, *friser la corde*.

3. Tome XIX, p. 91-104.

4. Ce *que* est en interligne, et, plus loin, *on ne peut* a été écrit en interligne, au-dessus d'un premier *on ne peut*, biffé.

5. *De* corrige *d'en*.

renverser tout ce qu'elle a de plus sacré, pour possiblement couronner un double adultère, qu'il a le premier tiré du néant depuis qu'il y a des François, et qui y est demeuré sans cesse, jusqu'à cette heure, enseveli[1] chez toutes les nations, et jusque chez les sauvages ; la tentative étoit étrangement forte, et si[2] ce n'étoit pas tout, parce qu'elle ne pouvoit se proposer seule sans s'accabler sous ses ruines, et perdre de plus tout ce qu'on avoit conquis.

Ils ne virent donc qu'un testament du Roi, dicté par eux-mêmes, dont ils pussent espérer une stabilité de leur nouvel être par le respect du testateur et par les nouveaux degrés de puissance dans lesquels ils se feroient établir. Ce n'étoit pas[3] que M. du Maine pût ignorer le sort ordinaire de pareilles précautions ; mais il n'étoit pas aussi dans le cas ordinaire à cet égard par tout ce que de longue main il avoit su faire jouer d'artifices et de ressorts toujours depuis si soigneusement soutenus. Il avoit su, comme on l'a expliqué[4], persuader au Roi et au gros du monde toutes les horreurs sur M. le duc d'Orléans qui lui étoient les plus utiles ; il s'agissoit maintenant d'en recueillir le fruit. Ce fruit étoit de profiter des dispositions où il avoit mis le Roi pour l'engager par conscience, pour la conservation de l'unique rejeton qui lui succédoit immédiatement, pour le salut du royaume, à énerver le plus qu'il seroit possible la puissance d'un prince rendu[5] si suspect, et qui, par les renonciations, n'avoit entre[6] la couronne et soi que ce rejeton dans la première enfance[7] ;

1. *Enseveli* a été ajouté en interligne.
2. Emploi de *si* pour *cependant,* que nous avons déjà rencontré.
3. Le mot *pas* est en interligne.
4. Tomes XXII, p. 374 et suivantes, et XXIV, p. 262.
5. Le mot *rendu* surcharge *si.*
6. La préposition *entre* surcharge un *que*, biffé.
7. Outre son extrême jeunesse, le petit Dauphin était aussi d'une santé assez délicate ; dans le courant de 1714, il eut des accès de fièvre et quelques convulsions, qui inquiétaient fort Mme de Mainte-

revêtir, à faute de princes du sang d'âge raisonnable, ses bâtards de toute l'autorité soustraite au Régent; rendre[1] M. du Maine dépositaire et maître absolu de la personne de ce rejeton[2] si précieux; ne l'environner que de personnes livrées au bâtard, et de lui donner sur elles, et sur toute la maison civile et militaire, tout pouvoir indépendant du Régent. M. du Maine avoit lieu de se flatter que l'impression prise par ses soins dans la cour, dans Paris, dans les provinces, sur M. le duc d'Orléans, seroit puissamment fortifiée[3] par ces dispositions si déshonorantes, et que tout y applaudiroit, bien loin qu'on en fût choqué; qu'il se trouveroit ainsi montré et reçu comme le gardien et le protecteur de la vie du royal enfant, à laquelle étoit attaché le salut de la France, dont lui-même par là deviendroit l'idole; que la possession indépendante du jeune Roi et de sa maison militaire et civile fortifieroit avec l'applaudissement public la puissance dont il se trouveroit revêtu dans l'État, aux dépens de celle[4] du Régent, par ce testament; que le Régent, honni et dépouillé de la sorte, avec l'horreur qu'on avoit eu l'artifice de répandre sur sa personne et d'entretenir, non seulement ne seroit pas en état[5] d'oser rien disputer, mais même n'auroit pas de quoi se défendre de tout ce que[6] le bâtard voudroit entreprendre dans les suites contre lui, établi comme il se le trouveroit[7] dans une posture si favorable et si puissante, qui lui rallieroit pour le présent et les person-

non (lettre à la princesse des Ursins, 19 août, dans le recueil Bossange, tome III, p. 101).

1. Avant ce verbe, il y a dans le manuscrit un *de* inutile.

2. Le second *t* de *rejetton* surcharge un *o*.

3. Il y a *seroient puissam*ᵗ *fortifiées* au pluriel, par mégarde, dans le manuscrit.

4. *Cette* corrigé en *celle*.

5. Les mots *en estat*, oubliés, sont en interligne.

6. Ce *que* est en interligne.

7. Les mots *establi co*ᵉ *il se le trouveroit* ont été ajoutés sur la marge à la fin d'une ligne.

nages et les peuples, et pour l'avenir ceux dont l'ambition songeroit à être portés auprès du Roi majeur par celui auquel il auroit l'obligation de la vie et de la couronne. Pour arriver lui-même à ce grand état qu'il atteignoit dès lors en projet pour le temps de la majorité, il lui étoit essentiel de n'avoir en caractère[1] auprès du jeune prince que des dépendants et des affidés sur qui il pût entièrement compter, et les faire choisir et nommer par le testament pour tous les emplois de l'éducation, et pour les rendre invulnérables au Régent par ces[2] choix, et pour n'avoir l'air de vouloir se rendre absolu s'il les faisoit après lui-même, ne pas s'exposer au mécontentement des aspirants, enfin pour éviter là-dessus tout prétexte de lutte avec le Régent et avoir en même temps ses propres choix autorisés du[3] testament, qui paroîtroit seul les avoir faits.

A ce genre de domination, où, en cas de mort, et pour rendre le Régent plus suspect et plus odieux à toute la France par la multiplication des précautions contre[4] lui sur la conservation de l'enfant si précieux, et les étendre en faveur de la bâtardise, il falloit substituer un frère à l'autre, et, pour en cacher la grossièreté, un gouverneur à celui qui seroit nommé ; à ce genre de domination, dis-je, M. du Maine n'oublia pas de penser à une autre, toujours en flétrissant le futur[5] Régent de plus : ce fut de ne lui en laisser que le nom, et de faire attribuer en effet tout le pouvoir de la régence au conseil établi par le même testament avec l'application la plus exacte de le composer de façon que les deux frères y fussent les maîtres par la pluralité des voix. Il n'est pas temps encore d'expliquer combien M. du Maine sut bien faire tous ces diffé-

1. C'est-à-dire, en place, en situation, en fonction, avec un pouvoir attaché à une charge.

2. *Ce* corrigé en *ces*. — 3. Saint-Simon a ici corrigé *de* en *du*.

4. *Contre* surcharge *pri[ses]*, effacé du doigt.

5. Le mot *futur* a été ajouté en interligne.

rents choix. Ils demeurèrent scellés tous sous le plus impénétrable secret tant que le Roi vécut : il faut donc attendre à les démêler jusqu'à ce que l'ouverture du testament les déclare.

Il restoit encore un point, qui[1] n'étoit pas le moins difficile, et qui, comme les précédents, opérât plusieurs[2] choses à la fois ; c'étoit la sûreté du testament, lorsqu'on seroit parvenu à le faire faire, une sûreté qui fût entière, une sûreté qui[3] augmentât le respect pour les précautions par le bruit et la singularité, une sûreté qui emportât la voix[4] publique d'avance en faveur du testament, une sûreté enfin qui rendît l'exécution de tout ce qui s'y trouveroit contenu la chose propre du Parlement et de toute la magistrature du Royaume. Mais quel moyen de surmonter la prévention du Roi à l'égard du Parlement, prise dès les temps de sa minorité, dont l'impression, qui n'avoit jamais pu s'affoiblir, l'avoit engagé sans cesse à l'abattre avec jalousie, et souvent indignation ; esprit et sentiment que diverses difficultés sur des édits bursaux avoient entretenus, et que les matières de Rome, et en dernier lieu celles[5] de la Constitution, avoient fort aigris ? Confier son testament à la garde du Parlement n'étoit pas, à la vérité, ajouter, moins encore confirmer ses volontés par l'autorité du Parlement ; mais c'étoit en quelque sorte la reconnoître pour la sûreté de l'instrument, et même pour les protéger à son ouverture comme d'une pièce dont ils étoient les dépositaires, et pour laquelle ils devoient s'intéresser. A qui a connu le Roi, la fermeté de ses principes, la force d'une habitude sans interruption, l'excès

1. Avant *qui,* il y a un *et,* biffé.
2. *Plusieures* (*sic*) est en interligne, au-dessus de *deux,* biffé.
3. Les mots *une seureté qui* ont été ajoutés en interligne au-dessus de *et qui,* biffé.
4. Le substantif *voix* remplace en interligne le mot *voye,* écrit par mégarde et biffé.
5. *Celle* corrigé en *celles.*

de sa[1] délicatesse sur tout ce qui pouvoit avoir le trait le plus imperceptible à son autorité, même dans le plus grand lointain, cette dernière difficulté[2] paroîtroit insurmontable.

Mais il étoit dit que, pour la punition du scandale donné au monde entier par ce double adultère, celui qui, le premier de tous les hommes, et jusqu'à aujourd'hui l'unique, qui[3], par un excès de puissance, l'avoit tiré du néant, et enhardi par là ses successeurs à le commettre, sentiroit à chaque pas qu'il feroit après en sa faveur l'iniquité de ce pas dans toute sa force et sa honte ; qu'il seroit entraîné malgré lui à passer outre, et que, de degrés en degrés, tous sautés malgré lui, il en viendroit enfin, en gémissant dans l'amertume de son âme et dans le désespoir de sa foiblesse, à couronner son crime par la plus prodigieuse et la plus redoutable apothéose.

Pour arriver à la fois à ce double but, qui ne se pouvoit séparer, de l'habileté[4] de succéder à la couronne avec le nom, titre, état entier de prince du sang, et du testament, la double place de Voysin[5] étoit un coup de partie, et un instrument, dans la main de M. du Maine et de Mme de Maintenon, toujours prêt, également nécessaire et à portée de tout comme chancelier et comme secrétaire d'État, qui avoit prétexte de voir et de travailler avec le Roi à toute heure. Ce fut aussi sur lui que porta tout le faix. Il falloit être bien esclave, bien valet à tout faire, pour oser se charger d'une pareille insinuation ; mais il falloit encore plus être instruit à fond de l'incroyable foiblesse du Roi pour l'un et pour l'autre, laissant à part l'horreur

1. Ce *sa* corrige un *la*.
2. Il y a *difficuté*, par inadvertance, dans le manuscrit.
3. Ce *qui* est bien ainsi répété dans le manuscrit de Saint-Simon.
4. Ici il y a *habileté*, et non *habilité* comme ci-après p. 16, et nous retrouverons *habileté*, p. 17.
5. C'est-à-dire, d'avoir fait en sorte qu'il conservât sa place de secrétaire d'État avec celle de chancelier.

de la chose, celle de ses suites, toute probité, toute religion, tout honneur, tout lien à sa patrie, à laquelle il ne falloit pas même tenir par le moindre petit filet. Que si on considère que Voysin, qui avoit marié ses filles[1], qui n'avoit ni fils ni neveux, dont le grand-père[2] étoit un des greffiers criminels du Parlement, qui, au double comble de son état, ne pouvoit plus avoir d'objet que de s'y conserver, qui n'en pouvoit tomber en démontrant la chose impossible à tenter, et plus sûr encore de demeurer entier après le Roi par ce trait d'honneur et de prudence si utile au Régent, on sera bien tenté de croire aux possessions du démon, aussi effectives et réelles que peu visibles au dehors. Que[3] si de là on jette les yeux sur la mort de ce malheureux homme[4], on n'en sera que plus persuadé.

Les deux consuls et leur licteur[5] convinrent donc de tout ensemble, et du personnage de chacun d'eux dans cette funeste tragédie. Ils ne[6] doutèrent pas de la résistance et de l'amertume que causeroit une si étrange insinuation, et qui ne pouvoit avoir de base que la mort peu éloignée à présenter à un roi de soixante-seize ans, tout effarouché de la mort et du genre de mort de tous ses enfants. Aussi arrêtèrent-ils qu'elle ne se feroit que peu à peu et à sages reprises, de peur de se voir la bouche fermée par une défense de plus revenir à une si dure matière. A chaque fois que Voysin avoit tenté, il rendoit compte à ses deux commettants, et puisoit en eux des forces et des lumières nouvelles. Cette sape, quoique si

1. On a vu dans le tome XIX, p. 34, que Voysin avait six filles, dont deux n'étaient pas encore mariées à cette époque.

2. Daniel Voysin : tome XVII, p. 451, note 5.

3. Ce *que* a été intercalé après coup.

4. On verra en 1717 (suite des *Mémoires*, tome XIII de 1873, p. 253-254) Voysin mourir subitement d'apoplexie.

5. Il veut dire le duc du Maine, Mme de Maintenon et le chancelier Voysin.

6. *Ne*, oublié, a été ajouté en interligne.

délicatement conduite, ne trouvant qu'un rocher vif qui émoussoit les outils[1], Mme de Maintenon et M. du Maine changèrent de batterie ; ils ralentirent les efforts de Voysin, qui avoit essayé de tourner ses insinuations en propositions, pour en venir au plan qu'ils avoient[2] arrêté entre eux, tandis qu'eux-mêmes ne se montrèrent plus au Roi que sous une forme entièrement différente de celle qu'ils avoient[3] constamment prise jusqu'alors devant lui. Ils n'avoient jamais été occupés qu'à lui plaire et à l'amuser, chacun en sa manière, à le deviner, à le louer, disons tout, à l'adorer. Ils avoient[4] redoublé en tout ce qui leur avoit été possible, depuis que, par la mort de la Dauphine, ils étoient devenus tous deux son unique ressource. Ne pouvant l'amener à leurs volontés[5] en ce qu'ils considéroient comme si principalement capital, et, à quelque prix que ce fût, le voulant arracher, ils prirent une autre forme dans l'entière sécurité qu'ils n'y hasarderoient rien. Tous deux devinrent sérieux, souvent mornes, silencieux jusqu'à ne rien fournir à la conversation, bientôt à laisser tomber ce que le Roi s'efforçoit de dire, quelquefois jusqu'à ne répondre pas même à ce qui n'étoit pas une interrogation précise. De cette sorte, l'assiduité, qui fut toujours la même, de Mme de Maintenon dans sa chambre tant que le Roi y étoit, de M. du Maine dans les cabinets aux temps des particuliers, ne servoit plus qu'à faire sentir au Roi un poids d'autant plus triste qu'il lui étoit plus inconnu ; à contenir, par cet air de contrainte et de tristesse, ce très petit nombre de diverses sortes de gens des cabinets, et, chez Mme de Maintenon, ce peu de dames, toujours les mêmes, admises aux dîners particuliers, aux musiques et au jeu, les jours qu'il n'y avoit point de tra-

1. Métaphore empruntée à l'attaque des places et au vocabulaire des ingénieurs.

2. La première lettre d'*avoient* surcharge *se*.

3. Il y a *avoit*, par mégarde, dans le manuscrit.

4. Encore ici *avoit*. — 5. *Leur volontés* dans le manuscrit.

vail de ministres; et à tourner en ennui et en embarras tout ce qui étoit délassement et amusement, sans que le Roi eût aucun moyen d'en pouvoir chercher ailleurs. Ces dames étoient Mme d'O[1], Mme de Caylus, Mme de Dangeau, et Mme de Lévis[2], amie intime et de toute confiance de Mme de Saint-Simon et de moi de tout temps. Elles se mesuroient toujours sur Mme de Maintenon. Elles furent les dupes[3] un temps du voile de sa santé; mais, voyant enfin que la durée passoit les bornes, qu'il n'y avoit aucuns moments d'intervalle, que le visage n'annonçoit aucun mal, que la vie ordinaire n'étoit en rien dérangée, que le Roi devenoit aussi sérieux et aussi triste, chacune se sondoit, se tâtoit. La crainte de quelque chose qui les regardât troubla chacune d'elles, et cette crainte les rendit encore de plus mauvaise compagnie que la retenue où le modèle de Mme de Maintenon les contraignoit. Dans les cabinets, c'étoient pour toute ressource les froids récits de chasses et de plants de Rambouillet que faisoit le comte de Toulouse, qui ne savoit rien du complot, mais qui n'étoit pas amusant; quelque conte de quelqu'un des valets intérieurs, qui se ralentirent dès qu'ils s'aperçurent que M. du Maine ne ramassoit plus rien et ne les faisoit plus durer et valoir à son ordinaire. Mareschal et tous les autres, étonnés de ce morne[4] inconnu du duc du Maine, se regardoient sans pouvoir en pénétrer la cause. Ils voyoient le Roi triste, ennuyé; ils en craignirent pour sa santé; mais pas un d'eux ne savoit et[5] n'osoit que faire. Le temps couloit, et, dans l'un et l'autre des deux particuliers, le morne s'épaississoit. Voilà jusqu'où il a été per-

1. Marie-Anne de la Vergne de Guilleragues : tome III, p. 197.

2. Marie-Françoise d'Albert de Luynes, fille du duc de Chevreuse.

3. *La dupe* corrigé en *les dupes*.

4. Ce mot n'a jamais été admis comme substantif par l'Académie, et Littré n'en cite pas d'exemple; Saint-Simon va le répéter deux fois dans les lignes qui suivent.

5. La conjonction *et* est en interligne, au-dessus de *ny*, biffé.

mis aux plus instruits de l'extérieur des particuliers de pénétrer, et ce seroit faire un roman que vouloir paroître l'être des scènes qui sans doute se passèrent dans les tête-à-tête pendant le long temps que ce[1] manège dura sans se relâcher en rien[2]. La vérité exige également d'exposer ce que l'on sait, et d'avouer ce que l'on ignore ; je ne puis donc aller plus loin, ni percer plus avant dans l'épaisseur de ces mystères de ténèbres. Ce qui est certain, c'est que les deux intérieurs se rassérénèrent[3] tout à coup avec la même surprise des témoins que ce morne si continu leur avoit causée, parce qu'ils ne pénétrèrent pas plus la cause de la fin que celle du commencement, et qu'ils n'arrivèrent que tout à la fois à cette double connoissance, que[4] quelques jours après que Mme de Maintenon[5] et M. du Maine eurent repris auprès du Roi, et avec une sorte d'usure[6], leur forme ordinaire, c'est-à-dire à l'épouvantable fracas de la foudre qui tomba sur la France, et qui étonna toute l'Europe. Il faut venir maintenant au[7] noir événement qui[8] suivit l'autre de si près, et qui furent résolus ensemble. On a déjà vu, par ce qu'il étoit échappé au Roi de dire à M. du Maine sur ce qu'il venoit de faire[9] en sa faveur pour l'habilité de succéder à la couronne, par l'air et le ton qui fut tant remarqué, combien malgré lui cette énormité lui avoit été forcément arrachée[10]. Maintenant on va

1. *Se* corrigé en *ce*.
2. Tout cela ne tient-il pas déjà un peu du roman?
3. Il y a *rasseinerent* dans le manuscrit. — 4. Au sens de *et seulement*.
5. La première lettre de *Maintenon* surcharge une *l*.
6. C'est-à-dire, en s'efforçant de rendre au Roi avec usure, de lui compenser largement par une amabilité plus grande le « morne » qu'ils lui avaient montré précédemment.
7. Le mot *au* est en interligne, au-dessus d'un premier *au*, biffé, qui surchargeait *à ce*.
8. Toute la fin de la phrase, depuis ce *qui*, a été ajoutée en interligne.
9. Saint-Simon a écrit en interligne les mots *de faire*, qu'il avait oubliés.
10. Tome XXIV, p. 368-369.

voir encore que ce monarque, de tous les hommes le plus maître de soi, ne se rendit pas moins transparent sur cela encore et[1] sur ce qui regardoit son testament. Quelques jours avant que cette nouvelle éclatât, plein encore de l'énormité de l'état et droits entiers de prince du sang et d'habileté de succéder à la couronne qui venoit de lui être arrachée pour ses bâtards, il les regarda tous deux dans son cabinet en présence de ce petit intérieur de valets, et de d'Antin et d'O, et, d'un air aigre et qui sentoit le dépit, il se prit tout à coup à leur dire, adressant la parole et un œil sévère à M. du Maine : « Vous l'avez voulu ; mais sachez que, quelque grands que je vous fasse et que vous soyez de mon vivant, vous n'êtes rien après moi, et c'est à vous après à faire valoir ce que j'ai fait pour vous, si vous le pouvez[2]. » Tout ce qui étoit présent frémit d'un éclat de tonnerre si subit, si peu attendu, si entièrement éloigné du caractère du Roi et de son habitude, et qui montroit si naïvement l'ambition extrême du duc du Maine, et la violence qu'il avoit faite à la foiblesse du Roi, qui sembloit si manifestement se la reprocher, et au bâtard son ambition et sa tyrannie.

Fortes paroles du Roi au duc du Maine.

Ce fut alors que le rideau se tira devant tout cet intérieur jusque-là si surpris, si étonné, si en peine des changements si marqués et si suivis de M. du Maine dans cet intérieur qui viennent d'être expliqués il n'y a pas longtemps[3]. Deux jours après, ce qui arriva acheva de lever ce rideau. La consternation de M. du Maine parut extrême à cette sortie si brusque, et que nul propos qui vînt à cela n'avoit attirée ; le Roi s'y étoit abandonné de plénitude. Tout ce qui étoit là, les yeux fichés sur le parquet, en étoit[4] à retenir leur haleine. Le silence fut profond un temps assez marqué ; il ne finit que lorsque le Roi passa

1. Les mots *sur cela encore et* ont été ajoutés en interligne.
2. Comparez la fin de l'Addition n° 1158, indiquée ci-après.
3. Voyez les pages précédentes.
4. Il y a *estoient,* au pluriel, dans le manuscrit.

à sa garde-robe, et qu'en son absence chacun respira. Il avoit le cœur bien gros de ce qu'on lui avoit fait faire ; mais, semblable à une femme qui accouche de deux enfants, il n'avoit encore mis au monde qu'un monstre[1], et il en portoit encore un second, dont il falloit se délivrer, et dont il sentoit toutes les angoisses, sans aucun soulagement des douleurs que lui avoit causées le premier.

Testament du Roi ; ses paroles en le remettant au premier président et au procureur général pour être déposé au Parlement. [*Add. StS. 1158*]

On étoit lors à Versailles[2]. Le dimanche 26 août[3], Mesmes, premier président, et Daguesseau[4], procureur général, que le Roi avoit mandés, entrèrent dans son cabinet à l'issue de son lever ; ils avoient vu le Chancelier chez lui auparavant ; la mécanique de la garde du dépôt y avoit été arrêtée. On peut juger que, dès que le duc du Maine avoit été bien assuré de son fait, il l'avoit bien discutée avec le premier président, sa créature. Seuls avec le Roi, il leur tira d'un tiroir sous sa clef un gros et grand paquet cacheté de sept cachets[5] : je ne sais si M. du

1. *Monstre* est en interligne, au-dessus d'*autre*, biffé.

2. La cour resta à Versailles jusqu'au 29 août, jour où le Roi partit pour Fontainebleau.

3. Saint-Simon a écrit par erreur *27 aoust* ; c'est le dimanche 26 que se passa ce qu'il va raconter : voir *Dangeau*, tome XV, p. 215.

4. Ce nom *Daguesseau* a été mis en interligne, au-dessus des mots *Joly de Fleury*, biffés. Voyez ci-après, p. 22, note 3 l'explication de cette correction.

5. On ignore absolument ce qu'est devenu l'original du testament de Louis XIV. D'après une note jointe à une copie figurée du testament que Dongois, greffier en chef du Parlement, exécuta lors de l'ouverture en septembre 1715 (Archives nationales, carton K 137, n° 1[6]), ce testament était « un acte en papier commun compris en quatre feuilles, dont le dernier feuillet n'est point écrit, ledit acte finissant au milieu de la quatorzième page, recouvert d'une cinquième feuille de papier blanc, lequel parott avoir été enfermé de toute sa grandeur sans être plié en une feuille de papier cacheté de sept cachets du cachet particulier du feu Roi, sur laquelle se trouvent ces mots qui paroissent de la main du feu Roi : *Ceci est notre testament*, et au-dessous : LOUIS. » Pour exécuter ces cachets, Louis XIV avait fait appeler Pajot d'Ons-en-Bray, intendant général des postes, auquel il avait déjà donné des missions de confiance.

Maine y voulut imiter le mystérieux livre à sept sceaux de l'Apocalypse[1], pour diviniser ce paquet. En le leur remettant : « Messieurs, leur dit-il, c'est mon testament ; il n'y a qui que ce soit que moi qui sache ce qu'il contient[2]. Je vous le remets pour le garder au Parlement, à qui je ne puis donner un plus grand témoignage de mon estime et de ma confiance que de l'en rendre dépositaire[3]. L'exemple des Rois mes prédécesseurs et celui du testament du Roi mon père ne me laissent pas ignorer ce que celui-ci pourra devenir[4] ; mais on l'a voulu ; on m'a tour-

1. *Vidi in dextera sedentis supra thronum librum scriptum foris et intus, signatum sigillis septem* (Apocalypse, chap. v, verset 1). D'après la forme que devait avoir le papier qui enfermait le testament, lequel à cause de sa dimension n'avait pu être mis dans une enveloppe ordinaire, on s'explique l'emploi de sept cachets, trois de chaque côté fermant les replis latéraux, et un au milieu, disposition qui est confirmée par le procès-verbal du 30 août : ci-après, appendice I.

2. Le général de Grimoard, en insérant dans son tome II des *Œuvres de Louis XIV* (p. 472 et suivantes) le texte du testament, a dit qu'il était écrit de la main de Voysin, à qui le Roi l'aurait dicté. C'est une erreur : la note du greffier Dongois, dont on a lu un extrait à la page précédente (note 5), dit formellement que le testament était de la main même du Roi ; il était donc fort possible que personne que lui n'en connût la teneur précise ; voyez ci-après aux Additions et Corrections.

3. On trouvera ci-après à l'Appendice, n° I, les pièces relatives au dépôt du testament du Roi au Parlement ; dans le compte rendu que fit à la cour le premier président de ce que lui avait dit Louis XIV, on peut retrouver le sens des cinq lignes qui précèdent ; quant à ce qui va suivre, il n'y fut fait par M. de Mesmes aucune allusion, si toutefois ces paroles furent prononcées. Saint-Simon va dire quelques lignes plus bas de qui il les tenait. Duclos (*Mémoires secrets*, éd. Michaud et Poujoulat, p. 470) raconte la même chose ; mais on sait qu'il emprunta beaucoup aux *Mémoires de Saint-Simon*. Cependant il est curieux de remarquer que Madame (*Correspondance*, recueil Brunet, tome I, p. 271) écrivait en 1716, en conformité de ce que dit Saint-Simon : « Le feu Roi n'a jamais pensé que son testament fût maintenu. Il a dit à plusieurs personnes : « On m'a fait écrire mon testament et plusieurs choses ; je l'ai fait pour avoir du repos ; mais je sais bien que cela ne subsistera pas. »

4. On peut voir dans les *Œuvres de Louis XIV*, tome II, p. 473-474, les réflexions judicieuses de Grimoard au sujet de ces paroles.

menté ; on ne m'a point laissé de repos, quoi que j'aie pu dire. Ho bien ! j'ai donc acheté mon repos. Le voilà, emportez-le ; il deviendra ce qu'il pourra ; au moins j'aurai patience, et je n'en entendrai plus parler. » A ce dernier mot, qu'il finit avec un coup de tête fort sec, il leur tourna le dos, passa dans un autre cabinet, et les laissa tous deux presque changés en statue. Ils se regardèrent glacés de ce qu'ils venoient d'entendre, et encore mieux de ce qu'ils venoient de[1] voir aux yeux et à toute la contenance du Roi, et, dès qu'ils eurent repris leurs sens, ils se retirèrent et s'en allèrent à Paris. On ne sut que l'après-dînée que le Roi avoit fait un testament, et qu'il le leur avoit remis[2]. A mesure que la nouvelle se publia, la consternation remplit la cour, tandis que les flatteurs, au fonds aussi consternés que le reste de la cour et que Paris le fut ensuite, se tuèrent de louanges et d'éloges.

Paroles du Roi à la reine d'Angleterre sur son testament.

Le lendemain lundi 27[3], la reine d'Angleterre vint de Chaillot, où elle étoit presque toujours, chez Mme de Maintenon. Le Roi l'y fut trouver[4]. Dès qu'il l'aperçut : « Madame, lui dit-il en homme plein et fâché, j'ai fait mon testament ; on m'a tourmenté pour le faire » ; passant lors les yeux sur Mme de Maintenon : « J'ai acheté du repos. J'en connois l'impuissance et l'inutilité ; nous pouvons tout ce que nous voulons tant que nous sommes ;

1. Saint-Simon avait d'abord écrit *et encore mieux de voir* ; il a ajouté en interligne *de ce qu'ils venoient de*, en mettant le signe de renvoi par mégarde entre *encore* et *mieux*, et en oubliant de biffer *de* après *mieux*, qui se trouve ainsi faire double emploi.

2. C'est seulement le lendemain lundi que Dangeau inséra dans son *Journal* cette phrase (p. 215-216) : « On commence à dire pourquoi le Roi fit venir hier le premier président et le procureur général ; cela sera public demain, et on ne sauroit trop louer le parti noble, grand et sage que prend le Roi ;... et il donne une grande marque d'estime et de confiance à son Parlement, qui sera approuvée de tout le monde. »

3. L'erreur continue : Saint-Simon a mis dans son manuscrit *lundy 28*.

4. *Dangeau*, p. 215.

après nous, nous pouvons moins que les particuliers ; il n'y a qu'à voir ce qu'est devenu celui du Roi mon père, et aussitôt après sa mort, et ceux de tant d'autres Rois. Je le sais bien ; malgré cela, on l'a voulu ; on ne m'a donné ni paix, ni patience, ni repos qu'il ne fût fait. Oh bien ! donc, Madame, le voilà fait ; il deviendra ce qu'il pourra ; mais au moins on ne m'en tourmentera plus[1]. »

Des paroles aussi expressives de la violence extrême soufferte, et du combat long et opiniâtré avant de se rendre de dépit et de guerre lasse, aussi évidentes, aussi étrangement signalées, veulent des preuves aussi claires, aussi précises qu'elles le sont elles-mêmes, et tout de suite les voici. Je tiens celles que le Roi dit au premier président et au procureur général du premier[2], qui n'avoit eu garde de les oublier ; il est vrai que ce ne fut que longtemps après ; car il faut être exact dans ce que l'on rapporte. Je fus entre deux[3] brouillé avec le premier président jusqu'aux plus grands éclats ; la durée en fut longue. Il fit tant de choses pour se raccommoder avec moi après le mariage de sa fille avec le duc de Lorge[4],

1. Le maréchal de Berwick, dans ses *Mémoires* (édition Michaud et Poujoulat, p. 437), confirme le récit de Saint-Simon. Après avoir parlé du testament, il ajoute : « Je sais pourtant, par la reine d'Angleterre, combien peu le Roi croyoit que cela serviroit ; car, cette princesse étant allée lui faire compliment sur l'action de prudence qu'il venoit de faire, il répondit en ces termes : « On a voulu absolument que je la fisse ; mais, dès que je serai mort, il n'en sera ni plus ni moins. »

2. Les mots *du premier* sont en interligne au-dessus de *de l'un et de l'autre,* biffé, et plus loin *avoient* a été corrigé en *avoit.* Voyez ci-après, p. 22, note 3, la raison de ces corrections.

3. Saint-Simon avait d'abord écrit *je fus entre deux* (entre l'époque du dépôt du testament et l'époque où il m'en fit le récit) *brouillé avec le Pr Pt,* et c'est ce qui explique la phrase qui suit : *la durée en fut longue.* En se relisant, il n'a pas fait attention et a cru devoir ajouter le mot *ans* en interligne après *deux* ; ce qui rend incompréhensible et inutile la phrase *la durée en fut longue.*

4. Marie-Anne Antoinette de Mesmes, née le 15 mai 1696, fille aînée du premier président, n'épousa le duc de Lorge que le 14 dé-

sur quoi je me portai aux plus grandes extrémités, qu'enfin le raccommodement se fit, et si bien, que je devins avec lui à portée de tout et que sa sœur, Mme de Fontenilles[1], femme d'une piété et d'un esprit rare, devint une de nos plus intimes amies, de[2] Mme de Saint-Simon et de moi, sans que cela se soit démenti un moment depuis. C'est alors que le premier président me raconta mot pour mot ce que le Roi leur dit en leur remettant le testament[3], tel exactement que je le viens d'écrire. Il n'est pas temps de parler de cette brouillerie, moins encore du raccommodement; mais il m'a paru nécessaire de faire ici cette explication.

A l'égard de ce que le Roi dit à la reine d'Angleterre, qui est encore bien plus fort et bien plus expliqué, parce qu'il étoit plus libre avec elle, peut-être encore parce que Mme de Maintenon étoit en tiers, sur laquelle, en plus grande partie, tomboient les reproches que le dépit d'être violenté lui arrachoit, je le sus deux jours après de M. de Lauzun, à qui la reine d'Angleterre le raconta, encore dans sa première surprise[4]. Nous le fûmes à tel point que

cembre 1720; la brouille dura donc plus de deux ans. Cette duchesse de Lorge mourut le 23 mars 1767.

1. Louise-Marie-Thérèse de Mesmes, marquise de Fontenilles; tome XXII, p. 228.

2. Ce *de* corrige par surcharge un *à* primitif.

3. Saint-Simon a biffé ici : *que le Pr Gl me raconta precisemt et de mesme tous deux chacun à part et en temps differents,* et il a écrit sur la marge de son manuscrit la note suivante : « Na. Je me suis icy trompé de nom et de memoire. Fleury n'estoit pas lors Pr Gl et ne sut que par le Pr Pt et par le Pr Gl qui estoit Daguesseau ce que le Roy leur avoit dit. Je fais cette notte pour rendre raison de la rature de ce que j'ecrivis avant hier. » Voyez ci-dessus, p. 18, note 4. Les derniers mots nous font voir qu'il y eut deux jours d'intervalle entre la rédaction du début de l'affaire du testament et celle du présent passage. Il semblerait au contraire que tout cela, si Saint-Simon ne copiait pas une rédaction antérieure, eût dû être écrit d'un seul jet.

4. Nous avons déjà eu occasion de remarquer combien les récits de Lauzun sont sujets à caution; mais cependant, pour le cas présent, les

Mme de Lauzun, pour qui la reine avoit beaucoup d'amitié et d'ouverture, se hâta de lui aller faire sa cour, et elle la voyoit souvent et souvent en particulier tête à tête, pour se le faire raconter. La reine ne s'en fit pas prier, tant elle[1] étoit encore pleine et étonnée, et lui rendit le discours que le Roi lui avoit tenu mot pour mot, comme M. de Lauzun nous l'avoit dit, et tel que je l'ai exactement écrit ici. Il parut à l'altération si fort inusitée du visage du Roi, de toute sa contenance, du bref et de l'air sec et haut de son parler plus rare encore qu'à l'ordinaire, et de ses réponses sur tout ce qui se présentoit[2], à l'embarras extrême et peiné de Mme de Maintenon que ses dames familières virent à plein, à l'abattement du duc du Maine, que la mauvaise humeur dura plus de huit jours, et ne s'évapora[3] ensuite que peu à peu. Il est apparent qu'ils essuyèrent des scènes ; mais ils tenoient tout ce qu'ils avoient tant desiré, et ils se trouvoient[4] quittes à bon marché d'essuyer une humeur passagère, sûrs encore, par ce qu'ils venoient d'éprouver, que, la souffrant avec patience et accortise, et reprenant et redoublant même leurs manières accoutumées avec lui, il se trouveroit bientôt trop heureux de se rendre et de goûter ce repos qu'il avoit si chèrement acheté d'eux[5].

Aussitôt que le premier président et le procureur gé- Lieu

Mémoires de Berwick confirment le récit de Saint-Simon (ci-dessus, p. 21, note 1).

1. Avant *elle,* il y a un *qu'* inutile, dans le manuscrit.

2. Saint-Simon s'est évidemment laissé influencer par ce qu'il venait d'écrire ; car, si, à la rigueur, on peut croire qu'il a voulu parler de l'« altération de toute la contenance » du Roi, il n'a pu vouloir dire « l'altération du bref et de l'air sec et haut », ni même l'altération de ses réponses ; il faut donc substituer la préposition *à* à la préposition *de,* pour ces divers membres de phrase.

3. Le *v* de ce mot corrige un *p*.

4. *Trouvoient* surcharge *tenoi[ent]*.

5. Après *d'eux,* Saint-Simon a effacé du doigt les mots *Aussy tost* qui commencent l'alinéa suivant.

et précaution du dépôt du testament du Roi.

néral furent de retour à Paris, ils envoyèrent chercher des ouvriers, qu'ils conduisirent dans une tour du Palais qui est derrière la buvette de la grand chambre et le cabinet du premier président, et qui répond au greffe[1]. Ils firent creuser un grand trou dans la muraille de cette tour, qui est fort épaisse[2], y déposèrent le testament, en firent fermer l'ouverture par une porte de fer avec une grille de fer en seconde porte, et murailler[3] encore par-dessus. La porte et la grille eurent trois serrures différentes, mais les mêmes à la porte et à la grille, et une clef[4] pour chacune des trois, qui par conséquent ouvroit chacune deux serrures[5]. Le premier président en garda une, le procureur général une autre, et le greffier en chef du Parlement la troisième. Ils prirent prétexte de la donner au greffier en chef sur ce que ce dépôt étoit tout contre la chambre du greffe du Parlement, pour éviter jalousie entre le second président à mortier et le doyen du Parlement, et la division que la préférence auroit pu causer. Le Parlement fut assemblé en même temps[6], à qui le premier président

1. Les mots *au greffe* sont en interligne, et avant *repond* Saint-Simon a biffé un *y*.

2. On trouvera ci-après à l'Appendice, n° I, un procès-verbal du 12 septembre 1714, qui donne une description très détaillée du caveau et de l'armoire dans lesquels fut déposé le testament; on constatera que cet acte officiel présente quelques différences avec ce que dit Saint-Simon.

3. Ce verbe, au sens de recouvrir d'une muraille, n'est donné par aucun lexique du dix-huitième siècle, et Littré n'en cite pas d'autre exemple que de notre auteur. Nous avons déjà rencontré *emmurailler* dans le tome XXIII, p. 86.

4. Avant *clef*, Saint-Simon a biffé *clé*, corrigé en *clef*.

5. Il y eut en réalité quatre séries de trois clefs, soit douze clefs, toutes différentes les unes des autres : voyez ci-après, appendice I, p. 389.

6. Le Parlement se réunit le 29 août pour recevoir le dépôt du testament et enregistrer l'édit dont il va être parlé; mais, la mise en état du caveau demandant quelque temps, le testament fut confié au greffier en chef Dongois jusqu'au 12 septembre, jour auquel il fut enfermé dans le caveau : voyez l'appendice I.

rendit le compte le plus propre qu'il lui fut[1] possible à flatter la Compagnie, et à la piquer d'honneur sur la confiance de ce dépôt et le maintien de toutes les dispositions qui s'y trouveroient contenues. En même temps les gens du Roi y présentèrent un édit que le premier président et le procureur général avoient reçu des mains du Chancelier à Versailles le même matin que le Roi leur remit son testament, et y firent enregistrer cet édit. Il étoit fort court[2]. Il déclaroit que le paquet remis au premier président et au procureur général contenoit son testament, par lequel il avoit pourvu à la garde et à la tutelle du Roi mineur, et au choix d'un conseil de régence, dont, pour de justes considérations, il n'avoit pas voulu rendre la disposition publique ; qu'il vouloit que ce dépôt fût conservé au greffe du Parlement jusqu'à la fin de sa vie, et qu'au moment qu'il plairoit à Dieu de le retirer de ce monde, toutes les chambres du Parlement s'assemblassent, avec tous les princes de la maison royale et tous les pairs qui s'y pourroient trouver, pour, en leur présence, y être fait ouverture du testament, et, après sa lecture, les dispositions qu'il contenoit être rendues publiques, et exécutées sans qu'il fût permis à[3] personne d'y contrevenir, et les duplicata dudit testament être envoyés à tous les parlements du royaume, etc., par[4] les ordres du conseil de régence, pour y être enregistrés[5].

Édit remarquable sur le testament.

Il fut remarquable que, dans[6] tout cet édit, il n'y eut pas un seul mot pour le Parlement, ni d'estime, ni de confiance[7], ni même un seul mot sur le choix du greffe du

1. Il y a *fit*, par une erreur de plume, dans le manuscrit.
2. On en trouvera le texte ci-après, p. 384-385 ; Saint-Simon le résume exactement.
3. Cet *à* surcharge une autre lettre.
4. Le mot *par* corrige *p^r y*.
5. Il y a *enregistrées*, au féminin, dans le manuscrit.
6. Le *d* de *dans* corrige un *t*.
7. Cependant Dangeau fit remarquer cette « grande marque d'estime et de confiance » (p. 216).

Parlement, pour, que vaguement encore, ce greffe être le lieu du dépôt[1], ni nommer rien qui pût avoir trait à la garde des clefs. Il étoit pourtant bien naturel de gratifier le Parlement dans un édit de cette sorte, et si expressément fait sur ce dépôt, en un mot de faire le moins et le gracieux puisqu'on faisoit le solide et l'important. C'étoit bien encore le compte et l'esprit de M. du Maine d'y flatter le Parlement, qui, avec tout le public, fut surpris de n'y[2] rien trouver du tout qu'un silence sec et dur, et qui parut même affecté pour cette compagnie. Quoique ce que le Roi avoit dit à M. du Maine sur la dernière grâce qu'il lui avoit faite pour l'état de prince du sang et l'habileté à la couronne, et au premier président, au procureur général et à la reine d'Angleterre, sur son testament, ne fût pas public, la surprise extrême des témoins de l'un, et l'étonnement prodigieux des deux magistrats et de la reine, en avoient laissé transpirer quelque chose. Le malaise du Roi précédent et long avoit aussi un peu percé. On ignoroit le fond et les détails ; mais les gens de la cour les mieux instruits, et d'autres par eux à la cour et à la ville, savoient en gros la violence, le dépit, le[3] chagrin marqués du Roi. La sécheresse singulière de l'édit confirma cette persuasion, et on ne douta point que le Roi ne se fût roidi à vouloir l'édit de cette sorte par humeur, et qu'il n'en eût fallu passer par là.

Consternation générale sur le testament, et ses causes.

On a dit en passant que la consternation fut grande à la nouvelle du testament[4]. C'étoit le sort de M. du Maine d'obtenir tout ce qu'il vouloit, mais avec la malédiction publique. Ce même sort ne l'abandonna point sur le testament, et dès qu'il la sentit, il en fut accablé, Mme de

1. La première rédaction de cette phrase était : *sur le choix du Greffe du P^t p^r* (finissant une ligne) *estre le lieu du depost*; Saint-Simon a ajouté, après *p^r*, sur la marge *que vaguem^t encore ce Greffe*.
2. Il y a *ne n'y* dans le manuscrit.
3. *Le* corrige *la*, et le signe du pluriel a été ajouté à *marqué*.
4. Ci-dessus, p. 20.

Maintenon indignée, et leurs veilles et leurs soins redoublés pour enfermer le Roi de telle sorte que ce murmure ne pût aller jusqu'à lui. Ils s'occupèrent plus que jamais à l'amuser et à lui plaire, et à faire retentir autour de lui les éloges, la joie, l'admiration publique d'un acte si généreux et si grand, en même temps si sage et si nécessaire au maintien du bon ordre et de la tranquillité publique, qui le feroit régner si glorieusement au delà même de son règne[1]. Cette consternation étoit bien naturelle, et c'est en cela même que le duc du Maine se trouva bien trompé, et bien en peine. Il avoit cru tout préparer, tout aplanir en rendant M. le duc d'Orléans si suspect et odieux; il y étoit en effet parvenu; mais il croyoit l'être encore plus qu'il n'étoit véritable. Ses desirs, ses émissaires lui avoient[2] tout grossi, et il se trouva dans l'étonnement le plus accablant quand, au lieu des acclamations publiques dont il s'étoit flatté que la nouvelle du testament seroit accompagnée, ce fut précisément de tout l'opposé. Ce n'étoit pas qu'on ne vît très clairement que ce testament ne pouvoit avoir été fait que contre M. le duc d'Orléans, puisque, si on n'eût pas voulu le lier, il n'étoit pas besoin d'en faire; il ne falloit que laisser aller les choses dans l'ordinaire et dans l'état naturel. Ce n'étoit pas, non plus, que les opinions et les dispositions semées et inculquées avec tant d'artifice et de suite contre ce prince eussent changé; mais, quoi qu'on en pensât, de quelque sinistre façon qu'on fût affecté à son égard, personne ne s'aveugloit assez pour ne pas voir qu'il seroit nécessairement régent par le droit incontestable de sa naissance; que les dispositions du testament ne pouvoient l'affoiblir que par l'établissement d'un pouvoir qui balançât le sien; que

1. La *Gazette* n'en parla même pas; mais il en fut question dans le *Mercure* d'octobre, p. 169-177, et dans la *Gazette d'Amsterdam,* qui publia divers extraits des séances du Parlement (Extraordinaire LXXVI et nos LXXVII et LXXXII).

2. *Avoit* a été corrigé en *avoient.*

c'étoit former deux partis dans l'État, dont chaque chef seroit intéressé à se soutenir, et à abattre l'autre par tout ce que l'honneur, l'intérêt et le péril ont de plus grand et de plus vif ; que personne alors ne seroit à l'abri de la nécessité de choisir l'un ou l'autre ; que ce choix des deux côtés auroit mille dangers, et nulle bonne espérance pour soi-même raisonnable. Tous les particuliers trouvèrent donc à gémir sur leur fortune, sur eux-mêmes, sur l'État livré ainsi à l'ambition des partis. Le chef du plus juste, ou plutôt du seul juste en soi, on l'avoit mis en horreur. Le chef de l'autre, et il n'y avoit personne qui n'y reconnût M. du Maine, n'en[1] faisoit pas moins[2] par son ambition effrénée qui l'avoit porté où il étoit à l'égard de la succession à la couronne, qui avoit outré tous les cœurs, et qui, aux dépens des suites qu'on en prévoyoit, vouloit, après le Roi, faire contre[3] au Régent, et élever autel contre autel[4]. On comparoit les droits, sacrés en l'un, nuls en l'autre ; on comparoit les personnes, on les trouvoit toutes deux odieuses; mais la valeur, la disgrâce, le droit du sang l'emportoient encore sur tout[5] ce qu'on voyoit en M. du Maine. Je ne parle que du gros du monde peu instruit, et de ce qui se présentoit naturellement de soi-même ; combien plus dans ce qui l'étoit davantage, et qui n'avoit point de raison de sortir de neutralité ! Ces considérations, dont, plus ou moins fortement selon l'instruction et les lumières, mais l'universalité étoit frappée, formoient ces plaintes et ces raisonnements à l'oreille, d'où naissoit le murmure, qui, bien qu'étouffé par la crainte, ne laissa pas de percer, et qui partout perça enfin de plus

1. Avant ce mot, il y a un *qui* inutile, que Saint-Simon a ajouté en interligne.

2. Ne faisoit pas moins horreur.

3. Locution déjà annotée dans le tome X, p. 41.

4. Voyez tome XVII, p. 385.

5. Ce *tout* est en interligne, au-dessus d'un premier *tout*, biffé, qui surchargeait d'autres lettres.

en plus. Ce que la raison dictoit, ce que les plus considérables vouloient, ce qui entroit même dans les têtes communes, qui font le plus grand nombre dans ce qu'on appelle le public, n'étoit rien moins[1] qu'un testament scellé, qui tenoit tout en crainte, et jetoit en partialité. Le défaut[2] de ces hommes illustres par leurs exploits, par leur capacité, par une longue et heureuse expérience, par là reconnus supérieurs aux autres et en possession de primer et d'entraîner par leur mérite et leur réputation, le défaut d'âge de tous les princes du sang, les idées si fausses, mais si fort reçues, qui défavorisoient[3] celui à qui de droit et de nécessité inévitable les rênes de l'État se trouveroient dévolues[4], faisoient souhaiter que le Roi mît ordre au gouvernement qui succéderoit au sien, mais non pas dans les ténèbres. On souhaitoit que le Roi établît de son vivant le gouvernement tel qu'il le vouloit laisser[5] après lui ; qu'il mît actuellement dans son Conseil et dans ses affaires ceux qu'il y destinoit après lui, et dans les places et les fonctions qu'ils devoient remplir ; que lui-même, gouvernant toujours avec la même autorité, réglât publiquement celle qui devoit succéder à la sienne, dans les limites et dans l'exercice qu'il avoit résolu qu'elle eût ; qu'il dressât le futur régent, et ceux qui, en tout genre, entreroient après lui dans l'administration, à celle que chacun devoit avoir ; qu'il en formât l'esprit et l'harmonie en se servant d'eux dès lors en la même façon qu'ils devoient servir après lui, chacun respectivement, au gouvernement de l'État ; qu'il eût le temps de voir et de corriger, de changer, d'établir ce qu'il trouveroit en avoir besoin ; qu'il accoutumât à ce travail et qu'il instruisît ceux qu'il ne faisoit qu'y destiner, et le reste de ses su-

1. Était toute autre chose. — 2. Le manque, l'absence.
3. Verbe déjà rencontré dans le tome III, p. 305.
4. Il y a *dévolus*, au masculin, par erreur, dans le manuscrit.
5. Le mot *laisser* est répété deux fois, à la fin de la page 1410 du manuscrit et au commencement de la page 1411.

jets à voir ceux-là en place, et à les honorer ; en un mot, à tout exécuter lui-même de manière qu'il n'y eût aucun changement à sa mort, qu'elle n'interrompît pas même la surface des affaires, et qu'il n'y eût qu'à continuer tout de suite et tout uniment[1] ce qu'il auroit établi lui-même, dirigé et consolidé. Mais ce qui étoit le vœu public, celui même des plus sages, le bien solide de l'État, n'étoit pas celui du duc du Maine. Il craignoit trop le cri public de tout ce qu'il embloit[2] au Régent, et le prince qui devoit l'être, qui, avec honneur et sûreté, n'auroit pu s'y soumettre ; le parallèle de la loi et de la faveur aveugle et violente ; celui de leur commune base, le sang légitime des Rois, dont M. le duc d'Orléans étoit petit-fils et neveu, avec le ténébreux néant d'une naissance si criminelle que, jusqu'au duc du Maine, elle étoit inconnue de la société des hommes ; enfin, la comparaison militaire dans une nation toute militaire, et de la nudité entière du petit-fils de France avec ce prodigieux et monstrueux amas de charges, de gouvernements, de troupes, de rangs et d'honneurs inouïs dont le groupe effrayant servoit de piédestal[3] au double adultère pour fouler aux pieds tous les ordres de l'État, et y mettre pour le moins tout en confusion pour peu qu'ils voulussent se servir de la puissance qu'il avoit su arracher. M. du Maine redoutoit les réflexions qui naîtroient de ces trop fortes considérations, et le repentir du Roi trop annoncé par la violence qu'il avoit soufferte, dont il n'avoit pu retenir ses plaintes, et qu'il ne saisît l'indignation publique accrue par l'exercice des fonctions, pour détruire ce qu'il avoit eu tant de peine à édifier. Enfin il eut peur, et peut-être le Roi plus que lui, des plaintes de ceux qui n'étoient pas des élus : l'un, de s'en faire des ennemis qui dès lors se joindroient

1. Le manuscrit porte *unimem^t^*.
2. Au sens d'enlever par adresse, comme dans nos tomes I, p. 137, VI, p. 338, etc.
3. Écrit *pied d'estail,* suivant l'habitude de Saint-Simon.

à M. le duc d'Orléans ; l'autre, de l'importunité des mécontents et des visages chagrins. Ainsi on étoit bien éloigné de voir révéler des mystères que leurs auteurs avoient tant d'intérêt de cacher.

Duc d'Orléans ; sa conduite sur le testament.

M. le duc d'Orléans fut étourdi du coup. Il sentit combien il portoit directement sur lui ; du vivant du Roi il n'y vit point de remède. Le silence respectueux et profond lui parut le seul parti qu'il pût prendre ; tout autre n'eût opéré qu'un redoublement de précautions. On en demeurera là maintenant sur cet article ; il n'est pas temps encore d'entrer dans les mesures et dans les vues de ce prince pour l'avenir. Le Roi évita avec lui tout discours sur cette matière, excepté la simple déclaration après coup ; M. du Maine de même[1]. Il se contenta d'une simple approbation monosyllabe[2] avec[3] l'un et avec l'autre, en courtisan qui ne se doit mêler de rien, et il évita même d'entrer là-dessus en matière avec Mme la duchesse d'Orléans, et avec qui que ce fût. J'étois le seul avec qui il osât se soulager et raisonner à fonds ; avec tout le reste du monde un air ouvert et ordinaire, en garde contre tout air mécontent, et contre la curiosité de tous les yeux. L'abandon inexprimable où il étoit au milieu de la cour et du monde, lui servit au moins à le garantir de tout propos hasardé sur le testament, dont personne ne se trouva à portée de lui parler, et ce fut en vain que Maisons, qui affecta de laisser passer quelque temps sans le voir, essaya, par Canillac et par lui-même, de le faire parler là-dessus[4]. Ce ne fut que dans la suite que le duc de Noailles et lui le firent avec plus de succès, lorsque la santé plus menaçante[5] du Roi engagea à s'élargir sur les mesures à prendre.

1. La première lettre de *mesme* surcharge une *M* effacée du doigt.
2. On a déjà rencontré ce mot employé comme adjectif dans le tome XXI, p. 195.
3. La préposition *avec* surcharge *et il*. — 4. Le mot *là* surcharge un *d*.
5. La première lettre de *menaçante* surcharge un *ch* (chancelante).

Dernière marque de l'amitié et de la confiance du Roi pour le duc de Beauvillier, et de celles du duc pour moi.

Il falloit qu'il y eût déjà du temps que le Roi songeât[1] à pourvoir à l'éducation du Dauphin après lui. Il étoit bien naturel que, pensant sur tout[2] comme on le faisoit penser de M. le duc d'Orléans, il ne voulût pas lui en laisser la disposition, et songeât à la faire lui-même. Peut-être fut-ce par ce point que Mme de Maintenon et M. du Maine firent ouvrir la tranchée devant lui par Voysin, pour, de l'un à l'autre, le conduire à tout le reste. Quoi qu'il en soit, étant allé à Vaucresson fort peu après la mort de M. le duc de Berry[3], où[4] M. de Beauvillier étoit dans son lit un peu incommodé, il voulut être seul avec moi. Là, il me dit sans préface et sans que la conversation conduisît, car ce fut tout aussitôt que nous fûmes seuls, qu'il avoit une question à me faire, mais qu'avant de me dire ce que c'étoit, il exigeoit ma promesse que j'y répondrois sans complaisance, sans contrainte[5], mais naturellement, suivant ce que je pensois, et que ce n'étoit que sur ce fondement assuré qu'il pouvoit me parler. Je fus surpris de ce propos, et je le lui témoignai. Je lui demandai si, depuis tant d'années de bontés et de confiances intimes de sa part pour moi, et pendant lesquelles il s'étoit traité et passé tant de choses si importantes entre nous, l'ouverture, la franchise, la liberté entière de ma part avec lui ne devoient pas lui répondre qu'il trouveroit toujours en moi les mêmes. Il me répondit avec toute l'amitié que je lui connoissois pour moi, et il ajouta que, si je lui donnois la parole qu'il me demandoit, je verrois, par ce qu'il avoit à me dire, qu'il auroit eu raison de vouloir s'en assurer. Je la lui donnai donc, encore plus surpris de cette recharge, et plus curieux de ce qui la lui faisoit faire. Il

1. Le verbe *songeast* a été mis en interligne, au-dessus de *pensast*, biffé.
2. Pensant en toutes choses.
3. Le duc de Berry mourut le 4 mai 1714 (notre tome XXIV, p. 252).
4. Cet *où* est en interligne, au-dessus d'un premier *où*, biffé.
5. *Contrainte* semble corriger *contrairetė*.

me dit que, le Roi n'espérant[1] guères voir le Dauphin en âge de passer entre les mains des hommes, il se[2] croyoit être obligé de pourvoir lui-même à son éducation ; que le Roi l'en vouloit charger, et de tout ce qui la regardoit, comme il l'avoit été de celle de Messeigneurs[3] son père et ses oncles ; qu'il s'étoit excusé sur son âge et ses infirmités, qui ne[4] lui permettoient point les assiduités nécessaires, ni d'espérer même d'achever l'éducation jusqu'à l'âge qui la termine ; que le Roi, persistant à vouloir l'en charger, consentoit[5] qu'il ne fît que ce qu'il pourroit et voudroit ; et tout de suite, fixant son regard plus attentivement sur moi : « Vous êtes, me dit-il, duc et pair mon ancien ; auriez-vous de la peine à être gouverneur conjointement avec moi, à suppléer à tout ce que je ne pourrois faire, à agir dans cette fonction dans un concert entier; en un mot, quoique égaux en fonctions et plus ancien pair que moi, à n'être pas le premier ? C'est sur cela que je vous conjure de me répondre naturellement sans complaisance, sûr que je ne serai blessé de rien. Vous voyez, ajouta-t-il, que j'avois raison de vous en demander votre parole : vous me l'avez donnée ; tenez-la moi à présent. » Je lui répondis que je la lui tiendrois en effet sans peine ; que j'entendois bien que, sous un nom pareil, c'étoit être gouverneur sous lui en tout et partout ; que je ne connoissois qui que ce fût sans exception, autre que lui, avec qui je l'acceptasse ; mais que, pour lui, que j'avois toute ma vie regardé comme mon père, qui m'en avoit servi, dont je connoissois les talents et la vertu avec une vénération aussi de toute ma vie, et la confiance et l'amitié par une expérience de même durée, je serois avec lui et sous lui, en tout et partout, sans en avoir la moindre peine, et

1. *Esperant* corrige *esperoit.*
2. Saint-Simon a ajouté *se* en interligne et a biffé *qu'* avant *il.*
3. *Mr* corrigé en *Mgrs.* — 4. *Ne* corrige *le.*
5. Les premières lettres de *consentoit* surchargent *permettoit* effacé du doigt.

que mon cœur lui étoit attaché de manière que je trouverois ma joie à lui marquer sans cesse respect, déférence, et un abandon dont je lui avois donné une preuve plus difficile sur les Renonciations[1]. Il m'embrassa, me dit que je le soulageois infiniment, et mille choses touchantes. Il me demanda un profond secret, et, de la façon qu'il me parla, j'eus lieu de croire que, lorsqu'il auroit pesé et fait tous ses arrangements et ses choix pour la totalité de l'éducation, le Roi ne tarderoit pas à les déclarer après qu'il les lui auroit proposés. Je ne laissai pas de repasser d'autres sujets avec lui par l'importance dont la chose me parut. Sur deux qui étoient fort en sa main, je lui dis que la vérité exigeoit de moi que je lui avouasse que, pour l'un[2], [il] y étoit plus propre que moi; que, pour l'autre, je m'y croyois plus propre. Il ne fit que glisser sur eux comme sur les autres dont nous parlâmes; ce n'étoit que conversation : il s'étoit fixé sur moi. Cela n'étoit pas nouveau, puisque Monseigneur le Dauphin étoit pleinement déterminé à me demander au Roi pour gouverneur du frère aîné[3] du Roi d'aujourd'hui, que je ne l'ignorois pas[4], et que ce prince ne pouvoit avoir pris, et s'être affermi dans cette résolution, que par le duc de Beauvillier, qui ne vouloit pas être du tout gouverneur de ce jeune prince, chargé comme il l'étoit déjà, et comme il l'eût été de plus en plus, de fonctions auprès du Dauphin qui le demandoient tout entier pour la totale confiance de ce prince, et pour les affaires de l'État.

Telle fut la dernière marque que M. de Beauvillier me donna de son estime, de son amitié, de sa confiance; tel fut aussi le dernier témoignage qu'il reçut de celle du Roi malgré la haine persévérante de Mme de Mainte-

1. Tome XXIII, p. 149 et suivantes.

2. Le *que* surcharge la fin d'*avouassent*, écrit ainsi par mégarde; *pr* a été ajouté en interligne; mais Saint-Simon a oublié de mettre *il* avant *y estoit*.

3. *Aisné* est en interligne au-dessus d'*aisé*, biffé.

4. Tome XXII, p. 120.

non[1]. Son peu de santé dura trop peu après cette conversation pour que la matière en pût subsister. Elle étoit en soi délicate : une vie entièrement partagée entre les exercices de piété, les fonctions de ses charges, dont il ne manquoit aucune de celles qui ne se croisoient[2] pas, et les affaires, ne lui laissoient que de courts délassements dans le plus intime intérieur de sa famille la[3] plus étroite, et de moins encore d'amis, et ne contribuoit pas à former[4] une santé bien établie. La perte de ses enfants l'avoit foncièrement pénétré ; on a vu[5] avec quel courage et quelle insigne piété lui et Mme de Beauvillier[6] en firent sur l'heure même le sacrifice ; mais ils ne se consolèrent ni l'un ni l'autre. La mort du Dauphin lui fut encore tout autrement sensible ; il me l'a avoué bien des fois. Toute sa tendresse s'étoit réunie dans ce prince, dont il admiroit l'esprit, les talents, le travail, les desseins, la vertu, les sacrifices, et la métamorphose entière que la Grâce avoit opérée en lui et y confirmoit sans cesse ; il étoit sensiblement touché de sa confiance sans réserve, et de leur réciproque liberté à se communiquer, à discuter, et à résoudre toutes choses ; il étoit pénétré de l'amour de l'État, de l'ordre, de la religion qu'il alloit voir refleurir et comme renaître sous son règne, et, en attendant, par sa prudence, sa sagesse, sa justice, sa modération, son application, et par l'ascendant que le Roi se plaisoit à lui laisser prendre sur la cour, sur les affaires, et sur lui-même. Quelque convaincu qu'il fût de sa sainteté et de son bonheur, sa mort l'accabla de telle sorte qu'il ne mena plus qu'une vie languissante, amère, douloureuse, sans relâche, sans conso-

1. Tout ce qui précède, depuis *tel fut aussy*, a été ajouté en interligne et sur la marge avec un signe de renvoi.

2. Qui ne demandaient pas à être exercées en même temps ; nous avons eu *croiser*, au sens de traverser, dans le tome X, p. 212.

3. *La* corrige *et d[e]*.

4. *Former* a été ajouté en interligne. — 5. Tome XIII, p. 177-179.

6. Avant ce nom, Saint-Simon a effacé du doigt les mots *Chevreuse et*, qu'il avait commencé à surcharger d'un *B*.

lation. Enfin la mort du duc de Chevreuse[1], son cœur, son âme, le dépositaire, et souvent l'arbitre de ses pensées les plus secrètes, même de piété, enfin depuis toute leur vie un autre lui-même, lui donna le dernier coup. Il fut malade près de deux mois à Vaucresson, où peu auparavant[2] il s'étoit retiré et renfermé à l'abri du monde, même de ses plus familiers, pour ne songer plus qu'à son salut et y consacrer tous les instants de sa solitude. Il y mourut le vendredi dernier août, sur le soir, de la mort des justes, ayant conservé toute sa tête jusqu'à la fin[3]. Il avoit près de soixante-six ans, environ trois ans moins que le duc de Chevreuse, étant né le 24 octobre 1648, d'une maison fort ancienne[4] et très noblement alliée, surtout en remontant[5].

Mort du duc de Beauvillier; sa maison, sa famille. [*Add. St-S. 1159*]

1. Tome XXIII, p. 182 et suivantes.

2. Les mots *peu auparavant* ont été ajoutés en interligne.

3. *Dangeau*, p. 220; *Gazette*, p. 432. Le billet de faire part de sa mort est au Cabinet des titres, dossiers bleus, volume 78, fol. 103.

4. La généalogie de la maison de Beauvillier, authentique depuis le quatorzième siècle et que certains généalogistes font remonter jusqu'au douzième et même jusqu'à Louis le Débonnaire, a été insérée dans l'*Histoire généalogique* du P. Anselme, tome IV, p. 701-734, dans la *Généalogie des pairs de France* du chevalier de Courcelles, tome VI, p. 39, dans les *Tableaux généalogiques ou les seize quartiers de nos rois*, par Le Laboureur, tableau 62, et dans les autres recueils analogues. Le *Mercure* de janvier 1703 célébra son antiquité (p. 256-263); mais Guillard ne lui épargna pas ses attaques (*Cabinet historique*, tomes IV, première partie, p. 183, et V, p. 230-231). Parmi les documents manuscrits, on peut citer diverses généalogies à la Bibliothèque nationale, ms. de Camps, n° 88, fol. 167-179, ms. Clairambault 664, p. 722-724 (mémoire de d'Hozier), ms. Nouv. acq. franç. 9654 (anc. Lancelot 23), fol. 59 et suivants (notes diverses), les documents conservés dans le volume 255 des Pièces originales au Cabinet des titres; aux Archives nationales, une généalogie dans le carton M 273, et des notes complémentaires recueillies par les continuateurs du P. Anselme, M 609, n° 5, additions au tome IV, p. 117 et suivantes. En 1712, Clairambault avait entrepris des recherches généalogiques sur les Beauvillier, et il envoya un secrétaire pour fouiller les chartriers du Dunois et de l'Orléanais; on trouvera à l'appendice III, p. 399, une lettre de lui relative à cette mission.

5. Parmi les alliances des Beauvillier, on peut en signaler avec les

Il étoit fils de M. de Saint-Aignan[1], qui, avec de l'honneur et de la valeur, étoit tout romanesque en galanteries[2], en belles-lettres[3], en faits d'armes[4]. Il avoit été capitaine des gardes de Gaston[5], et, tout à la fin de 1649,

Clermont-Tallard, les Babou de la Bourdaisière, les la Grange-Montigny.

1. François de Beauvillier, comte puis duc de Saint-Aignan : tome I, p. 134.

2. On pourrait croire que Saint-Simon s'est souvenu de cette phrase du *Mercure* (année 1672, tome I, p. 224) : Le duc de Saint-Aignan, « dont les illustres galanteries, les vers enjoués et galants et les hauts faits d'armes ne sont inconnus à personne ». En 1663, Guéret faisait son portrait dans *la Carte de la cour* (p. 65) sous le pseudonyme de l' « agréable Aronte »; on le surnommait aussi « Artaban » ou « le Chevalier errant » ou encore « le Paladin » (*Lettres de Mme de Sévigné,* tomes I, p. 498, III, p. 439 et 442, et V, p. 397). On trouvera au tome I des *Lettres de Mme de Sévigné,* p. 497-499, deux lettres qu'il écrivit à Mlle de Scudéry et qui pourront donner une idée de son style.

3. Il y a dans le *Mercure* un certain nombre de pièces en vers dont il était l'auteur : des madrigaux, des impromptus, des vers sur Versailles et Trianon, une lettre sur la grossesse de la Dauphine, etc. (*Mercure,* juillet 1677, p. 213-220, avril 1678, p. 267 et suivantes, mars 1682, p. 160-164, 274-286 et 289-291, etc.). Il avait été reçu à l'Académie française dès le mois d'août 1663 (Loret, *Muse historique,* tome IV, p. 83), et il avait été un des introducteurs de Racine à la cour (*Œuvres de Racine,* édition des Grands écrivains, tome I, p. 59-60). Lors du mariage de la Dauphine, il avait été chargé de la haranguer au nom de l'Académie (*Recueil des harangues de l'Académie française,* tome I, p. 611-613).

4. Il avait pris part à toutes les guerres du règne de Louis XIII et s'y était toujours distingué par une bravoure téméraire qui lui avait valu plus de vingt blessures. La *Chronologie militaire* de Pinard (tome IV, p. 78-80) énumère ses services et ses hauts faits. Comme tous les gens de son temps, il eut de nombreux duels, qui lui procurèrent divers séjours à la Bastille (*Gazette* de 1640, p. 68; Ravaisson, *Archives de la Bastille,* tome I, p. 342-343). Il semble qu'on le regardait un peu comme un cerveau brûlé, puisque la Fare (*Mémoires,* p. 263) n'hésite pas à le qualifier de Don Quichotte; les surnoms qu'on lui donnait (ci-dessus, note 2) confirmeraient assez cette opinion.

5. C'est en janvier 1647 qu'il vendit cette charge (*Journal d'Olivier d'Ormesson,* tome II, p. 881).

acheta du duc de Liancourt la charge de premier gentilhomme de la chambre du Roi[1], lors duc à brevet[2]. Il commanda ensuite en Berry contre le parti de Monsieur le Prince lors prisonnier[3], puis lieutenant général de l'armée destinée contre MM. de Bouillon et de Marcillac en Guyenne. Il eut le gouvernement de Touraine à la mort du marquis d'Aumont[4], et le crédit de le vendre fort cher à Dangeau encore jeune[5], lorsque, à la disgrâce de M. et de Mme de Navailles[6], il s'accommoda avec lui du gouvernement du Havre-de-Grâce en 1664[7]. Il fut chevalier de l'Ordre à la promotion de 1661, et duc et pair en 1663[8], de cette étrange fournée des quatorze. Il fut chef et juge du camp des derniers carrousels du Roi[9], et mourut à

1. Il prêta serment pour cette charge dans le courant de décembre (*Gazette* de 1649, p. 1200).

2. Ces quatre mots se rapportent au duc de Liancourt.

3. Voyez la *Gazette* de 1650, p. 285, 785, 861, 934, 1041, 1060, 1135, 1251 et 1302.

4. César d'Aumont, marquis de Clairvaux, dit le marquis d'Aumont, mort le 20 avril 1661, fut père du maréchal d'Aumont. M. de Saint-Aignan eut le gouvernement de Touraine par provisions du 1er mai (registres du Parlement X1A 8662, p. 403; *Gazette* de 1661, p. 428; *Muse historique* de Loret, tome III, p. 349). En août suivant, il reçut encore le gouvernement particulier de Loches (*Muse historique*, p. 395).

5. Notre tome III, p. 468-469.

6. Notre tome VII, p. 30-32.

7. Comme gouverneur de ce port, M. de Saint-Aignan entretenait une caravelle de course dont la *Gazette* (années 1666, p. 923, 947, etc., et 1674, p. 587) a mentionné diverses expéditions.

8. Son information de vie et mœurs est dans le carton K 616, n° 31. Dès 1652, il avait été question de lui donner la dignité ducale pour le récompenser de ses services et de sa fidélité (*Lettres de Mazarin*, tome V, p. 272-274).

9. Le *Journal de Dangeau* (tome I, p. 133 et 185-186) et les *Mémoires de Sourches* (tome I, p. 229) signalent son ardeur presque juvénile lors du carrousel de 1685. A toute époque, il avait eu grande part aux divertissements de la cour; dès 1655, il avait inventé le ballet des *Plaisirs des champs et de la ville* (*Muse historique* de Loret, tome II, p. 16); en juin 1661, il donna à Fontainebleau une fête fort

Paris 16 juin 1687[1]. Il avoit épousé une Servien[2], parente du surintendant des finances, qu'il perdit en 1679. Au bout de l'an, il se remaria à une femme de chambre de sa femme, qui y étoit entrée d'abord pour avoir soin de ses chiens[3]. Elle fut si modeste, et lui si honteux, que le Roi le pressa souvent, et toujours inutilement, de lui faire prendre son tabouret. Elle vécut toujours fort retirée, et avec tant de vertu, qu'elle se fit respecter toute sa vie, qui fut longue. Du premier mariage, le comte de Séry[4] et

galante (*Gazette*, p. 607); en 1664, il avait été l'organisateur des *Plaisirs de l'île enchantée* et d'autres divertissements (*Mémoires de l'abbé de Choisy*, tome I, p. 121); jusqu'à sa mort il prit part à tous les carnavals, et son déguisement dans celui de 1683 eut beaucoup de succès (*Gazette de Leyde*, n^os^ des 11 et 23 mars).

1. Il avait près de quatre-vingts ans. Mme de Sévigné annonça cette nouvelle à son cousin Bussy-Rabutin, et celui-ci lui répondit par un véritable panégyrique de cet « ami de trente ans » (*Lettres de Mme de Sévigné*, tome VIII, p. 62-63 et 65-68). Sa vie mondaine ne l'empêchait pas d'être devenu assez pieux, et l'on trouvera ci-après, à l'appendice II, un certain nombre de lettres de dévotion qu'il adressa entre 1673 et 1677 au maréchal de Bellefonds, le confident de Louise de la Vallière au couvent.

2. Antoinette Servien (tome XI, p. 3) était fille de Nicolas Servien de Montigny, cousin germain du surintendant. C'est grâce à un prêt que lui fit son beau-père que M. de Saint-Aignan put acheter la charge de premier gentilhomme de la chambre (*Historiettes de Tallemant des Réaux*, tome IV, p. 403). Le surintendant fut si flatté de cette alliance de sa parente, qu'il ne regardait pas à fournir à Saint-Aignan tous les subsides qu'il lui demandait, et cette générosité lui coûta, prétendit-on, plus d'un million.

3. Lorsque Saint-Simon a parlé pour la première fois de cette seconde duchesse de Saint-Aignan (tome XI, p. 3 et 4), il a été dit qu'elle s'appelait Françoise Geré de Laubépine de Rancé.

4. François de Beauvillier, comte de Séry, né le 4 octobre 1637, premier gentilhomme de la chambre du Roi par démission de son père en 1657 (reg. O[1]10, fol. 120 v°), alla servir en Hongrie contre les Turcs en 1663 et 1664 et mourut à Paris le 1er octobre 1666, à vingt-neuf ans, et non vingt-six, comme notre auteur va le dire quelques lignes plus loin. Il est parlé de sa mort dans les *Œuvres de Louis XIV*, édition Grimoard, tome V, p. 386.

le chevalier de Saint-Aignan[1], qui fut tué au duel de MM. de la Frette, et l'aîné mourut à vingt-six ans survivancier de premier gentilhomme de la chambre et distingué à la guerre ; deux fils morts enfants, des filles abbesses[2], et une qui ne voulut point être religieuse, qu'on maria à Livry, premier maître d'hôtel du Roi, pour s'en défaire[3]. M. de Beauvillier demeura seul de ce lit. Du second, deux fils, dont l'aîné fut évêque-comte de Beauvais, l'autre duc de Saint-Aignan, comme on l'a vu en leur lieu[4], et une fille aussi romanesque que le père, mais en dévo-
[*Add. S^tS. 1160*] tion, qui épousa un fils de Marillac conseiller d'État, tué avancé à la guerre sans enfants[5], puis M. de l'Aubespine[6], mon cousin germain[7], dont elle a un fils qui sert, et qui est gendre du duc de Sully[8].

Son caractère et son éloge.

Je ne sais quel soin M. et Mme de Saint-Aignan prirent de leurs aînés. Pour M. de Beauvillier, ils le laissèrent

1. Pierre de Beauvillier, dont il a été parlé, à propos de son duel avec MM. de la Frette, dans le tome V, p. 102.

2. Une abbesse de Notre-Dame de Romorantin, une de Lieu-Notre-Dame, une de Beauvoir, une de Nidoiseau, une de la Joye près Nemours ; Saint-Simon a raconté (tome IX, p. 2-4) l'aventure de cette dernière.

3. Marie-Antoinette de Beauvillier : tome XII, p. 86.

4. François-Honorat-Antoine, abbé de Saint-Aignan, et Paul-Hippolyte de Beauvillier : tome XIV, p. 123.

5. Tout cela a déjà été dit lors du mariage de cette fille en 1703 : tome XI, p. 2-3.

6. Louis-François, marquis de l'Aubespine, né le 25 septembre 1666, épousa Mme de Marillac le 12 mai 1710, et ne mourut que le 22 septembre 1758, à quatre-vingt-douze ans (*Inventaire des archives d'Eure-et-Loir*, tome V, p. 237).

7. Le père de ce marquis de l'Aubespine était frère de Charlotte, seconde femme du duc Claude de Saint-Simon et mère de notre auteur.

8. Charles-François, marquis de l'Aubespine, né le 27 septembre 1719, mourut le 20 avril 1790 ; à l'époque où écrit Saint-Simon (1744), il possédait un régiment de cavalerie et venait d'épouser (22 février 1743) Madeleine-Henriette-Maximilienne de Béthune, fille de Louis-Pierre-Maximilien, duc de Sully.

jusqu'à six ou sept ans à la merci de leur suisse, élevé dans sa loge[1], d'où ils l'envoyèrent à Notre-Dame[2] de Cléry[3], en pension chez un chanoine, dont tous les canonicats étoient à la nomination de M. de Saint-Aignan[4]. Ils ne sont pas gros : tout le domestique du chanoine consistoit en une servante, qui mit le petit garçon coucher avec elle, lequel y couchoit encore à quatorze ou quinze ans sans penser à mal ni l'un ni l'autre, ni le chanoine s'aviser qu'il étoit un peu grand. La mort du comte de Séry[5] le fit rappeler par son père, qui, en même temps, lui fit donner la survivance de sa charge, et remettre deux abbayes qu'il avoit[6]. C'étoit tout à la fin de 1666[7]. Il servit avec distinction à la tête de son régiment de cavalerie, et fut brigadier.

1. La femme de ce suisse était sans doute la nourrice de l'enfant. C'était alors l'usage de mettre ainsi les enfants en nourrice, même dans les grandes familles. Le duc de Beauvillier fit élever de la sorte à Ribemont sa fille Mlle de Séry (*Correspondance des contrôleurs généraux,* tome III, nº 1619), et le prince de Talleyrand raconte dans ses *Mémoires* (tome I, p. 7) que lui-même resta ainsi jusqu'à quatre ans dans un faubourg de Paris. Albert Babeau a rappelé cet usage de laisser fort tard les enfants en nourrice dans *les Bourgeois d'autrefois,* p. 273-275.

2. Les lettres *N. D.* surchargent *Loches,* effacé du doigt.

3. Le village de Cléry, situé non loin de la rive gauche de la Loire, à trois lieues en amont d'Orléans, possédait une collégiale dont l'église, dédiée à la Sainte-Vierge, avait été rebâtie par Louis XI. Ce roi y venait souvent en pèlerinage et voulut y être enterré. Une *Histoire de l'église collégiale et chapelle royale de Cléry* a été publiée en 1899 par L. Jarry.

4. Il y a là quelque exagération : en fait, le chapitre se composait de dix chanoines, ayant à leur tête un doyen nommé par l'évêque du diocèse ; le duc d'Orléans nommait à cinq prébendes, le seigneur de la Salle-lès-Cléry, alors le duc de Saint-Aignan, avait la disposition de quatre autres, et la dernière place était à la nomination de l'abbé de Saint-Mesmin.

5. Ci-dessus, p. 39-40.

6. Celles de Saint-Pierre de Châlons et de Saint-Paul de Ferrières.

7. Il prêta serment comme premier gentilhomme le 11 décembre.

Il étoit grand[1], fort maigre, le[2] visage long et coloré, un fort grand nez aquilin, la bouche enfoncée, des yeux d'esprit et perçants, le sourire agréable, l'air fort doux mais ordinairement fort sérieux et concentré. Il[3] étoit né vif, bouillant, emporté, aimant tous les plaisirs. Beaucoup d'esprit naturel, le sens extrêmement droit, une grande[4] justesse, souvent trop de précision ; l'énonciation aisée, agréable, exacte, naturelle ; l'appréhension vive, le discernement bon, une sagesse singulière, une prévoyance qui s'étendoit vastement[5], mais sans s'égarer ; une simplicité et une sagacité extrêmes, et qui ne se nuisoient point l'une à l'autre ; et, depuis que Dieu l'eut touché, ce qui arriva de très bonne heure, je crois pouvoir avancer qu'il ne perdit jamais sa présence[6], d'où on peut juger, éclairé comme il étoit, jusqu'à quel point il porta la piété[7]. Doux,

1. Rigaud fit son portrait en 1693, et il fut gravé par Thomassin l'année suivante. L'original est conservé au château de Saint-Aignan, et on en connaît une copie à Valençay. Il y a dans le manuscrit Clairambault 1238, fol. 48, un autre joli portrait du duc.

2. Ce *le* corrige un *et*.

3. Comparez la *Relation de Spanheim*, édition Bourgeois, p. 261, les *Mémoires de l'abbé Legendre*, p. 136-137, les *Portraits et Caractères de 1703* dans l'*Annuaire-Bulletin de la Société de l'histoire de France*, année 1896, p. 47, et ce qu'en disent les ambassadeurs vénitiens P. Venier en 1695 et Erizzo en 1699 (*Relazioni*, série *Francia*, tome III, p. 513 et 593). On trouvera ci-après à l'Appendice, n° III, une courte notice sur le duc de Beauvillier, écrite par Bussy-Rabutin.

4. Les mots *une grde* sont en interligne au-dessus de *beaucoup de*, biffé.

5. Cet adverbe n'était pas donné par le *Dictionnaire de l'Académie* de 1718, et Littré n'en cite d'exemple que de notre auteur.

6. Déjà dit dans le tome XI, p. 333.

7. Tous les contemporains s'accordent à reconnaître la piété du duc de Beauvillier. Mme de Maintenon le citait comme un modèle (*Lettres historiques et édifiantes*, tome I, p. 384) ; Primi Visconti (*Mémoires*, p. 78) l'appelait « un des bigots les plus convaincus de la cour » ; mais Spanheim (*Relation*, édition Bourgeois, p. 96) prétendait que sa seule supériorité était la dévotion. Il communiait trois fois par semaine (*Correspondance générale de Mme de Maintenon*, tome IV, p. 315), et c'est de là que venait « cette présence de Dieu toujours sensible »

modeste, égal, poli avec distinction, assez prévenant, d'un accès facile et honnête jusqu'aux plus petites gens[1], ne montrant point sa dévotion, sans la cacher aussi, et n'en incommodant personne, mais veillant toutefois ses[2] domestiques[3], peut-être de trop près; sincèrement humble sans préjudice de ce qu'il devoit à ce qu'il étoit, et si détaché de tout, comme on l'a vu sur plusieurs occasions qui ont été racontées, que je ne crois pas que les plus saints moines l'aient été davantage. L'extrême dérangement des affaires de son père lui avoit[4] néanmoins donné une grande attention aux siennes, ce qu'il croyoit un devoir, qui ne l'empêchoit pas d'être vraiment magnifique en tout parce qu'il estimoit que cela étoit de son état. Sa charité pour le prochain le resserroit dans des entraves qui le raccourcissoient par la contrainte de ses lèvres, de ses oreilles, de ses pensées, dont on a vu les inconvénients en plusieurs endroits[5]. Le ministère, la politique, la crainte trop grande du Roi augmentèrent encore cette attention continuelle sur lui-même, d'où naissoit un contraint, un concentré, dirois-je même un pincé[6], qui éloignoit de lui, et un goût de particulier très resserré, et de solitude qui convenoit peu à ses emplois, qui l'isoloit,

dont Saint-Simon va parler encore ci-après, p. 53. Une lettre de Fénelon sur sa dévotion a passé dans la vente Parison du 25 mars 1856, n° 250, et l'on trouvera dans le manuscrit Nouv. acq. fr. 10713 toute une série de lettres de piété écrites par lui entre 1678 et 1700.

1. On le surnommait « le Bon Duc » (*Correspondance de Fénelon*, tome I, p. 101).

2. *Ses* est en interligne au-dessus d'un premier *ses*, biffé, qui corrigeait *son*.

3. « On dit figurément *veiller quelqu'un*, pour dire prendre garde à ses déportements » (*Académie*, 1718).

4. Il y a *avoient*, par mégarde, dans le manuscrit.

5. Nous en avons eu, entre autres, un exemple à propos de l'abbé de Polignac (tome XV, p. 476).

6. Le *Dictionnaire de l'Académie* de 1718 ne donnait pas d'emploi de ce participe pris substantivement, pas plus que de ceux qui précèdent.

qui, excepté ses fonctions, parmi lesquelles je range sa table ouverte le matin, lui faisoit un désert de la cour, et lui laissoit ignorer tout ce qui n'étoit pas les affaires où ses emplois l'engageoient nécessairement. On a vu où cela pensa le précipiter plus d'une fois[1] sans la moindre altération de la paix de son âme, ni la plus légère tentation de s'élargir là-dessus. Son cœur [étoit] droit, bon, tendre, peu étendu ; mais, ce qu'il aimoit, il l'aimoit bien, pourvu qu'il pût aussi l'estimer. Sa crainte du Roi, celle de se commettre, ses précisions, engourdissoient trop son desir sincère de servir ses amis. Il fut tout autre, comme on l'a vu, sur cela comme sur tout le reste, après la mort de Monseigneur[2], et on ne put douter alors qu'il se plaisoit à servir ses amis en petites et en grandes choses. Dans les particuliers où il étoit libre, comme chez lui les soirs, surtout chez le duc de Chevreuse, et à Vaucresson, il étoit gai, mettoit au large, plaisantoit avec sel, badinoit avec grâce, rioit volontiers. Il aimoit qu'on plaisantât aussi avec lui ; il n'y avoit que le coucher de la servante du chanoine dont sa pudeur se blessoit[3], et je l'ai vu quelquefois embarrassé de ce conte que Mme de Beauvillier faisoit, en rire pourtant, mais quelquefois aussi la prier de ne le point faire. Il l'épousa en 1671 ; le triste état des affaires de sa maison, que son père avoit ruinées, les engagea[4] à faire cette alliance de la troisième[5] fille de M. Colbert avec de grands biens[6]. L'aînée avoit épousé, quatre ans auparavant, le duc de Chevreuse, et, huit ans après, la dernière fut mariée au duc de Mortemart. Les ducs de

1. Notamment en 1709 : tome XVII, p. 158 et suivantes.
2. Tome XXI, p. 289. — 3. Ci-dessus, p. 41.
4. Il y a *engagèrent,* par erreur dans le manuscrit.
5. Il veut dire la *seconde.*
6. Le mariage eut lieu le 19 janvier 1671 (*Gazette,* p. 83-84), et, à cette occasion, M. de Saint-Aignan céda à son fils ses terres de Berry (reg. Y 221, fol. 79 v°, et Y 246, fol. 257). Le duc de Rohan avait, deux ans auparavant, ambitionné aussi l'alliance de la fille du ministre (*Gazette de Bruxelles,* mars 1669, p. 155).

Chevreuse et de Beauvillier et leurs femmes se trouvèrent si parfaitement faits l'un pour l'autre, que ce ne fut qu'un cœur, qu'une âme, qu'une même[1] pensée, un même sentiment de toute leur vie[2], une amitié, une considération, une complaisance, une déférence, une confiance réciproque. Elle fut[3] pareille entre les deux sœurs, et la devint bientôt entre les deux beaux-frères. Vivant tous deux à la cour, attachés par leurs charges et par la place de dame du palais de leurs femmes, ils se voyoient sans cesse, et mangeoient par semaine l'un chez l'autre, ce qui dura jusqu'à ce que les grands emplois du duc de Beauvillier l'obligèrent[4] à tenir une table publique ; ils ne s'en voyoient guères moins, rarement une seule fois par jour tant qu'ils vécurent. Il étoit rare aussi[5] d'être ami de l'un à un certain point sans l'être aussi de l'autre et de leurs épouses.

La piété du duc de Beauvillier, qui commença de fort bonne heure, le sépara assez de ceux de son âge. Étant à l'armée, à une promenade du Roi, dans laquelle il servoit, il marchoit seul un jour[6] un peu en avant ; quelqu'un, le remarquant, se prit à dire qu'il faisoit là sa méditation. Le Roi, qui l'entendit, se tourna vers celui qui parloit, et, le regardant : « Oui, dit-il, voilà M. de Beauvillier qui est un des plus sages hommes de la cour et de mon royaume. » Cette subite et courte apologie fit taire et donna fort à penser, en sorte que les gloseurs[7] demeurèrent en respect devant son mérite. Il falloit que le Roi en fût dès lors bien prévenu, pour le charger de la commission la plus délicate en 1670. Madame venoit d'être si

1. La première lettre de *mesme* surcharge un *p*.
2. Déjà dit bien des fois et en dernier lieu tome XXIII, p. 196.
3. Le verbe *fut* surcharge *estoit*.
4. *L'obligerent* corrige *l'engagerent*. — 5. *Aussy* est en interligne.
6. Les mots *un jour* ont été ajoutés en interligne.
7. Le *Littré* définit ce mot, que n'admet pas l'Académie : « Celui qui glose sur tout, qui interprète tout en mal » ; mais il n'en cite aucun exemple.

grossièrement empoisonnée[1], la conviction en étoit si entière et si générale, qu'il étoit bien difficile de le pallier. Le Roi et le roi d'Angleterre[2], dont elle venoit tout nouvellement d'être le plus intime lien par le voyage qu'elle venoit de faire en Angleterre, en étoient également pénétrés de douleur et d'indignation[3], et les Anglois ne se contenoient pas. Le Roi choisit le duc de Beauvillier pour aller faire ses compliments de condoléance au roi d'Angleterre, et, sous ce prétexte, tâcher[4] que ce malheur n'altérât point leur amitié et leur union, et calmer la furie de Londres et de la nation. Le Roi n'y fut pas trompé : la[5] prudente dextérité du duc de Beauvillier ramena entièrement la bouche égarée[6] du roi d'Angleterre, et adoucit même Londres et la nation[7].

Époque et nature de la charge de chef du conseil royal des finances, que le duc de Beauvillier

Le maréchal de Villeroy[8] mourut à Paris en sa quatre-vingt-huitième année[9], le 28 novembre 1685. M. Colbert, intendant du cardinal Mazarin, en même temps intendant des finances à sa mort, avoit[10] été recommandé au Roi par ce tout-puissant premier ministre, comme l'homme le plus capable qu'il connût pour l'administration des finances

1. La question de l'empoisonnement de Madame Henriette a déjà été abordée par Saint-Simon dans notre tome VIII, p. 370-378, et ses affirmations ont été réfutées dans l'appendice XXVII du même volume.

2. Charles II.

3. Saint-Simon avait d'abord écrit par mégarde *d'ingnation*; il a corrigé en ajoutant *di* en interligne.

4. Les cinq derniers mots sont en interligne et sur la marge, au-dessus de *faire*, biffé, et d'un premier *et* non biffé par mégarde.

5. Avant *la*, il y a un *et*, rayé.

6. Terme emprunté au vocabulaire des académies hippiques.

7. Saint-Simon se trompe en ce qui précède, et il a été égaré par le *Dictionnaire de Moréri*. M. de Beauvillier n'alla pas en Angleterre à cette occasion; mais il y avait été envoyé l'année précédente 1669, pour porter à Charles II les condoléances de Louis XIV à l'occasion de la mort de sa mère Henriette-Marie de France, survenue le 10 septembre 1669 (*Gazette*, p. 973 et 1013; ms. Clairambault 986, p. 523).

8. Nicolas de Neufville : tome II, p. 236.

9. Il y a *88 année* dans le manuscrit.

10. Avant *avoit*, il y a *luy*, biffé.

accepte difficilement

en même temps qu'après avoir sucé le surintendant Foucquet jusqu'au sang, il le lui avoit rendu plus que suspect. Il ne fut donc pas difficile à Colbert, après la mort de son maître, de s'introduire auprès du Roi, et de s'établir sur les ruines de Foucquet. Il connoissoit parfaitement le Roi sur ce qu'il en avoit ouï dire si souvent à Mazarin : il le prit par les détails, et par la capacité et par l'autorité de tout faire ; il acheva de concert avec le Tellier la ruine de Foucquet, glissa en la place de[1] contrôleur général suffoquée jusqu'alors par celle de surintendant. Il persuada au Roi le danger de cette grande place, et, comme il n'osoit y aspirer, il fit accroire au Roi de s'en réserver toutes les fonctions. Le Roi crut les faire par les *bon*[2] et les signatures, dont Colbert, souple commis, l'accabla, tandis qu'il saisit toute l'économie et tout le pouvoir des finances, et qu'il s'en rendit le maître plus qu'aucun surintendant ; mais, ne se trouvant pas d'aloi à exercer cette autorité sans voile, il en imagina un de gaze, en persuadant au Roi de créer une charge toute nouvelle de chef du conseil des finances qui auroit l'entrée dans ceux que le Roi tiendroit, dans les grandes directions, qui présideroit chez lui aux petites[3], qui feroit des signatures d'arrêts en finances, et qui, avec un nom et une représentation, ne feroit rien en effet dans les finances, et lui laisseroit l'autorité entière d'y tout faire et d'y tout régler[4]. Cette charge

1. Le mot *de* corrige *d'I[ntendant]*.

2. Ce mot *bon* ne porte pas le signe du pluriel.

3. L'explication de ces mots « grandes et petites directions des finances » a été donnée dans notre tome IV, p. 434-439.

4. La commission délivrée au maréchal de Villeroy le 15 septembre 1661 portait que le Roi le nommait chef du conseil royal des finances pour y présider, lorsque le Chancelier n'y serait pas, « pour nous donner vos bons avis, tant sur la levée et distribution de nos finances que sur tout ce qui concerne le gouvernement, économie et bonne administration d'icelles, suivant et conformément au règlement fait et arrêté ce jourd'hui sur le fait de nos finances » (Bibliothèque nationale, ms. Fr. 17567, fol. 73).

fut donc créée lors de la catastrophe de Foucquet, et donnée au maréchal de Villeroy[1], qui avoit été gouverneur de la personne du Roi sous le cardinal Mazarin chef de son éducation, et qui, avec cette ombre, ne fut jamais ministre d'État. Cela valoit quarante-huit mille livres de rente, avec d'autres choses encore, en sorte que cette vacance eut tout ce qu'il y avoit de grand et de plus considérable à la cour pour aspirants : le duc de Montausier,
[Add. StS. 1161] qui avoit été gouverneur de Monseigneur, le duc de Créquy[2], gouverneur de Paris, premier gentilhomme de la chambre, dont l'ambassade à Rome et la fameuse affaire des Corses de la garde du Pape avoit fait tant de bruit[3], et dont la femme[4] étoit dame d'honneur de la Reine, et plusieurs autres dans la privance du Roi et dans la première considération. Le Roi leur préféra le duc de Beauvillier, qui avoit trente-sept ans, et qui n'avoit garde d'y songer[5]. Il en étoit si éloigné, que la délicatesse de sa

1. Voici ce que Louis XIV disait dans ses *Mémoires* (édition Dreyss, tome II, p. 527) de ce conseil des finances : « Outre les conseils de finances et les directions qui s'étoient tenues de tout temps, je voulus, pour m'acquitter avec plus de précaution de la surintendance, établir un conseil nouveau, que j'appelai *conseil royal* ; je le composai du maréchal de Villeroy, de deux conseillers d'État, d'Aligre et de Sève, et d'un intendant des finances, qui fut Colbert, et c'est dans ce conseil que j'ai travaillé continuellement depuis à démêler la terrible confusion qu'on avoit mise dans mes affaires. »

2. Charles III, duc de Créquy : tome I, p. 152.

3. Notre tome V, p. 11-12.

4. Armande de Lusignan de Saint-Gelais : tome III, p. 109.

5. Sur ce choix et les raisons qui déterminèrent le Roi, il faut voir le *Journal de Dangeau*, tome I, p. 262-263, les *Mémoires de Sourches*, tome I, p. 338, la *Relation de Spanheim*, édition Schefer, p. 23, 24, 27, 37, 46 et 134, la *Correspondance de Bussy-Rabutin*, tome V, p. 483, 489 et 511, les *Écrits inédits de Saint-Simon*, tome VI, p. 155-156 et 159-160, etc. Il semble que le Roi fut incité à ce choix par Mme de Maintenon, qui estimait grandement le duc à cause de sa dévotion et de sa loyauté. Le premier moment d'étonnement passé, l'applaudissement fut général (*Lettres de Mme de Sévigné*, tome VII, p. 480-481 ; Allaire, *La Bruyère dans la maison de Condé*, tome II,

conscience, alarmée de tout ce qui sentoit les finances, ne put se résoudre à l'accepter lorsque le Roi la lui donna. La surprise du Roi d'un refus de ce qui faisoit l'ambition des plus importants de sa cour, ne servit qu'à le confirmer dans son choix. Il insista, et il obligea le duc à consulter des personnes en qui il pouvoit prendre confiance, et de tirer parole de lui qu'il le feroit de bonne foi avec une droite[1] indifférence, et qu'il se rendroit à leur avis, s'il alloit à le faire accepter. Le duc s'y engagea, et consulta. Au bout de sept ou huit jours, le Roi lui en demanda des nouvelles, et le poussa jusqu'à lui faire avouer qu'il avoit trouvé tous les avis de ceux qu'il avoit consultés pour qu'il ne refusât pas davantage. Le Roi en fut fort aise, le somma de sa parole[2], et le déclara deux heures après, au grand étonnement de sa cour. Le comte de Gramont[3], qui étoit sur le pied de se divertir de tout aux dépens de qui il appartenoit, et qui savoit que le duc de Saint-Aignan s'étoit mis aussi sur les rangs pour cette charge[4], le rencontra dans la galerie une heure après la déclaration. Il alla droit à lui, et lui dit qu'il lui faisoit ses compliments d'être d'une race si heureuse qu'elle donnoit tous les chefs que le Roi choisissoit : que, s'il en falloit un aux carrousels, il prenoit le père[5] ; s'il y en avoit un à nommer pour le conseil des finances, il choisissoit le fils ; et, sans attendre de réponse, le laissa là avec une révérence et une pirouette, outré de dépit de son compliment.

Malin compliment du comte de Gramont au duc de Saint-Aignan.

M. de Beauvillier fut duc en se mariant, sur la démis-

p. 197). Le brevet accordé à M. de Beauvillier, daté du 6 décembre 1685, est dans le registre O[1]29, fol. 539.

1. Au sens de loyale.

2. La *Gazette de Leyde* du 18 décembre raconta aussi à ses lecteurs que le Roi l'avait contraint d'accepter.

3. Philibert, comte de Gramont : tome I, p. 47.

4. Saint-Simon est seul à parler de la candidature du duc de Saint Aignan.

5. Ci-dessus, p. 38.

sion de son père, dont il eut les gouvernements à sa mort, et chevalier de l'Ordre de la promotion de 1688. En 1689, le Roi lui demanda s'il feroit autant de difficultés pour être gouverneur de Mgr le duc de Bourgogne, qu'il alloit ôter d'entre les mains des femmes, qu'il en avoit apporté pour la place de chef du conseil des finances. Il n'en fit aucune, et l'accepta[1]. Il le fut des deux autres fils de France[2] à mesure qu'ils quittèrent les femmes, et ce fut avec tant de confiance de la part du Roi, qu'à l'exception de Moreau, un de ses premiers valets de garde-robe[3], qu'il fit premier valet de chambre de ce prince, et de deux ou trois valets qu'il y voulut placer, il laissa tout le reste au choix du duc de Beauvillier : précepteur, sous-gouverneurs, et tout le reste, sans faire de perquisition sur aucun[4]. On a vu ailleurs[5] que ce fut aussi avec tant de désintéressement de la part du duc, qu'il refusa absolument les appointements pour les deux autres princes, quarante-huit mille[6] livres pour chacun par an, c'est-à-dire quatre-vingt-seize mille livres[7]. La mort de Louvois, qui rendit

1. Ses provisions, du 16 août, sont dans le registre O¹ 33, fol. 218. Mme de Sévigné, en apprenant ce choix, déclara que saint Louis lui-même n'aurait pu mieux choisir, et elle remarqua que le Roi faisait justement ce qu'il fallait faire : se garder trois M. de Beauvillier en un seul, un comme premier gentilhomme de sa chambre, un comme chef du conseil des finances, et un comme gouverneur de ses petits-fils (*Lettres*, tome IX, p. 170). Les *Mémoires de Sourches* s'exclament aussi sur ses emplois variés (tome III, p. 137). Madame cependant (*Correspondance*, recueil Jæglé, tome II, p. 76) le trouvait trop dévot pour éduquer des princes.

2. Provisions du 25 août 1690 pour le duc d'Anjou (reg. O¹ 274, fol. 44 v°), et du 24 août 1693 pour le duc de Berry (reg. O¹ 37, fol. 165).

3. Denis Moreau : tome II, p. 341, où Saint-Simon a déjà raconté la même chose.

4. Comparez les *Écrits inédits*, tome IV, p. 450.

5. Dans l'Addition n° 1159, ci-après, p. 348, mais pas dans les *Mémoires*.

6. Avant *48000,* il a biffé *c'est-à-dire 48.*

7. Saint-Simon a déjà parlé de son désintéressement (tome VIII,

le Roi libre sur bien des choses, fit rappeler Pomponne dans le conseil d'État en 1691 aussitôt après[1], et y fit entrer le duc de Beauvillier en même temps[2]. Ce fut un prodige, et l'unique gentilhomme qui y ait été admis en soixante-douze ans de règne; je dis l'unique, parce [que] les deux maréchaux de Villeroy, qui ne l'étoient guères[3] plus qu'il ne falloit[4], le père[5] ne fut jamais ministre, et le fils, qui ne l'a été qu'un an[6] depuis la mort de M. de Beauvillier jusqu'à celle du Roi, ne peut être compté en un si court espace. M. de Beauvillier n'y songeoit pas plus qu'il avoit fait à ses deux autres places. Quelque excessivement que le Roi lui imposât, quelque foible qu'il parût à lui parler pour des grâces, par une timidité qui étoit en lui, il n'étoit pas reconnoissable au Conseil, à ce que j'ai ouï dire à Chamillart son ami, et au chancelier de Pontchartrain, son ennemi si longtemps, lorsqu'il s'agissoit d'affaires de justice, ou d'affaires d'État importantes. Il opinoit alors avec fermeté, embrassoit toute l'étendue de l'affaire avec[7] netteté et précision, la développoit

p. 297). Il faut dire cependant que, comme chef du conseil des finances, il touchait en appointements, gratification, etc., 84 000 livres, plus 48 000 livres comme gouverneur du duc de Bourgogne, plus ses appointements de premier gentilhomme de la chambre, les produits de ses gouvernements, qu'il était logé, nourri par la table de ses pupilles, et que tout cela devait approcher de deux cent mille livres par an; il n'avait donc pas besoin de tripler ses appointements de gouverneur (voyez notre tome II, p. 6, note 3).

1. Les mots *aussy tost après* sont en interligne. Sur le rappel de Pomponne, voyez notre tome VI, p. 348-349.

2. C'est le 24 juillet 1691 qu'il fut nommé ministre d'État et admis dans le conseil d'en-haut, à la grande surprise de tout le monde (*Dangeau*, tome III, p. 370; *Sourches*, tome III, p. 441; *Mémoires de l'abbé Legendre*, p. 136).

3. *Gueres* est en interligne, au-dessus de *pas*, biffé.

4. C'est-à-dire, qui n'étaient guère plus gentilshommes qu'il ne fallait. On a vu dans notre tome VI, appendice XXIII, p. 596, que la noblesse des Neufville était récente.

5. Nicolas : ci-dessus, p. 46. — 6. Ci-après, p. 102.

7. Le mot *avec* surcharge une *l'*.

avec lumière, prenoit son parti avec fondement, et le soutenoit avec modestie, mais[1] avec une force que le penchant montré du Roi n'ébranloit point. Dans les autres, il se laissoit assez aller à son naturel doux et timide[2]. Son exactitude, ou, pour parler plus juste, sa ponctualité à ses diverses et continuelles fonctions étoit sans le plus léger relâche, qui, je crois, avoit augmenté sa précision naturelle jusqu'aux minutes, et jusqu'à savoir ce qu'il lui en falloit pour aller de chez lui chez le Roi[3].

On a vu ailleurs avec quelle grandeur d'âme, quel détachement, quelle soumission à Dieu, quelle délicatesse de totale dépendance à son ordre, il soutint l'orage du quiétisme, la disgrâce de l'archevêque de Cambray, de ceux qui y furent enveloppés, et le péril extrême qu'il y courut; avec quelle noblesse il s'y conduisit, et avec quelle soumission il reçut la nouvelle de la condamnation du livre de Monsieur de Cambray à Rome[4]. Toutefois, les plus rares tableaux ont des ombres, et la vérité m'oblige à ne pas dissimuler celles de ce modèle de toutes les vertus.

1. *Mais* est en interligne, au-dessus d'*et*, biffé.

2. Le duc de Chevreuse écrivait de lui à Fénelon le 9 avril 1709 (*Correspondance de Fénelon*, tome I, p. 290) : « Il surmonte autant qu'il peut sa timidité naturelle, et je pourrois citer des actes de courage et de fermeté qui sont héroïques en lui. Si cela étoit suivi dans l'ordinaire, et qu'il ne désespérât pas si aisément de persuader,... il auroit pris un ascendant que personne ne lui eût disputé et qui eût été bien utile pour l'État. » L'abbé J.-J. Boileau (*Lettres sur différents sujets de morale et de piété*, tome I, p. 81) fait son éloge comme chef du conseil des finances, et Voltaire (*Siècle*, chap. XVII) dit que c'était lui surtout qui y représentait avec force la misère des peuples. Chaque jour, sauf le vendredi, il avait une séance d'un conseil (*Dangeau*, tome VI, p. 258), et, quand le chancelier devint souvent malade, à partir de 1699, il eut ordre d'occuper sa chaise aux séances de la grande direction (*Ibidem*, tome VII, p. 97).

3. Saint-Simon a déjà parlé de son étonnante exactitude (tome XVIII, p. 27 et 37), et le duc de Luynes la mentionnera dans ses *Mémoires*, tome IX, p. 256. Amelot de la Houssaye raconte qu'on l'appelait « le pendule de la cour. »

4. Tome V, p. 144 et suivantes.

En les considérant, on ne l'en estimera pas moins, si on est équitable, mais on tremblera à la vue des profondeurs de Dieu, et on s'humiliera jusqu'en terre à la vue de ce que sont les hommes les plus parfaits. Celui-ci, avec la probité la plus innée[1], l'amour et la soif de la vérité la plus ardente et la plus sincère, la pureté la plus scrupuleuse, une présence de Dieu sensible, habituelle dans toutes les diverses fonctions et situations de ses journées, à qui il rapportoit avec une sainte jalousie ses plus importantes et ses plus légères actions, son travail, ses fonctions, ses amitiés, ses liaisons, ses vues, ses bienséances, et jusqu'aux délassements et aux besoins de l'esprit et du corps, cet homme si droit, si en garde contre lui-même, et d'une[2] attention si active, se laissa tellement enchanter, lui et M. de Chevreuse, aux charmes de l'archevêque de Cambray, que, sans l'avoir jamais vu depuis sa disgrâce[3], ce prélat[4] ne cessa d'être l'âme de son âme et l'esprit de son esprit, que tout ce qu'il pratiquoit dans son intérieur de conscience et dans son domestique étoit réglé souverainement par Monsieur de Cambray[5], qu'enchanté d'après lui de Mme Guyon, il ne la vit jamais que sainte et qu'excellent docteur, enfin que, s'étant hasardée à faire des prophéties claires qu'il vit toutes manquer, le bandeau ne put jamais lui tomber des yeux. Disons tout, et ne retenons point la vérité captive : on a vu en son lieu[6] la grande et sainte action par laquelle le cardinal de Noailles

1. Il était incapable d'aucune flatterie, disent les *Mémoires de Sourches*, tome II, p. 250, et Catinat (*Mémoires*, tome II, p. 54) le qualifie d'« homme juste et plein d'honneur ».

2. Ici *d'un*, par mégarde, dans le manuscrit.

3. Mme de Maintenon (*Lettres historiques et édifiantes*, tome I, p. 384) dit même qu'il cessa de lire les livres de Fénelon, lorsque l'archevêque de Paris les lui eût défendus.

4. Les mots *ce Prelat* sont en interligne au-dessus d'*il*, biffé.

5. *M. de Cambray* a été mis en interligne au-dessus de *ce Prelat*, biffé, comme conséquence de la correction précédente.

6. Tome V, p. 152-153.

le sauva et le maintint dans ses places[1] aux dépens de son frère, à qui elles étoient destinées de leur su[2], et avec lequel il en fut brouillé plusieurs années. Tombé lui-même en disgrâce par l'affaire de la Constitution, jusqu'à la défense de voir le Roi, jusqu'à voir[3] poursuivre la privation de son chapeau et la déposition de son siège, jusqu'aux plus justes soupçons que le Roi l'alloit faire enlever et conduire à Rome, j'étois peiné de savoir M. de Beauvillier des plus ardents contre lui, et que l'objet si cher de Monsieur de Cambray, de la[4] doctrine et du livre duquel le cardinal de Noailles avoit été un des plus grands adversaires, dépouillât cette âme si vraie, si droite, si candide, de reconnoissance et d'humanité, en divinisant ses préventions. Je ne pus m'empêcher de lui en parler[5], un jour qu'il vint causer avec moi dans ma chambre à Versailles comme il faisoit assez souvent pour y être plus en liberté. Après quelque peu de propos : « Mais vous, Monsieur, lui dis-je à brûle-pourpoint, ne songez-vous jamais que, sans la rare vertu et la pureté d'âme du cardinal de Noailles, vous étiez chassé, et que, de son su, son frère avoit toutes vos places ? Il étoit sûr de leur destination ; le maréchal et la maréchale de Noailles ont été bien des années à le lui pardonner. Vous n'ignorez pas qu'il ne vous raffermit pas sans peine, et qu'il se rendit même votre caution auprès du Roi[6]. Et aujourd'hui vous pousseriez un homme à qui vous devez tout, et depuis si longtemps, et sans lequel vous seriez depuis tant d'années hors de mesure ? » Le duc demeura quelques moments sans repartie, rougit, convint après quelque silence par un seul *il est vrai,* se défendit sur sa conscience, mais mollement, et

Duc de Beauvillier, quel sur le cardinal de Noailles, Rome, Saint-Sulpice, les jésuites.

1. *Places* remplace en interligne *charges,* biffé.
2. Les mots *de leur sceu* ont été ajoutés en interligne.
3. Le verbe *voir* a été aussi mis après coup en interligne.
4. *De la* surcharge *dont.*
5. Ces quatre mots sont en interligne.
6. Les mots *auprès du Roy* ont été ajoutés en interligne après coup.

fut toujours depuis fort mesuré avec moi sur le cardinal de Noailles, lorsque nous traitions ces matières, où d'ailleurs nous n'étions jamais d'accord. Ce n'étoit pas certainement défaut de sentiment dans un homme qui en avoit de si délicats, moins encore ingratitude: il étoit très reconnoissant par nature et par principe ; mais telle fut en lui la force d'un abandon aveugle divinisé en lui pour Monsieur de Cambray par religion. Cette même disposition le mettoit toujours du côté de Rome sur ses diverses entreprises, et le rendoit industrieux à les exténuer et à les pallier. Nous en avions souvent des disputes vives. Sa préface étoit toujours la même en ces occasions : les droits sacrés des rois de France, que saint Louis même avoit soutenus contre les Papes avec plus de force qu'aucun autre roi ; mais le cas dont il s'agissoit n'étoit jamais, selon lui, de ceux qu'on devoit défendre[1]. Saint-Sulpice, où il avoit toujours eu sa principale confiance, et non les jésuites, avec qui il vivoit bien, mais qu'il connoissoit, et à qui lui et M. de Chevreuse auroient voulu ôter la feuille[2] et le confessionnal des rois, Saint-Sulpice, dis-je, l'avoit gâté de bonne heure sur Rome, et l'archevêque de Cambray, qui avoit ses raisons qu'il se gardoit bien de lui montrer, avoit achevé. De ces matières et de celles de la Constitution, il m'en parloit toujours le premier, soit confiance, soit espérance de me convertir, jusqu'à ce que, tout à la fin de sa vie, disputant là-dessus tous deux seuls dans ma chambre à Versailles, il me pria que nous ne nous en parlassions plus, parce que cela l'agitoit trop[3], et depuis, en effet, nous ne nous en sommes jamais parlé.

1. Torcy (*Journal*, p. 156) dit qu'il était très éloquent sur les questions de morale, et très solide, mais pas pratique. Il cite (p. 188) une occasion où il parla « en lion » au Conseil contre les entreprises de la cour de Rome et rallia même le Chancelier; mais en général il était plutôt antigallican (p. 172 et suivantes).

2. La feuille des bénéfices.

3. Les six derniers mots ont été ajoutés en interligne.

Avec cet abandon à Monsieur de Cambray, qui le lioit à tout ce petit troupeau d'une chaîne si forte, il eut la fidélité de n'entretenir son commerce avec lui que du su du Roi, et de ne voir qu'à[1] Vaucresson fort à la dérobée, mais avec sa permission, ceux que son affaire avoit fait ôter d'auprès des princes et chasser de la cour[2]. Jamais, comme on le voit, je n'avois été initié dans ces mystères; mais je les voyois librement à Vaucresson; on y parloit tout librement aussi devant moi, et, depuis la mort du Dauphin, M. de Beauvillier, M. de Chevreuse, ces exilés[3], me parloient ouvertement de leur desir extrême du retour de Fénelon[4]. Jusqu'aux plus petites choses qui pouvoient toucher ce prélat étoit[5] leur grand ressort à tous, et le plus infailliblement puissant. Les deux ducs, et je ne l'ai jamais compris, qui demeurèrent[6] toujours dans le plus parfait silence avec moi sur une doctrine et des principes dont l'enchantement les avoit absorbés, parce qu'ils ne m'en crurent pas capable, ou qu'ils sentirent que je n'y prendrois point, n'en furent non seulement pas le moins du monde en contrainte avec moi sur toute espèce de confiance, comme on l'a pu voir par tant de choses qui ont été racontées; mais ils s'ouvrirent toujours à moi sur leur attachement à Monsieur de Cambray et à ceux qui tenoient à lui par les mêmes liens, et sur tout ce qui les regardoit. Ils me parlèrent donc franchement après la mort du Dauphin, pour m'engager à lui être favorable auprès de M. le duc d'Orléans, pour le rappeler et l'employer grandement à la mort du Roi : ils voyoient bien que ce prince mèneroit aisément M. le duc de Berry, sur lequel ils n'avoient pas lieu de compter avoir grand cré-

Mesures futures pour l'archevêque de Cambray; ambition de ce prélat.

1. Les lettres *qu'à* corrigent un *à*. — 2. Notre tome V, p. 154-155.
3. Il désigne par là ceux qui avaient été chassés de la cour à cause de Fénelon.
4. Ces deux derniers mots ont été ajoutés en interligne.
5. Ce verbe est bien ainsi au singulier dans le manuscrit.
6. *Demeurent* corrigé en *demeurerent*.

dit, comme il a été remarqué ailleurs, et qui ne se soucioit de son précepteur en nulle sorte. Je ne m'en souciois pas intérieurement davantage; mais je ne pouvois rien refuser à M. de Beauvillier. Je m'engageai donc à lui[1] et à M. de Chevreuse, et j'eus d'autant moins de peine à[2] réussir, que M. le duc d'Orléans étoit naturellement porté d'estime et d'inclination pour Fénelon. Cette espérance fondée que je leur donnai, les combla. Par les discours du duc de Chevreuse je compris qu'il l'informoit de ce qu'il[3] se passoit à son égard. Je le dis au duc, qui me l'avoua, et qui m'en parla depuis ouvertement jusqu'à me dire franchement que l'archevêque, certain de ce que[4] je faisois pour lui, ne laissoit pas de me craindre. Cela me revint encore par d'autres endroits. Je ne le connoissois que de visage, trop jeune quand il fut exilé; je ne l'avois pas vu depuis. Ainsi, il ne pouvoit aussi me connoître que par autrui, et, à la façon dont j'étois avec les deux ducs, et à ce que je voyois librement de cette faciende[5] à Vaucresson, il ne pouvoit lui être revenu rien[6] qui lui inspirât cette frayeur; mais, accoutumé comme il étoit à régner à la divine sur son royal pupille, sur les deux ducs, sur tout ce petit troupeau, il craignoit de ne régner pas de même sur M. le duc d'Orléans, de me trouver entre ce prince et lui, et de ne me pas rencontrer[7] facile à son joug autant que ceux qu'il y avoit assujettis. Sa persuasion, gâtée par l'habitude, ne vouloit point de résistance; il vouloit être cru du premier mot; l'autorité

1. Saint-Simon avait d'abord écrit *je m'engageay à ce* [*que*] *luy et M. de Chevreuse voulurent*; il a biffé *voulurent*, écrit *donc à* en interligne au-dessus d'*à ce*, qu'il avait d'abord surchargé en *donc*, puis biffé, et il a ajouté *à* en interligne avant *M. de Chevreuse*.
2. Après cet *à*, il a biffé un *y*.
3. *Qui* corrigé en *qu'il*.
4. Après ce *que*, il y a des lettres illisibles biffées.
5. Mot déjà rencontré dans le tome XI, p. 24.
6. Le mot *rien* est en interligne.
7. *Rencontrer* est en interligne, au-dessus de *trouver*, biffé.

qu'il usurpoit étoit sans raisonnement de la part de ses[1] auditeurs, et sa domination sans la plus légère contradiction ; être l'oracle lui étoit tourné en habitude, dont sa condamnation et ses suites n'avoient pu lui faire rien rabattre ; il vouloit gouverner en maître qui ne rend raison à personne, régner directement de plain pied. Pour peu qu'on se rappelle ce qui se trouve en son lieu[2] de son caractère et de sa conduite à la cour, et depuis qu'il en fut chassé, on le reconnoîtra à tous ces traits[3]. C'est ce qui excita sa crainte à mon égard, dont tout ce que je fis pour lui, et tout ce qu'il apprenoit de moi par les deux ducs, ne purent le guérir. Son ambition ignoroit qu'il ne vivroit pas assez pour être satisfaite, pas même[4] pour s'en voir dans le chemin.

Grandeur d'âme et de vertu du duc de Beauvillier.

Quelque solidement humble que fût le duc de Beauvillier, quelque déférence qu'il se fût accoutumé d'avoir pour les sentiments du duc de Chevreuse, il étoit fort loin de ne penser jamais que comme lui, et de se rendre à lui sur toutes choses[5]. On en a vu en leur lieu plusieurs exemples, un, entre autres sur les Renonciations, où il fut pour moi contre lui, et où je fus dans une honte et dans une surprise égale, parce que cela regardoit mon avis[6]. L'humilité n'altéroit point en lui la dignité ; plus il étoit sincèrement détaché de tout, plus il se tenoit à sa place sans soins bas ou superflus. Jamais il ne fit un seul pas vers Monseigneur, ni aucun de son intrinsèque, qui ne l'aimoient pas[7], ni vers Mme de Maintenon depuis l'orage

1. *Des* est corrigé en *de*, et *ses* a été mis en interligne.

2. *Lieu* est en interligne, au-dessus de *temps*, biffé.

3. Nous retrouverons tous ces traits lorsqu'il fera le portrait de Fénelon à l'occasion de sa mort, dans le prochain volume.

4. Les mots *pas mesme* sont en interligne au-dessus de *du moins*, biffé, et, plus loin, *s'en* corrige *se*.

5. Saint-Simon va faire plus loin, p. 63-65, une comparaison des deux beaux-frères.

6. Tome XXIII, p. 143 et suivantes.

7. Le Roi l'avait donné à Monseigneur « pour modérateur de sa

du quiétisme, qui ne lui pardonna jamais d'avoir échappé à tous ses efforts pour le perdre, qu'elle redoubla, comme on a vu, de temps en temps[1], et qu'elle n'abandonna que par en sentir enfin l'impuissance. Elle haïssoit encore plus le duc de Chevreuse, et ne fut pas plus heureuse contre lui[2]. Il est plaisant qu'avec cela elle aimât assez Mme de Chevreuse[3], et fort sa fille Mme de Lévis[4], qui, néanmoins[5], étoit toute franche, et un[6] avec son père et sa mère et M. et Mme de Beauvillier. Pour celle-ci, Mme de Maintenon ne la pouvoit souffrir[7]. Mme de Beauvillier ne s'en soucioit guères, ne lui rendoit aucun devoir, n'étoit point comme sa sœur des particuliers du Roi, dont elle étoit pourtant fort bien traitée, et ne la voyoit jamais, sinon rarement, par hasard, à des[8] promenades où le Roi la menoit, et où Mme de Maintenon se trouvoit quelquefois, et alors très poliment, également, mais d'une politesse sèche de

jeunesse » (*Mémoires de Mme de la Fayette*, p. 215 et 221), et c'est à ce titre qu'il l'avait accompagné en 1688 au siège de Philipsbourg (*Mémoires de Sourches*, tome II, p. 230). Peut-être est-ce de cette fonction intime que venait l'aversion du prince, qui, selon notre auteur (notre tome XXI, p. 290), n'en avait que pour lui et pour le maréchal de Villeroy.

1. Voyez nos tomes V, p. 149-155, IX, p. 326, X, p. 26-30, XI, p. 63, XV, p. 369, etc. Mme de Maintenon reconnaissait avoir eu tort de pousser dans l'intimité du Roi les deux ducs de Beauvillier et de Chevreuse; mais cependant elle ne le regrettait pas (A. Geffroy, *Madame de Maintenon d'après sa correspondance*, tome II, p. 190).

2. Au début de sa faveur et de son mariage avec le Roi, elle allait fréquemment dîner en cinquième avec les Beauvillier et les Chevreuse (mon tome II, p. 342); mais cet engouement ne survécut pas à l'« orage du quiétisme ».

3. Déjà dit tome XXIII, p. 200. — 4. Ci-dessus, p. 15.

5. Les deux premières lettres de *neantmoins* sont en interligne au-dessus d'autres lettres illisibles et biffées.

6. Il y a bien *un* au masculin dans le manuscrit.

7. Voyez tome IX, p. 326; *Souvenirs de Mme de Caylus*, éd. Raunié, p. 125-126. Elles étaient quelquefois trois mois sans se voir (*Lettres de Mme de Maintenon*, recueil Bossange, tome I, p. 123).

8. Le *d* de *des* surcharge un *p*.

part et d'autre. Il n'y eut que les énormités de la campagne de Lille et leur suite qui rejoignirent M. de Beauvillier à Mme de Maintenon, qui en fit les premiers pas. Le concert fut entier entre eux et le commerce vif, mais qui cessa tout court avec la matière qui l'avoit causé[1], et ils demeurèrent[2] pour toujours depuis comme ils étoient auparavant qu'elle fût née.

Quoique inaccessible à ce qui n'étoit pas de devoir étroit et de bienséance nécessaire, sans commerce à la cour, et fort volontiers à l'écart chez le Roi, et cela sans proportion plus que M. de Chevreuse, il est surprenant jusqu'où il imposoit chez le Roi et partout ailleurs, dès qu'il paroissoit quelque part ; Mmes de Chevreuse et de Beauvillier de même, mais un peu plus mêlées dans la cour, quoique avec grande réserve. Les princes du sang, les bâtards mêmes, les plus considérables seigneurs, les ministres ne l'approchoient qu'avec un air de respect, de déférence, fort souvent d'embarras. On regardoit à qui il parloit : je me suis souvent diverti des instants à voir[3] les yeux des principaux de la[4] cour, ce qui arrivoit assez souvent à Marly, fichés sur moi assis à l'écart auprès de lui, qui me parloit à l'oreille. Je n'ai vu personne sur un si grand pied à la cour, et, à quelques semaines près de l'orage du quiétisme, tant qu'il a vécu, même après la mort du Dauphin. Depuis cette fatale époque il se retira de plus en plus, et il ne se soutint qu'à force de piété, de courage, d'abandon à Dieu, de conformité à sa volonté. Quelque musique d'airs tristes[5], quelques soupers chez moi, plus rares néanmoins qu'avant cette plaie, faisoient tout son délassement. Il étoit fait exprès[6] pour être capable, et en même temps digne de

1. Notre tome XVI, p. 242-243.
2. Il y a *demeurent*, pour *demeurerent*, dans le manuscrit.
3. Avant *voir*, il y a *regard[er]*, biffé.
4. Avant *la*, Saint-Simon a biffé *Mar[ly]*.
5. Il aimait beaucoup la musique : voyez la lettre donnée dans notre tome XXII, p. 491.
6. Le mot *exprès* surcharge *et fort*, effacé du doigt.

former un excellent roi, bon, saint, grand devant Dieu et devant les hommes. Il y avoit mis tous ses talents et tous ses soins, et il voyoit avec ravissement et actions de grâces continuelles que le succès passoit de loin ses plus flatteuses espérances. Il se trouvoit le conseil intime, le cœur, l'esprit, l'âme de ce prince, qui en avoit infiniment ; il en attendoit tout pour le rétablissement de l'ordre, de la justice, du bonheur des sujets de tous les états, et le rétablissement du royaume, parce qu'il en savoit les vues, les projets, les desirs, que lui-même avoit inspirés, et il en voyoit assez par l'expérience pour ne pas craindre la corruption du cœur, ni l'étourdissement de l'esprit par le souverain pouvoir ; enfin il considéroit un âge qui, dans sa fleur, avoit vaincu toutes les plus formidables passions, une vertu solidement fondée, et qui avoit passé par d'étranges épreuves, enfin[1] un long cours d'années à donner tout loisir aux sages et lentes opérations au dedans et au dehors, dont lui-même, après les plus promptes, pouvoit se flatter de voir les commencements[2]. Et tout à coup il voit enlever ce prodige de talents et de grâce, dont nous n'étions pas dignes, qui ne nous fut montré que pour nous faire admirer la puissance de la droite de Dieu[3], et nous faire sentir l'excès de nos péchés par la profondeur de notre chute. Alors, si on ose hasarder ce terme, les jointures de son âme avec son corps furent ébranlées ; il aperçut d'un coup d'œil les funestes suites qui résultoient sur la France ; il éprouva les plus horribles effets de la tendresse ; il entra dans le néant que cet horrible vuide laissoit ; il en vivifia son plein sacrifice ; il dompta la nature éperdue par un effort si terrible, qu'il m'a souvent avoué que celui de

1. *Enfin* est en interligne.

2. Comparez le long portrait du jeune prince donné lors de sa mort, dans notre tome XXII, p. 305 et suivantes.

3. *Dextera Domini fecit virtutem* (Psaume 117, verset 16), ou encore : *Dextera tua, Domine, magnificata est in fortitudine* (Exode, chap. xv, verset 6).

ses enfants ne lui avoit en comparaison presque rien coûté. Tout fut mis au pied de la croix[1]. Avide de profiter de toute l'amertume d'un calice si exquis, on a vu qu'il n'en perdit pas une seule goutte dans ses affreuses fonctions à Saint-Denis, à Notre-Dame[2], auprès du Roi, avec une supériorité sur soi-même qui passoit la portée de l'homme. La mort du duc de Chevreuse[3] combla en lui la destruction de l'homme animal. Sa solitude la fut moins qu'une prison[4]. Des sacrifices sanglants devinrent le tissu de sa vie; l'épurement sublime de son âme, sans cesse lancée vers Dieu, acheva la dissolution de la matière, et fit de sa mort une holocauste[5]. Que si ce que la vérité m'a forcé de rapporter sur Monsieur de Cambray et sur le cardinal de Noailles[6] étoit capable de répandre quelque nuage trompeur, qu'on se souvienne sur le dernier de saint Épiphane avec saint Jean Chrysostome[7], et, sur le premier et sa Guyon, du célèbre Grenade[8], des lumières et de la sain-

1. Il ne s'est pas aussi étendu sur les sentiments de M. de Beauvillier, lorsqu'il a raconté la mort du duc de Bourgogne : tome XXII, p. 355-356.

2. Voyez notre tome XXIII, p. 49, pour le service à Saint-Denis; mais, dans le récit de la cérémonie de Notre-Dame (*ibidem*, p. 51-53), il n'a pas été question du duc de Beauvillier.

3. Tome XXIII, p. 182.

4. Sa solitude fut moins une solitude qu'une prison.

5. Quoique l'Académie ait toujours fait *holocauste* du masculin, au dix-septième siècle, on le mettait également du féminin; le *Dictionnaire de Trévoux* en cite plusieurs exemples.

6. Ci-dessus, p. 52-55.

7. Saint Épiphane, évêque de Salamine dans l'île de Chypre, aujourd'hui Famagouste, au milieu du quatrième siècle, s'étant trouvé en désaccord avec saint Jean Chrysostome, patriarche de Constantinople, au sujet des livres d'Origène, vint lui-même à Constantinople pour faire exécuter le décret d'un concile qu'il avait convoqué à Chypre et qui avait condamné les partisans d'Origène.

8. Louis de Grenade, célèbre prédicateur et écrivain espagnol de l'ordre de Saint-Dominique, né en 1505, mort en 1588, publia de très nombreux ouvrages de théologie et de piété; il est considéré comme un des meilleurs écrivains mystiques, et saint François de Sales en faisait

tété dont personne n'a douté, et qui, pour un entêtement semblable, et plus surprenant encore, n'a pu être canonisé[1]; et, de nos jours, du savant Boileau de l'archevêché[2], et de M. Duguet[3], dont les nombreux ouvrages de piété font admirer l'étendue et la sublimité de son érudition[4] et de ses lumières, qui tous deux ont été les admirateurs et les dupes, jusqu'à leur mort, de cette Mlle Rose, cette étrange béate, qui fut enfin chassée, sans que leurs yeux pussent s'ouvrir sur elle, et dont on a parlé en son temps[5].

Comparaison des ducs de Chevreuse et de Beauvillier. Mot plaisant et vrai du chancelier de Pontchartrain.

J'avois eu la douceur de goûter toute la joie de la réconciliation parfaite qu'on a vu en son lieu que j'avois faite entre le duc de Beauvillier et le chancelier de Pontchartrain[6], et le déplaisir véritable du premier de la retraite de l'autre, et j'eus la consolation de voir le Chancelier sincèrement affligé de la mort du duc. Dès auparavant[7] cette réconciliation, le Chancelier, quoique ami du duc de Chevreuse, me disoit quelquefois plaisamment[8] des deux beaux-frères, qu'il étoit merveilleux, liés comme ils étoient par l'habitude de toute leur vie jusqu'à n'être tous deux

grand cas; son *Guide des pécheurs* est toujours en honneur dans les grands séminaires.

1. Saint-Simon fait sans doute allusion à l'affaire d'une religieuse portugaise, sœur Marie de la Visitation, qui simula les stigmates de la Passion. Louis de Grenade fut chargé de l'examiner; mais, très âgé et de vue affaiblie, il se laissa tromper par les apparences et affirma la réalité du miracle. Lorsque l'inquisiteur général eut établi la supercherie, le saint religieux fut si vivement impressionné qu'il en mourut de chagrin. La comparaison entre lui et Fénelon n'est donc pas exacte et, en tout cas, ce ne fut pas cette erreur involontaire qui empêcha sa canonisation (Communication de M. l'abbé Charpentier, chanoine de Carcassonne).

2. L'abbé Jean-Jacques Boileau : tome VI, p. 101.

3. Jacques-Joseph Duguet : tome VIII, p. 81.

4. Les mots *de son érudition* sont en interligne au-dessus de *de sa science*, biffé.

5. Tome VIII, p. 79 et suivantes.

6. Tome XXII, p. 73 et suivantes.

7. *Auparant*, par mégarde, dans le manuscrit.

8. Ce propos a déjà été rapporté dans le tome XXIII, p. 196.

qu'un cœur, une âme[1], un esprit, un sentiment, [que] M. de Beauvillier eût un ange qui, à point nommé, l'arrêtoit, et ne manquoit jamais de le détourner de tout ce que M. de Chevreuse avoit de nuisible, et quelquefois d'insupportable, l'un dans sa conduite, qui ruinoit ses affaires et sa santé, l'autre[2] dans ses raisonnements; un[3] ange qui lui faisoit pratiquer tout l'opposé, qui[4], dans tout le reste, ne troubloit en rien leur union, et, par cela même, ne l'altéroit pas. En effet rien de plus opposé que le désordre et le bon état des affaires de l'un et de l'autre, avec toute l'application de l'un, et une plus générale de l'autre; que l'austérité de la sobriété de l'un, et l'ample nourriture de l'autre, l'un persuadé par philosophie et par le livre de Cornaro[5], l'autre par Fagon; la précision jusqu'à une minute des heures de M. de Beauvillier[6], l'homme le plus avare de son temps, et qui faisoit des excuses à son cocher s'il n'arrivoit pas avec justesse au moment qu'il avoit demandé son carrosse, et l'incurie de M. de Chevreuse de se faire toujours[7] attendre, dont on a vu en leur lieu des exemples plaisants[8], et son ignorance des heures, quoique jaloux aussi de son temps; enfin, l'exactitude de l'un à tout faire et finir avec justesse, tandis que l'autre faisoit sans cesse, et paroissoit ne jamais finir. Aussi M. de Beauvillier, qui vouloit le bien en tout, s'en contentoit, et M. de Chevreuse, qui cherchoit le mieux, manquoit bien souvent l'un et l'autre. M. de Beauvillier voyoit les choses comme elles étoient: il étoit ennemi des chimères, il[9] pesoit tout avec exactitude, comparoit les partis avec jus-

1. Ici encore *un âme.*
2. *L'un*, c'est le « nuisible », *l'autre* l' « insupportable ».
3. Cet *un* surcharge un *et.*
4. Il y a un *et* biffé avant ce *qui.*
5. Tome XXIII, p. 197-198. — 6. Ci-dessus, p. 52.
7. *Toujours* a été ajouté en interligne.
8. Tome XXIII, p. 194-195.
9. Tout ce qui précède, depuis *voyoit,* c'est-à-dire douze mots, a été ajouté en interligne et sur la marge.

tesse, demeuroit inébranlable dans son choix sur des fondements certains. M. de Chevreuse, avec plus d'esprit et, sans comparaison, plus de savoir en tout genre, voyoit tout en blanc[1] et en pleine espérance jusqu'à ce qui en offroit le moins[2], n'avoit pas la justesse de l'autre, ni le sens si droit. Son trop de lumières, point assez ramassées, l'éblouissoit par de faux jours, et sa facilité prodigieuse de concevoir et de raisonner lui ouvroit tant de routes, qu'il étoit sujet à l'égarement, sans s'en apercevoir et de la meilleure foi du monde[3]. Ces inconvénients n'étoient jamais en M. de Beauvillier, qui étoit préférable dans un conseil, et M. de Chevreuse dans toutes les académies. Il avoit aussi une élocution plus naturellement diserte, entraînante, et dangereuse aussi[4], par les grâces qui y naissoient d'elles-mêmes, à entraîner dans le faux à force de chaînons, quand on lui avoit passé une fois ses premières propositions en entier faute d'attention assez vigilante, et de donner par[5] cet entraînement dans un faux qu'à la fin on apercevoit tout entier, mais déjà dans le branle[6] forcé de s'y sentir précipité. Enfin, pour achever ce contraste de deux hommes si unis jusqu'à n'être qu'un, le duc de Chevreuse ne pouvoit se lever ni se coucher ; M. de Beauvillier, réglé en tout, se levoit fort matin, et se couchoit de bonne heure, c'est-à-dire qu'il sortoit de table au commencement du fruit[7], et qu'il étoit couché avant que le souper fût fini. Ils furent tous deux, comme on l'a vu ail-

1. Locution déjà annotée dans le tome XXII, p. 303.

2. Tout ce qui précède, depuis *voyoit*, c'est-à-dire les seize derniers mots, ont été ajoutés encore en interligne.

3. Tout cela a déjà été dit dans le portrait du duc de Chevreuse donné dans notre tome XXIII.

4. *Aussy* est en interligne, et *dangereuses* a été corrigé au singulier.

5. Avant *par*, Saint-Simon a biffé *avec*, qu'il avait commencé à surcharger en *par*.

6. Mot déjà rencontré en ce sens dans le tome XVIII, p. 7.

7. Il y a *de fruit*, dans le manuscrit.

leurs[1], les protecteurs et le soutien de leurs frères et sœurs du second lit, et des femmes de leurs pères. M. de Beauvillier eut le moyen et la funeste occasion[2] d'y être plus magnifique que son beau-frère ; il y fut aussi plus heureux, et Mme de Beauvillier s'y surpassa. Elle but à loisir le calice de la chute de l'évêque de Beauvais[3], que M. de Beauvillier n'eut pas le loisir de voir. Elle logeoit ce beau-frère ; elle lui donnoit, et, persuadée de sa piété, il faisoit toute sa consolation. Elle porta seule la douleur de ses premiers désordres, qu'elle essaya d'ensevelir dans le plus grand secret ; ils étoient de nature à n'y pouvoir pas demeurer longtemps. Elle n'oublia ni soins, ni caresses, ni mesures, et[4] les moins selon son cœur, puisqu'elle employa le cardinal de Noailles, qui s'y prêta comme son propre frère. Je fus témoin de tout ce qui se passa, de la charité vraiment tendre et agissante, de la douleur la plus amère de Mme de Beauvillier. L'éclat affreux, qu'ils ne purent jamais empêcher par la folie de ce déplorable évêque, fut peu à peu porté à son comble, qui fut celui des douleurs de la duchesse de Beauvillier, et une nouvelle et forte épreuve de sa vertu, qui néanmoins eût été ici supprimée, si la cour, Paris, toute la France, et, par un reflet devenu nécessaire, Rome même n'avoit pas retenti de ce malheur rendu si peu commun, et si étrangement public, par l'extravagance d'une conduite qui fut le sceau de l'affliction de Mme de Beauvillier.

Caractère de la duchesse de Beauvillier.

Il[5] n'y eut point de femme à la cour qui eût plus d'esprit que celle-là, plus pénétrant, plus fin, plus juste, mais

1. Pour M. de Beauvillier, dans les tomes XI, p. 2-5, et XIV, p. 123-127 ; pour M. de Chevreuse, dans le tome XXIII, p. 191.

2. Par la mort de ses fils : notre tome XIV, p. 123-127.

3. Tome XXIII, p. 375-376, et suite des *Mémoires*, tome XIV de 1873, p. 402.

4. Cet *et* a été ajouté en interligne.

5. Comparez le portrait qui va suivre à celui que Saint-Simon avait écrit quelques années plus tôt dans ses Additions au *Journal de Dangeau* et qu'on trouvera ci-après (p. 355).

plus sage et plus réglé, et qui en fût plus maîtresse. Jamais elle n'en vouloit montrer ; mais elle ne pouvoit faire qu'on ne s'en aperçût dès qu'elle[1] ouvroit la bouche, souvent même sans parler. Il étoit naturellement rempli de grâce avec une si grande facilité d'expression, qu'elle en étoit parée jusqu'à en faire oublier [sa[2]] laideur, qui, bien que sans difformité ni dégoût, et avec une taille ordinaire et bien prise, étoit peu commune. Il y avoit même un tour galant dans son esprit. Elle aimoit à donner, et je n'ai vu qu'elle et la Chancelière qui eussent l'art de le faire avec un tour et des grâces aussi parfaites[3]. Son goût étoit exquis et général : meubles, parures de tout âge, table, en un mot sur tout ; fort noble, fort magnifique, fort polie, mais avec beaucoup de distinction et de dignité. Elle auroit eu du penchant pour le monde. Une piété sincère dès ses premières années, et le desir de plaire à M. de Beauvillier, la retenoit ; mais elle y étoit fort propre, et, indépendamment de commerce avec elle, on le sentoit à la manière grande[4], noble, aisée, accueillante avec discernement, dont elle savoit tenir sa maison, où la cour et les étrangers qualifiés abondoient à dîner. Son esprit, qui échappoit quelquefois, quoique toujours avec grande circonspection, se montroit malgré elle assez pour faire regretter qu'elle[5] ne lui laissât pas plus de liberté. Sa conversation étoit agréable, charmante en liberté, avec des traits vifs, fins, perçants, après lesquels il étoit plaisant de la voir quelquefois courir après[6]. Ailleurs, il y avoit du contraint, et qui communiquoit de la contrainte, et, en

1. Il y a *des ce qu'elle,* par mégarde, dans le manuscrit.

2. L'adjectif possessif *sa* a été oublié en passant de la page 1419 du manuscrit à la page 1420.

3. Il a été parlé des charités de la chancelière de Pontchartrain dans notre tome XXIV, p. 229-232.

4. *Grd,* en abrégé au masculin, et non *grde,* dans le manuscrit.

5. Cet *elle,* oublié, a été ajouté en interligne.

6. Tel est bien le texte du manuscrit; *après lesquels* signifie sans doute *à la suite desquels, lorsqu'ils étaient lâchés.*

tout, il est vrai que fort peu de gens, même des plus familiers, se trouvoient avec elle pleinement à l'aise, au contraire de Mme de Chevreuse, qui, avec autant de piété, avoit beaucoup moins d'esprit. D'ailleurs, Mme de Beauvillier étoit parfaitement droite et vraie, tendre amie, et parente excellente. Les aumônes et les bonnes œuvres que M. de Beauvillier et elle[1] ont faites se peuvent dire immenses; c'étoit leur premier soin, et, avec la prière, leur plus chère occupation. Une en tout avec M. de Beauvillier, on a vu ailleurs comme elle en usa, à la mort de ses enfants, pour ceux du second mariage du vieux duc de Saint-Aignan, qu'elle combla de biens, de soins et de tendresse, et à qui elle ne laissa jamais sentir quel poignard ce lui étoit que ce souvenir perpétuel de ses pertes[2]. Celle de M. de Beauvillier fut un glaive qui ne sortit plus de son cœur, qu'il perça. Elle resta aussi riche que la duchesse de Chevreuse étoit demeurée pauvre; aussi le chancelier de Pontchartrain prétendoit-il que c'étoit toujours l'effet du jeu de ce même ange en faveur de l'un, pour confondre la philosophie de l'autre[3].

Mme de Beauvillier, si tendrement et si pieusement une avec son époux toute leur vie, demeura inconsolable, mais en chrétienne et en femme forte. Il voulut être enterré à Montargis dans le monastère de bénédictines[4] où huit de ses filles avoient voulu faire profession, et dont l'aînée étoit supérieure perpétuelle sans qu'aucune ait voulu ouïr parler d'abbayes[5]; Mme de Beauvillier y alla, et, par un

1. Les mots *et elle* ont été ajoutés en interligne.
2. Tome XIV, p. 123-127.
3. Ci-dessus, p. 63-64. — 4. Tome II, p. 6.
5. Il a déjà parlé de plusieurs des filles de M. de Beauvillier dans nos tomes II, p. 6, et XI, p. 331. Il ne sera pas inutile de donner sur leur compte l'ensemble des renseignements que l'on possède. Disons d'abord que M. et Mme de Beauvillier eurent en tout neuf filles; l'aînée de toutes, Marie-Françoise, née en 1672, mourut en 1674, et la cinquième, Marie-Henriette, fut la duchesse de Mortemart (notre tome XI, p. 331, note 2); sept seulement, et non huit, furent reli-

acte de religion qui fait la plus terrible horreur à penser, elle voulut assister à son enterrement. Ce fut aussi le lieu de sa plus chère retraite depuis, toutes les années de sa vie, et longtemps, et souvent plus d'une fois l'an, vivant au milieu de ses filles et d'autres fort proches dont le couvent étoit rempli, dans la plus poignante douleur, et la pénitence la plus austère sans que rien en parut aux heures du délassement de la communauté. A Paris, dans sa vaste maison[1], fort loin de ses sœurs, et c'étoit un autre sacrifice surtout à l'égard de Mme de Chevreuse, elle ne se crut pas obligée à vivre comme les autres veuves, n'ayant ni enfants ni besoins. Sa retraite fut totale : ni table, ni le plus léger amusement d'aucune espèce. Tout ce qui put[2] y avoir le moindre trait fut banni; tout commerce fut rompu avec le monde. Elle se borna à sa plus étroite

gieuses à Montargis. Ce furent : Marie-Antoinette, née le 29 janvier 1679, professe le 23 octobre 1696 sous le nom de sœur Marie-Antoinette de Saint-Benoît, élue prieure perpétuelle en mai 1707 (*Sourches*, tome V, p. 208), morte en décembre 1749 (*Mémoires de Luynes*, tome X, p. 48); Marie-Geneviève, Mlle de Séry, née le 6 mars 1680, professe en octobre 1699 (*Sourches*, tome VI, p. 193), sous le nom de sœur Marie-Anne de Jésus, mourut en juillet 1754 (*Luynes*, tome XIII, p. 302); Marie-Louise, Mlle de Montigny, née le 9 août 1681, professe en 1700 sous le nom de sœur Sainte-Scholastique, morte le 9 avril 1717; Marie-Thérèse, Mlle de la Ferté, née le 22 octobre 1683, professe en novembre 1701 sous le nom de sœur Sainte-Gertrude, fut nommée prieure des bénédictines de Champ-Benoît transférées à Provins, puis revint à Montargis, où elle mourut; Marie-Paule, dite Mlle d'Ambligny, puis de Buzançais, née le 9 avril 1686, professe le 23 octobre 1704 sous le nom de sœur Marie de l'Enfant-Jésus, ne mourut qu'après 1754, la dernière de toutes; Marie, Mlle de Mortain, puis de Montrésor, née le 19 septembre 1687, professe le 24 octobre 1704 sous le nom de sœur Marie des Séraphins; enfin Marie-Françoise, Mlle d'Argis, née le 24 septembre 1688, professe en septembre 1705 sous le nom de sœur Sainte-Cécile, mourut en janvier 1716. C'est pour elles que Fénelon avait écrit son célèbre *Traité de l'éducation des filles*.

1. L'hôtel de Beauvillier était rue Sainte-Avoye (notre tome II, p. 342).

2. *Put* semble surcharger *po*[*uvoit*].

famille, et à un nombre le plus court d'amis, qui l'étoient de M. de Beauvillier aussi, avec qui tout lui avoit été commun. Sa solitude étoit entière, rarement interrompue par quelqu'un de ce petit nombre. Ses journées n'étoient que prières chez elle ou à l'église, quelquefois chez ses sœurs, et chez Mme de Saint-Simon depuis que nous fûmes à Paris ; nulle autre part, ou comme jamais. Assez, l'été, dans ses terres, pour y faire de bonnes œuvres, où elle étoit, s'il se peut, encore plus seule qu'à Paris. Un trait d'elle que je ne puis me refuser montrera jusqu'où elle porta la vertu.

Fortune et conduite des Saumery.

Les fouille-au-pot[1] de la cuisine d'Henri IV, avant qu'il eût recueilli la couronne de France, furent heureux, comme l'a témoigné la fortune de la Varenne et de sa postérité[2]. Deux autres qui vinrent de Béarn en cette qualité, s'appeloient Joannes et Bésiade[3]. Ce dernier seroit bien étonné de voir d'Avaray, son petit-fils[4], chevalier de l'Ordre. Joannes, c'est-à-dire Jean, nom fort commun aux laquais basques, fut mis jardinier à Chambord, devint par les degrés jardinier en chef ne travaillant plus, et concierge du château. Il s'enrichit pour son état et pour son temps, acheta des terres, fit porter à son fils[5] le nom de celle de Saumery[6], et, de Joannes, il ôta l'*s*, en fit Joanne pour le nom de sa maison. Ce fils se trouva un honnête homme, brave et d'honneur, servit avec distinction, devint capitaine et concierge de Chambord comme les autres le sont des maisons royales, et se maria à Blois avec une fille de Charron, bourgeois du lieu[7], qui avoit donné l'autre

1. Tome XXIII, p. 112. — 2. Tome IV, p. 326-327.

3. Tout ce qui va suivre a déjà été dit et commenté dans nos tomes VI, p. 360-362, et XVII, p. 352-364.

4. Claude-Théophile de Bésiade, marquis d'Avaray : t. XVII, p. 363.

5. Jacques de Johanne de Saumery : tome VI, p. 362.

6. *Saumery* corrige *Sommery*. — Cette terre, limitrophe du parc de Chambord, est aujourd'hui comprise dans la commune de Huisseau-sur-Cosson.

7. Catherine, fille de Jacques Charron : *ibidem*, p. 363.

à Colbert, avant tout commencement de fortune. De cette sœur de Mme Colbert, Saumery, qui est mort très vieux, que j'ai vu venir faire de courts voyages à Versailles de Chambord où il s'étoit retiré, qu'on accueilloit par son âge et parce qu'il ne s'étoit jamais méconnu, eut plusieurs enfants, dont l'aîné[1], fort bien fait, audacieux et impudent à l'avenant, quitta le service de bonne heure pour une blessure qui lui estropia légèrement un genou, dont il sut se parer et s'avantager mieux que blessé que j'aie vu de ma vie. Il étoit retiré à Chambord, dont il avoit la survivance, et, avec une fille de Besmaus, gouverneur de la Bastille[2], qu'il avoit épousée, plus impertinente et plus effrontée encore que lui, il faisoit le gros dos[3] dans la province, décoré d'une charge de maître[4] des eaux et forêts. Il étoit donc cousin germain des enfants de M. Colbert, qui l'y avoient laissé[5], jusqu'à ce que M. de Beauvillier l'en tira[6] lorsque M. le duc d'Anjou, depuis roi d'Espagne, passa des femmes aux hommes, pour le faire sous-gouverneur. Il avoit plusieurs enfants et bon appétit : sa place lui parut avec raison le comble d'une fortune inespérée ; mais bientôt il n'y trouva que le chemin de la faire. Ce n'étoit ni un esprit ni un sot, mais un drôle, à qui toute voie fut bonne, et qui fureta partout. Il fit des connoissances, disoit le bonjour à l'oreille, parloit entre ses doigts[7], et montoit cent escaliers par jour. Pour le faire court, il s'initia chez le duc d'Harcourt et chez les plus opposés à M. de Beauvillier, qui avoient apparemment leurs raisons pour l'accueillir. Il fit l'important de plus en plus, et se fourra tant qu'il put. Je ne sais s'il se douta de

1. Jacques-François : tome VI, p. 360.
2. Marguerite-Charlotte de Monlezun de Besmaus : *ibidem*, p. 366.
3. Locution déjà employée à propos de M. de Saumery : *ibidem*.
4. Avant *Me*, il a biffé *G*.
5. Qui l'avaient laissé à Chambord, dans sa province.
6. Ce verbe est bien à l'indicatif, dans le manuscrit.
7. Comme s'il avait toujours des secrets à dire : voyez tome XVII, p. 357.

quelque chose ; mais il évita, même scandaleusement, la campagne de Lille par un voyage à Bourbonne[1]. Il en revint à la cour[2] dans le temps des plus grands cris contre Mgr le duc de Bourgogne, et de tous les mouvements qui ont été racontés. Il vit de quel côté venoit le vent, et n'eut pas honte d'être un des grands prôneurs de M. de Vendôme, et de tomber sur Mgr le duc de Bourgogne, auprès duquel il avoit été mis, et y étoit. Cette infamie le déshonora ; mais elle fut bien récompensée par les patrons qu'elle lui valut. Il est mort bien des années depuis, avec plus de quatre-vingt mille livres de rente de grâces de Louis XIV, sans compter les militaires pour ses enfants. Le même crédit le fit sous-gouverneur du Roi d'aujourd'hui[3], dont son fils aîné[4] eut la singulière survivance et l'exercice. Celui-là étoit un fort honnête homme, avec de la valeur, du sens et de la modestie, et n'a pas survécu son père longtemps[5]. Il avoit un cadet[6], qui faisoit le beau fils[7] et l'homme à bonne fortune, et c'est celui dont il va être question.

M. et Mme de Beauvillier avoient toujours reçu Saumery à peu près à l'ordinaire, qui s'y présentoit aussi dégagé que s'il n'avoit eu quoi que ce fût à se reprocher, bien[8] que très informés de toute sa conduite. Je les avois inutilement attaqués là-dessus, et je ne m'étois pas contraint dans le monde de ce que je pensois de Saumery et de ses procédés. Ses fils s'étoient aussi enrichis. Le cadet,

1. Tome XVII, p. 360. — 2. Les mots *à la cour* sont en interligne.

3. Nous verrons cela dans la suite des *Mémoires,* tome XII de 1873, p. 158.

4. Jean-Baptiste-François de Johanne de Saumery, comte de Chemerolles : tome XVII, p. 624.

5. Il mourut en 1732 et son père en 1730.

6. Louis-Georges de Johanne, appelé M. de Piffonds (Saint-Simon écrit *Puyfonds*) : tome XVII, p. 624-625.

7. « On dit proverbialement d'un jeune homme qui fait le beau, *qu'il fait le beau fils* » (*Académie,* 1718).

8. *Bien* est en interligne au-dessus de *quoy,* biffé.

longtemps depuis, ce beau fils dont j'ai parlé, avoit acheté des terres, une entre autres qui convenoit à Mme de Beauvillier pour des mouvances qui l'auroient jetée en beaucoup d'embarras, et qu'il lui avoit soufflée. Elle étoit peu considérable; elle ne l'étoit pas même pour Saumery, qu'on appeloit Piffonds[1], qui n'avoit pas les mêmes raisons. Elle résolut de la retirer[2], et lui en fit faire toutes les civilités possibles. Le compagnon[3] trouva plaisant qu'elle imaginât d'exercer son droit sur un homme de son importance, et n'eut pas honte de demander qui étoit donc cette Mme de Beauvillier qu'il ne connoissoit point, et qui prétendoit qu'on eût des égards pour elle. Il tint ferme à contester le droit contre tout ce qui lui parla de la famille. Dans l'embarras d'un procès, et de procédés de même impudence que les propos, Mme de Beauvillier trouva, par des raisons de terres et de mouvances, qu'il n'y avoit que d'Antin qui pût lui imposer et lui faire quitter prise ; nul moyen en elle d'approcher d'Antin jusqu'à lui faire prendre fait et cause[4] : on a vu souvent combien il avoit toujours été éloigné de M. de Beauvillier, et M. de Beauvillier de lui. Je ne l'avois pas été moins ; mais, vers les fins de la vie du Roi, il s'étoit fort jeté à moi[5], et depuis encore davantage. Mme de Beauvillier, avec qui je vivois toujours dans la plus étroite union, crut qu'il n'y avoit que moi qui pût[6] faire que d'Antin se prêtât à elle. Elle se garda bien de

Épreuve et action de vertu héroïque de la duchesse de Beauvillier.

1. Les mots *qu'on appeloit Puyfonds* sont ajoutés sur la marge du manuscrit.

2. En exerçant le droit de retrait féodal.

3. D'après le *Dictionnaire de l'Académie* de 1718, « *compagnon* signifie aussi gaillard, drôle, éveillé » ; c'est plutôt ici un terme un peu méprisant qui s'applique à un homme glorieux et suffisant.

4. « En termes de Palais, on dit *prendre fait et cause pour quelqu'un,* pour dire intervenir en cause pour lui ; on le dit aussi dans le discours ordinaire pour dire prendre sa défense, son parti, sa querelle (*Académie,* 1718).

5. Tome XXI, p. 251-252.

6. Il y a bien *pust,* à la troisième personne, dans le manuscrit.

me parler de cette affaire, que j'ignorois ; mais elle vint la conter à Mme de Saint-Simon, et prit exprès son temps que j'étois au conseil de régence. Après lui avoir expliqué la chose et les procédés, et ce que j'y pouvois faire, elle lui dit que c'étoit à elle à voir si je pourrois être capable de la servir sans éclater contre Piffonds ; qu'elle se souvînt de la façon dont j'avois mené le père à leur occasion[1] ; qu'elle craignoit que je ne tombasse sur le fils, et en discours violents, et en choses, avec le crédit que j'avois ; que, pour peu que je ne fusse pas maître de moi là-dessus, elle la prioit instamment de ne m'en jamais parler, parce que pour rien elle ne me vouloit faire offenser Dieu et le prochain, et aimoit mieux perdre et ruiner son affaire que d'en être cause. Il fallut donc entrer en négociation avec moi pour le service qu'on en desiroit, sans expliquer rien, ni nommer personne que Mme de Beauvillier, jusqu'à ce qu'on m'eût fait convenir des conditions. Je les passai toutes[2] dans le desir de lui être utile, et avec grande curiosité de développer de si rares conditions et des précautions si singulières. Je vins à bout très promptement de l'affaire, mais non si aisément de moi sur ce que j'avois promis, sans que le pied m'y[3] glissât un peu, ni sans grand effort et mérite de me retenir autant. Cet ingrat et impudent Piffonds fut bien heureux, au temps où nous étions, d'avoir eu affaire à une vertu aussi sublime qu'il força Mme de Beauvillier à se montrer. Ce trait est si fort au-dessus de la nature et de la vertu même plus qu'ordinaire, il caractérise si nettement la duchesse de Beauvillier, que j'aurois cru commettre plus aussi qu'un larcin de le laisser périr dans l'oubli, trait d'autant plus héroïque[4] qu'elle avoit naturellement une grande sensi-

1. Lors de la campagne de Lille (ci-dessus, p. 72).

2. *Toutles* corrige *tous*.

3. Avant *m'y*, il a biffé *ne*.

4. Avant *héroïque*, il a biffé un premier *hé[roïque]*, qui surchargeait *sensib[le]*.

bilité. Son extrême solitude la rongea lentement et augmenta beaucoup le poids de sa pénitence : elle n'y étoit pas accoutumée ; rien ne put l'engager à l'adoucir. La mort du duc de Rochechouart, son petit-fils[1], qui donnoit les plus grandes espérances, et qui la consoloit[2] de tout ce que le duc de Mortemart lui donnoit de souffrances par sa conduite et ses procédés avec elle, et la perte de la duchesse de Chevreuse, qui arrivèrent coup sur coup[3], achevèrent de l'accabler. Elle combla de biens le duc de Saint-Aignan jusque par son testament[4], qui fut également sage, juste, pieux, et succomba enfin sous les plus dures épreuves d'une longue paralysie, qu'elle porta avec une patience et une résignation parfaite, et, depuis que la tête commença à s'attaquer[5], il n'y avoit que les choses de Dieu qui la rappelassent et dont elle pouvoit être occupée, vivement même, dont j'ai été souvent témoin[6]. Elle et M. de Beauvillier en étoient si remplis, que ce qui leur échappoit quelquefois avec moi là-dessus, mais toujours cour-

Mort de la duchesse de Beauvillier en 1733 *.

1. Louis-Paul de Rochechouart, né le 29 avril 1710 et titré prince de Tonnay-Charente, eut dès 1718 la survivance de la charge de premier gentilhomme de la chambre du Roi qu'avait son père et qui était celle du duc de Beauvillier, fut fait colonel d'un régiment d'infanterie en 1729, devint duc et pair de Rochechouart par démission de son père en avril 1730, et mourut de la petite vérole le 4 décembre 1731, sans laisser d'enfants d'une Beauvau.

2. *Consoloit* est en interligne au-dessus de *soustenoit*, biffé.

3. La duchesse de Chevreuse mourut le 26 juin 1732.

4. Ce testament, daté du 19 septembre 1733, c'est-à-dire du jour même de la mort de la duchesse, est conservé dans les archives de M. le marquis de Nicolay.

5. Le verbe *s'attaquer* surcharge un autre mot effacé du doigt.

6. Saint-Simon n'avait pas cessé d'avoir avec elle un commerce très intime ; nous le verrons, au retour de son ambassade d'Espagne, lui écrire « un volume » de lettres (suite des *Mémoires*, tome XVIII de 1873, p. 428). Elle-même avait conservé des relations avec la cour d'Espagne : Mgr Baudrillart a cité dans son *Rapport sur une mission en Espagne* (p. 105-106) deux lettres d'elle, datées de 1724 et adressées aux rois Philippe V et Louis Ier.

* Il y a *1633* dans le manuscrit.

tement, étoit rempli d'une onction et d'un feu admirable[1]. Elle vécut presque vingt ans dans la plus solitaire et la plus pénitente viduité, moins d'un an après Mme de Chevreuse[2], et mourut en 1733, à soixante-quinze ans[3], infiniment riche en aumônes et en toutes sortes de bonnes œuvres[4].

Ma situation à la cour.

J'avoue que j'ai peine à m'arracher à des objets qui me furent si chers, et qui me le seront toute ma vie. Il est temps de reprendre une nouvelle idée de ma situation à la cour, bien différente de celle où je m'étois trouvé[5]. La perte du Dauphin et de la Dauphine, la dispersion de ses dames qui ne figuroient plus[6], la disgrâce de Chamillart[7], la retraite du chancelier de Pontchartrain[8], la mort du maréchal de Boufflers[9], du duc de Chevreuse[10], enfin celle du duc de Beauvillier[11], me laissèrent dans un vuide, je ne parle pas du cœur, dont ce n'est pas ici le lieu, que rien ne pouvoit, non pas remplir, mais même diminuer. J'étois dans l'intimité et la confiance la plus étroite de ces ministres et de ces seigneurs si principaux ; je l'étois de plusieurs dames très instruites et très importantes qui, en diverses façons, avoient disparu. Ces liaisons, surtout ce qui, malgré les plus sages précautions, ne laissa pas de

1. Il y a bien *admirable*, au singulier, dans le manuscrit.

2. Près de quinze mois après elle, et non « moins d'un an ».

3. Le 19 septembre 1733 (*Gazette*, p. 468), à soixante-seize ans et neuf mois.

4. Deux lettres d'elle, conservées aux Archives nationales dans le carton S 6162, se rapportent à un établissement de Filles de la Charité qu'elle fit dans sa terre de Buzançais en 1723.

5. Dans le tome XXII, p. 16 et suivantes, il avait exposé sa situation à la cour par suite de la mort de Monseigneur et de l'élévation du duc de Bourgogne au rang de Dauphin.

6. Il a dit à bien des reprises que lui et sa femme étaient intimement liés avec la plupart des dames du palais de la duchesse de Bourgogne : voyez notamment tomes XII, p. 273, et XIII, p. 330.

7. Tome XVII, p. 438. — 8. Tome XXIV, p. 305.

9. Tome XXII, p 97 et suivantes.

10. Tome XXIII, p. 182 et suivantes. — 11. Ci-dessus, p. 36.

transpirer de celles du Dauphin tout à la fin de sa vie, et plus encore depuis[1], m'avoient attiré tous les regards. La jalousie devançoit de loin ma fortune de perspective. On regardoit si peu comme une chimère que je pusse dès lors entrer dans le Conseil, à quoi je ne songeai jamais, car, après le Roi, personne n'en doutoit du temps du Dauphin, et depuis[2], que la peur qu'on en eut fit que Blouin, vendu à M. du Maine, le lâcha au Roi, qui étoit la façon la plus propre à m'écarter. Il le lui dit comme un discours qu'il croyoit ridicule, mais que la cour ne regardoit pas comme tel, et qu'elle craignoit. Toutefois, il ne parut pas que cet honnête office fît d'impression. De tout cet intérieur du Roi de toute espèce, je n'avois que Mareschal, qui rompit plus d'une fois des lances pour moi contre[3] les autres qui m'attaquoient devant le Roi[4], et qui avoient de bons garants pour le faire. Dans le ministère je n'eus plus qui que ce fût : Desmaretz, sans cause aucune, s'étoit éloigné de moi, et, dès que je m'en aperçus, je m'en éloignai de même. MM. de Chevreuse et de Beauvillier le remarquèrent ; ils me pressèrent de le voir et d'excuser un homme accablé d'aussi difficiles affaires, et, voyant enfin qu'ils ne me persuadoient pas, ils me forcèrent d'y aller dîner avec eux, chose qui ne leur arrivoit presque jamais. Tout s'y passa à la glace pour moi de la part de Desmaretz, dont les deux ducs[5] furent tellement scandalisés, qu'ils me dirent qu'ils ne m'en demanderoient[6] plus davantage. C'étoit à Fontainebleau, un an juste avant la

Conduite étrange de Desmaretz ; brutalité avec moi, qui lui est fatale.

1. Tomes XXII, p. 31 et 358, et XXIII, p. 55.

2. *Depuis* est en interligne au-dessus *d'après*, biffé. — Il veut dire que personne ne doutait, du temps du Dauphin et depuis sa mort, qu'après la mort du Roi, lui Saint-Simon entrerait au Conseil.

3. *Contre* est en interligne, au-dessus d'*avec*, biffé.

4. Il a signalé à plusieurs reprises l'amitié de Mareschal pour lui et les services qu'il lui rendit auprès du Roi : tomes XII, p. 51, XVII, p. 52-53, et XVIII, p. 311-314.

5. Le mot *ducs*, oublié, a été ajouté en interligne.

6. *Demanderoit* corrigé en *demanderoient*.

mort du duc de Chevreuse[1]. Dans la suite, lorsqu'il falloit parler à Desmaretz pour quelque mangerie[2] de financiers dans mes terres, ou pour être payé d'appointements, je priois toujours Mme de Saint-Simon d'y aller. Bientôt elle n'en fut pas plus contente que moi; elle laissoit accumuler plusieurs choses, pour lui parler de toutes en même temps; à la fin, elle ne[3] put se résoudre à y retourner. Différents payements d'appointements s'étoient accumulés : je différois toujours à aller les demander, jusqu'à ce qu'un jour Mme de Saint-Simon m'en pressa tant, que j'y fus après le dîner, qui étoit assez l'heure de lui parler. Elle[4] ne faisoit que finir lorsque j'entrai dans son cabinet à Versailles, qui étoit grand. Il venoit de se mettre à son bureau. Dès que je parus, il vint à moi d'un air ému, me coupa au premier mot la parole, disant qu'il étoit bien malheureux d'être la victime du public, et d'autres plaintes dont le ton s'élevoit. Voyant ainsi la marée monter[5] à vue d'œil, je voulus essayer de reprendre la parole. Il m'interrompit à l'instant; le rouge lui monta ; ses yeux s'enflammèrent; ses plaintes, aigres, mais vagues, et sans rien que je pusse prendre pour moi, redoublèrent d'une voix fort élevée, et, tout[6] d'un coup se jetant sur des papiers que je tenois à la main, que je m'étois proposé de lui expliquer en deux mots avant de les lui laisser : « Voyons donc, dit-[il], ce que[7] c'est que tout cela ! » d'un ton qui,

1. Il a raconté cette anecdote en 1711 : tome XXI, p. 286-289.

2. « *Mangerie* signifie au figuré les frais de chicane ou les exactions par lesquelles on ruine les pauvres gens » (*Académie*, 1718). On trouve des exemples de ce mot dans les *Lettres de Mme de Sévigné*, tomes II, p. 307, et VII, p. 2. — Saint-Simon a écrit dans le manuscrit *quelques mangerie*.

3. *Ne* est en interligne.

4. Sans doute l'heure de lui parler, comme la suite va le faire comprendre.

5. Locution déjà rencontrée dans le tome XVIII, p. 426.

6. Le commencement de *tout* surcharge un *d*.

7. Les mots *ce que* sont répétés deux fois, et Saint-Simon a oublié *il* après *dit*.

dans mon extrême surprise, me détermina à n'en pas attendre davantage. Il étoit venu à moi jusque fort près de la porte : je l'ouvris, et, sans regarder derrière moi, je cours encore. J'allai conter mon aventure à Mme de Saint-Simon, et à des personnes de nos amis qui avoient dîné avec nous, et que je retrouvai encore, et me promis bien de ne parler plus que par lettres à un animal si ingrat et si bourru, quand j'aurois très nécessairement affaire à lui. La vérité est que, de ce moment, je me promis bien de ne rien oublier pour le mettre hors d'état d'avoir à brutaliser personne, et j'y parvins, comme on le verra dans la suite[1]. Dès le lendemain, un commis me renvoya les expéditions faites sur les papiers dont je viens de parler, et les payements se firent; mais ces payements étoient dus, et cette insolence ne me l'étoit pas; ainsi nous en demeurâmes en ces termes, et, quand il falloit passer par lui, je lui envoyois un mémoire[2]. Il étoit si enivré de sa place et de sa faveur inespérée, si en proie à son humeur et aux flatteries des nouveaux amis qui ne vouloient que faire des affaires, qu'il oublia les leçons de sa longue disgrâce et ses vrais et anciens amis désintéressés[3]. M. de Beauvillier et M. de Chevreuse n'étoient plus alors; il s'étoit refroidi de même avec eux jusqu'à la cessation du commerce, et brouillé fortement avec Mme de Croissy[4], qui, pendant sa disgrâce, avoit été toute sa ressource depuis qu'il put[5] demeurer à Paris, par conséquent très froidement avec Torcy. Tel étoit cet ogre. Torcy, on a vu que je n'avois jamais eu aucun commerce avec lui[6], et sur quel pied gauche[7] j'étois

1. Au début de la régence : suite des *Mémoires*, tome XII de 1873, p. 250-251.

2. Nous avons en effet donné plusieurs mémoires et placets de Saint-Simon au contrôleur général dans nos tomes XXII, p. 486 et 488, et XXIII, p. 535.

3. Déjà dit en 1711 : tome XXI, p. 287.

4. Françoise Béraud : tome XII, p. 404 et 622.

5. *Put* corrige *peut* ou *pust*. — 6. Tome XXIII, p. 157.

7. Locution annotée dans le tome VIII, p. 333.

resté avec Pontchartrain[1]; Voysin chancelier et secrétaire d'État, je n'y avois jamais eu la plus légère connoissance, et il étoit d'ailleurs l'âme damnée de Mme de Maintenon et de M. du Maine[2]. Ainsi tous les successeurs de mes plus intimes amis m'étoient fort opposés, ou, pour le moins, parfaitement indifférents; encore avois-je lieu de ne m'en pas croire quitte à si bon marché avec pas un, jusqu'au successeur de M. de Beauvillier[3], comme on l'a vu épars en plusieurs endroits. En dernier lieu même, nous étions demeurés assez mal ensemble depuis les belles prétentions des maréchaux de France lors de l'affaire du duc d'Estrées et du comte d'Harcourt[4], qu'il avoit fort soutenues, et sur lesquelles je m'étois espacé[5] sur lui sans ménagement.

Maréchal de Villeroy chef du conseil royal des finances; son fils archevêque

On comprend assez que c'est le maréchal de Villeroy dont j'entends parler. Il venoit d'obtenir l'archevêché de Lyon pour son fils[6], et commandant dans tout le gouvernement comme l'archevêque son grand-oncle[7], malgré ses mœurs et son ignorance, l'un et l'autre parfaitement con-

1. Tome XXIII, p. 305 et suivantes.
2. Tome XXIV, p. 314-315.
3. Le maréchal de Villeroy, comme il va le dire quelques lignes plus loin.
4. Tome XXIV, p. 18 et suivantes.
5. Il écrit ici *espassé*. — Verbe déjà rencontré en ce sens dans le tome XXII, p. 320.
6. François-Paul de Neufville : tome VII, p. 42. Né le 14 novembre 1677, il avait passé ses premières thèses en Sorbonne en avril 1701, avait été fait grand vicaire de l'évêque de Poitiers en décembre 1702, et avait été ordonné prêtre le 2 juin 1703 (*Mercure* de juin, p. 254-261); il fut nommé archevêque de Lyon le 15 août 1714 (*Dangeau*, tome XV, p. 209); c'est le cardinal de Rohan qui le sacra le 30 novembre suivant dans l'église des Jésuites de la rue Saint-Antoine.
7. Ce qui précède, depuis *et Comd^t*, a été ajouté en interligne. — Le grand-oncle était Camille de Neufville (tome I, p. 286), mort en 1693. D'après l'ouvrage de Vingtrinier, *le Dernier des Villeroy* (p. 77-83), ce serait seulement le 1er avril 1725 que l'archevêque aurait reçu le commandement de Lyon et du Lyonnais; Dangeau d'ailleurs n'en dit rien.

nus[1]. A peine la place de chef du conseil des finances fut-elle vacante, que le Roi lui manda à Lyon, où il étoit encore[2], qu'il la lui donnoit[3]. Outre la façon dont nous étions ensemble, c'étoit encore un homme vendu à Mme de Maintenon, et par conséquent, au moins pour lors, au duc du Maine. Tallard, Tessé, d'autres courtisans importants, nous avions toujours marché sous différentes enseignes[4], et, quoique Harcourt m'eût souvent rapproché, ce que j'étois au duc de Beauvillier m'avoit empêché de m'y jamais prêter au delà de simple et indispensable bienséance[5].

de Lyon.
Continuation de ma situation à la cour.
[Add. StS. 1162]

1. Mme de Maintenon écrivait à la princesse des Ursins, le 16 juillet 1714 (recueil Bossange, tome III, p. 86-87), à propos de cette nomination : « Il est vrai, Madame, que l'archevêché de Lyon est comme héréditaire dans cette maison, et toutes les autorités dans la province, ce qui n'est pas trop bon en bonne politique ; car tous les Villeroy ne seront pas peut-être toujours tels que ceux que nous connoissons. Quant à l'abbé de Villeroy, je ne le connois point assez pour me mêler de son établissement. Les places dans l'Église intéressent un peu la conscience de ceux qui les donnent, et l'on a bien assez de ses péchés sans avoir à répondre de ceux des autres. Cependant je ne sais rien qui lui donne l'exclusion. »

2. A la suite des émeutes dont il a été parlé dans le tome XXIV, p. 278-279.

3. Dangeau dit le 2 septembre (p. 236) : « Le Roi a donné au maréchal de Villeroy la place de chef du conseil des finances qu'avoit M. de Beauvillier; il le dit au duc de Villeroy en sortant de son dîner chez Mme de Maintenon, et lui ordonna d'envoyer dans l'instant au maréchal son père, qui est à Lyon, mais de ne dire cette nouvelle-là qu'au retour de sa promenade. On croit que le maréchal de Villeroy, en arrivant ici, sera déclaré ministre; M. de Beauvillier avoit eu cette place-là quelques années avant que d'être ministre.... » Sa commission, du 2 septembre, est dans le registre O[1] 58, fol. 201, aux Archives nationales. Voyez aussi les lettres de Mme de Maintenon et de la princesse des Ursins, dans le recueil Bossange, tomes III, p. 150, et IV, p. 496-497. On trouvera la suite ci-après, p. 102.

4. « On dit figurément *marcher sous les enseignes de quelqu'un*, pour dire suivre son parti » (*Académie*, 1718).

5. On a vu dans le tome XVII, p. 158 et suivantes, que M. d'Harcourt avait essayé de supplanter le duc de Beauvillier au conseil d'État.

En un mot, je ne tenois plus à personne. Charost, malgré sa charge[1], n'étoit rien, et Noailles, avec tous ses dehors et le cancer[2] interne de sa disgrâce couverte[3], avoit plus besoin de moi pour le futur que moi de lui pour le présent. J'avois donc, sans nul appui, le ministère et l'intérieur du Roi contre moi, et, dans la cour, force piques baissées sur moi par la peur et la jalousie qu'on avoit prise, et sur l'idée encore d'un avenir peu éloigné par la régence de M. le duc d'Orléans. La liaison entre lui et moi étoit de toute notre vie ; on n'ignoroit plus que sa séparation d'avec Mme d'Argenton[4], son raccordement[5] avec Mme la duchesse d'Orléans[6], l'union dans laquelle ils vivoient depuis, le mariage de Mme la duchesse de Berry[7], ne fût mon ouvrage. Sa[8] disgrâce du Roi si marquée, si approfondie, les dangers de l'affaire d'Espagne, les vacarmes tant renouvelés des poisons, la fuite générale de sa présence qui duroit toujours, les avis, les menaces secrètes qu'on avoit pris soin de me faire revenir, n'avoient pu me séparer de lui, ni d'être le seul homme de la cour qui le vît publiquement, et qui publiquement parût avec lui dans les jardins de Marly, et jusque sous les yeux du Roi. L'uniformité de cette conduite ne pouvoit être imputée aux espérances, puisqu'elle avoit été la même du temps de Monseigneur et des princes ses fils, où je n'en pouvois

1. Nous l'avons vu nommer capitaine des gardes du corps en 1711 : tome XXII, p. 102.

2. Saint-Simon a encore employé ce mot au figuré dans une Addition au *Journal de Dangeau*, tome XVI, p. 47, et dans la suite des *Mémoires*, tome XII de 1873, p. 79.

3. Il a longuement été parlé de la disgrâce du duc de Noailles et de sa cause, dans le tome XXII, p. 182 et suivantes.

4. Tome XVIII, p. 305 et suivantes, et aussi p. 398-399.

5. Ce mot, au sens de raccommodement, n'est donné par aucun lexique ancien ni moderne, et nous n'en connaissons pas d'autre exemple que celui-ci.

6. Tome XVIII, p. 400-403. — 7. Tome XIX, p. 189 et suivantes.

8. Il y a *La* corrigé en *Sa* dans le manuscrit.

attendre que des disgrâces. Alors même, ce peu de ménagement étoit considéré comme une singulière hardiesse dans la situation où ce prince se trouvoit avec le Roi et Mme de Maintenon, que personne n'ignoroit, et dont le testament du Roi devenoit, dans son obscurité, une preuve manifeste qui portoit tous les pas vers le duc du Maine. Celui-ci n'avoit pas oublié l'inutilité de tous les siens vers moi, ni mon extrême horreur des rangs qu'il avoit obtenus. Ma conduite avec M. le duc d'Orléans démentoit avec force l'imputation exécrable faite à ce prince, si importante au duc du Maine, dont il avoit si habilement su profiter, et que, pour l'avenir, il entretenoit et ressuscitoit avec tant d'art et de manège[1], toujours Mme de Maintenon de moitié avec lui. J'avois conservé une réputation entière de vérité, de probité et d'honneur, que les jaloux, les querelles de rang, les divers orages n'avoient jamais attaquée. Mme de Saint-Simon étoit, de toute sa vie, sur le plus grand pied de réputation en tout genre[2] ; personne n'ignoroit, quoique en gros, que nous avions infiniment perdu au Dauphin et en la Dauphine pour le présent et pour l'avenir, ni l'amertume de notre douleur. Je n'avois jamais passé pour savoir me contraindre : il étoit donc évident que j'aurois rompu avec M. le duc d'Orléans sans ménagement, et sans égard aucun sur l'avenir, si je l'avois soupçonné le moins du monde ; cela[3] même étoit universellement avoué, et je le voyois trop journellement, trop intimement, pour, à la fin, n'avoir rien soupçonné pour peu qu'il y eût à le faire. Voilà ce qui m'avoit tant détaché d'avis et de menaces de toutes parts pour m'obliger à changer de conduite avec ce prince, dont l'inutilité retomboit en rage sur moi de la part de Mme de Maintenon et de M. du Maine, qui, outre ce principal objet que je

1. La première lettre de *manege* surcharge une *s*.

2. En 1711, il a parlé en détail de la « situation personnelle de la duchesse de Saint-Simon à la cour » : tome XXII, p. 8.

3. Avant *cela*, il y a un *et*, biffé.

remets ici devant les yeux quoique je l'aie touché ailleurs, s'y proposoient encore de priver M. le duc d'Orléans du seul homme qui le vît, et avec qui il pût raisonner et consulter. Les croupiers[1] de ces deux personnes si prodigieusement principales ne leur manquoient pas en ce genre. A eux se joignoient[2] d'ailleurs un groupe toujours nombreux d'envieux et de jaloux, qui étoient bien persuadés que, dès que M. le duc d'Orléans seroit régent, je ferois auprès de lui la première figure en confiance et en crédit, et qui s'en désespéroient d'avance. Cela même étoit encore une des frayeurs de M. du Maine et de Mme de Maintenon. La réputation d'esprit qu'on m'avoit donnée pour me perdre auprès du Roi lorsqu'il me choisit en 1706 pour l'ambassade de Rome, et qui réussit si fort au gré des honnêtes gens qui l'imaginèrent, comme on l'a vu alors[3], étoit demeurée dans la tête de M. du Maine, de Mme de Maintenon, du Roi même ; le gros du monde, qui y avoit donné, avoit eu plus tôt fait de le croire que d'y aller voir, et c'est ainsi que s'établissent et que durent mille fausses idées qu'on se forme tous les jours. J'avois soutenu beaucoup d'aventures, d'affaires de rang et d'autre nature avec des princes du sang et des plus grands et accrédités de la cour, des[4] orages même, toutes choses que, pour la plupart, on a vues ici en leur place. Je ne m'étois effrayé d'aucune ; j'étois toujours bien sorti de toutes. Ce tout, joint ensemble par l'envie et la jalousie, épouvantoit, et me livroit aux effets de ces passions cruelles. Quoiqu'il parût que le Roi commençoit à se flé-

1. On a eu dans le tome VI, p. 297, l'emploi de ce mot au sens propre de croupier au jeu ; les lexiques du temps n'en donnaient pas d'emploi au figuré.

2. Il y a bien *joignoient*, au pluriel, dans le manuscrit, s'accordant avec l'idée.

3. En 1706 : tome XIII, p. 232 et suivantes, et surtout p. 244-245.

4. Ce *des* surcharge un *qui*.

trir, rien au dehors ne menaçoit encore[1], et je me voyois un long trajet[2] de mer à me conduire seul parmi ces écueils et ces gouffres; je[3] les voyois tous paroître ou s'ouvrir devant moi, je sentois à quel point je pesois à M. du Maine et à Mme de Maintenon dans l'intimité unique du prince qui leur étoit en butte, et lui et moi sans la moindre défense; combien je leur paroissois dangereux auprès de lui après le Roi; enfin, combien d'envieux, de jaloux, d'ennemis tourmentés de ces mêmes pensées par différents regards. Plus de conseil principal et intime, et plus personne en crédit pour m'appuyer et me défendre. Dieu permit que je ne me troublai point; je me résolus à une conduite sage, mais sans rien changer à mes allures, sans rechercher personne, surtout à vivre avec M. le duc d'Orléans entièrement comme j'avois accoutumé en particulier et en public, et à ne donner le plaisir à personne de me voir foiblir, et chercher à m'accrocher. Cette courte exposition étoit nécessaire pour ce qui suivra, quoique ce ne soit pas encore le temps de parler de ce qui se passoit entre M. et Mme la duchesse d'Orléans et moi[4]. Retournons en attendant dans le monde, qu'il y a trop longtemps que nous avons quitté.

1. Mme de Maintenon, dans ses lettres à la princesse des Ursins, ne cesse de vanter la bonne santé du Roi : recueil Bossange, tome III, p. 102. Dans une lettre du 5 novembre 1714 (*ibidem*, p. 132), elle entre dans plus de détails : « Le Roi a donné aujourd'hui encore une marque de sa bonne santé ; il est parti à une heure pour courre le cerf, sans avoir pris aucune nourriture ; il en est revenu à cinq heures et demie, s'est mis à table, a beaucoup mangé et se porte à merveilles. » Et, cinq jours plus tard (*ibidem*, p. 136) : « On ne s'accoutume point à la santé du Roi ; c'est un miracle qui recommence tous les jours. Il tira hier trente-quatre coups et apporta trente-deux faisans. La vigueur, la vue, l'adresse, rien ne diminue chez lui. » Voyez aussi, p. 120-121 du même recueil.

2. Le mot *trajet* a été mis en interligne, au-dessus de *bras*, biffé.

3. La première lettre de *je* corrige une *l*.

4. *Et moy* a été ajouté en interligne.

Il faut se souvenir que ce fut le dimanche 26 août que le Roi remit son testament au premier président et au procureur général à Versailles[1], qu'ils reçurent le même matin du Chancelier[2] l'édit qui l'accompagna, qu'il fut enregistré le mardi suivant 28, et le testament enfermé le même jour dans le lieu de son dépôt[3] ; que, le lendemain mercredi, le Roi alla coucher à Petit-Bourg ; qu'il[4] arriva le jeudi 30 août à Fontainebleau, et que, le lendemain vendredi dernier août, le duc de Beauvillier mourut à Vaucresson[5]. Revenons maintenant un instant sur nos pas, et voyons de suite le rappel du cardinal del Giudice.

Cardinal del Giudice fait fonction à Marly de grand inquisiteur d'Espagne, choque les deux rois, est rappelé ; donne part publique du mariage du roi d'Espagne ; part à grand regret ; se morfond longtemps à Bayonne

Quelque soumise que l'Espagne paroisse à Rome, les entreprises de cette cour, qui cherche sans cesse à augmenter son pouvoir, forment souvent de petits orages. Son joug est trouvé trop pesant pour le laisser augmenter encore ; on s'y défend fortement de son accroissement, et, quand Rome s'emporte, la cour de Madrid la range par famine, et la force de se rendre à la raison. C'est ce qui s'exécute aisément en y fermant la nonciature, dont le tribunal est extrêmement étendu, et vaut plus de deux cent mille écus à la cour de Rome, tous les officiers payés, et le nonce même, qui tire gros[6]. Les mœurs des pays d'Inquisition sont si différentes des nôtres, et ce détail mèneroit si loin, que je m'abstiendrai d'entrer dans l'affaire émue[7] par la cour de Rome qui blessa la cour de Madrid[8]. Ma-

1. Ci-dessus, p. 18-20.

2. *Chancelier* corrige *chanli*, écrit ainsi par mégarde.

3. Ci-dessus, p. 24. — 4. Avant *qu'il*, il y a un *et*, biffé.

5. Ci-dessus, p. 36.

6. Voyez notre tome XVII, p. 214 : en 1709, Philippe V, mécontent du pape, qui avait reconnu l'Archiduc, avait fait ainsi fermer la nonciature de Madrid.

7. Au sens de suscitée.

8. Dans une lettre de sa main à Louis XIV, du 5 septembre, Philippe V fait valoir ses droits régaliens contre les prétentions de l'Inquisition romaine (Dépôt des Affaires étrangères, vol. *Espagne* 236, fol. 148) : « .... Je me dois et à mon État, écrit-il alors au Roi, une

canaz[1], revêtu d'une charge dans le conseil de Castille, et homme fort savant et fort attaché aux droits et à la per- avec défense de passer outre.

attention toute particulière contre les entreprises des inquisiteurs, qui n'ont déjà que trop empiété sur l'autorité des rois d'Espagne, quoiqu'ils n'eussent encore jamais attaqué, comme le cardinal [del Giudice] vient de le faire, la liberté des fiscaux des conseils de représenter à leurs tribunaux les lois et les pragmatiques du royaume, quand il s'est agi de défendre les régales de leurs rois.... » Mais Louis XIV conseillait plutôt à son petit-fils de cesser ces querelles avec la cour de Rome, qui, en réalité, ne faisait de difficultés que sur la forme à donner à ses concessions (Torcy à Orry, 17 septembre, vol. *Espagne* 236, fol. 155-158 : nous donnerons cette lettre à l'Appendice). Tel avait d'ailleurs toujours été l'avis de Louis XIV que le roi Catholique devait maintenir de bons rapports avec le saint-siège (Instruction au marquis de Bonnac, *Recueil des instructions aux ambassadeurs de France en Espagne*, tome II, p. 210-211). Plus tard, le 9 novembre, Orry, écrivant au cardinal del Giudice pour lui expliquer son rappel, dont le principal motif était cette affaire, y reviendra encore formellement (vol. *Espagne* 237, fol. 34-36) ; « .... C'est une résolution prise depuis longtemps par le roi, lui déclare-t-il, de remédier aux abus que produit l'extension des privilèges et des grâces dont se prévalent les ecclésiastiques.... »

1. Raphaël-Melchior Macanaz, d'abord juge dans un tribunal inférieur en Aragon et promu, en avril 1711, administrateur des revenus de ce royaume, était devenu peu après fiscal ou procureur général du conseil royal de Castille. En 1714, l'Inquisition le fit exiler à la suite de la publication de son mémoire contre le droit d'asile des églises, les immunités civiles du clergé et le pouvoir du tribunal de la nonciature, paru le 10 décembre 1713. Il dut quitter sa charge de fiscal en février 1715 (*Dangeau*, tome XV, p. 359), et se réfugia en France. Gracié par le roi d'Espagne et envoyé aux conférences de Bréda en 1747, ses inconséquences le firent rappeler et même, à son retour en Espagne, il fut arrêté et mis au secret à Pampelune. Relâché en avril 1749, il mourut en 1753, à l'âge de quatre-vingts ans passés (*Recueil des instructions aux ambassadeurs de France en Espagne*, tome III, p. 251 ; *Gazette* de 1715, p. 100 ; *Gazette d'Amsterdam*, février 1715, nos XIX et XXI ; *Mémoires du duc de Luynes*, tome XII, p. 369 ; *Mémoires de Franclieu*, p. 112 ; *Mémoires secrets de Duclos*, édit. Michaud, p. 466 ; Courcy, *l'Espagne après la paix d'Utrecht*, p. 177 et 397 ; W. Coxe, *l'Espagne sous les rois de la maison de Bourbon*, tome II, p. 200, 201, 206, 207. M. Maldonado Macanaz a fait paraître en 1886 une étude sur son ancêtre. — Saint-Simon écrit *Macañas*.

Macañaz, quel; moyens en Espagne contre les entreprises de Rome. [*Add. St-S. 1163*]

sonne du roi d'Espagne, fut chargé d'écrire contre cette entreprise. Il le fit par un ouvrage si bien prouvé[1], que Rome ne put répondre que par l'abus, auquel elle a si souvent recours. L'inquisition[2] d'Espagne fit un décret furieux contre la personne et l'ouvrage de Macanaz, et l'envoya en France au cardinal del Giudice, grand inquisiteur d'Espagne[3], qui l'expédia et le data de Marly le dernier juillet[4]. Le Roi fut fort choqué de cet exercice de sa charge dans sa propre maison, hors de son territoire d'Espagne, et dans son royaume, qui ne reconnoît point d'Inquisition ni d'inquisiteurs. Néanmoins, il n'en voulut rien témoigner au dehors, sinon légèrement par Torcy, qui, par ordre du Roi, se paya aisément des excuses qu'il prodigua, et qui ne coûtent rien aux ministres de Rome, pourvu qu'ils aient fait ce qu'ils ont[5] voulu, et que les excuses n'arrêtent point ce qu'ils ont fait[6]. En Espagne, on fut fort

1. C'est le mémoire dont il est parlé dans la note précédente. Le marquis de Saint-Philippe, dans ses *Mémoires,* tome III, p. 122-124, cite quelques extraits d'une traduction de l'ouvrage de Macanaz : « Les abus qui se sont introduits dans le clergé, disait-il, ont affaibli l'autorité royale. Les immunités ecclésiastiques ne servent qu'à favoriser ses usurpations et ses désordres, parce qu'elles ont été portées au-delà des justes bornes. Les églises sont devenues le refuge des scélérats, et ce droit d'asile s'est étendu au-delà des lieux consacrés au culte divin, jusqu'aux maisons attenantes, aux boutiques et aux places, » etc.

2. Le manuscrit porte *inquision.*

3. *Dangeau,* tome XV, p. 256-257. Fait grand inquisiteur en juin 1711, le cardinal del Giudice n'avait prêté serment que le 9 avril 1712 (*Gazette* de 1711, p. 342 et 389, et de 1712, p. 185 et 221).

4. Ce décret, dont on lira le texte, à l'appendice IV, ci-après p. 400-401, est daté du 30 juillet et non du 31.

5. Saint-Simon a écrit *on* par mégarde.

6. Nous donnerons, dans l'appendice IV, plusieurs dépêches de Pachau, des 20 et 27 août et du 3 septembre, qui racontent l'affaire telle qu'on la connut à Madrid. Une lettre de Torcy à la princesse des Ursins, du 10 septembre, à laquelle notre auteur semble faire ici allusion, et que nous y ajouterons, montre l'attitude de Louis XIV en cette occasion.

irrité de la conduite d'un grand inquisiteur qui étoit en même temps dans le conseil d'État, qui se pouvoit si aisément excuser à Rome sur son absence d'Espagne, et se porter si convenablement, par ses deux emplois, en amiable compositeur du différend[1], [plutôt] qu'en juge aussi partial et aussi sévère[2]. Mme des Ursins fut ravie d'une occasion si naturelle de se délivrer en Espagne du poids incommode du cardinal[3]. Elle avoit eu cette vue pour un temps en l'envoyant si indécemment en France; mais l'autre vue qu'elle avoit eue pour ce voyage n'étoit pas encore remplie, et qui regardoit le mariage du roi d'Espagne. Elle se contenta donc d'aigrir le roi d'Espagne contre le cardinal, mais de temporiser jusqu'à ce que sa commission fût accomplie. Il l'acheva en effet le matin même que le Roi partit l'après-dînée de Versailles pour aller coucher à Petit-Bourg[4], et lui donna part publique du mariage du roi d'Espagne, dont jusqu'alors il ne lui[5] avoit donné part

1. Le manuscrit porte *different*.

2. D'après les *Mémoires du marquis de Saint-Philippe*, tome III, p. 127, Philippe V fut fort mécontent de ce que « le prélat avoit signé le décret sur ce point à Paris, bien que, selon l'opinion du gouvernement espagnol, étant absent du royaume, il ne pût avoir aucune juridiction dans le tribunal du saint-office établi en Espagne. »

3. Mme des Ursins protestera de son amitié pour le cardinal et feindra de l'étonnement et du chagrin de sa disgrâce : « Je n'ai jamais été plus surprise, écrit-elle, le 2 septembre, du Pardo à Torcy (vol. *Espagne* 231, fol. 127 v°), que lorsque j'ai su par le roi d'Espagne le sujet de mécontentement qu'il a de M. le cardinal del Giudice. Je suis et dois être dans une entière ignorance sur l'affaire dont il est question, que son conseil de conscience a examinée; je suis seulement fort attristée que ce cardinal, que j'ai toujours estimé, ait pris un parti qui lui attire la disgrâce de S. M. Tant de choses désagréables de toutes parts m'affligent. Consolez-m'en un peu, Monsieur, en me faisant l'honneur de me continuer votre amitié, je vous en supplie. » Cette lettre a été publiée par M. le duc de la Trémoïlle, *Madame des Ursins et la succession d'Espagne,* tome VI, p. 222. Comparez une autre lettre du 30 septembre : *ibidem*, p. 232, et vol. *Espagne* 231, fol. 195.

4. Le 29 août : ci-dessus, p. 86.

5. *Ne luy* se trouve en interligne au-dessus de *ny* biffé.

qu'en particulier, par respect et confiance de son petit-fils, qui toutefois l'avoit conclu avant de lui en avoir fait dire un mot[1]. Le Roi continua à dissimuler sur l'entreprise du cardinal grand inquisiteur, et sur le mariage. Il avoit invité le cardinal de venir[2] à Fontainebleau, où il lui avoit donné un beau logement; mais la princesse des Ursins, qui savoit le jour précis que cette part publique du mariage seroit donnée, s'étoit ajustée là-dessus de façon que, dès le lendemain, le cardinal reçut un ordre précis qui le rappeloit en Espagne sur-le-champ[3]. Giudice en fut con-

1. Cette assertion de notre auteur n'est pas exacte, puisque, dès le 20 juin, Mme des Ursins a dépêché un courrier au prince de Chalais pour déclarer à Louis XIV « la nécessité où S. M. Cath. se trouve de se remarier », que « Mademoiselle la princesse de Parme lui convient plus que toute autre, ayant de très-bonnes relations de sa sagesse, de sa figure et de sa santé, et que S. M. Cath. supplie le Roi d'y donner son approbation.... » (recueil Bossange, tome IV, p. 415-416). Voyez aussi la lettre du 9 juillet donnée dans l'Appendice de notre tome XXIV, p. 447.

2. Le *Dictionnaire de l'Académie* donnait seulement le complément *à* au mot *inviter*; c'est sans doute un lapsus de notre auteur.

3. Il semble à l'heure actuelle que les raisons déterminantes du rappel du cardinal del Giudice furent multiples. Orry, en écrivant au cardinal lui-même, le 9 novembre, lui confie qu'il ne faut point s'en affecter puisque « tout se doit attribuer à raison d'État » (Dépôt des affaires étrangères, vol. *Espagne* 237, fol. 34). Lorsque Philippe V annonce le 20 août à Louis XIV le rappel du cardinal, il l'informe qu'il a rappelé le prélat « en ayant grand besoin » (vol. *Espagne* 231, fol. 33). D'autre part, le 2 septembre, le chevalier de Rossi mande, de Paris, à Torcy ce qui suit (*ibidem*, fol. 125-126) : « .... Dans l'incertitude où je suis si vous êtes informé que M. le cardinal del Giudice a reçu ordre du roi d'Espagne de retourner à Madrid, je crois de mon attention de vous rendre compte que cette Éminence m'a lu, à midi, une lettre que M. Grimaldo lui a écrite de sa main, le 21 du mois passé, jour d'après celui du départ de la poste, ayant dépêché un exprès pour en charger le courrier ordinaire. Il lui marque de la part du roi d'Espagne de retourner à Madrid avec autant de diligence qu'il en a apporté à se rendre ici, parce que S. M. Cath. a besoin de sa présence pour des affaires encore plus importantes que celles qui ont donné lieu à son voyage en France.... » A Londres, le duc d'Ormond, puis Bolingbroke encore au pouvoir, avaient chargé M. d'Iberville d'obtenir

sterné. Il vint le lundi 3 septembre à Fontainebleau, vit longtemps le Roi le lendemain, dans son cabinet, à l'issue de son lever, prit congé de lui, et s'en retourna à Paris. Il ne se cacha à personne du chagrin de son départ, ni assez de son inquiétude ; car il ne se contraignit pas de dire qu'il quittoit un paradis terrestre pour retourner dans un pays où il ne trouveroit que des épines, et pas un homme à qui se fier, et qu'il quitteroit avec plaisir tous les emplois qu'il avoit en Espagne, si le roi[1] son maître lui vouloit faire la grâce de le nommer son ambassadeur en France pour y demeurer toujours[2]. Deux jours après, le Roi lui envoya un diamant de dix mille écus, et il partit aussitôt après avec Cellamare, son neveu, pour retourner en poste en Espagne[3]. En arrivant à Bayonne, il trouva un ordre qui lui défendoit d'entrer en Espagne, et qui lui enjoignoit d'en attendre de nouveaux à Bayonne[4]. Il en

de Louis XIV le rappel du cardinal sous prétexte qu'il semait à Paris des bruits de régence possible de Philippe V (lettre du 15 août, vol. *Angleterre* 258, fol. 14 v°-15, 16-20). Mais Torcy avait répondu nettement à Iberville, le 1er septembre (*ibidem*, fol. 90 v°) : « .... Vous pouvez dire à Mylord Bolingbroke que le cardinal del Giudice va partir. Ce n'est pas la lettre du Roi qui est cause de son rappel ; car avant qu'elle soit arrivée à Madrid, le roi d'Espagne avoit donné ordre au cardinal de s'en retourner en grande diligence. Le Roi sait (mais n'en parlez pas, s'il vous plaît), qu'il a fait une démarche qui a fort déplu au roi Catholique et qui n'a nul rapport aux affaires générales de l'Europe. » Cependant Dangeau semble songer aux reproches des ministres anglais quand il déclare, le 3 septembre (p. 237), qu'outre le crime qu'on avait fait au cardinal des ordonnances qu'il avait signées à Marly, comme grand inquisiteur, « son séjour en ce pays-ci faisoit faire des raisonnements aux étrangers qu'on est bien aise de faire finir. » Nous donnerons à l'Appendice, n° IV, un certain nombre de correspondances diplomatiques relatives à ce rappel.

1. Les mots *le Roy* sont en interligne.

2. Ces dix lignes sont transcrites presque mot pour mot du *Journal de Dangeau*, tome XV, p. 237.

3. *Dangeau*, p. 240 ; lettre du chevalier de Rossi à Torcy, 2 septembre : vol. *Espagne* 231, fol. 126.

4. Philippe V envoya le prince Pio au-devant du cardinal à Bayonne, dans l'espoir d'obtenir sa démission de la charge de grand inquisiteur

parut fort abattu[1]. Il envoya son neveu à Madrid[2], et il demeura à Bayonne[3]. Nous l'y laisserons, parce qu'il y demeura longtemps. Il y eut le dégoût de recevoir défense de voir la nouvelle reine d'Espagne, qui y entra tandis qu'il se morfondoit à Bayonne[4]. On verra[5] en son temps ce qu'il devint, et Macanaz[6].

Repentir inutile de la princesse des Ursins du mariage de Parme.

Je ne sais ce qui étoit revenu à la princesse des Ursins sur les dispositions de la princesse de Parme; mais elle entra dans de tels soupçons de son esprit haut et entreprenant[7], qu'elle se repentit d'avoir fait ce mariage, et qu'elle eut envie de le rompre. Elle fit donc naître je ne sais quelles difficultés, sur lesquelles elle fit dépêcher un courrier à Rome au cardinal Acquaviva[8], qui y faisoit les

d'Espagne ou bien une rétractation des décrets signés à Marly (lettre d'Orry à Torcy du 5 septembre, vol. *Espagne* 231, fol. 132-133; on en trouvera des extraits à l'Appendice, n° IV; *Journal de Dangeau*, tome XV, p. 254-255).

1. Le cardinal envoya dès lors au roi d'Espagne sa démission de grand inquisiteur (Orry à Torcy, du 1er octobre, ci-après, p. 411).

2. Le mot *Madrid* surcharge un *B*.

3. *Dangeau*, tome XV, p. 254-255; lettre de Mme des Ursins à Torcy, 30 septembre, dans le volume *Espagne* 231, fol. 195.

4. Le volume *Espagne* 234 contient (fol. 116-125) un Mémoire justificatif du cardinal, du 22 décembre 1714, où il « supplie » Torcy de présenter au Roi une lettre avec un récit de tout ce qui s'est passé à son sujet depuis son arrivée à Bayonne.

5. Cette phrase paraît avoir été ajoutée après coup.

6. Ce sera dans le prochain volume.

7. Voyez ci-après, p. 425, le portrait physique et moral que le prince de Monaco traçait de la princesse.

8. François Acquaviva d'Aragon, des ducs d'Atri, né à Naples le 14 octobre 1665, d'abord clerc de la chambre apostolique, puis maître de chambre d'Innocent XII, et archevêque de Larisse en 1697, avait été déclaré, le 9 mars 1700, nonce apostolique ordinaire à la cour d'Espagne et occupait encore cette place lorsqu'il fut créé cardinal, au titre de Saint-Barthélemi *in Insula*, par Clément XI, le 17 mai 1706. Nommé, au mois d'avril 1713, protecteur de la couronne d'Espagne, il reçut à Rome, le 17 juillet 1714, les pouvoirs que lui adressait Philippe V pour aller à Parme faire en son nom la demande solennelle de la main d'Élisabeth Farnèse. Il assista le 16 septembre à la cérémonie

affaires du roi d'Espagne, avec ordre de différer son voyage à Parme, où il avoit ordre d'aller faire la demande et d'y voir épouser la princesse[1] par le duc de Parme frère cadet du feu père de la princesse, qui avoit épousé sa mère peu de temps après avoir succédé au duché[2]. Mme des Ursins avoit changé d'avis trop tard[3] : le courrier

des épousailles et accompagna la nouvelle reine jusqu'à Gênes. Au mois de juillet 1716, le roi d'Espagne lui donna en récompense l'évêché de Cordoue. Il mourut à Rome, au palais d'Espagne, le 19 janvier 1725. Un « Mémoire sur les cardinaux », daté de 1714, le traite ainsi (Dépôt des affaires étrangères, vol. *Rome* 539, fol. 57 v°) : « .... Il a médiocrement de l'esprit et très peu de science; mais il a de l'honnêteté, de la droiture et des manières nobles et honnêtes. Il est prévenu en faveur de l'autorité du Pape et peu favorable à la doctrine du clergé de France. Il est d'une grande naissance; sa famille a été dépouillée des grands fiefs qu'elle possédoit dans le royaume de Naples pour avoir suivi le parti de Philippe V.... »

1. *D'y* corrige *de la,* et Saint-Simon a ajouté *la Pse* en interligne.

2. Notre tome XXIV, p. 219, note 5.

3. A propos des regrets de Mme des Ursins, le président Hénault (*Mémoires,* édition Rousseau, p. 179) raconte une curieuse anecdote. « Un jour que le chevalier du Bourk (notre tome XII, p. 444) étoit à la table de Mme des Ursins avec bien du monde, il jeta quelques propos qui embarrassèrent Mme des Ursins et qui paroissoient une critique du mariage qu'elle projetoit. Mme des Ursins laissa tomber cette conversation ; mais, dès que l'on eut dîné, elle demanda à du Bourk ce qu'il avoit voulu lui faire entendre. Du Bourk lui dit franchement qu'elle alloit faire, pour elle, la plus grande sottise du monde ; que la princesse de Parme étoit un esprit aigre et dangereux, qu'elle ne gouverneroit pas comme elle l'imaginoit, et qu'elle pourroit fort bien lui ôter la confiance du roi, si elle ne faisoit pis. La peur prit à Mme des Ursins, et dans le moment elle songea à rompre le mariage. Il s'agissoit d'envoyer un courrier qui pût arriver assez promptement pour empêcher d'agir le cardinal qui étoit chargé de faire la demande. Elle écrivit donc à ce cardinal, et en même temps elle chargea son courrier d'une autre dépêche pour le cardinal del Giudice, ennemi du cardinal, par laquelle elle l'avertissoit de ses intentions pour qu'il les secondât. Le courrier trouva en arrivant que la demande avoit déjà été faite, ou plutôt on cacha le courrier et l'on fit sur le champ la demande. Pendant ce temps-là, l'abbé Alberoni effaçoit ou plutôt essayoit d'effacer les soupçons et les craintes de Mme des Ursins. » Les correspondances diplomatiques sont muettes à ce sujet.

ne trouva plus Acquaviva à Rome ; ce cardinal étoit en chemin, et près d'arriver à Parme, de sorte qu'il n'y eut pas moyen de reculer[1]. Il fut reçu avec de grands honneurs et une grande magnificence : il fit la demande ; mais il différa les épousailles comme il put, et ce retardement fit beaucoup parler. En attendant, la dépense étoit pesante à Parme. Le mariage, qui se devoit célébrer le 25 août, ne le fut que le 16 septembre[2], par le cardinal Gozzadini[3], légat *a latere* pour cette fonction, et pour com-

Mariage à Parme de la reine d'Espagne, qui part pour l'Espagne ; sa suite.

1. Le marquis de Courcy a raconté en détail les péripéties de cette négociation matrimoniale (*l'Espagne après la paix d'Utrecht,* p. 209-243). Mais il n'a point retrouvé trace de cette dépêche de Mme des Ursins voulant suspendre au dernier moment le projet arrêté. Peut-être fut-elle interceptée par l'abbé Alberoni, qui pouvait s'assurer ainsi, pour l'avenir, la faveur d'Élisabeth Farnèse (Anquetil, *Galerie de l'ancienne cour,* tome II, p. 25). La correspondance du cardinal de la Trémoïlle et celle de la Chaussée ne parlent que de deux courriers d'Espagne arrivés tous deux le 17 juillet à Rome, l'un venu par la voie de Paris, l'autre en droiture de Madrid, par Antibes, avec les dernières instructions pour le cardinal Acquaviva, qui partit le 19 au soir pour Parme (vol. *Rome* 538, fol. 103, 112 v° et 134). Il est certain cependant que le mariage, d'abord fixé à la fin d'août, fut retardé au mois suivant. Quoi qu'il en soit, Mme des Ursins ne fut pas mécontente du cardinal et de sa conduite, puisque dans sa lettre du 8 octobre à Torcy, Pachau, secrétaire de l'ambassade de France à Madrid, mande en chiffres ce détail (vol. *Espagne* 232, fol. 70) : « .... Mme la princesse des Ursins me dit l'autre jour, à l'occasion du mariage du roi d'Espagne et de ce qui s'étoit passé tant à Rome qu'à Parme, que M. le cardinal Acquaviva s'étoit conduit à merveille dans toute la suite de cette affaire et que pour lui la dignité de cardinal ne lui faisoit point oublier qu'il étoit sujet de S. M. Cath., ni ce qu'il devoit au roi son maître. Elle ne me nomma point le cardinal del Giudice; mais il n'étoit pas difficile de comprendre à qui elle vouloit opposer la bonne conduite du cardinal Acquaviva.... » Une lettre de félicitations qu'elle écrivit à Acquaviva, le 8 août, a été publiée dans le recueil Bossange, tome IV, p. 446.

2. On trouvera ci-après, appendice V, diverses correspondances relatives au mariage de la princesse, et notamment, p. 423, une lettre d'Albergotti qui donne la véritable raison du retard de la cérémonie nuptiale.

3. Ulysse-Joseph Gozzadini était né à Bologne, d'une famille noble, mais pauvre. D'abord secrétaire des brefs aux princes, archevêque de Thessalonique, puis de Théodosie, créé cardinal, du titre de *Santa*

plimenter la reine d'Espagne au nom du Pape[1]. Elle partit incontinent après pour aller s'embarquer à Gênes et aller par mer à Alicante, accompagnée du marquis de los Balbasès[2] et de la princesse de Piombino[3], femme de beaucoup d'esprit[4] et amie particulière de la princesse des Ur-

Croce in Jerusalem, le 15 avril 1709, fait ensuite évêque d'Imola et légat de la Romagne, on le regardait comme papable. Plusieurs membres du sacré collège, dont Gualterio, avaient déjà refusé, comme trop dispendieuse, la mission de représenter le Pape au mariage de Parme. Louis XIV insista cependant auprès de Clément XI pour qu'il y eût un légat du saint-siège. Gozzadini, s'étant montré très honoré de l'offre pontificale, fut nommé vice-légat du Pape dans le consistoire du 20 août. Étant sur la route et Bolonais, il avait plus de facilité qu'un autre pour s'acquitter de cette fonction (lettre du cardinal de la Trémoïlle à Louis XIV, 21 août 1714 : vol. *Rome* 538, fol. 331-332 et 361 v°). « Peu instruit dans les matières de théologie, dit de ce prélat le « Mémoire sur les cardinaux » de 1714 (vol. *Rome* 539, fol. 57); mais il a de la douceur, de l'honnêteté, de la modération, de l'adresse et du talent pour gouverner. » Il se fit remarquer à Parme par sa magnificence (*ibidem*, fol. 116). Il mourut le 20 mars 1728.

1. Le cardinal Gozzadini fit son entrée solennelle à Parme le 15 septembre (*l'Espagne après la paix d'Utrecht*, p. 238). L'état de la maison du légat, qui comprenait plus de cinq cents personnes, se trouve détaillé dans le vol. *Rome* 541, fol. 318-319. Une relation italienne de la cérémonie du mariage, imprimée à Parme à l'époque même, est conservée dans le volume *Parme* 1, fol. 157 et suivants, et il s'y trouve joint de très curieuses gravures représentant le portrait des deux époux, les détails de la cérémonie, le cortège du cardinal légat entrant à Parme, etc.

2. Ambroise Spinola, gendre du duc d'Alburquerque, frère des duchesses de Medina-Celi, d'Arcos, de la Mirandole et de la princesse Pio : notre tome XXIII, p. 23.

3. Olympe Ludovisi, veuve de Grégoire Buoncompagno, duc de Sora et prince de Piombino. Sa fille Julie venait d'épouser à Rome, le 8 septembre, Marc Ottoboni, duc de Fiano; la bénédiction nuptiale avait été donnée par le cardinal Gualterio, et c'est ensuite que la princesse de Piombino était partie pour Livourne et Sestri-Levante, ayant le prince de Palestrina, son autre gendre, avec elle, pour y attendre la nouvelle reine et la conduire en Espagne (vol. *Rome* 539, fol. 19 v°, 82 v° et 116). C'est elle qui remplacera comme camarera mayor la princesse des Ursins lors de la disgrâce de celle-ci.

4. Le prince de Monaco la regardait comme peu intelligente (ci-après, p. 427).

sins. Alberoni[1], qu'elle avoit envoyé à Parme dès les commencements de cette affaire du mariage, retourna de la part du duc de Parme à son emploi d'Espagne, à la suite de la nouvelle reine.

Mariage du fils du prince de Rohan avec la fille de la princesse d'Espinoy.

Deux mariages moins importants se firent en même temps. La princesse d'Espinoy, intimement liée, comme on l'a vu en plus d'un endroit[2], avec feu Mme de Soubise et ses fils, donna sa fille[3], qui étoit fort riche, au fils unique[4] du prince de Rohan, qui, de son côté, devoit l'être infiniment[5]. Il n'y eut point de fiançailles chez le Roi, et, quelques jours après, Mme d'Espinoy présenta sa fille, qui prit le tabouret au souper[6].

1. La correspondance d'Alberoni avec le duc de Parme, de 1714 à 1718, est conservée aux archives de Naples (Carteggii, nos 54, 57, 58 et 59); elle a été d'ailleurs en partie utilisée par M. Émile Bourgeois (*Revue historique,* mars 1905, p. 270 et suivantes).

2. Nos tomes XV, p. 12 et 16, et XVI, p. 204.

3. Avant *sa fille,* il a biffé *au sien qui.* — Anne-Julie-Adélaïde de Melun-Espinoy, demoiselle de Verchin : tome XII, p. 259.

4. *Unique* surcharge *aisné.* — Jules-François-Louis de Rohan, prince de Soubise : tome XVII, p. 11.

5. Cette union entre le prince de Soubise et Mlle de Verchin avait été projetée depuis de longs mois déjà par les deux familles (*Dangeau,* tome XV, p. 151). Il fallut une dispense de parenté, que le prince de Rohan sollicita lui-même; le 21 août, un bref pontifical y répondit, adressé au cardinal, son frère. Mais, à Rome, le cardinal de la Trémoïlle s'émut de cette façon vraiment souveraine de traiter avec le Pape, sans son intermédiaire (Dépôt des affaires étrangères, vol. *Rome* 538, fol. 329 v°, et vol. 540, fol. 126 v°). Dans sa correspondance avec Mme des Ursins, Mme de Maintenon parle de ce mariage à diverses reprises (recueil Bossange, tome III, p. 39, 43, 98, 116, 124, 129 et 131).

6. *Dangeau,* tome XV, p. 204 et 206-207. Le *Journal* fournit les chiffres de l'apport des deux conjoints. Le contrat, signé par le Roi le 14 septembre, fut passé par devant Me le Chanteur, notaire à Paris, le même jour (Archives nationales, MM 759, p. 1040; Bibliothèque nationale, Cabinet des titres, Pièces originales Rohan, vol. 2530, fol. 305). La cérémonie du mariage se fit dans la chapelle du château, le 19, et la noce fut célébrée ensuite chez la duchesse de Ventadour. La nouvelle mariée fut présentée le 3 octobre et prit son tabouret au souper du Roi (*Dangeau,* p. 240, 242 et 254). Dix ans plus tard, ils

L'autre mariage ne fut pas si égal en biens et en naissance. Le comte de Roucy s'étoit détaché de faire le[1] mariage de Mlle de Monaco pour son fils malgré Mme de Monaco et Monsieur le Grand[2]. Il le maria à la fille de Huguet, conseiller au Parlement[3], unique et fort riche, dont le comte de Roye avoit fort grand besoin[4].

Mariage du comte de Roye avec la fille d'Huguet, conseiller au Parlement.

Le Roi, qui avoit été de fort mauvaise humeur durant le chemin[5] jusqu'à se fâcher de bagatelles contre son or-

Voyage de Fontainebleau par

étaient enlevés l'un et l'autre, à quelques jours de distance, par la petite vérole.

1. Les mots *de faire le* sont en interligne au-dessus de *du* biffé.

2. Notre tome XXIV, p. 42 et suivantes.

3. Alphonse-Denis Huguet, d'abord commis des gabelles sous son oncle Bertrand-François Huguet, sieur de Sémonville, commis général des gabelles de France, fut reçu conseiller au Parlement, en la première chambre des Enquêtes, le 13 mars 1671; il s'était marié le 26 février 1690 avec Marie-Marguerite de Turmenyes, fille d'un trésorier général de l'extraordinaire des guerres, et en avait eu une fille unique, Élisabeth-Marguerite, dont il s'agit ici. Denis Huguet mourut à Paris, en sa maison de la rue de Torigny, au Marais, le 16 février 1715, âgé de quatre-vingt-deux ans et fut inhumé le 18 au soir à Saint-Gervais (Bibliothèque nationale, Cabinet des titres, Dossiers bleus HUGUET, vol. 363 ; *Mercure* de février, p. 116-118, et de mars, p. 215-216).

4. Le Roi signa le 26 août le contrat, qui assurait cinq cent mille francs comptant à la mariée, et elle pouvait espérer prochainement cinq gros héritages successifs (*Dangeau*, tome XV, p. 215). Le mariage fut célébré le 3 septembre. Le comte de Roye mourut en février 1725 ; sa femme, lui ayant survécu, s'éteignit le 4 décembre 1735, après une longue maladie, à Paris, à quarante ans passés. A propos de ce mariage, Mme de Maintenon écrivait à la princesse des Ursins (recueil Bossange, tome III, p. 103): « Je ne doute pas que vous ne désapprouviez les mésalliances.... Je fus bien frappée hier de celle que va faire M. le comte de Roucy. Son fils, le comte de Roye, a été bien près d'épouser Mlle de Monaco, et il se marie dans trois jours à la fille d'un conseiller, que l'on dit très riche. »

5. Saint-Simon revient au voyage de Fontainebleau, dont il avait parlé quelques pages plus haut, mais sans prévenir de ce retour, contrairement à son habitude. Ceci n'indiquerait-il pas la copie d'une première rédaction, qui n'aurait pas contenu ce qui vient d'être dit sur le mariage du roi d'Espagne et ceux de MM. de Soubise et de Roye?

Petit-Bourg; le Roi de fort mauvaise humeur. Électeur de Bavière à Fontainebleau.

dinaire, à casser le cocher qui le menoit, et à tomber sur le premier écuyer, qu'il aimoit, à ce que me dit Mme de Saint-Simon, qui alla à Fontainebleau et en revint seule dans son carrosse avec les princesses, n'étoit apparemment pas revenu du tourment qu'il avoit reproché au duc du Maine, et dont il avoit parlé si ouvertement et si amèrement au premier président et au procureur général, et à la reine d'Angleterre[1], sur tout ce qu'on lui avoit fait[2] faire si fort contre son gré[3]. Il trouva son appartement à Fontainebleau tout à fait changé. Je ne sais s'il fut plus commode; mais il n'en parut pas plus beau[4]. L'électeur de Bavière y vint peu de jours après, et s'y établit chez d'Antin avec une table et le plus gros jeu du monde, qui commençoit dès le matin[5]. Il ne laissoit pas d'aller jouer chez Madame la Duchesse, et elle quelquefois chez lui. Elle le menoit d'ordinaire dans sa gondole sur le canal, lorsque le Roi, suivi de toute la cour, s'y promenoit en carrosse[6]. L'électeur fut de toutes les chasses, où il voyoit le Roi, d'ailleurs fort rarement dans son cabinet[7]. Mme de Maintenon chercha fort à amuser le Roi chez elle par des

1. Ci-dessus, p. 19-21. — 2. *Faire* a été corrigé en *fait*.

3. Ce mécontentement profond du Roi ne se retrouve pas ailleurs; ne serait-ce pas un effet de l'imagination de notre auteur, qui en avait déjà parlé ci-dessus, p. 23, et y reviendra ci-après, p. 130?

4. C'est au *Journal de Dangeau*, tome XV, p. 219-220, que Saint-Simon emprunte ce détail des modifications subies par l'appartement du Roi à Fontainebleau; mais il supprime les éloges du chroniqueur, qui y découvrait « le meilleur goût du monde ».

5. L'Électeur rejoignit la cour le 9 septembre (*Dangeau*, p. 240).

6. Mme de Maintenon écrivait le 30 septembre à la princesse des Ursins (recueil Bossange, tome III, p. 119-120) : « L'électeur de Bavière est parti après avoir été diverti jour et nuit par les princesses et les grands joueurs. Je suis fort aise de savoir qu'il remporte presque tout son argent, sur lequel on avoit de grands desseins..... Il y eut mercredi une musique sur le canal; l'Électeur étoit dans une barque avec Madame la Duchesse. Le Roi se promenoit en calèche, tous les seigneurs à cheval, et un grand nombre de dames dans de petites calèches un peu trop basses, mais assez jolies et pleines de jeunesse.. . »

7. *Dangeau*, p. 250 et 251.

dîners, des musiques, quelque jeu dans leur intrinsèque[1]. On avoit pratiqué une tribune sur la salle de la comédie en face du théâtre. On[2] alloit à cette tribune de chez Mme de Maintenon[3]. Le Roi, qui, depuis longues années, n'alloit plus aux spectacles, y parut quelquefois pendant quelques actes, avec quelques dames choisies outre celles[4] des dîners. J'y vis une fois Mme d'Espinoy. Il ne laissa pas d'en voir quelques-unes[5] entières de Molière chez Mme de Maintenon, jouées par les comédiens, avec des intermèdes de musique[6]. Le fils du comte du Luc[7] y arriva le matin du mercredi 12 septembre, avec la nouvelle que la paix de l'Empereur et de l'Empire avec le Roi avoit été signée le 7 à Baden, sur le modèle signé et convenu entre l'Empereur et le Roi à Rastadt[8]. Prior[9] y donna

Amusements du Roi redoublés et inusités chez Mme de Maintenon *.

Paix de l'Empereur et de l'Empire signée à Baden.

Le roi d'Angleterre

1. Saint-Simon suit évidemment, la plume à la main, les notes quotidiennes du *Journal*, p. 251 et suivantes, où sont relatées fidèlement les soirées musicales chez Mme de Maintenon.

2. Le mot *on* surcharge un *d*.

3. C'est en 1700 qu'on avait aménagé cette nouvelle tribune (*Dangeau*, tome VII, p. 381).

4. La première lettre de *celles* surcharge une *l*.

5. Il faut suppléer *comédies*, que Saint-Simon a cru avoir mis plus haut.

6. On joua ainsi le 7 septembre la comédie de *l'Avare*, le 14 celle des *Fâcheux*, le 21 *le Grondeur*, le 28 *le Mariage forcé*, le 5 octobre *l'Étourdi*, le 12 *l'École des maris*, le 19 *les Plaideurs*, c'est-à-dire chaque vendredi soir, jusqu'à la fin du séjour de la cour à Fontainebleau (*Dangeau*, p. 239, 242, 251, 254, 260 et 264).

7. Gaspard-Madelon-Hubert de Vintimille, marquis du Luc (notre tome XXIII, p. 119). Son portrait fut exécuté par Rigaud cette année même pour sept cents livres.

8. *Dangeau*, p. 241; *Gazette*, p. 444. On garde au Dépôt des affaires étrangères (vol. *Suisse* 258, fol. 287) la dépêche des trois plénipotentiaires de France à Torcy, datée de Baden, 8 septembre, qui accompagnait le traité que le marquis du Luc portait au Roi. Il s'est glissé une erreur dans la note 3 de la page 183 de notre tome XXIV: le tableau de Huber, dont il a été parlé, ne représente pas le congrès de Rastadt, mais celui de Baden, comme M. Hyrvoix de Landosle l'a établi sans conteste.

9. Mathieu Prior, né à Winburn en 1664, d'une amille peu fortu-

* Cette manchette est placée un peu trop haut dans le manuscrit.

donne part au Roi de son avènement à cette couronne, passe en Angleterre, et y fait un entier changement.

aussi part au Roi, dans une audience particulière, de la part du nouveau roi d'Angleterre, de son avènement à cette couronne, de son prochain départ d'Hanovre pour se rendre à Londres, et de son dessein d'entretenir la paix et un bon voisinage[1]. Il fit son entrée fort magnifique à Londres le 1er octobre[2], ôta au duc d'Or-

née, d'abord poète, puis gentilhomme privé de la chambre du roi, secrétaire de lord Dursley, et ambassadeur de la Grande-Bretagne à la Haye, gagna bientôt la confiance de Guillaume III et eut part aux négociations de la paix de Ryswyk. Nommé premier secrétaire d'État en Irlande et premier commis du comte de Jersey, en juin 1699, il fut envoyé à Paris comme secrétaire d'ambassade et chargé d'affaires jusqu'à l'arrivée du comte de Manchester, en août 1699; membre du Parlement en 1701, il se montra tory renforcé, ce qui lui valut l'amitié de Bolingbroke, de Swift et de Harley et le fit nommer commissaire des douanes en 1711. Au mois de juillet de cette même année 1711, Prior fit un voyage à Paris : il y entama des négociations qui se continuèrent d'abord à Londres, dans sa propre maison, puis officiellement à Utrecht (janvier 1712). Il accompagna ensuite lord Bolingbroke à Paris, fut présenté à Louis XIV au mois d'août et demeura seul, après le départ de Bolingbroke, avec l'autorité et la qualité de plénipotentiaire pour signer la paix. Sa naissance obscure était le principal obstacle qui empêchait qu'on lui conférât le titre d'ambassadeur; enfin l'obstacle parut surmonté et au mois d'août 1713 il en reçut toutes les fonctions et les honneurs. Des affaires particulières le rappelèrent ensuite en Angleterre, mais il était bientôt de retour à Paris, et ce fut lui qui, le 21 août 1714, notifia à Louis XIV la mort de la reine Anne (*Dangeau*, tomes XIV, p. 11, 207, 211, 228, 242, 249, 250, 265, 277, 281, 282; XV, p. 211, 212, 241; *Gazette*, p. 407.) Rappelé en Angleterre en décembre 1714, il fut disgracié, perdit tout ses emplois et fut même emprisonné par ordre de Robert Walpole. Il mourut en 1721, à Wimpole. Son buste par Coysevox, dont Louis XIV l'avait gratifié, surmonte son monument funèbre à Westminster. En 1698, Rigaud avait fait son portrait.

1. L'audience eut lieu le 7 septembre, à Fontainebleau (*Gazette*, p. 443-444). A cette occasion, Louis XIV renouvela au ministre anglais les assurances de sa résolution de maintenir la paix avec le nouveau roi (Dépôt des affaires étrangères, vol. *Angleterre* 262, fol. 471). Prior eut une nouvelle audience le 11 septembre (*Dangeau*, tome XV, p. 241).

2. Le jour même de cette entrée solennelle, le roi Georges adressa

mond[1], au lord Bolingbroke[2] et à[3] plusieurs seigneurs leurs emplois, changea tout le ministère de la reine Anne[4], en prit un tout opposé, qui poursuivit le dernier sur la paix de l'Angleterre avec la France et sur des affaires intérieures, rétablit Marlborough dans toutes ses charges et commandements[5], éleva les whigs aux dépens des tories[6]. Cela ne témoignoit rien de favorable à la France : aussi étoit-il tout à l'Empereur[7].

à Louis XIV une lettre autographe pour lui notifier son heureuse arrivée dans sa bonne ville de Londres et, d'autre part, M. d'Iberville en manda le détail à Torcy par sa dépêche du 1er octobre (vol. *Angleterre* 259, fol. 19-22 et 67).

1. Jacques Butler (notre tome Ier, p. 259). Le 3 octobre, Iberville raconte cette disgrâce au Roi (vol. *Angleterre* 259, fol. 10).

2. Les whigs menaçaient hautement de faire couper la tête à Bolingbroke (Iberville au Roi, 29 septembre, vol. *Angleterre* 259, fol. 9 v°), et il dut se résoudre à quitter Londres pour l'arrivée du nouveau roi. Nous donnerons aux Additions et corrections sa lettre du 19/30 août à Torcy (vol. *Angleterre* 262, fol. 458-459). — Saint-Simon écrit ici *Bollingbrogk*.

3. Cet *à*, oublié, a été ajouté en interligne.

4. On peut consulter, sur cette révolution politique, au Dépôt des affaires étrangères, les correspondances d'Iberville et de l'abbé Gaultier au Roi et à Torcy et plusieurs mémoires particuliers datés de septembre et d'octobre 1714 (fonds *Angleterre*, vol. 257, fol. 178, 213-214, 217-219, 225, 233-236, 248-249, 254, 257-260, 262, 264, 288, 289, 292; vol. 258, fol. 163-169, 210; vol. 259, fol. 10-11, 23-24, 26, 35, 44, 45, 73, 175-176; vol. 262, fol. 476-481.

5. Notre tome XXIV, appendice IX, p. 474-476. A peine rétabli, Marlborough songea à entamer une nouvelle guerre, et il fut question qu'il partît en mission secrète pour Vienne, afin de traiter avec l'Empereur des conditions de l'alliance entre lui, l'Angleterre et les Provinces-Unies (Iberville au Roi, 1er octobre, et Procope à Torcy, 14 octobre, vol. *Angleterre* 259, fol. 20 v°, 73 et 95).

6. Voyez aux Additions et corrections.

7. Le 17 octobre, M. d'Iberville mande à Louis XIV, dans une dépêche chiffrée (vol. *Angleterre* 259, fol. 91 v°) : « .... La ligue est formée entre l'Empereur, l'Angleterre et la Hollande, et, selon M. de Lorme, ceux qui veulent faire douter des mauvaises intentions de l'Empereur et des Hollandois, cherchent à amuser Votre Majesté, ou ces gens-ci sont de franches dupes.... » Le voyage de Marlborough fut

Maréchal de Villeroy arrive à Fontainebleau, est fait ministre. Ministres ne prêtent point de serment. Ineptie parfaite du maréchal.

Le maréchal de Villeroy arriva de Lyon[1] à Fontainebleau le mardi 18 septembre, heureux de s'être trouvé absent lors du dernier comble des bâtards et du testament, et hors de portée de ces temps si orageux dans l'intime intrinsèque où il étoit admis. Il fut reçu en favori tout nouvellement comblé[2] des plus grandes grâces, déclaré ministre d'État, dont il prit place le lendemain au conseil d'État[3]. Il est plaisant que cet emploi, le plus important de tous, soit l'unique qui ne prête aucun serment, fondé sur ce qu'à chaque conseil d'État l'huissier va le matin même avertir tous ceux qui en sont de s'y rendre, de manière que, si l'un d'eux n'est point averti, il n'y va point, et comprend qu'il est remercié. Cela n'arrive pourtant jamais de la sorte ; leur disgrâce se déclare par un ordre de se retirer, ou en un lieu marqué pour exil, ou hors de la cour seulement. Longtemps depuis, Torcy m'a conté[4] que le Roi prenoit la parole avant le maréchal de Villeroy dans les commencements, pour lui mieux faire entendre de quoi il s'agissoit, que le maréchal opinoit si pauvrement et disoit ou demandoit des choses si étranges, que le Roi rougissoit, baissoit les yeux avec embarras, quelquefois interrompoit ses questions pour répondre d'avance, et qu'il ne s'accoutuma jamais, mais comme un gouverneur qui couve son élève, à l'ignorance, aux *spropo-*

ajourné, cependant, comme un signe trop évident de rupture, et le roi Georges, troublé par les bruits sinistres que lui rapportait le comte de Peterborough, protestait de ses bonnes intentions pour la France. De son côté, Louis XIV ne croyait pas au retour de la guerre, tout en prenant des précautions pour l'éviter (*ibidem*, fol. 49, 54 v°-55, 74, 92-93 v°, 136).

1. Où il s'était rendu, au mois de juin, malgré ses infirmités, pour réprimer une émeute (notre tome XXIV, p. 279-280, et ci-dessus, p. 81). Il venait de recevoir, à son passage, la reine de Pologne se rendant à Blois.

2. Le *c* de *comblé* surcharge un *d* effacé du doigt.

3. *Dangeau*, p. 244, 18 et 19 septembre.

4. Les mots *Torcy m'a conté* se trouvent répétés deux fois, à la fin d'une ligne du manuscrit et au commencement de la suivante.

sito[1], à l'ineptie du maréchal, qui, par le grand usage de la cour et du commandement des armées, dans les derniers temps des affaires et de la confiance du Roi, les surprenoit tous par ne savoir jamais ce qu'il disoit, ni même ce qu'il vouloit dire. J'en fus étonné moi-même au dernier point après la mort du Roi.

Rotour du maréchal de Villars.

Le maréchal de Villars arriva de Baden le lendemain de l'autre[2], dont il se trouva fort obscurci[3].

Duc de Mortemart apporte au Roi la nouvelle de l'assaut général de Barcelone, qui se rend à discrétion avec Monjuich et Cardone, et la Catalogne soumise.

Le duc de Mortemart arriva le jeudi 20 septembre à Fontainebleau, dépêché par le duc de Berwick, qui fit commencer à la pointe du jour du 11 septembre une attaque générale[4] à Barcelone, à laquelle les assiégés ne s'étoient point attendus. Ils défendirent mal leurs brèches, et on demeura maître[5] de trois bastions et de deux courtines[6]. Ils ne se défendirent point dans le bastion de Saint-Pierre, qui étoit le quatrième attaqué à la fois ; mais on n'y put demeurer par le grand feu qui sortoit d'un couvent qui le commandoit. Ce fut où on perdit le plus, et en tout l'action a beaucoup coûté de part et d'autre. Ils se retirèrent derrière l'ancienne enceinte qui sépare les deux villes, et le maréchal de Berwick en fut bien aise pour leur donner lieu de capituler[7], et à lui d'empêcher le pil-

1. Mot déjà rencontré dans notre tome XVI, p. 219, et en dernier lieu dans le tome XXIV, p. 113 et 118.

2. *Dangeau*, p. 244 ; *Mémoires de Villars*, tome IV, p. 44 et suivantes ; *Gazette*, p. 467.

3. « Je crois que le maréchal de Villars arrive aujourd'hui, écrivait Mme de Maintenon à Mme des Ursins (recueil Bossange, tome III, p. 112), charmé de ce qu'il vient de faire, mais avec le chagrin de n'avoir pas hérité de M. de Beauvillier. »

4. Le manuscrit porte g^{le} en interligne.

5. Saint-Simon a mis ici m^{es}, au pluriel.

6. *Gazette*, p. 467, 472-475 et 485-486.

7. Les *Mémoires du maréchal de Berwick*, publiés en 1778 par l'abbé Hooke, racontent d'une façon intéressante le siège et la prise de Barcelone, depuis l'arrivée du maréchal au camp le 7 juillet jusqu'à son retour d'Espagne, en novembre (tome II, p. 170-195). Les correspondances se trouvent dans le volume 2488 du Dépôt de la guerre.

lage de la ville[1]. Talleyrand[2] et Houdetot[3], brigadiers, y furent tués[4]. A la fin, les assiégés se rendirent à discrétion la vie sauve, mais sans aucune mention de leurs biens[5] ; le Mont-Jouy[6] se rendit de même en même temps, et Cardone[7] quelques jours après, comme on en étoit convenu[8]. Cet assaut général, où Dillon commandoit comme lieutenant général de tranchée[9], et Cilly, lieutenant général[10], avec la nouvelle tranchée qui devoit le relever, fut donné

1. *Dangeau*, p. 244-245; lettres de la princesse des Ursins à Torcy et de Torcy à Mme des Ursins, du 24 septembre, recueil la Trémoïlle, tome VI, p. 228-229.

2. Gabriel de Talleyrand, comte de Grignols, dit le comte de Talleyrand, était l'arrière-petit-fils de Daniel de Talleyrand, prince de Chalais, et le cousin du premier mari de Mme des Ursins, qui l'attira en Espagne. Capitaine, du 9 juin 1702, au régiment d'Artois, il avait été pourvu, en décembre 1712, du régiment de M. de Clairefontaine, qui venait de mourir en Espagne (*Dangeau*, tome XIV, p. 290-291). C'est à la tête de ce régiment qu'il fut tué devant Barcelone. — Saint-Simon écrit ici *Tallerand.*

3. Louis, comte de Houdetot, d'abord capitaine au régiment du Roi, était colonel d'un régiment d'infanterie, lorsqu'il fut blessé mortellement à l'assaut du 11 septembre. Ce jour-même, malgré sa blessure, il écrivit encore à Torcy, lui confiant une lettre pour son frère aîné, et s'excusant de ne pouvoir donner plus de détails sur l'action (Dépôt des affaires étrangères, vol. *Espagne* 231, fol. 136). Sa correspondance avec le ministre, éparse dans le volume 230 du fonds susdit (fol. 2-5, 12-13, 24-25, 61-62, 72-74, 86, 99-101, 119, 149-151, 160-161 et 174), renferme une relation intéressante des événements de ce long siège. — Saint-Simon écrit *Oudetot.*

4. *Dangeau*, tome XV, p. 245 et 247; *Gazette*, p. 476. Le régiment de M. de Houdetot fut donné au chevalier de Caylus (*Dangeau*, p. 257).

5. Voyez aux Additions et Corrections.

6. La forteresse du Monjuich : tomes IV, p. 147, et XIII, p. 162. — Saint-Simon écrit ici *Montjouy*, en un mot.

7. Cardona, ville fortifiée à soixante-dix-sept kilomètres N.-O. de Barcelone, était le chef-lieu d'un duché qui avait été donné en 1642 au maréchal de la Motte-Houdancourt (notre tome XVII, p. 13).

8. *Gazette*, p. 467, 475 et 510.

9. Arthur Dillon : tome XIV, p. 83.

10. Claude du Fay d'Athies, marquis de Cilly : tome XII, p. 191.

par trente et un bataillons et trente-huit compagnies de grenadiers commandés par le marquis de la Vère[1], frère du prince de Chimay[2], et par Guerchy[3], lieutenants généraux; et Châteaufort[4], avec six cents[5] dragons, attaqua en même temps une redoute vers la mer, soutenu par Armendariz[6], avec trois cents chevaux, qui a été depuis vice-roi du Pérou. Tout fut attaqué en même temps. Il se trouva un grand retranchement derrière tout le front de l'attaque, où les assiégés, chassés des trois bastions et des deux courtines, firent plus ferme. Les assiégeants s'étendirent et les emportèrent; ils s'emparèrent aussitôt de beaucoup de maisons et de quelques places, et s'y maintinrent malgré plusieurs recharges des assiégés. Berwick fut toujours au milieu du plus grand feu, y donnant ses ordres avec le même sens froid que s'il eût été dans sa chambre[7]. Il fit faire une coupure au rempart pour faire de nouvelles dis-

1. Alexandre-Gabriel-Joseph de Hénin d'Alsace: tome XXIV, p. 94.
2. Charles-Louis-Antoine de Hénin d'Alsace : tome VII, p. 338.
3. Louis de Regnier, marquis de Guerchy : tome VI, p. 330.
4. Ce doit être Pierre, marquis de Châteaufort, maréchal de camp, fait gouverneur de Ceuta en mai 1726 et lieutenant général en Espagne en février 1734.
5. Le manuscrit porte *600* en interligne au-dessus de *6* biffé.
6. Joseph d'Armendariz fut d'abord lieutenant-colonel du régiment de Montenegro en 1704, puis fait maréchal de camp au siège de Gibraltar en 1705 et peu après major des gardes. Créé marquis de Casafuerte, au royaume de Navarre, en août 1705, lieutenant général en mars 1707, il était, en septembre 1714, gouverneur de Tarragone. Il devint commandant des vigueries de Tarragone, Monblanc et Panadez en février 1715, lieutenant-colonel des gardes espagnoles et gouverneur du Guipuzcoa en décembre 1721, vice-roi du Pérou en 1723. Nommé capitaine général en juillet 1728, il mourut à Madrid le 16 avril 1740. Il reparaîtra encore dans la suite des *Mémoires*, tome XVIII, de 1873, p. 152-153. — Saint-Simon écrit *Armendaris*.
7. Le maréchal de Berwick eut à retenir l'ardeur des généraux au milieu de l'action. « A la fin, a-t-il écrit dans ses *Mémoires* (tome II, p. 187-188), j'y allai moi-même, et me restreignis à garder par ma droite le bastion de la Porte-neuve, en attendant que je fisse attaquer de nouveau le reste de la ville.... »

positions, et, au moyen des maisons, se porter en avant. Le feu fut très violent de toutes parts et dura jusqu'à quatre heures après-midi, que les ennemis firent rappeler[1]. Leurs députés sortirent; il y eut plusieurs allées et venues; enfin, le lendemain 12, ils se rendirent à discrétion, comme on l'a dit[2]. La cavalerie monta, sur la fin de l'action, par les brèches dans la ville[3]. On souffrit assez de plusieurs mines et fougasses qu'ils firent jouer pendant l'attaque, et on compta environ quinze cents hommes tués ou blessés[4] de chaque côté à cette attaque, avec beaucoup d'officiers. La place avoit tenu soixante et un jours de tranchée ouverte, avec une résolution et une opiniâtreté extrême des troupes et des habitants[5], enragés de l'abandon de l'Empereur et de la perte pour toujours de leurs privilèges par leur réduction, et de ceux de leur province, dont ils ont été de tous temps si jaloux et dont ils avoient si étrangement abusé. Les moines de tous ordres, surtout les capucins et tous les autres de Saint-François, les jésuites même, signalèrent leur rage par les fatigues et les périls où ils s'exposèrent sans cesse, et par leurs vives ex-

1. La *Chronologie historique militaire* de Pinard, à l'article Berwick (tome III, p. 179) mentionne, plus exactement que notre auteur, que le combat dura « depuis quatre heures du matin jusqu'à onze, que les rebelles se retirèrent dans la nouvelle ville qui n'est séparée de l'autre que par une simple muraille ». Les *Mémoires du maréchal de Berwick* ajoutent (p. 188) qu'ensuite le feu ayant repris « fut continuel et terrible jusqu'à trois heures après midi que les ennemis rappelèrent ».

2. Ci-dessus, p. 104. Voyez ci-après aux Additions et Corrections.

3. *Gazette*, p. 472-475; lettre de Philippe V à Louis XIV, du 25 septembre, dans le volume *Espagne* 236, fol. 225; lettre de la princesse des Ursins à Mme de Maintenon, du Pardo, 29 septembre (recueil Bossange, tome IV, p. 490).

4. Le *b* de *blessés* surcharge un *p*.

5. Tout ce qui précède, sur l'assaut général du 11 septembre, est presque littéralement tiré de la lettre du maréchal de Berwick, du 14, que reproduit le *Journal de Dangeau*, à la date du 25, p. 248-250.

hortations soutenues[1] de leur exemple[2]. Berwick mit un si grand ordre à tout, que, dès le lendemain qu'ils se furent rendus, tout parut si tranquille par toute la ville, que les boutiques y furent ouvertes à l'ordinaire. Il fit rendre les armes aux bourgeois, changea toute l'ancienne forme du gouvernement, cassa la Députation[3], fit de nouveaux magistrats, établit une nouvelle forme de gouvernement sous le nom de Junte, en attendant les ordres du roi d'Espagne[4], auquel il dépêcha le prince de Lanti[5], neveu de la princesse des Ursins[6]. Les miquelets et les volontaires de la campagne vinrent se rendre en foule. La Catalogne fut soumise[7]. Villaroël[8], dont on a parlé à l'occasion de l'affaire d'Espagne de M. le duc d'Orléans, commandoit à Barcelone[9] : il fut embarqué avec Basset[10] et une vingtaine

1. Le mot *soustenus* a été corrigé, après coup, au féminin.

2. Madame écrivait le 14 octobre (*Correspondance*, recueil Brunet, tome I, p. 147) : « Vous avez appris la prise de Barcelone. J'approuve que des peuples soient fidèles à un maître, tant qu'il se montre digne de leur affection ; mais, lorsqu'on en a été abandonné, il serait convenable de ne pas faire répandre tant de sang et de se soumettre paisiblement ; mais les maudits moines craignaient de ne pas pouvoir vivre autant à leur guise sous le roi français et de ne pas être aussi respectés qu'ils l'étaient ; aussi ont-ils prêché dans toutes les rues qu'il ne fallait pas se rendre. Si l'on suivait mon avis, on mettrait ces coquins aux galères, au lieu des pauvres réformés qui y pâtissent. »

3. C'est encore de ce nom qu'on appelle aujourd'hui le corps des représentants élus de la province de Catalogne.

4. Lettre du maréchal de Berwick du 18 septembre : *Dangeau*, p. 254 ; voyez aussi la *Gazette*, p. 485 et 508-509.

5. Alexandre, prince Lanti : tome XXIV, p. 94.

6. Sur ces mesures, voyez la *Gazette*, p. 507-509, et une lettre de Pachau à Torcy, du 24 septembre (vol. *Espagne* 231, fol. 172 v°-173).

7. *Dangeau*, p. 257.

8. Antoine, marquis de Villaroël : tome XVIII, p. 70.

9. Lorsqu'on lui avait parlé de capitulation, il avait répondu qu'il en donnerait lui-même le signal, bien décidé, lorsqu'il ne pourrait plus se défendre, à se placer sur un baril de poudre et à se faire sauter. En attendant, il avait fait arborer un drapeau noir semé de têtes de morts (*Correspondance de Madame*, recueil Brunet, tome I, p. 143).

10. Saint-Simon prend ce nom dans le *Journal de Dangeau*, tome XV,

d'autres principaux chefs de la rébellion, tous militaires, et conduits au château d'Alicante, pour y demeurer[1] le reste de leurs jours, ou être distribués en d'autres prisons. Le duc de Berwick demeura un mois à Barcelone[2] pour régler toutes les affaires militaires et civiles de la ville et de la province, et s'en alla ensuite à Madrid. Cette conquête, qui couvrit de gloire sa valeur, sa capacité, sa prudence, fut le sceau de l'affermissement de la couronne d'Espagne sur la tête de Philippe V, et de la tranquillité publique, dont l'Empereur ne put cacher son extrême déplaisir malgré la paix[3]. Broglio, gendre de Voysin[4], arriva le 23 septembre à Fontainebleau avec tout le détail[5]. On

Broglio, gendre de Voysin,

p. 258. La *Gazette* (p. 497) le nomme aussi parmi d'autres chefs des rebelles; mais nous n'avons pu avoir sur lui d'autres renseignements.

1. *Demeurer* est en interligne, au-dessus de *rester*, biffé.

2. Avant *demeura*, Saint-Simon a biffé *y* et ajouté *à Barcelone* en interligne. Berwick fit son entrée publique à Barcelone le 20 septembre, puis organisa sa conquête (*Gazette*, p. 496, 507-509).

3. L'Empereur était d'autant plus mécontent que le mariage de la princesse de Parme avec Philippe V, dont le contrat venait d'être signé, l'inquiétait beaucoup pour l'avenir. Dans sa lettre du 13 septembre à Louis XIV (vol. *Espagne* 236, fol. 173), le roi d'Espagne se plaint lui-même vivement de cette « persécution de la maison d'Autriche », qui s'étend jusqu'à son beau-père, le duc de Parme. Mais le Roi réplique à son petit-fils, le 24 septembre (*ibidem*, fol. 179) qu'après une telle victoire de leurs armes en Catalogne, il ne tient qu'à lui, roi d'Espagne, de conclure la paix avec l'Empereur, et que, pour sa part, il se sent plus que jamais engagé à veiller sur les intérêts de la maison de Parme, s'ils se trouvent menacés.

4. Charles-Guillaume, marquis de Broglie : tome XIX, p. 34.

5. Broglie apportait au Roi une lettre de la main de son petit-fils du 13 septembre (vol. *Espagne* 236, fol. 174). En retour, Louis XIV se hâta de féliciter Philippe V d'être ainsi redevenu maître de tout son royaume (lettre de la main du 24 septembre : *ibidem*, fol. 179) ; voyez aussi la lettre de la princesse des Ursins à Torcy, du 24 septembre, recueil la Trémoïlle, tome VI, p. 228. Un *Te Deum* fut chanté le 26 dans la chapelle de Fontainebleau et le 29 à Notre-Dame à Paris (Bibliothèque mazarine, ms. 2747, fol. 98, cérémonial de Desgranges).

sut par lui qu'il n'y avoit eu ni capitulation ni aucuns articles signés, que le duc de Berwick ne l'avoit pas voulu souffrir, et qu'il avoit mis quatorze bataillons françois dans Barcelone, avec quelque cavalerie espagnole. Pour Cardone, Montemar[1], qui a tant fait parler depuis de lui en Italie, en prit possession pour le roi d'Espagne[2] ; il permit à la garnison, à toute laquelle il accorda le pardon, de se retirer à leur choix hors de la domination d'Espagne, ou chez eux, ceux qui avoient du bien.

apporte le détail de la prise de Barcelone.

Le roi de Pologne, qui s'étoit fait catholique pour obtenir cette couronne si bienséante à la situation de son[3] électorat, s'y trouvoit assez affermi depuis le désastre du roi de Suède[4], pour se flatter d'y pouvoir avoir son

Vues et conduite domestique du roi de Pologne, qui

1. Joseph Carillo d'Albornoz Esquibel y Guzman, comte de Montemar, gouverneur de Saragosse et maréchal de camp dans l'armée commandée par le duc de Popoli, fut fait gouverneur de Barcelone en septembre 1715 et commandant général des troupes de Catalogne en novembre 1722. Décoré, au mois d'août 1732, de la Toison d'or, directeur général de la cavalerie en novembre, c'est lui qui commandera, en 1734, les troupes espagnoles en Italie, et sa victoire à Bitonto assurera la possession de Naples à l'infant don Carlos, fils de Philippe V. En récompense, il fut créé duc de Bitonto et de Montemar, grand de première classe et commandant du château de l'Œuf (*Gazette* de 1734, p. 291-294, 397 et 658). Il mourut le 26 juin 1747, à soixante-quatorze ans.

2. *Dangeau,* p. 258 ; lettres du maréchal de Berwick du 25 septembre (*ibidem*) et de Mme des Ursins à Torcy, du 30 septembre (vol. *Espagne* 231, fol. 193).

3. La première lettre de *son* surcharge une *l*.

4. Notre tome XVIII, p. 219. — Un traité d'amitié, visant à rétablir au plus tôt la paix en Europe, avait été conclu le 20 août, à Rydzyna, par le baron de Besenval et le comte de Fleming entre la Pologne et la France : Louis XIV l'avait ratifié à Fontainebleau, le 6 septembre, et Auguste II venait de le signer à son tour à Varsovie le 18 octobre. Cette alliance était devenue, après la mort de la reine Anne, un contrepoids nécessaire dans l'équilibre européen, pour prévenir les mauvais desseins que le nouveau gouvernement anglais méditait contre la France (Dépôt des affaires étrangères, vol. *Pologne* 146, fol. 191-194, 209 v° et 239-240 ; vol. *Angleterre* 259, fol. 91-95, Iberville au Roi, 17 octobre 1714).

fait voyager son fils *incognito*. Il arrive à Paris et à la cour; très bien reçu; ce qu'on en trouve; ses conducteurs; sa conversion secrète.

fils[1] pour successeur; mais le premier pas à faire pour y parvenir étoit que le prince électoral embrassât aussi la religion catholique, et il s'y trouvoit de grandes difficultés. Comme électeur de Saxe, il étoit chef et protecteur né des luthériens d'Allemagne; c'étoit à lui que s'adressoient tous leurs griefs sur leur religion; il étoit chargé de les faire redresser par l'Empereur et par l'Empire, et de[2] l'exécution de tous les traités faits là-dessus. Cette qualité lui donnoit un grand poids dans l'Empire, et il en étoit si bien persuadé, que, tout catholique qu'il étoit devenu, il avoit trouvé moyen de se conserver cette dictature. Il n'avoit point d'autres enfants que ce fils, à qui il vouloit aussi transmettre cette même autorité dans l'Empire[3]. Toute la Saxe étoit rigidement luthérienne; ses autres États l'étoient en partie; deux électeurs catholiques de suite ne pouvoient que causer une grande alarme aux luthériens, et les porter du moins[4] à se choisir un autre protecteur. Il trouvoit de plus un grand obstacle dans la personne de

1. Frédéric-Auguste, prince électoral de Saxe, était né à Dresde le 7 octobre 1696. Il avait grandi dans la religion luthérienne, que son père, élu roi de Pologne, avait dû abjurer à son avènement en 1697; mais, comme nous le verrons plus loin (ci-après, p. 113), il s'était converti en 1712 au catholicisme, avec l'autorisation pontificale de pratiquer en secret, et cette conversion demeura cachée jusqu'en 1717 (suite des *Mémoires,* tome XIV de 1873, p. 195). En 1733, il succèdera à son père comme électeur de Saxe et sera, la même année, grâce à la protection de l'empereur Charles VI et d'Anne, tsarine de Russie, élu roi de Pologne, sous le nom d'Auguste III, de préférence à Stanislas Lezczynski. C'était un prince fastueux et indolent : sous son règne, qui dura trente ans, la Russie accrut beaucoup son influence en Pologne.

2. La préposition *de* est ici répétée deux fois.

3. On disait aussi que le roi Auguste songeait à obtenir pour son fils la main d'une des princesses d'Autriche, se flattant d'acquérir avec elle des droits à la succession de cette maison, au cas où l'Empereur viendrait à manquer d'héritier mâle (vol. *Pologne* 145, fol. 196 : Besenva à Torcy, Varsovie, 13 novembre 1714).

4. *Du moins* est en interligne.

Christine-Éberhardine[1], son épouse et mère du prince électoral[2], fille de Christian-Ernest, marquis de Brandebourg-Bareith[3], princesse altière, courageuse, luthérienne zélée, qui avoit publiquement détesté son changement de religion, l'ambition qui l'y avoit porté, qui n'avoit jamais voulu mettre le pied en Pologne, ni prendre le nom, les marques et le rang de reine. Elle avoit même poussé les choses jusqu'à ne vouloir pas le voir dans les séjours qu'il[4] alloit faire en Saxe, où elle se retiroit dans un château éloigné[5] dès qu'elle apprenoit qu'il partoit de Pologne, et s'y tenoit jusqu'à ce qu'il fût retourné. Tant d'obstacles ne furent pas capables de le rebuter : il gagna l'esprit de son fils dans ses séjours en Saxe[6]; il glissa sourdement auprès de lui quelques domestiques sûrs et de sa confiance, et, pour le tirer d'auprès de l'électrice en son absence, et d'une cour toute luthérienne, il le fit voyager avec peu d'accompagnement, dans un entier incognito[7],

1. Christine-Éberhardine (Saint-Simon écrit *Éverardine*) de Brandebourg-Bareith : nos tomes IV, p. 188-189, et XIV, p. 107.

2. Le manuscrit porte en abrégé *el.*, pour *électoral*.

3. Tome IV, p. 188.

4. *Qu'ell*[*e*] corrigé en *qu'il*.

5. Le château de Pretzsch, dans le voisinage de Mersebourg.

6. Le 23 octobre 1714, le baron de Besenval, envoyé extraordinaire du Roi en Pologne, mande à Torcy de Varsovie ce qui suit au sujet de l'état d'âme du jeune prince (Dépôt des affaires étrangères, vol. *Pologne* 145, fol. 168) : « .... Ceux qui prétendent connoître ses inclinations assurent qu'il a une grande aversion pour notre religion et que ce n'est qu'un effet de sa politique, si quelquefois il y montre du penchant. Il est certain que sa mère ne néglige rien pour le fortifier dans les sentiments où elle l'a élevé, et que les ministres luthériens en Saxe pressent incessamment cette princesse afin qu'elle emploie tout son crédit pour l'empêcher de changer de religion.... »

7. Avant *incognito*, Saint-Simon a biffé le mot *accompagnemt*. — En 1710, le prince électoral n'a point encore abjuré la confession luthérienne (*Gazette d'Amsterdam*, 1710, n° LXXXVI). C'est l'année suivante qu'on le voit se rendre à Francfort, sous le nom de comte de Lusace, et auprès des électeurs de Mayence et de Trèves ; l'on dit alors déjà qu'il va changer de religion (*Dangeau*, tome XIII, p. 462).

sous le nom de comte de Lusace[1]. Il choisit le palatin de Livonie[2] pour lui confier le prince et son secret, et il étoit difficile de trouver un seigneur qui eût toutes les qualités de celui-là, et aussi capable de conduire aussi dignement et aussi convenablement un jeune prince dans les différentes parties de l'Europe qu'[il] lui fit voir. Le roi de Pologne y joignit un habile jésuite travesti, qui en eut permission de son général et du Pape, et qui conduisit la conversion du prince, et ses affaires à lui si heureusement et avec tant de dextérité, qu'il en fut fait cardinal lorsqu'on jugea qu'il étoit temps de rendre la conversion publique. C'est lui qui a figuré si longtemps depuis sous le nom de cardinal de Salerne[3], et mort à Rome au bout de neuf ou dix ans de cardinalat. Le prince électoral, avec ce peu de suite, vit l'Italie entière après avoir parcouru une partie de l'Allemagne[4]. Il séjourna longtemps à Rome, où

1. C'est au douzième siècle que la maison de Saxe avait acquis la basse Lusace : Thierry, héritier d'Eilenbourg, en était devenu margrave en 1136.

2. *Livonie* est en interligne sur *Lublin* biffé. Le prince de Saxe avait pour l'accompagner, outre ce palatin, le baron de Hagen, et un aventurier, français d'origine, depuis plusieurs années habitué à la cour de Dresde, le sieur de Montargon, que Louis XIV dut renvoyer à Varsovie, sous prétexte d'une mission, dès la fin d'octobre (Dépôt des affaires étrangères, vol. *Pologne* 145, fol. 128-132, et 146, fol. 250-252; *Recueil des instructions aux ambassadeurs de France en Pologne*, tome I, p. 291-292).

3. Né à Cosenza, au royaume de Naples, le 24 janvier 1670, le jésuite Jean-Baptiste Salerni, d'abord professeur d'humanités et de droit canon, puis préfet des études au collège des Grecs et au collège Germanique à Rome, enfin envoyé en mission en Pologne où il devint confesseur du roi Auguste nouvellement converti, avait été chargé de veiller à l'instruction du prince électoral de Saxe dans la religion catholique, et c'est lui qui fut député à Rome pour donner part au pape Clément XI de l'abjuration secrète que Frédéric-Auguste fit en 1712, à Bologne, de l'hérésie luthérienne. Créé cardinal, du titre de Sainte-Prisque, le 29 novembre 1719, il mourut à Rome le 29 janvier 1729, selon la *Gazette*, p. 91.

4. Des bruits d'un complot ourdi contre le prince de Saxe avaient

il fit secrètement son abjuration[1]. Le Pape lui accorda un bref qui lui permit de la tenir cachée, en sorte que jusqu'à ses domestiques y furent trompés[2]. Deux ou trois domestiques affidés gardèrent un secret impénétrable, par le moyen desquels il entendoit la messe dans sa chambre, du P. Salerne, et y approchoit souvent des sacrements avant

couru à Aix-la-Chapelle à la fin du mois de mai 1714 (Dépôt des affaires étrangères, vol. *Bavière* 65, fol. 39, 41 et 44).

1. On a vu à la page précédente (note 3) que l'abjuration du prince avait eu lieu non pas à Rome, mais à Bologne, en 1712.

2. Le roi de Pologne ignorait lui-même, semble-t-il, cette conversion ou feignait de l'ignorer. Le 23 octobre 1714, en effet, Besenval écrit à Torcy (Dépôt des affaires étrangères, vol. *Pologne* 145, fol. 168) qu'Auguste II lui a dit, en parlant du prince électoral, son fils : « .... Je verrois volontiers qu'il se fît catholique ; mais je ne le contraindrai point.... » Quand le Pape sut le jeune prince arrivé à la cour de France, il envoya à Louis XIV une lettre de sa main pour lui confier la vérité et le prier de presser le roi de Pologne de ne plus en faire mystère. Le Roi écrivit alors au cardinal de la Trémoïlle, le 8 octobre (vol. *Rome* 539, fol. 113) : « J'ai promis à S. S. de faire ce qu'elle souhaite, me réservant à choisir le moment de l'exécuter de manière que les instances que je ferai ne causent aucun préjudice au bien de la religion. » L'occasion se présenta bientôt. Aldovrandi, qui s'en retournait auprès d'Auguste II, fut chargé de lui remettre la lettre suivante que Louis XIV lui écrivit de sa main, le 20 novembre (vol. *Pologne* 146, fol. 249) : « Monsieur mon frère, après avoir connu par moi-même que le prince votre fils mérite toute la tendresse que vous avez pour lui, je crois ne pouvoir vous donner une preuve plus sensible de l'intérêt particulier que je prends à ce qui le regarde qu'en vous demandant de lui permettre de faire profession publique de notre religion, que je sais qu'il a eu le bonheur d'embrasser. Comme un plus long mystère sur un point si important ne convient ni à la conscience, ni même à l'honneur de sa naissance, je crois vous faire plaisir en vous pressant de lui accorder cette permission. Je m'assure que vous regarderez la demande que je vous fais comme l'effet de l'amitié que j'ai pour vous.... » Le 5 décembre suivant, Louis XIV informait le cardinal de la Trémoïlle de cette démarche (vol. *Rome* 542, fol. 189). La conversion du prince électoral ne deviendra cependant publique qu'en 1717, dans un séjour qu'il fit à la cour de Vienne (*Gazette* de 1717, p. 532, 536 et 556; suite de nos *Mémoires*, tome XIV de 1873, p. 195; *Dangeau*, tome XVII, p. 177).

qu'on fût levé chez lui. Il vint en France en ce temps-ci, et prit toute[1] une maison garnie sur le quai Malaquais[2] au coin de la rue des Petits-Augustins[3]. Il arriva le 26 septembre à Fontainebleau, ayant passé quelques jours à Paris[4]. Il vit Madame en arrivant, qui le présenta au Roi sous le nom de comte de Lusace, au sortir de son souper[5]. Il parut un grand et gros garçon de dix-huit ans, bien frais, blond avec de belles couleurs, et faisant fort souvenir de M. le duc de Berry[6]; l'air sage, modeste, attentif à tout,

1. *Tout* est corrigé en *toutte*.

2. Ce quai, qui commençait à l'ancienne porte de Nesle et était continué par le quai de la Grenouillère, ne porta pas ce nom avant le milieu du dix-septième siècle. Auparavant on l'appelait quai de la Reine Marguerite, en souvenir de l'hôtel, avec vastes jardins, que Marguerite de Valois y avait fait bâtir sur les terrains du Pré-aux-Clercs. On a prétendu que ce nom (qui s'écrivait autrefois *Malaquest* et que Saint-Simon orthographie *Malaquet*) tirait son origine d'un sobriquet populaire donné à ces terrains, dont la Reine se serait emparé un peu injustement et qui auraient été par conséquent « mal acquis »; mais cette étymologie est pour le moins douteuse.

3. La rue des Petits-Augustins, qui tirait son nom du couvent de ces religieux, allait du quai Malaquais à la rue Jacob, formant la première partie de la rue Bonaparte d'aujourd'hui. La maison louée pour le séjour du prince électoral serait-elle le n° 5 actuel du quai Malaquais, qui appartenait alors à la famille de l'Aubespine et qu'habita jusqu'à sa mort le maréchal de Saxe?

4. Le prince électoral avait un peu voyagé en Flandre et en Lorraine, avant d'arriver à la cour. Au commencement de juillet, il passa par Dunkerque, Gravelines et Calais et, à la fin d'août, séjourna à Metz et à Verdun, d'où il gagna Paris (Dépôt de la guerre, vol. 2506, p. 195 et 221).

5. Le 27 septembre, au soir : *Dangeau*, p. 250-251. Madame raconte comment elle présenta le jeune prince (recueil Brunet, tome I, p. 149) : « Je dis au Roi : Monsieur, voici le prince électoral de Saxe qui souhaite que je le présente à Votre Majesté. Le prince se présenta alors, avec une très bonne mine, fort distingué, et fit au Roi son compliment sans le moindre embarras;.... le Roi lui a répondu très poliment. » La scène de cette présentation a été reproduite par le pinceau de Louis de Silvestre (Musée de Versailles, n° 4344). On trouvera ci-après aux Additions et Corrections divers extraits de correspondances relatives à son voyage.

6. « Il a quinze ou seize ans; il est beau, bien fait, plus grand que

fort poli, mais avec mesure et dignité, et qui, sous un *incognito* qui ne prétendit jamais rien, montroit sentir fort ce qu'il étoit, et sans embarras[1]. Son palatin plut extrêmement à tout le monde par son esprit, sa sagesse, le discernement qu'on lui remarqua, l'air du grand monde, et une aisance mesurée à propos dans sa liberté, et qui ne laissoit jamais apercevoir au dehors qu'il fût le mentor du jeune prince[2]. Il dîna le vendredi 28 septembre chez l'électeur de Bavière, qui avoit vu le Roi dans son cabinet après sa messe, et qui s'en alla le soir à Saint-Cloud, et de là à Compiègne. Le lendemain, le[3] Roi courut le cerf. Il fit donner de ses meilleurs chevaux au prince électoral et au palatin, et d'autres aux principaux de sa suite. Il eut pendant son séjour toutes les attentions pour lui que l'*incognito* permit, et traita aussi le palatin avec distinction. Les principaux de la cour leur en firent fort bien les honneurs. Le Roi le convia souvent aux chasses, et, sur ce qu'il versa dans Paris, envoya un gentilhomme ordinaire savoir de ses nouvelles[4].

Électeur de Bavière voit le Roi en particulier, et retourne à Compiègne.

le Roi, avec lequel il a très bien réussi dès sa première entrevue », disait Mme de Maintenon (recueil Bossange, tome III, p. 120).

1. Le 22 novembre, Torcy écrivait à Besenval (vol. *Pologne* 145, fol. 184) : « .... Ce prince est fort au goût de tous ceux qui ont l'honneur de le voir, et je vous assure qu'il s'attireroit par lui-même le respect qu'on rend à sa personne, le sage parti qu'il a pris de demeurer *incognito* empêchant qu'on ne lui rende les honneurs dus à son rang et à sa naissance. » Rigaud fit le portrait du jeune prince pendant son séjour, pour quatre mille livres.

2. Le 8 novembre, Louis XIV mandait à Besenval (vol. *Pologne* 147, fol. 77 v°) : « .... Il y a déjà quelque temps que le prince [de Saxe] est auprès de moi et que je remarque en lui toutes les qualités qui peuvent faire le plus de plaisir au roi son père. Il me paroît et il me revient aussi qu'il a lieu d'être content de la sagesse de ceux qu'il a mis auprès de ce jeune prince pour avoir soin de sa conduite.... »

3. *Le* surcharge *que*.

4. Tout ce détail du séjour du prince électoral est emprunté par notre auteur au *Journal de Dangeau*, tome XV, p. 251, 252, 258, 272, 289, 313, 365, 368, 391, 409, 425-428 et 431. Le jeune prince demeura à la cour de France jusqu'au début de juin 1715. Quand

Mort et famille de Mme de Bullion; son caractère.

Mme de Bullion[1] mourut à Paris[2]. Elle étoit de ces Rouillé des postes[3], et point vieille; c'étoit une femme d'esprit, mais dominante dans sa famille, habile, altière, ambitieuse[4], et qui ne se consoloit point d'être Rouillé et femme de Bullion enfermé chez lui à la campagne[5], et qui auroit dû l'être beaucoup plus tôt qu'il le fut. On a parlé ailleurs d'elle. Ses sœurs eurent des maris plus complaisants[6]. Le marquis de Noailles[7], frère du cardinal, et Bouchu[8], conseiller d'État, leur donnèrent lieu[9], par leur mort, d'épouser le duc de Richelieu[10] et le duc de Châtillon[11]. Mme de Bullion seroit morte d'étonnement et de

il vint prendre congé du Roi, celui-ci lui remit, en souvenir, une épée de diamants estimée quarante mille écus, et gratifia de son portrait orné de diamants le palatin de Livonie et le baron de Hagen, gouverneur du prince.

1. Marie-Anne Rouillé de Meslay : tome V, p. 137.

2. Dans les derniers jours de septembre, en son hôtel de la rue Plâtrière, après une longue maladie (*Dangeau*, p. 253; *Mercure* d'octobre, p. 287-295). L'inventaire fait après son décès, le 13 octobre, est au Cabinet des titres, Pièces originales, vol. 555, dossier BULLION.

3. C'est une erreur : voyez aux Additions et corrections.

4. Comparez le portrait qu'en a déjà fait notre auteur en 1698 (notre tome V, p. 137-139), et aussi les *Écrits inédits*, tome VIII, p. 209-210.

5. Charles-Denis de Bullion : tome V, p. 133. D'humeur assez bizarre, M. de Bullion partageait son temps entre son château de Bonnelles et ses terres de Gallardon et d'Esclimont, en Beauce, qui sont restés depuis lors dans sa descendance féminine et appartiennent aujourd'hui aux Crussol-Uzès et aux la Rochefoucauld.

6. Marguerite-Thérèse Rouillé, marquise de Noailles, puis duchesse de Richelieu (tome V, p. 137), et Élisabeth Rouillé, dame Bouchu, remariée en 1731 avec le duc de Châtillon (tome XII, p. 465).

7. Jean-François, marquis de Noailles, tué en 1696 (notre tome III, p. 122).

8. Étienne-Jean Bouchu (tome XII, p. 463-466), qui mourra le 27 octobre 1715.

9. Le mot *lieu* est en interligne.

10. Armand-Jean de Vignerot du Plessis : tome II, p. 17.

11. Paul-Sigismond de Montmorency-Luxembourg, créé duc de Châtillon-sur-Loing en 1696 : tome I, p. 256.

suffocation de joie, si elle avoit vécu jusqu'en 1724, et qu'elle eût vu son fils chevalier de l'Ordre[1].

Mort et caractère de Sézanne ; sa famille.

Sézanne[2] mourut à Rouen en ce même temps[3]. Il étoit frère de père du duc d'Harcourt, et frère de mère de la duchesse d'Harcourt[4], lieutenant général, et encore fort jeune[5]. C'étoit un grand bellâtre[6] fort prévenu de son mérite et de sa capacité, qui en prévenoit fort peu les autres, et fort gâté par le brillant état de son frère, qui l'avoit élevé comme son fils. Sa maladie fut une langueur de plusieurs années qui le consuma, où la médecine ne connut rien. Il étoit persuadé, et on le crut aussi, que sa galanterie en Italie avec des maîtresses que le duc de Mantoue entretenoit publiquement et à grand marché, mais dont il étoit fort jaloux, lui avoit fait donner un poison lent[7]. Il ne laissa point d'enfants de son mariage avec la fille unique, fort riche, de Nesmond, lieutenant général fort distingué des armées navales[8]. Harcourt lui avoit fait donner en Espagne la Toison qui lui étoit destinée[9]. Il

1. Anne-Jacques, chevalier de Bullion, puis appelé, depuis 1708, le marquis de Fervacques (nos tomes XV, p. 438 et 616), fut fait chevalier du Saint-Esprit dans la promotion du 3 juin 1724.

2. Louis-François d'Harcourt, comte de Sézanne : tome X, p. 153. — Ici, Saint-Simon écrit *Sezane* dans le texte et *Sézanne* dans la manchette.

3. Le 20 octobre ; il était né le 10 novembre 1677.

4. Il a déjà signalé cette singularité : tome XIII, p. 51.

5. *Dangeau*, tome XV, p. 267. Sézanne avait eu, par commission du 22 juin 1699, le régiment d'infanterie de Bretagne vacant par la condamnation du marquis de Novion. Lieutenant général du 29 mars 1710, employé à l'armée du Rhin jusqu'à la paix, il avait contribué, en 1713, à la défaite du général Vaubonne et à la prise de Landau et de Fribourg.

6. Adjectif déjà rencontré dans le tome XXIII, p. 302.

7. Notre auteur reviendra (dans la suite des *Mémoires*, tome XI de l'édition de 1873, p. 124) sur l'origine de la maladie et sur la fin mystérieuse de M. de Sézanne.

8. Marie-Louise-Catherine, fille d'André, marquis de Nesmond, ne mourut qu'en 1726, laissant sa fortune à Mme de Beuvron et à sa fille (notre tome XIII, p. 51).

9. Le projet de cette Toison datait de 1701 ; elle fut accordée en

l'obtint à sa mort pour son second fils[1]. Ce fils mourut quelque temps après; elle fut donnée au troisième[2]. Il mourut aussi de fort bonne heure; mais les temps étoient changés, et cette Toison si successive sortit de chez les Harcourt.

Mort et caractère du bailli de la Vieuville et de la comtesse de Vienne.

Le bailli de la Vieuville, ambassadeur de Malte[3], mourut aussi de l'opération de la taille, universellement regretté[4]. C'étoit un des hommes que j'aie vus des plus aimables, et un fort honnête homme, noble et magnifique autant qu'il le put dans son emploi sans faire tort à personne. Il étoit fils de feu M. de la Vieuville, duc à brevet, mort gouverneur de M. le duc d'Orléans, dans ce temps-là duc de Chartres[5], un mois après avoir été reçu chevalier du Saint-Esprit en la promotion de 1688. Sa

avril 1702 (nos tomes X, p. 153, et XII, p. 459). Sézanne avait appris l'espagnol au roi Philippe V : c'en était la récompense (notre tome IX, appendice IV, p. 349; *Mémoires secrets de Louville*, tome I, p. 235, 309-310, 315-316; *Journal de Dangeau*, tomes VIII, p. 385, et IX, p. 28; *Mercure* d'avril 1702, p. 280-281).

1. Le second fils du maréchal d'Harcourt était Louis-Henri, titré comte de Beuvron, né le 14 septembre 1692, colonel du régiment d'infanterie d'Auxerrois, lieutenant général au gouvernement de Normandie et gouverneur du vieux palais de Rouen, qui mourut à vingt-quatre ans le 18 septembre 1716. Philippe V lui avait en effet donné la Toison vacante par la mort de son oncle Sézanne.

2. Le troisième fils était Louis-Abraham, dit l'abbé d'Harcourt, né le 10 novembre 1694, qui fut docteur de Sorbonne, chanoine de Notre-Dame de Paris, grand vicaire du cardinal de Noailles, et qui eut les abbayes de Preuilly en 1712 et de Signy en 1723. Il ne reçut jamais la Toison d'or, et notre auteur a fait erreur en le disant ici et plus tard, en 1715 (tome XI de l'édition de 1873, p. 124). Doyen de Notre-Dame de Paris en 1733, l'abbé d'Harcourt eut les abbayes de Saint-Liguaire et de Saint-Taurin d'Évreux la même année, prit le titre de duc d'Harcourt le 10 juillet 1750 à la mort de son frère aîné et mourut le 27 septembre suivant.

3. Jean-Évangéliste de la Vieuville : tome XXIII, p. 161.

4. Il mourut le 26 octobre et fut enterré aux Minimes de la place Royale (*Dangeau*, p. 269).

5. Charles II, duc de la Vieuville : tome XVIII, p. 410.

belle-sœur la comtesse de Vienne[1], qui jouoit fort, et beaucoup à Paris du grand monde[2], mourut bientôt après chez la duchesse de Nemours[3], à Paris, à qui elle étoit allée rendre une visite. Le bailli de la Vieuville fut mal remplacé; M. du Maine n'avoit garde de manquer cette occasion de s'attacher le premier président de plus en plus par son endroit le plus sensible. Il engagea le Roi de s'intéresser pour le bailli de Mesmes, son frère[4], et il fut ambassadeur[5]. C'étoit un homme sans esprit et sans mine, étrangement débauché, grand panier percé, assez obscur, qui[6] fit honte à son emploi en plus d'une sorte, et qui courut risque de le perdre plus d'une fois[7].

Le bailli de Mesmes lui succède, et ne le remplace pas, dans l'ambassade de Malte.

La marquise de Saint-Nectaire mourut[8] à Paris, à

Mort,

1. Notre tome XVIII, appendice X, p. 482. — Marie-Anne Mitte de Chevrières de Saint-Chamond, qui avait épousé en novembre 1684, Charles-Emmanuel de la Vieuville, comte de Vienne, mourut en effet, le 22 novembre 1714, à l'âge de cinquante et un ans à l'hôtel de Soissons, où elle avait été frappée d'une attaque d'apoplexie (*Dangeau*, p. 284; *Mercure* de décembre 1714, p. 239-241).

2. C'était une riche héritière. Son mari, d'abord mestre de camp du régiment du Roi, mourra en janvier 1720, laissant un fils, le marquis de Saint-Chamond. Saint-Simon fera l'éloge du comte de Vienne à l'occasion de son décès.

3. Notre auteur se trompe en parlant ici de la duchesse de Nemours, qui était morte depuis 1707; Dangeau dit seulement à l'hôtel de Soissons.

4. Dangeau raconte en effet (p. 273) que Louis XIV écrivit à ce sujet au grand maître de Malte.

5. Jean-Jacques, bailli de Mesmes (tome XXII, p. 228), fut en effet nommé ambassadeur de la Religion en France, en novembre 1714. Déjà en 1712, il avait été concurrent du bailli de la Vieuville (*Mémoires de Sourches*, tome XIII, p. 487, note). Son entrée solennelle à Paris, le 31 janvier 1715, fit l'objet d'une petite notice in-folio publiée à l'époque même (Bibliothèque nationale, Lb[37], n° 4449), et le baron de Breteuil a raconté dans ses Mémoires (ms. Arsenal 3865, p. 343-352) la réception que le Roi et les princes firent au nouvel ambassadeur.

6. Avant *qui*, Saint-Simon a biffé *et*. — 7. *Dangeau*, p. 273-274.

8. Anne de Longueval, marquise de Saint-Nectaire ou Senneterre (tome XIII, p. 47), mourut le 25 novembre (*Dangeau*, p. 285; *Mercure* de décembre, p. 242-243).

caractère, famille, testament de la marquise de Saint-Nectaire.

soixante et onze ans[1]. Elle avoit de l'esprit et de l'intrigue, avoit été fille d'honneur de la Reine, et fort jolie sans avoir jamais fait parler d'elle. Elle étoit Longueval[2] et riche par la mort de son frère, tué lieutenant général en Italie sans avoir été marié[3]. Elle avoit épousé en 1668 le cousin germain du duc de la Ferté fils des deux frères[4]. Il tua à Vienne en Autriche le comte du Roure en duel, dont il demeura manchot[5]. Il eut de grands démêlés avec sa mère, qui étoit Hautefort, étrangement remariée[6] à Maupeou, président à mortier au parlement de Metz[7]. Il fut assassiné à l'occasion de ces démêlés à Privas, en 1671, n'ayant que vingt-sept ans. Sa mère en fut fort soupçonnée, et son second fils, le chevalier de Saint-Nectaire[8], d'y avoir eu tant de part, qu'il en fut plus de vingt-cinq ans en prison, et n'en sortit que par un accommodement.

1. Le manuscrit porte *mourt,* et *à 71 ans* est en interligne au-dessus de *fort âgée,* biffé.

2. Cette maison, originaire d'Artois, prétendait remonter jusqu'au temps du chroniqueur Guillaume de Nangis (*Mercure* de janvier 1706, p. 111-115).

3. François-Annibal, comte de Longueval-Crécy (tome XIII, p. 47) était mort, en Catalogne et non pas en Italie, en 1696.

4. Henri, comte de Lestrange, puis marquis de Saint-Nectaire (tome XIII, p. 47), était fils de Charles de Saint Nectaire de Lestrange mort le 24 avril 1667, qui était frère du maréchal de la Ferté (tome XI, p. 147), père du duc Henri-François de la Ferté (tome III, p. 93).

5. Jacques de Beauvoir de Grimoard du Roure, fils aîné du lieutenant général comte du Roure, faisait partie du corps que le comte de Coligny avait mené en Hongrie en 1664; il fut tué en duel par M. de Saint-Nectaire, appelé alors le comte de Lestrange, et c'est par erreur que le *Moréri* le fait mourir à la bataille de Raab : voyez les *Œuvres de Louis XIV,* tome V, p. 262.

6. Il y a *remarié,* par mégarde, dans le manuscrit.

7. Marie de Hautefort de Lestrange, veuve de Charles de Saint-Nectaire, s'était remariée le 18 juillet 1669 à Guillaume Maupeou, fils de Pierre Maupeou, sur lequel les généalogies ne donnent aucun renseignement.

8. Jean-Gabriel de la Ferté, chevalier de Saint-Nectaire, puis comte de Lestrange : tome XIII, p. 48, note 1.

Il parut depuis dans le monde avec un air fort hébété[1]. Mme de Saint-Nectaire n'eut qu'une fille, dont la beauté fit tant de bruit, qui mourut avant sa mère, et qui laissa de Florensac, frère du duc d'Uzès[2], un fils qui n'a pas vécu[3], et une fille qui épousa le beau comte d'Agenois[4], que la princesse de Conti et le Parlement ont fait duc et pair d'Aiguillon. Mme de Saint-Nectaire laissa tout son bien à Cany[5] par amitié pour Chamillart son père, en cas que les enfants de sa fille n'en laissassent point.

La reine d'Espagne débarque à Monaco et va par terre

L'envoyé de Parme[6] eut audience du Roi le 11 octobre, à Fontainebleau, sur le mariage de la princesse de Parme. C'étoit un peu tard[7]. Elle eut cent mille pistoles de dot, et pour trois cent mille livres de pierreries[8]. Elle s'étoit

1. Voyez sur ce procès la note 1 de la page 48 de notre tome XIII.

2. Louis de Crussol, marquis de Florensac, mourut le 15 mai 1716, veuf depuis le 2 juillet 1705 de Marie-Thérèse-Louise de Senneterre de Lestrange (*ibidem*, p. 47 et 49).

3. François-Emmanuel de Crussol, marquis de Florensac, mort à vingt-cinq ans en 1719, laissant un fils qui continua sa branche (*ibidem*).

4. Armand-Louis du Plessis-Richelieu épousera en 1718 Anne-Charlotte de Crussol-Florensac et deviendra duc d'Aiguillon en 1731 (*ibidem*, p. 49, note 5).

5. Michel II Chamillart (tome VI, p. 302).

6. Un Barthélemy-Odoard Pighetti, comte de Rivasso, était déjà ministre résident de Parme à la cour de France, en 1684. L'envoyé extraordinaire du duc en 1714 portait le même nom : mais il est probable que c'était le fils de celui-là, dont la mission aurait autrement duré près de trente ans (Bibliothèque nationale, Cabinet des titres, Pièces originales PIGHETTI).

7. Il a été dit plus haut (p. 90, note 1) que Chalais avait eu mission, dès la fin de juin, de demander le consentement du Roi pour ce mariage et que Louis XIV ne l'avait point refusé. A son tour, le cardinal del Giudice en donna officiellement part avant de quitter la cour, en août (ci-dessus, p. 89). Le cardinal Acquaviva prit d'ailleurs le soin d'informer lui-même Louis XIV et Torcy des incidents de son voyage à Parme, de la demande qu'il y fit de la main de la princesse, le 1er août, et de la célébration du mariage (Dépôt des affaires étrangères, vol. *Parme* 5, fol. 396, 397, 441, 442 et 455).

8. *Dangeau*, p. 260.

en Espagne; sa dot, sa réception *incognito.*

embarquée pour Alicante à Sestri de Levant[1]. Une forte tempête la dégoûta de la mer : elle débarqua à Monaco pour traverser par terre la Provence, le Languedoc et la Guyenne, pour gagner Bayonne, et y voir la reine d'Espagne veuve de Charles II, sœur de sa mère[2]. Desgranges, maître des cérémonies, la fut trouver en Provence avec ordre de la suivre, et de la faire accompagner et servir de tout par les gouverneurs, lieutenants généraux, et par les intendants des provinces par où elle devoit passer[3], quoiqu'elle fût dans le parfait *incognito*[4]. Le marquis de

Béthune, premier gentilhomme

1. Sestri-di-Levante et Sestri-di-Ponente sont deux petits ports situés dans le golfe de Gênes. La reine Élisabeth Farnèse arriva le 26 septembre à Sestri-di-Levante; mais les vaisseaux espagnols de don Andrès de Paz n'avaient point encore paru. Le duc de Tursi la vint prendre alors avec ses galères pour la conduire à Gênes, où elle parvint le 30, si malade de la traversée qu'elle ne voulut plus se rembarquer. De là elle gagna, par terre, Menton, où le prince de Monaco la logea tant bien que mal avec sa suite. Le reste de ce voyage a été raconté avec quelques détails par le marquis de Courcy (*l'Espagne après la paix d'Utrecht,* chapitre III, p. 250-321); voyez aussi les documents indiqués dans la *Correspondance des Contrôleurs généraux,* tome III, n° 1733, et ci-après l'Appendice, n° VI.

2. L'entrevue des deux reines eut lieu auprès de Pau, le 29 novembre (Courcy, *l'Espagne après la paix d'Utrecht,* p. 309 et suivantes; *Dangeau,* p. 297-298). Marie-Anne de Bavière-Neubourg, reine douairière d'Espagne, était sœur de Dorothée-Sophie, duchesse de Parme.

3. *Devoit* est en interligne, et *passer* corrige *passera.* — Il y a dans le volume *Espagne* 237, fol. 28-30, 57, 91-93, etc., des lettres de Desgranges, du duc de Roquelaure, de l'intendant de Pau et d'autres personnages; dans le volume 232, on trouvera sur le même sujet des lettres d'Orry et de M. de Vauvré, relativement aux voitures, aux logements et à toutes les dispositions matérielles du voyage.

4. On trouvera ci-après, appendice VI, la relation officielle du voyage de la reine d'Espagne à travers la France, qui a été insérée par Desgranges dans son Cérémonial (Bibliothèque Mazarine, ms. 2747, fol. 100-180). Il en existe un extrait, résumé par Desgranges lui-même, au Dépôt des affaires étrangères, dans le volume *Espagne* 237, fol. 246. L'instruction qui lui fut donnée, datée de septembre 1714, se trouve aussi dans le volume *Espagne* 231, fol. 159-162.

Béthune, aujourd'hui duc de Sully[1], premier gentilhomme de la chambre de M. le duc de Berry en année à sa mort, reporta sa Toison en Espagne[2]. Il étoit gendre de Desmaretz[3], et Mme des Ursins ne manqua pas cette occasion de la lui faire donner[4]. Le Roi consola le duc de Saint-Aignan, qui étoit l'autre premier gentilhomme de la chambre[5], et qui auroit fort voulu aller porter la Toison dans l'espérance de l'obtenir, en l'envoyant à la reine d'Espagne, à son passage, lui porter ses compliments[6] et un présent de sa part. Il consistoit en son portrait garni de quatre diamants, avec quelques bijoux. Il se ressentit du peu de satisfaction du mariage; car il ne valoit guères que cent mille francs[7].

de la chambre de M. le duc de Berry en année à sa mort, reporte sa Toison en Espagne et l'obtient.

Le duc de Saint-Aignan porte un médiocre présent du Roi à la reine d'Espagne, à son passage. [*Add. St S. 1164*]

La princesse des Ursins fit faire en même temps grand de la première classe Chalais, son homme de toute confiance, fils du frère de son premier mari, qu'on a vu, en plus d'un endroit ici[8], employé par elle à bien des cho-

Chalais grand d'Espagne avec exclusion d'en avoir

1. Louis-Pierre-Maximilien, marquis de Béthune : tome XVI, p. 436.

2. *Dangeau*, p. 274.

3. Nous avons vu ce mariage en 1709 : tome XVI, p. 436.

4. Si la princesse provoqua cette nomination en faveur de M. de Béthune, elle y avait été encouragée par Torcy, qui lui écrivait à ce sujet le 8 octobre 1714 (recueil la Trémoïlle, tome VI, p. 235), et lui faisait remarquer que M. de Béthune devait hériter un jour du duché de Sully.

5. Paul-Hippolyte de Beauvillier, duc de Saint-Aignan, choisi le 5 novembre par le Roi pour aller saluer Élisabeth Farnèse, lui présenta son compliment le 28 à Tarbes. Nous en possédons le texte (vol. *Espagne* 237, fol. 88-89). Le duc accompagna la reine jusqu'à Madrid et y fut nommé ambassadeur le 10 février, pour y demeurer jusqu'à l'arrivée du marquis de Pompadour (vol. *Espagne* 234, fol. 179-180, et vol. 237, fol. 120).

6. Le manuscrit porte *complients,* par mégarde. — On trouvera ci-après, p. 451, la lettre de créance du jeune duc.

7. *Dangeau*, p. 274; le *Journal*, on le comprend, ne parle pas de la modicité du présent royal, et cette réflexion est particulière à notre auteur. De son côté Philippe V envoya au devant de sa future épouse le duc de Medina-Celi, qui devait lui offrir le cadeau de noces royal, ce qu'on appelait la *joya*.

8. En dernier lieu, dans le précédent volume.

en France le rang et les honneurs.

ses secrètes. Il fallut en demander la permission au Roi, qui ne la voulut accorder qu'à condition de ne revenir plus en France[1], ou de se résoudre à n'y jouir d'aucun rang ni honneurs[2], non plus que s'il n'étoit pas grand d'Espagne. Cette nouveauté, non encore arrivée depuis l'avènement de Philippe V à la couronne d'Espagne, dut donner à penser à Mme des Ursins. C'étoit un coup de fouet qui portoit directement sur elle. Chalais ne laissa pas d'être grand, et certes il étoit temps pour lui[3]; on verra dans la suite qu'il n'est rien tel que d'obtenir ces grandes grâces.

Prince de Rohan et prince d'Espinoy ducs et pairs; manèges qui les font. Ruse

Le Roi, sortant de dîner le samedi 20 octobre, fit entrer le prince de Rohan dans son cabinet. Il lui dit qu'il le faisoit duc et pair, et le prince d'Espinoy aussi; qu'il ne pouvoit refuser cette grâce au mérite de sa mère, à laquelle il commanda au prince de Rohan d'en porter la nouvelle de sa part[4]. La princesse d'Espinoy

1. Philippe V n'hésita point à écrire pour cela une longue lettre de sa main à Louis XIV, le 23 juillet (Dépôt des affaires étrangères, vol. *Espagne* 235, fol. 291.) Le Roi lui répondit le 6 août, comme s'il se sentait la main un peu forcée par son petit-fils (*ibidem*, fol. 341); voyez ci-après, aux Additions et Corrections. Mme des Ursins n'en témoigna que plus de satisfaction du succès à Torcy (vol. *Espagne* 234, fol. 53). De son côté Chalais répondit à cette grâce par des protestations de dévouement à Louis XIV (*ibidem*, fol. 152); voyez *Dangeau*, p. 263.

2. *Ny honneurs* est en interligne.

3. Il veut dire que la disgrâce prochaine de sa tante l'aurait probablement empêché de recevoir plus tard cette faveur. Arrivé à Madrid le 26 août, Chalais se couvrit le 14 octobre; le duc d'Havré fut son parrain (vol. *Espagne* 231, fol. 69, et 232, fol. 87). On peut voir sur cette grandesse, dans le recueil des lettres publiées par le duc de la Trémoïlle (tome VI, p. 212-213, 225 et 236) les dépêches des 19 août, 10 septembre et 14 octobre.

4. A lire le récit de Saint-Simon, on pourrait croire qu'il s'agit de la princesse de Soubise, mère du prince de Rohan; or elle était morte depuis 1709. Notre auteur a mal copié le texte de Dangeau (tome XV, p. 265), qui est beaucoup plus clair : « Le Roi, en sortant de son dîner, fit entrer dans son cabinet le prince de Rohan, et lui dit qu'il

vint[1] remercier le Roi à son retour de la chasse, qui la combla d'honnêtetés, et, lorsque le prince d'Espinoy le remercia, il lui dit qu'il avoit grande obligation à sa mère, et qu'il ne pouvoit trop lui témoigner de reconnoissance, de respect et d'attachement[2]. Le prince de Rohan desiroit ardemment[3] d'être duc et pair, et l'avoit souvent demandé ; jamais aussi je ne vis homme si aise, ni qui le témoignât plus franchement, bien que la franchise ne fût pas sa vertu favorite. Lui et Mme d'Espinoy venoient de marier leurs enfants[4]. Il faut se souvenir de la liaison intime qu'on a vu en son lieu que l'habile Mme de Soubise, dans la vue de Monseigneur et de l'avenir, forma avec Mme de Lillebonne et ses deux filles, qui, à cause du présent, s'y prêtèrent volontiers[5] ; que ce fut pour cela que Mme de Soubise fit le mariage du feu prince d'Espinoy, fils de sa sœur, avec la seconde fille de Mme de Lillebonne, et que la liaison devint telle, que Mlle de Lillebonne, abbesse de Remiremont, après la mort de Monseigneur, et sa sœur, Mme d'Espinoy, ne furent qu'un avec le prince et le cardinal de Rohan : ce qui subsista toute leur vie. Mme de Soubise, avant sa mort, avoit tiré parole du Roi de faire le

orgueilleuse du prince de Rohan ; l'autre prend le nom de duc de Melun. [Add. St-S. 1165]

le faisoit duc et pair, grâce que le prince de Rohan souhaitoit passionnément, qu'il avoit demandée au Roi plus d'une fois et qu'il avoit tout lieu d'espérer par plusieurs raisons. Le Roi lui avoit toujours répondu favorablement. Le Roi lui dit aussi qu'il faisoit le même honneur au prince d'Espinoy, et qu'il ne pouvoit refuser cette grâce au mérite de Mme la princesse d'Espinoy, sa mère, et commanda à M. de Rohan d'aller dans le moment lui en porter la nouvelle. Elle vint remercier le Roi au retour de sa chasse ; il la fit entrer dans son cabinet et la combla de louanges et d'honnêtetés. » La mère du prince d'Espinoy était Thérèse de Lorraine-Lillebonne, et sa grand'mère Jeanne-Pélagie de Rohan-Chabot, sœur de Mme de Soubise.

1. La troisième lettre du mot *vint* surcharge un *t*.

2. C'est Dangeau qui dit cela (p. 267) en citant les paroles mêmes du Roi.

3. Le manuscrit porte *ardam^t*.

4. Ci-dessus, p. 96.

5. Notre tome XV, p. 12 et 16.

prince de Rohan duc et pair[1]. Tout[2] princes que sa beauté avoit su faire les Rohans, elle avouoit très librement que cela ne tenoit qu'à un bouton[3], et qu'il n'y avoit en France de vraie et solide grandeur pour les maisons que le duché-pairie. La maison de Lorraine, à qui la principauté véritable ne peut être disputée, l'avoit pensé ainsi dans sa plus haute puissance. Elle en accumula dix ou douze à la fois dans ses diverses branches[4]. Ce fut par ce degré qu'elle monta depuis à tout ce qu'elle osa entreprendre sur les rangs, et de là aux choses les plus hautes, qui furent si près de renverser l'État, et d'ôter la couronne à la postérité de saint Louis et d'Hugues Capet, rangs et distinctions qu'elle a su se conserver dans la chute de la Ligue, et dont la jouissance jusqu'à aujourd'hui fait l'admiration d'étonnement de tout ce qui pense et réfléchit. Ce que Mme de Soubise avoit si sagement comme assuré, le cardinal son fils l'acheva. Devenu avec le P. Tellier une seule et même personne pour la ruine du cardinal de Noailles et pour tous les vastes et pernicieux desseins de cet effroyable jésuite, auquel, comme [on] l'a vu ailleurs[5], il s'étoit enfin abandonné totalement, il ne laissa pas échapper une conjoncture pour sa maison aussi favorable pour lui que l'affaire actuelle de la Constitution[6], et voulut en même

1. Notre tome V, appendice XI, p. 554-555; *Dangeau*, tome XII, p. 321. Le prince de Rohan écrivit à Fénelon une lettre qui est insérée dans la *Correspondance* du prélat, tome IV, p. 525, et dans laquelle il reconnaît que la faveur qu'il vient d'obtenir est due en partie aux bons conseils donnés par Fénelon sur la conduite qu'il devait tenir pour y arriver.

2. Il y a *tous* dans le manuscrit. — 3. Tome VII, p. 107.

4. Saint-Simon en exagère le nombre; on peut citer le duché de Guise érigé en 1528, ceux d'Aumale (1547), de Mercœur (1569), de Mayenne (1573), d'Elbeuf (1581), de Joyeuse (1611), de Chevreuse (1612). Il en reparlera ci-après, p. 259.

5. Tome XXIII, p. 396 et suivantes.

6. Le 24 octobre 1714, on mandait de Paris au baron de Besenval (Dépôt des affaires étrangères, vol. *Pologne* 146, fol. 232) : « .... L'affaire de la Constitution se renouvelle plus que jamais. L'on craint

temps profiter de si puissants appuis pour le prince d'Espinoy, fils de son cousin germain, et dont la sœur[1] venoit d'épouser son neveu. Mme d'Espinoy, comme on l'a vu ailleurs, avoit depuis longtemps avec Mme de Maintenon d'étranges et d'invisibles liaisons[2], si fortes et si intimes, qu'il[3] étoit bien difficile qu'elle[4] ne la servît pas à souhait, tellement que cette complication de choses fit ces deux nouveaux ducs et pairs[5]. On verra[6] bientôt une troisième pairie de la même façon de cette féconde Constitution[7]. Joyeuse[8] fut le duché-pairie érigé pour le prince d'Es-

même que l'on ne procède contre le cardinal de Noailles et que le Pape ne lui redemande le chapeau. Les mal intentionnés ne manquent pas d'attribuer au mécontentement du cardinal de Noailles le duché-pairie que le Roi a accordé à M. le prince de Rohan-Soubise, ce qu'il a fait, dit-on, pour montrer la satisfaction qu'il a du cardinal de Rohan, que l'on dit être opposé au cardinal de Noailles; mais, cependant, il a accordé la même grâce à M. d'Espinoy qui n'a nul trait à tous ces différends.... »

1. Les trois mots *dont la sœur* sont en interligne sur *qui*, biffé.

2. On a vu dans le tome XV, p. 8-9, qu'il prétendait que Mme d'Espinoy avait été chargée par Mme de Maintenon d'espionner la duchesse de Bourgogne.

3. Avant *qu'il*, Saint-Simon a biffé *qu'il estoit difficile*.

4. C'est-à-dire, Mme de Maintenon.

5. Lettre de Mme de Maintenon à la princesse des Ursins: recueil Bossange, tome III, p. 129.

6. Avant *verra*, le manuscrit porte *en* biffé.

7. Le *C* de *Constitution* corrige un *c*. — Saint-Simon veut parler du duché-pairie de Tallard, dont il mentionnera l'érection dans le prochain volume.

8. Joyeuse était un bourg du Vivarais, situé sur les frontières du Languedoc et du Gévaudan, à présent chef-lieu de canton de l'arrondissement de Largentière. D'abord simple vicomté, il fut érigé, le 7 septembre 1581, en duché-pairie, par Henri III pour son favori Anne, vicomte de Joyeuse, bientôt après marié à Marguerite de Lorraine (notre tome II, p. 25). Cette pairie s'était éteinte par la mort de François-Joseph de Lorraine, duc de Guise, d'Alençon et de Joyeuse, arrivée le 16 mars 1675 (notre tome I, p. 24). Dans la suite, le duché avait été confisqué, en 1690, sur le prince de Commercy, passé à l'Empereur (notre tome IV, p. 337); mais, en mars 1694, Louis XIV avait

pinoy, qui, préférant le nom de sa maison, véritablement fort grande, prit le nom de duc de Melun[1]. Le prince de Rohan, transporté du solide qu'il avoit si longuement poursuivi, rusa et voulut faire plus que pas un de la maison de Lorraine, de celle de Savoie, ni des autres vrais princes étrangers qui ont[2] été ducs, excepté l'unique comte de Soissons mari de cette toute-puissante nièce du cardinal Mazarin pour qui fut inventée la charge de surintendante de la Reine[3]. Il fit ériger Frontenay en duché-pairie, dont Soubise, ce fameux rebelle, avoit été fait duc à brevet par Louis XIII[4]; mais le prince de Rohan lui fit changer son nom, et donner le sien redoublé de Rohan-Rohan, à l'exemple de quelques branches de maisons d'Allemagne, comme Baden-Baden, pour se distinguer des autres de même nom, lui pour se distinguer du duché-pairie de Rohan, qui a passé dans la maison Chabot, mais en effet pour continuer à porter le nom de prince de Rohan sous le spécieux prétexte de la cacophonie[5] continuelle des noms de duc de Rohan, et de duc de Rohan-Rohan, tous deux existants. Avec cette adresse il conserva

fait don du domaine à Mlle de Lillebonne (*Mémoires de Sourches*, tome IV, p. 313), qui avait épousé en 1691 le prince d'Espinoy. C'est pour le fils de celui-ci que furent délivrées les nouvelles lettres d'érection, datées d'octobre 1714 (Archives nationales, X^{1A} 8713, fol. 71 v° et suivants; *Écrits inédits de Saint-Simon*, tome VI, p. 342-362).

1. *Dangeau*, tome XV, p. 301. *Lettres de Mme de Sévigné*, tome IX, p. 485, note 26).

2. *Ont* est en interligne, au-dessus d'*avoient*, biffé.

3. Eugène-Maurice de Savoie-Carignan (tome X, p. 258) et Olympe Mancini (tome II, p. 44).

4. Benjamin de Rohan, seigneur de Soubise, avait obtenu l'érection de sa baronnie de Frontenay en duché-pairie, par lettres patentes datées de Nantes, du mois de juillet 1626 (notre tome V, p. 220, notes 2 et 4). On dit encore à présent Frontenay-Rohan-Rohan : c'est un chef-lieu de canton des Deux-Sèvres, de l'arrondissement de Niort. La branche des Rohans émigrée en Autriche au moment de la Révolution, et qui subsiste en ce pays très puissante et considérée, conserve toujours parmi ses nombreux titres celui de duc de Rohan-Rohan.

5. Saint-Simon écrit *cacofonie*.

son nom de prince de Rohan, et laissa croire aux sots qu'il n'avoit daigné porter un titre[1], après lequel il ne se cachoit pas même d'avoir si ardemment et si longuement soupiré, et d'être comblé de joie d'en être enfin revêtu[2].

Voyage et retour de Sicile de son nouveau roi. Maffei ; ses emplois, son caractère.

Le duc de Savoie, nouveau roi de Sicile par la paix[3], alla, avec la reine son épouse, se faire couronner dans son île, la connoître par lui-même, et y établir son[4] gouvernement. Il passa plusieurs mois à Messine et à Palerme[5] au milieu d'une nombreuse cour des plus grands seigneurs et de la première noblesse de Sicile. Il revint à Turin en ce temps-ci, ayant laissé le comte Maffei vice-roi[6], homme

1. C'est une allusion à la fameuse devise déjà citée (notre tome V, p. 216, note 3) :

Roi ne puis,
Duc ne daigne,
Rohan suis.

2. Le nouveau duc et pair fut reçu au Parlement le 18 décembre (*Dangeau*, p. 306). L'information de vie et mœurs, qui est du 15 décembre, est conservée en original aux Archives nationales, K 617 n° 5, et en copie au Dépôt des affaires étrangères, vol. *France* 206, fol. 100. Les lettres d'érection sont transcrites dans le registre X[1A] 8713, fol. 66-71.

3. Nos tomes XXIII, p. 351, et XXIV, p. 120 et 146.

4. On lirait aussi bien ici *un* que *son*.

5. Tome XXIV, p. 147. Dès le 18 novembre 1713, Victor-Amédée avait écrit à Louis XIV une lettre datée de cette ville, dont nous possédons l'original (vol. *Turin* 117, fol. 251) : ayant pris possession de son nouveau royaume, il n'avait pas de plus grand empressement que d'en donner part au Roi.

6. *Dangeau*, p. 254. — Gentilhomme de la chambre et premier écuyer de Victor-Amédée, Annibal, comte Maffei, avait d'abord été envoyé extraordinaire de Savoie en Angleterre (novembre 1699-septembre 1700). Chargé d'une nouvelle mission auprès de Marlborough et envoyé extraordinaire à Londres (janvier-juin 1706), il étoit passé ensuite à la Haye, pour revenir remplacer à Londres le comte de Briançon en décembre 1709. A Utrecht, il parut enfin comme le premier plénipotentiaire de Victor-Amédée. A la nouvelle de son installation à la vice-royauté de Sicile, le cardinal de la Trémoïlle écrivit au Roi, le 25 septembre 1714 (vol. *Rome* 539, fol. 138) : « On m'a parlé du comte Maffei comme d'un homme à la vérité inférieur à un emploi si considérable, mais pourtant plus propre que les autres que le roi de

de beaucoup d'esprit et délié, fort dans sa confiance, et chargé souvent par lui d'affaires délicates et secrètes. Ce fut lui qu'il envoya au Pont-Beauvoisin, lors du mariage de Mme la duchesse de Bourgogne, pour voir comment elle seroit reçue en France. Il fut depuis en diverses ambassades importantes, enfin à Paris, où il reçut l'Annonciade, qui est le suprême honneur de la cour de Savoie, en la dernière promotion de cet ordre que fit son maître. Maffei étoit souple, avisé, insinuant, capable des plus grandes affaires et des plus adroites exécutions, comme on le verra en son temps en Sicile. Avec cela, gaillard, même fort débauché, et d'excellente compagnie, vivant toujours avec la meilleure partout. Il savoit beaucoup, et avoit fort servi à la guerre. Il mourut fort vieux, fort suspect au nouveau roi[1], et fort abandonné depuis la catastrophe du premier roi[2], auquel il étoit uniquement attaché.

[*Add. St-S. 1166*]

Retour de Fontainebleau par Petit-Bourg. Le Roi chagrin pendant le voyage.

Le Roi revint de Fontainebleau, le mercredi 23 octobre, coucher à Petit-Bourg, et le lendemain à Versailles[3]. Mme de Saint-Simon, qui étoit dans son carrosse[4], me dit qu'il n'étoit pas de meilleure humeur qu'en allant[5], et qu'à le voir ainsi de suite, sa santé paroissoit diminuer ; ce fut aussi son dernier voyage de Fontainebleau. Il étoit aussi fort tourmenté de l'affaire de la Constitution[6], où le

Sicile auroit pu choisir pour le remplir.... » Il chassa les jésuites de Sicile en 1716, fut nommé ambassadeur extraordinaire de Sardaigne à Paris en 1726 et chevalier de l'Annonciade en 1729. — Saint-Simon écrit *Maffeï* et *Mafféï*.

1. Charles-Emmanuel III.

2. Victor-Amédée II, ayant abdiqué en 1730 en faveur de son fils, voulut reprendre le pouvoir l'année suivante et chercha à détrôner Charles-Emmanuel; celui-ci le fit arrêter et l'enferma au château de Rivoli, puis à Moncalieri, où il mourut en 1732.

3. *Dangeau*, p. 267-268.

4. Comme dame d'honneur de la duchesse de Berry (*Dangeau*, p. 268).

5. Ci-dessus, p. 98.

6. Notre tome XXIV, p. 101-119, 172 et 311. L'histoire de cette affaire est à présent facilitée par la publication du tome II du *Recueil*

P. Tellier lui avoit fait mettre sa conscience et son autorité. Il y avoit eu force négociations avec le cardinal de Noailles; le cardinal d'Estrées, qui, par ordre du Roi, s'en étoit mêlé d'abord, s'en étoit retiré presque aussitôt, indigné des friponneries continuelles du P. Tellier et de Bissy, dont il ne se tut pas[1]. Le cardinal de Polignac s'y fourra longtemps après. Le succès fut pareil ; il en demeura mal avec le Roi[2], et rompit avec tant d'éclat avec le cardinal de Rohan, qu'il ne lui fit aucun compliment sur le duché-pairie de son frère[3]. Tout ce qui étoit savant et de bonne foi suivoit le cardinal de Noailles dans l'épiscopat, les fameuses universités entières, les ordres religieux et réguliers, les chapitres, et les curés de Paris, et une[4] infinité de toutes les provinces, enfin les parlements et tous les laïques instruits qui n'étoient pas esclaves des jésuites ; jusque dans la cour, il n'y avoit sourdement qu'une voix. Parmi les acceptants, pas l'ombre d'uniformité : les uns, évêques et autres, adhéroient en petit nombre à ce qu'avoit fait l'assemblée des quarante[5], et ceux-là encore

Embarras sur la Constitution.

des instructions données aux ambassadeurs et ministres de France à Rome que vient d'achever M. Jean Hanoteau (p. 347-365).

1. Il n'avait pas parlé du cardinal d'Estrées lorsqu'il a été question, dans nos précédents volumes, de l'affaire de la Constitution.

2. La première lettre de *Roi* surcharge une *r*.

3. Ceci est emprunté au *Journal de Dangeau*, p. 268. Clément XI s'était amèrement plaint au cardinal de la Trémoïlle, chargé d'affaires de France à Rome, de la conduite du cardinal de Polignac en cette affaire ; mais, comme une vive amitié unissait les deux prélats, la Trémoïlle soutint la cause de Polignac auprès du Pape, et ensuite, auprès du Roi, par le moyen de Torcy qui partageait son sentiment (lettres du cardinal de la Trémoïlle et de Torcy, 4 et 22 septembre : Affaires étrangères, vol. *Rome* 539, fol. 10 et 15). La conduite, à la fois réservée et habile du cardinal de Rohan, se trouve bien expliquée dans sa lettre du 29 décembre à l'archevêque de Cambray (*Correspondance de Fénelon,* tome IV, p. 526-527).

4. Avant *une,* Saint-Simon a biffé *les.*

5. Il s'agit ici de l'assemblée des évêques de France qui s'était réunie, en octobre 1713, à l'archevêché de Paris, pour se séparer le 5 février 1714 : notre tome XXIV, p. 119, note 3, et p. 503-504 ;

avec des diversités chacun ; la plupart des acceptants, sans y adhérer, avoient tous entre eux des explications différentes ; les quarante même se mirent à varier sur le sens de leur mandement d'acceptation commune ; c'étoit un chaos et une tour de Babel[1], ainsi que[2] le montra un extrait tiré de la totalité des mandements des évêques, qui se contredisoient tous en acceptant, sans qu'aucun s'accordât avec un autre[3]. On vit[4] donc plus clairement que jamais que, sans les menaces et les promesses, les récompenses et les plus durs châtiments, et les plus étendus, l'artifice et la violence ouverte, la Constitution auroit été universellement rejetée, et qu'il n'étoit question, parmi les acceptants, que de trouver le moyen de ne recevoir que des mots, et de rejeter tout le sens. Le Pape[5] de plus, très mécontent de n'avoir pas trouvé la soumission aveugle et uniforme dont le P. Tellier lui avoit tant répondu, et sans quoi il ne [se] seroit jamais embarqué dans cette détestable affaire, avoit fait sentir aux quarante évêques, en particulier, par un bref public[6], la colère où il étoit de leur audace d'avoir osé interpréter sa bulle, et de [ne] l'avoir pas acceptée aveuglément, en sorte que ceux qui

Lafitau, *Histoire de la Constitution Unigenitus*, éd. 1820; *Délibérations de l'assemblée des cardinaux, archevêques et évêques tenue à Paris en l'année 1713 et 1714*, Paris, chez Muguet, 1714.

1. « On appelle figurément *tour de Babel* un lieu plein de confusion » (*Académie*, 1718).

2. *Ainsy que* est en interligne, au-dessus de *co*[e], biffé.

3. Saint-Simon veut sans doute parler du « Recueil des mandements et instructions pastorales de Messeigneurs les archevêques et évêques de France, pour l'acceptation de la Constitution de notre Saint-Père le pape Clément XI du 8 septembre 1713 ... », paru en 1715.

4. Le mot *vit* surcharge d'autres lettres.

5. *Le Pape* est en interligne, au-dessus de *Rome*, biffé ; mais Saint-Simon a laissé plus loin *mecontente* au féminin.

6. Bref du 17 mars 1714 adressé aux cardinaux, archevêques et évêques de France assemblés à Paris sur l'acceptation qu'ils ont faite de la constitution de S. S. du 8 septembre 1713 (Bibliothèque nationale, Ld[4], n° 714).

avoient le plus fait n'irritèrent pas le Pape[1] moins que les autres, parce qu'il veut prononcer des oracles, ne les point expliquer, dans la crainte de quelque brèche à la prétendue infaillibilité, et que, voulant être le seul évêque, et l'unique juge souverain de la foi, et regardant les autres évêques comme ne tenant leur autorité que de lui seul, non de Jésus-Christ immédiatement, contre le texte formel, clair et répété de l'Évangile, et la foi de tous les siècles, et des papes, qui ne s'en sont écartés que dans les derniers, il réputoit à crime tout ce qui n'étoit pas l'obéissance la plus aveugle et l'acceptation la plus soumise de tout ce qu'il daigne prononcer de plus absurde et de plus inintelligible, et à crime encore plus grand de chercher à l'entendre, à l'expliquer, et à oser même lui en demander l'explication, comme, dans tous les siècles, elle a été demandée aux papes dans ce qui émanoit d'eux d'obscur, qui l'ont toujours donnée, et ont toujours excité les évêques à la leur demander[2], à l'exemple même de Jésus-Christ, comme tant d'endroits clairs et exprès de l'Évangile le prouvent si manifestement. Tant d'embarras firent donc résoudre de[3] faire faire au Roi un effort auprès du Pape pour obtenir de lui quelque explication[4],

Amelot envoyé à Rome pour la tenue

1. Ici encore, *le Pape* est en interligne, au-dessus de *Rome* biffé, et de même, plus loin, *il* a été mis aussi en interligne au-dessus d'*elle ne*, biffé.

2. Le manuscrit porte *demandé*.

3. La préposition *de*, qui achève la page 1431 du manuscrit, est répétée au début de la page 1432.

4. Avant de décider l'envoi de Michel Amelot (tome IV, p. 285), Louis XIV avait cru devoir charger un capucin, le Père Timothée de la Flèche, d'une mission secrète auprès de Clément XI. Ce religieux, parti de Paris le 30 janvier 1714, arriva à Rome le 15 février; mais, malgré son habileté à se ménager de fréquentes audiences du Pape, il n'en obtint rien qu'un congé, dès le début du mois de mars. Clément XI, déjà mal disposé, ne voulait pas traiter avec un ambassadeur sans qualité (*Recueil des instructions aux ambassadeurs de France à Rome,* tome II, p. 419-420); il a été parlé de ce capucin dans les Additions et Corrections de notre tome XXIV, p. 504.

d'un concile national en France. [Add. St-S. 1167]

ou de souffrir qu'il se tînt en France un concile national, qu'on peut juger, par ce qui vient d'être dit, être la bête[1] de Rome. Amelot, ami des jésuites, mais homme d'honneur et de grand talent pour la négociation et les affaires, comme il y a tant paru en ses diverses ambassades, fut donc nommé pour aller à Rome[2] sans caractère que de simple ministre du Roi[3]. Il l'entretint deux ou trois fois dans son cabinet, et il partit dans les premiers jours de décembre[4].

1. Locution déjà rencontrée dans notre tome XVII, p. 342.

2. Mme de Maintenon écrivait le 20 octobre à Mme des Ursins (recueil Bossange, tome III, p. 127) : « C'est sur M. Amelot que tombera cette triste commission, mais si importante, que le Roi a cru devoir prendre ce qu'il croit de meilleur. On prétend que le concile national est la voie la plus douce, la plus prompte et la plus usitée. »

3. Le Dépôt des affaires étrangères contient beaucoup de documents relatifs à l'ambassade d'Amelot, dont M. Jean Hanoteau a fait le résumé dans le recueil déjà cité, p. 419-462. Amelot n'eut pas d'abord de caractère déterminé. Quand il arriva à Rome, le 9 janvier 1715, il descendit en particulier, presque en voyageur, chez le cardinal de la Trémoïlle, dont on l'avait, du reste, averti de se méfier. Mais il se rendit bientôt à l'audience du Pape, le 12 janvier, comme s'il eût véritablement à faire figure d'ambassadeur du Roi, l'épée au côté et sans quitter le chapeau (lettres du cardinal de la Trémoïlle et d'Amelot à Louis XIV, du 15 janvier : vol. *Rome* 545, fol. 80 et 98). Son instruction diplomatique ne le qualifie cependant que du titre d'envoyé. Une copie de sa correspondance est aux Archives nationales, F[60], n° 10.

4. Ce départ, d'abord tenu secret, fut ensuite hâté. Le Roi craignait qu'on ne circonvînt Amelot, comme en témoigne cette lettre du 26 novembre 1714, de Voysin à Amelot (Archives du comte Amelot de la Houssaye) : « .... Si M. le cardinal de Noailles demande à vous voir chez vous, il ne vous est guère possible de le refuser. J'en rendrai demain compte au Roi et je suis persuadé que S. M. ne le trouvera pas mauvais. Il peut vous dire tout ce qu'il voudra, et il vous convient de vous tenir dans une grande réserve.... Il s'agit de concerter avec le Pape les moyens les plus sûrs pour faire cesser la division. C'est tout ce qui se peut dire du sujet de votre voyage.... » La nomination d'Amelot fut officielle à la cour le 29 octobre ; son instruction fut signée le 2 décembre ; il prit congé du Roi le lendemain et partit le 10 de Paris (*Dangeau*, tome XV, p. 270 et 289 ; recueil Geoffroy, tome II, p. 357 ; *Recueil des instructions*, p. 422). On trouvera aux Additions et Corrections une lettre du cardinal de Rohan à Amelot sur sa mission.

Le Roi, arrivé donc de Fontainebleau à Versailles le 25 octobre, nomma Amelot le 29. La Toussaint se trouva le jeudi, et, le lendemain, il alla à Marly jusqu'au samedi 1er décembre[1]. Vers les commencements du voyage, le P. Tellier, qui toujours me courtisoit, et qui ne se lassoit point de me parler de la Constitution, quelque peu content qu'il dût être de ses conversations avec moi là-dessus, me parla fort du concile national, et me fit une proposition, que, pour un homme d'autant d'esprit et de connoissance en manèges et en artifices, je n'ai jamais pu comprendre. Après force propos pour me faire goûter ce concile, que j'aurois en effet fort approuvé, s'il eût été possible qu'on l'eût laissé pleinement libre, il me dit qu'il étoit résolu de le tenir à Senlis; qu'il étoit impossible que ce fût dans Paris par beaucoup de raisons qu'il m'allégua, et toutes tendantes à se rendre bien maître et tyran du concile; qu'il falloit une ville pour que tout le monde pût être logé, et près de Paris pour en tirer les lumières d'une part, c'étoit à dire ses ordres, et la[2] subsistance de l'autre; assez loin de Paris pour ôter la possibilité d'y aller souvent, assez loin de la cour aussi pour ne pas donner lieu de croire qu'elle gênât la liberté, et empêcher aussi les prélats de la fréquenter. Puis, me regardant d'un air affable, mais vif: « Vous êtes, ajouta-t-il, gouverneur de Senlis; il faut que vous soyez le commissaire du Roi au concile; personne n'en est plus capable que vous, et rien ne convient mieux. — Moi, mon Père, saisi d'effroi m'écriai-je, commissaire au concile! pour rien dans le monde je ne l'accepterai; ne vous avisez pas d'y penser. » La surprise du confesseur fut inexprimable, et, pour un homme d'autant d'esprit, je le répète encore, la lourdise[3] de sa réponse inexprimable aussi[4]. « Comment! Monsieur,

P. Tellier me propose d'être commissaire du Roi au concile; son ignorance; surprise de mon refus.

1. *Journal de Dangeau*, p. 268, 270, 271, 272 et 287.
2. L'article *les* a été corrigé en *la*.
3. Mot déjà rencontré dans le tome XV, p. 203.
4. *Aussy* est en interligne.

me dit-il d'un ton doux qui cherchoit à me ramener, croiriez-vous la commission au-dessous[1] de vous parce que vous êtes duc, et que les empereurs la donnoient à leurs comtes d'Orient ou de leur palais pour les conciles de leurs temps? » Je me mis à rire, et lui répondis que je n'avois jamais cru nos ducs aller à la cheville du pied[2] d'un comte d'Orient, même les ducs de Bourgogne; que je les croyois aussi fort au-dessous de l'autorité et[3] de la puissance de ces comtes du palais des grands empereurs; que j'étois donc fort éloigné de me comparer à eux, et fort aussi de ne pas trouver la commission de commissaire du Roi au concile un emploi extrêmement honorable; mais qu'il étoit si au-dessus de ma capacité, et si entièrement contradictoire à mon goût, que je le suppliois que la pensée qui lui étoit venue n'allât pas plus loin, parce que je serois au désespoir de déplaire par un refus, que toutefois je ne ferois pas moins. L'étonnement redoubla dans le bon Père, qui ne me répondit rien. Je cherchai à adoucir la rudesse de mon exclamation et de ce qui l'avoit suivie[4], pour ne pas outrer[5] inutilement un si dangereux homme[6], que je vis clairement qui avoit follement, après tout ce qu'il avoit nettement vu dans toutes nos conversations, jeté son coussinet[7] sur moi pour en faire le bourreau du concile, et l'exécuteur de toutes ses volontés portant le nom du Roi. Il ne me parla plus de moi pour cet emploi, mais d'ailleurs toujours à son accoutumée[8].

1. *Dessus* a été corrigé en *dessous.*
2. Locution déjà rencontrée dans le tome V, p. 173.
3. La conjonction *et* se trouve en interligne.
4. Le manuscrit porte *suivi* sans accord.
5. Au-dessus d'*outrer,* on découvre trois points qui ont fait croire aux précédents éditeurs qu'il fallait lire *irriter*; mais c'est une erreur.
6. *Dangereux ho*e corrige *dangereusem*t effacé du doigt.
7. Tome XXIV, p. 331.
8. L'*e* final d'*accostumée* semble avoir été ajouté après coup. — Sur ces projets d'un concile national et la façon dont ils furent accueil-

Mort singulière de Brûlart, évêque de Soissons; son caractère. [Add. St-S. 1168]

Dans ces conjonctures, il arriva un événement qu'on étouffa avec tout le soin qu'il fut possible, mais que l'artifice et l'autorité ne put empêcher de faire grand bruit malgré toute la crainte de la puissance et de l'autorité. Brûlart, évêque de Soissons[1], mourut à Paris, point vieux, au milieu d'une ferme et constante santé[2]. Il étoit frère de Puyzieulx chevalier de l'Ordre, dont on a parlé plus d'une fois[3], et de Sillery, écuyer de feu M. le prince de Conti jusqu'à sa mort[4]. Il fut longtemps évêque d'Avranches, où, pétri d'orgueil et d'ambition, il étoit outré de se voir, comme disoit Monsieur de Noyon, un évêque du second ordre, reculé de tous les moyens de se faire valoir. Huet[5], si connu par son rare savoir, et qui avoit été sous-pré-

lis à Rome, on peut consulter la *Correspondance de Fénelon*, tome IV, p. 597-599, et les lettres de Mme de Maintenon et de Mme des Ursins dans le recueil Bossange, tomes III, p. 137, 140-141, 147, 156, et IV, p. 514, 517 et 522.

1. Fabio Brûlart de Sillery (tome IV, p. 57, 92 et 93) mourut le 20 novembre 1714, à Paris, sans doute dans l'hôtel de Sillery, qui se voit, sur le plan de J. de la Caille de 1714, entre l'hôtel de Guénegaud et le collège des Quatre-Nations, sur le quai Conti actuel (*Gazette*, p. 564).

2. Dangeau (tome XV, p. 281) parle d'une longue maladie, comme, du reste, notre auteur lui-même, plus loin, et dans son Addition au *Journal* (ci-après, p. 363). Les *Registres de l'Académie française* (tome I, p. 585) mentionnent seulement le décès et le service ordonné le 7 décembre, par la Compagnie, pour le repos de l'âme de Monsieur de Soissons. Il n'avait que cinquante-neuf ans.

3. Roger Brûlart, marquis de Puyzieulx (tomes III, p. 206). Nous avons cru devoir adopter, contre l'usage ordinaire que nous avions suivi dans nos premiers volumes, l'orthographe PUYZIEULX, qui est conforme à la signature usitée par le marquis lui-même, et avant lui par son grand-père, le vicomte de Puyzieulx, comme plus tard par son neveu, Louis-Philogène Brûlart, marquis de Puyzieulx, le secrétaire d'État de Louis XV, dernier du nom (1702-1770); voyez l'étude historique, parue, en 1906, dans les *Mémoires de la Société d'Histoire diplomatique*, et intitulée *les Suisses et le marquis de Puyzieulx, ambassadeur de Louis XIV*.

4. Carloman-Philogène Brûlart, chevalier, puis comte de Sillery : tome I, p. 256.

5. Pierre-Daniel Huet : tome IV, p. 92.

cepteur de Monseigneur, étoit évêque de Soissons, et ne faisoit cas que de ses livres. Brûlart lui proposa de troquer d'évêché, et lui montra du retour[1]. Huet y consentit, et l'autre crut avoir déjà fait sa fortune de s'être si fort rapproché de Paris, de Sillery[2], et de l'église de Reims, dont il se flattoit que sa nouvelle qualité de premier suffragant lui faciliteroit la translation. Pour y arriver, il se donna tout entier à la cour et aux jésuites, fit main basse sur les meilleurs livres, sacrifia le repos des communautés de son nouveau[3] diocèse. La rage le surmonta quand il vit ses espérances frustrées, surtout après avoir eu l'imprudence de s'être[4] vanté tout haut, et publiquement compté sur l'archevêché de Reims. Il fut assez follement vain pour en montrer sa douleur, même à Mailly transféré d'Arles à Reims[5], et depuis cardinal, et d'en faire des plaintes publiques. Le repentir suivit de près l'impétuosité de sa douleur, et d'un dépit qui avoit été plus fort que lui : il en craignit les suites pour sa fortune, il prodigua les bassesses, et s'attacha de plus en plus aux jésuites[6], et

1. C'est-à-dire qu'il lui montra que les revenus de l'évêché d'Avranches étaient plus considérables que ceux de Soissons. En effet, en décembre 1712, le Roi, informé de la modicité des revenus de ce dernier évêché, y unit la mense abbatiale de l'abbaye de Valsery (vol. *Rome* 523, fol. 207, au Dépôt des affaires étrangères).

2. Le domaine de Sillery, en Champagne, à une dizaine de kilomètres S.-E. de Reims, est encore célèbre par ses vignobles. Sa châtellenie avait été érigée en marquisat en 1631 en faveur de Pierre Brûlart, du vivant de son père, le chancelier de Sillery. L'abbé L. Péchenart a écrit en 1893 l'*Histoire de Sillery et de ses seigneurs,* qui contient une vue de l'ancien château, plusieurs portraits, planches et plans, et bien des détails curieux sur la famille Brûlart.

3. Le mot *nouveau* se trouve en interligne.

4. Le pronom abrégé *s'* surcharge un *c*.

5. En 1710 : tome XX, p. 79. Il y a dans le recueil de la Beaumelle, édition 1758, tome VIII, p. 81-82, une lettre adressée alors par M. de Puyzieulx à Mme de Maintenon pour lui demander l'archevêché de Reims pour son frère l'évêque de Soissons.

6. L'article *aux* a été ajouté à la fin d'une ligne, et *Jésuittes* surcharge *à eux* au début de la ligne suivante.

à tout ce qu'il imagina qui pouvoit plaire à la cour. C'étoit bouillir du lait[1] aux bons Pères. Ils l'en méprisèrent davantage, et trouvèrent en lui ce qu'ils aiment le mieux, un valet à tout faire par l'espoir de ce qui n'arrive jamais, et qui jamais n'ose se fâcher ni cesser d'être entièrement en leur main, de peur de perdre les services passés. Brûlart avoit beaucoup d'esprit et du savoir[2], mais l'un et l'autre fort désagréables par un air de hauteur, de mépris des autres, de transcendance, de pédanterie, d'importance, de préférence de soi, de domination, répandus dans son parler et dans toute sa personne[3], jusque dans son ton et sa démarche, qui frappoit, et qui le rendoit de ces hommes qui ont tellement le don de déplaire et d'aliéner, que, dès qu'ils ouvrent la bouche, on meurt d'envie de leur dire non. Il joignoit à tout cela l'arrogance et ce rogue des la Rochefoucauld, dont étoit sa mère[4], et la fatuité des fils de ministres, quoique son père ne fût que le fils d'un ministre chassé[5]. Il se piquoit encore de beau monde, de belles-lettres, de beau langage : enfin, il étoit

1. Locution déjà annotée dans le tome VII, p. 135.

2. Tout cela a déjà été dit plus brièvement dans notre tome IV, p. 92. Le P. Lallemant écrivait à Fénelon en mars 1711 à propos de Monsieur de Soissons (*Correspondance de Fénelon*, tome III, p. 324-325): « Ce prélat a de bonnes vues et de bonnes intentions; il marche bien quand on l'a mis en mouvement; il entre du bon côté dans une affaire, et ne prend pas le change; il a de la dignité, un nom, et peut paroître à la tête d'une bonne entreprise. »

3. La gravure du portrait que Rigaud fit de l'évêque de Soissons, par Edelinck, a été reproduite par l'abbé L. Péchenart, dans son *Histoire de Sillery*, p. 152-153.

4. Marie-Catherine de la Rochefoucauld, sœur de l'auteur des *Maximes* : notre tome IV, p. 93.

5. Le père de l'évêque, Louis-Roger Brûlart, marquis de Sillery, était en effet lui-même fils de Pierre Brûlart, vicomte de Puyzieulx, secrétaire d'État de la guerre, en 1606, et des affaires étrangères, après la mort du connétable de Luynes, en 1621. Richelieu disgracia Pierre Brûlart en même temps que le chancelier de Sillery son père, en 1624.

de l'Académie françoise et de celle des Inscriptions[1]. L'affaire de la Constitution lui parut propre à lui faire faire une grande fortune[2]. Il s'y livra à tout, et eut la douleur

1. Ces cinq derniers mots ont été ajoutés en interligne. — Docteur de Sorbonne à vingt-six ans, très versé dans l'histoire sacrée et l'étude des langues mortes, cultivant également les sciences, la poésie et l'éloquence de la chaire, Fabio Brûlart, à peine arrivé à Soissons, s'était plu à encourager l'essor de l'académie qui venait d'y être fondée. Nommé par Louis XIV l'un des dix membres honoraires de l'Académie des Inscriptions, lorsque le Roi donna, en juillet 1701, un règlement et des statuts fixes à cette compagnie, il s'y fit remarquer surtout par des travaux d'archéologie et des recherches sur les colonnes milliaires et les premières sépultures chrétiennes de la Gaule (Lambert, *Histoire littéraire du règne de Louis XIV*, tome I, p. 242-245). Élu le 19 février 1705, à l'Académie française, au fauteuil de Pavillon, il fut reçu le 7 mars par l'abbé Regnier des Marais qui déclara, dans son discours, que « de même que les anciens ont cru qu'il falloit être homme de bien pour être un excellent orateur, de même l'Académie est persuadée qu'il faut être véritablement honnête homme pour être un véritable académicien » (*Recueil des harangues*, tome III, p. 357-358; *Registres de l'Académie françoise*, tome I, p. 451; *Mercure* d'avril 1705, p. 192-202). Écrivain fécond, Fabio Brûlart avait déjà, à cette date, publié un grand nombre de travaux que cite le *Mercure* (p. 208-216). Nous avons d'ailleurs une liste de ses ouvrages imprimés dans un recueil manuscrit de la Bibliothèque nationale (ms. Fr. 12986) qui contient, outre une autobiographie du prélat, des poésies, diverses dissertations philosophiques, littéraires ou théologiques, un jugement sur le *Télémaque*, un fragment d'un mémoire sur l'origine de la monarchie française, un portrait du prince de Conti, des pièces sur la Constitution *Unigenitus*, etc. La plupart de ces pièces sont de la main même de l'évêque de Soissons. Son éloge funèbre fut prononcé, le 28 janvier 1715, à l'Académie française, par le duc de la Force qui lui succédait, et un autre panégyrique fut présenté peu après à cette compagnie par l'Académie de Soissons (*Recueil de plusieurs pièces d'éloquence et de poésie présentées à l'Académie française pour les prix de l'année MDCCXV*, p. 149-185). Une ode de lui a été publiée dans le *Bulletin de la Société archéologique de Soissons*, deuxième série, tome XX, p. 166-168.

2. Le manuscrit Fr. 12986 de la Bibliothèque nationale, que nous venons de citer, renferme, aux folios 102-106, un *Journal sur la Constitution*, écrit par l'évêque Fabio Brûlart, du 15 octobre au 1er novembre 1713. C'est une relation de divers incidents particuliers qui

de n'y être pas des premiers. Il avoit été de diverses commissions, où sa chaleur et son travail avoit fort plu, lorsqu'il tomba malade. Les réflexions l'y saisirent sur l'aveuglement de la fortune à son égard, d'où naquirent d'autres sur son aveuglement pour elle. De là les regrets, puis les horreurs, les remords, qui se tournèrent en hurlements, en protestations à haute voix contre la Constitution, et en confession publique de l'avoir soutenue contre sa lumière et sa conscience. Sa tremblante famille ne sut mieux faire que de le cacher, et d'écarter les valets[1] non nécessaires des chambres voisines d'où on l'entendoit crier ses repentirs, ses confessions sur la Constitution, ses protestations. Ce qui l'environnoit espéra le calmer par les discours des prélats avec qui il avoit le plus travaillé dans cette affaire : il s'écria aux séducteurs, et n'en voulut[2] voir aucun. On fut réduit à lui faire recevoir les sacrements avec les plus grandes précautions d'entière solitude, excepté quelques valets affidés dont on ne pouvoit se passer, dans la crainte d'une amende honorable publique contre la Constitution, et sur ce qu'il avoit fait pour elle. Ses plaintes, ses reproches contre lui-même, ses cris ne cessèrent point, et il mourut ainsi, toujours en pleine connoissance, dans les angoisses et les éclats du plus vif repentir, et dans les frayeurs les plus terribles des jugements de Dieu. Quelques[3] soins que sa famille eût pu prendre pour cacher une fin si parlante, et dont les élans avoient duré presque autant que la maladie, trop de médecins ou gens de santé,

précédèrent l'assemblée des évêques à Paris. Nous le donnerons à l'Appendice, n° VII, ainsi que le récit d'une prétendue conversation entre un interlocuteur supposé et un jésuite sur les affaires religieuses (*ibidem*, fol. 138-142). On y verra que les opinions de l'évêque sur la Constitution et sur la manière dont fut dirigée l'assemblée des évêques ne sont pas tout à fait conformes à ce qu'en dit Saint-Simon.

1. Le *v* de *valets* surcharge une autre lettre.
2. La quatrième lettre de *voulut* surcharge une autre lettre.
3. Le manuscrit porte *quelq.* sans signe de pluriel.

trop de valets, trop encore[1] de famille et d'amis même au commencement de cette surprise, avoient été témoins de ces choses ; ils en avoient été trop effrayés pour[2] que, de l'un à l'autre, elles ne devinssent pas bientôt publiques. On nia, on étouffa tant qu'on put, mais en vain. Trop de gens avoient vu et entendu, et n'avoient pu, dans leur premier émoi, se contenir de le raconter. L'autorité fit qu'on n'osa guères en parler tout haut après les premiers jours ; mais le fait n'en demeura pas moins certain, constaté et public[3]. On mit au moins bon ordre que le Roi n'en sût rien, et, avec cela, tout fut gagné. Ce déplorable évêque fut la première victime de la Constitution, qui s'en immola bien d'autres, et s'en immole encore tous les jours depuis trente ans.

Mort de M. de Saint-Louis retiré à la Trappe.

Détournons nos yeux d'un spectacle si terrible, pour nous consoler par l'heureuse fin d'un prédestiné. M. de Saint-Louis étoit un gentilhomme de bonne noblesse dont le nom étoit le Loureux, qui parvint à avoir un régiment de cavalerie[4]. Il servit même de brigadier avec grande distinction, honoré de l'estime, de l'amitié et de la confiance des généraux sous lesquels il servit, particulièrement de M. de Turenne, et le Roi, sous les yeux duquel il servit aussi[5], lui a toujours marqué de l'estime et de la bonté, et en a souvent parlé en ces termes, même plusieurs

1. Le mot *encore* est en interligne.

2. Avant p^r, Saint-Simon a biffé un second *trop effrayés*.

3. Nous n'avons trouvé nulle part la confirmation du récit de Saint-Simon, et les documents qu'on lira à l'Appendice, n° VII, peuvent faire penser que ce récit n'est point exact.

4. Louis le Loureux, seigneur de Saint-Louis (notre tome III, p. 256) mourut, le 8 septembre 1714, à l'abbaye de la Trappe, à l'âge de quatre-vingt-sept ans, « dont il avoit passé quarante dans le service de S. M. et trente dans la pratique de la pénitence » (*Gazette*, p. 516 ; *Gazette d'Amsterdam*, n° LXXXVIII). Les dossiers bleus du Cabinet des titres (vol. 407) ne nous apprennent que peu de chose sur sa famille, qui n'était évidemment point considérable.

5. Cet *aussy* est en interligne dans le manuscrit.

fois depuis sa retraite[1]. Il étoit des pays d'entre le Perche et le comté d'Évreux[2]; il y alloit quelquefois les hivers, et cette situation lui fit connoître Monsieur de la Trappe, à qui, sans l'avoir jamais vu, et sur la seule réputation de la réforme qu'il entreprenoit, l'engagèrent d'aller[3] offrir ses services dans un temps où il n'étoit pas en sûreté à la Trappe de la part[4] des anciens religieux, qui jusqu'alors y avoient étrangement vécu, et qui ne se cachoient pas de vouloir s'en défaire. Cette[5] action toucha Monsieur de la Trappe; tout ce que Saint-Louis remarqua en lui le charma. Il ne fit plus de voyage chez lui, qu'il n'allât voir Monsieur de la Trappe. Il avoit eu un œil crevé du bout d'une houssine en châtiant son cheval; la fluxion gagna l'autre œil, qu'il fut en danger de perdre, lorsque le Roi conclut cette trêve de vingt ans que la guerre de 1688 rompit. Ces circonstances rassemblées déterminèrent Saint-Louis à se retirer du service : il vendit son régiment au fils aîné de Villacerf, pour lequel on le fit Royal-Anjou[6], et qui fut tué à la tête[7]. Saint-Louis eut une assez forte pension du Roi, qui témoigna le regretter. Les réflexions lui vinrent dans son loisir : Dieu le toucha; il ré-

1. Notre tome XIII, p. 266-267.

2. Les terres de la Villette, des Trées (ces deux noms, combinés par une erreur de scribe, ont formé la Villetraye : voyez notre tome III, p. 256, notre 3) et des Rues qui formaient le patrimoine de M. de Saint-Louis n'étaient guère éloignées de la Ferté-Vidame, où nous l'avons vu séjourner en 1711 (notre tome XXI, p. 4); ces trois petites localités se trouvent en effet dans le département actuel de l'Eure, commune de Gisay, près la Barre-en-Ouche.

3. Tel est bien le texte du manuscrit.

4. Les mots *de la* surchargent trois lettres effacées du doigt, peut-être *con*[*tre*].

5. *Cette* corrige *celle*.

6. Notre auteur doit se tromper : ce n'est point Royal-Anjou, mais Royal-Berry, comme le disent Dangeau et le général Susane (notre tome III, p. 28, note 7).

7. François-Michel Colbert, marquis de Payens, tué devant Furnes en 1693 : *ibidem*.

sista. A la fin, la grâce plus forte le conduisit à la Trappe. Monsieur de la Trappe le mit dans le logis qu'il venoit de bâtir au dehors de l'enceinte de son monastère, pour y loger les abbés commendataires dans un lieu d'où ils ne pussent troubler la régularité[1]. Saint-Louis, vif et bouillant, qui aimoit la société, qui, sans avoir jamais abusé de la table, en aimoit le plaisir, qui n'avoit ni lettres, ni latin, ni lecture, se trouva bien étonné dans les commencements d'une si grande solitude[2]. Il essuya de cruelles tentations contre lesquelles il eut besoin de tout son courage, et de ce don admirable de conduite que possédoit éminemment celui qui avoit bien voulu se charger de la sienne, quoique si occupé de celle de sa maison et des ouvrages qu'il s'étoit vu dans la nécessité d'entreprendre pour en défendre la régularité. Il disoit toujours à Saint-Louis de se faire une règle de vie et de pratiques si douce qu'il voudroit, pourvu qu'il y fût fidèle. Il se la fit, et y fut fidèle jusqu'à la mort; mais la règle qu'il se fit auroit paru bien dure à tout autre. Il y persévéra trente et un ans dans toutes sortes de bonnes œuvres, et y mourut saintement vers ces temps-ci[3], à quatre-vingt-cinq ans, parfaitement sain de corps et d'esprit jusqu'à cette maladie qui l'emporta sans lui brouiller la tête. Tout ce qui alloit d'honnêtes gens et de gens distingués à la Trappe[4]

1. C'était ce qu'on appelait l'abbatial : tome VIII, p. 83.

2. Notre tome VIII, p. 84.

3. On lit dans l'*Histoire de la Trappe*, par M. de Grandmaison y Bruno, p. 49-50 : « M. Louis (*sic*), brigadier des armées du Roi, dans les environs de Mortagne.... Ce pieux et brave officier, l'ami depuis longtemps de M. l'abbé de la Trappe, touché de plus en plus des merveilles que la grâce avoit opérées en lui, voulut, admirateur de sa patience et de sa charité, se soumettre sous sa discipline à toutes les rigueurs de la pénitence. Sa vie fut celle d'un saint : après trente-sept ans d'austérités, il s'endormit paisiblement dans le Seigneur; il survécut peu de temps à son abbé, et, selon qu'il en avoit exprimé le désir, sa dépouille mortelle fut déposée près des cendres de son père spirituel. » Voyez notre tome V, p. 390-391.

4. La première lettre de *Trappe* corrige un *t*.

se faisoient un plaisir de l'y voir ; plusieurs même lièrent amitié avec lui. Je n'ai point connu d'homme avoir le cœur plus droit, être plus simple ni plus vrai, avoir un plus grand sens et plus juste en tout, avec fort peu d'esprit, que réparoit l'usage qu'il avoit eu du monde et qu'il n'avoit point perdu, et beaucoup de politesse. J'étois le seul de[1] tout le pays qu'il vînt voir quelquefois à la Ferté, et il alloit rarement chez lui, et y demeuroit fort peu. Il fut singulièrement aimé, estimé, regretté à la Trappe, où il étoit d'un grand exemple, et de tous ceux qui le connoissoient. Il avoit été marié autrefois et n'avoit point eu d'enfants[2].

Avaray ambassadeur en Suisse ; comte du Luc

Le Roi nomma d'Avaray[3], lieutenant général, pour relever dans l'ambassade de Suisse le comte du Luc, à qui il donna celle de Vienne[4], et une place vacante de con-

1. La préposition *de* surcharge *qu'il* effacé du doigt.

2. M. de Saint-Louis avait épousé une demoiselle de Broon : notre tome III, p. 256, note 3. Plusieurs recueils de pieuses réflexions faites dans sa solitude et l'histoire de sa conversion sont au Dépôt des affaires étrangères, vol. *France* 1440-1444, et proviennent des Papiers de Saint-Simon.

3. Claude-Théophile de Bésiade, marquis d'Avaray (ci-dessus, p. 70), nommé ambassadeur en Suisse le 29 décembre 1714 (*Dangeau*, p. 317), fut retenu en France par le manque d'argent et n'arriva à Soleure que le 6 novembre 1715. Il demeurera auprès des Cantons jusqu'en 1726. Son instruction se trouve dans les vol. *Suisse* 257, fol. 150, et 258, fol. 351, et sa correspondance diplomatique dans le même fonds, vol. 265 à 295.

4. Aux conférences de Baden, M. du Luc avait plu infiniment au prince Eugène, et Villars, qui se trouvait avec lui là-bas, en avait rapporté le sentiment qu'un diplomate de cette qualité pourrait contribuer grandement à rapprocher Louis XIV de la maison d'Autriche, comme le Roi lui-même le souhaitait de plus en plus. Le 13 novembre, il s'en ouvrit à Torcy (Affaires étrangères, vol. *Autriche* 98, fol. 187), et le ministre, ayant aussitôt consulté Louis XIV, offrit le poste de Vienne au comte du Luc qui l'accepta (*Dangeau*, p. 278). L'Empereur ratifia ce choix (vol. *Autriche* 98, fol. 191, 193, 197, 258). L'instruction donnée au nouvel ambassadeur porte la date du 3 janvier 1715 et se trouve dans le vol. *Autriche* 100, fol. 213-254. M. Albert Sorel l'a

ambassadeur à Vienne et conseiller d'État d'épée. L'Impératrice couronnée reine de Hongrie à Presbourg.

seiller d'État d'épée[1]. L'Empereur faisoit en même temps couronner reine d'Hongrie[2], avec beaucoup de magnificence, à Presbourg, l'impératrice sa femme[3], et tâchoit d'y obtenir des États qu'ils voulussent déclarer les filles capables de succéder à leur couronne[4]. Cela étoit bien loin de l'élection même pour les mâles, dont ils avoient eu une si longue possession, et qu'ils prétendoient encore ; mais la maison d'Autriche s'étoit si puissamment établie en autorité, qu'il n'y eut rien à quoi elle ne crût pouvoir atteindre,

Électeurs de Cologne et de Bavière voient le Roi à Marly. Saumery fils

L'électeur de Cologne, arrivé depuis quelques jours à Paris en magnifique équipage, y avoit été retenu par la goutte[5]. Il vint le 11 novembre à Marly, sur les trois heures, fut un quart d'heure seul avec le Roi dans son ca-

publiée dans le *Recueil des instructions aux ambassadeurs de France en Autriche,* p. 151-183. Retenu en Suisse par la très laborieuse affaire du renouvellement de l'alliance avec les Cantons, qui ne se put conclure cette fois qu'avec les catholiques, du Luc ne quitta Soleure que le 21 juin 1715, pour arriver à Vienne le 4 juillet.

1. Avant d'accepter un poste aussi important que celui de Vienne, le comte du Luc avait sollicité du Roi quelques dignités nécessaires pour rehausser le prestige de sa mission et réclamé le collier du Saint-Esprit, en même temps qu'une place de conseiller d'État, qui lui avait été promise depuis la mort de Phélypeaux, gouverneur de la Martinique. Louis XIV accéda de suite à ce dernier desir et s'engagea à contenter l'autre à la prochaine promotion de chevaliers du Saint-Esprit : mais elle ne se fit qu'en 1724 (vol. *Suisse* 245, fol. 126, 257, fol. 103, 121 et 122, et 261, fol. 66 ; *Dangeau,* p. 288).

2. La manchette porte *de Hongrie,* mais le texte *d'Hongrie.*

3. L'Empereur ne quitta Vienne que quelques jours pour ce couronnement, qui fut célébré suivant l'ancien style, par le cardinal de Saxe, archevêque de Gratz, le 18 octobre. Pastor qui s'y était transporté, comme chargé d'affaires de France, à la suite de la cour impériale, en donne le récit dans sa dépêche du 20 octobre (vol. *Autriche* 100, fol. 170-171 ; *Gazette,* p. 519, 531 et 543-544).

4. Tout ce qui précède, depuis *L'Empereur,* vient du *Journal de Dangeau,* p. 274.

5. *Dangeau,* p. 269-270. — Les mots *à Paris* sont en interligne dans le manuscrit.

binet, et retourna à Paris[1]. L'électeur de Bavière, arrivé aussi de Compiègne en sa petite maison de Saint-Cloud, vint[2] le 15 courre le cerf avec le Roi à Marly, qui le mena dans ses jardins après la chasse[3]. L'Électeur soupa chez d'Antin, joua dans le salon avant et après, et s'en retourna à Saint-Cloud[4]. Le fils aîné de Saumery fut nommé pour suivre l'Électeur lorsqu'il partiroit pour ses États, en qualité d'envoyé du Roi près de lui[5].

envoyé du Roi près l'électeur de Bavière.

Pompadour[6] et d'Alègre[7] furent aussi nommés, le premier à l'ambassade d'Espagne, où le Roi étoit bien assuré

Pompadour et d'Alègre vainement

1. *Dangeau*, p. 276-277.

2. Avant *vint*, Saint-Simon a biffé *il*. — 3. *Dangeau*, p. 279.

4. Tous ces détails sont encore empruntés au *Journal de Dangeau*, tome XV, p. 279.

5. *Dangeau*, p. 285. Jean-Baptiste de Johanne, comte de Saumery, alors enseigne de la compagnie des chevau-légers de la garde du Roi et brigadier de cavalerie, fut envoyé extraordinaire en Bavière de novembre 1714 à mars 1718 (notre tome XVII, p. 623). Son instruction diplomatique, du 18 janvier 1715, se trouve dans le vol. *Bavière* supplément 3, fol. 206-216, et a été publiée dans le *Recueil des instructions pour les envoyés en Bavière*, p. 149-158.

6. Léonard-Hélie, marquis de Pompadour (tome VII, p. 37), fut désigné le 14 novembre pour l'ambassade de Madrid (*Dangeau*, p. 278-279). Il avait été nommé à la prière de Mme des Ursins, parce qu'il était parent de Chalais, et Philippe V avait d'abord fort approuvé ce choix (Torcy à la princesse des Ursins, 17, 19 et 26 novembre; Pachau à Torcy, 3 décembre; Orry à Torcy, 9 décembre: vol. *Espagne* 234, fol. 5 v°, 237, fol. 41 v°, 51 et 129; recueil la Trémoïlle, tome VI, p. 250 et 253); mais il n'eut pas à se rendre à son poste, ayant été remplacé trois mois plus tard par le duc de Saint-Aignan (*Dangeau*, p. 356).

7. Yves, marquis d'Alègre (notre tome II, p. 169), fut nommé, le même jour que Pompadour, ambassadeur de France à Londres (*Dangeau*, p. 278, 279, 280 et 284). Le choix plut à la cour de Saint-James, et M. d'Alègre devait emmener avec lui sa fille, la comtesse de Rupelmonde, dont notre auteur a fait un portrait peu flatteur (tome XII, p. 414-418). M. d'Iberville, qui quittait Londres, composa même un mémoire pour servir d'instruction au nouvel ambassadeur. Mais, pas plus que Pompadour, d'Alègre ne rejoindra son poste (Affaires étrangères, vol. *Angleterre* 260, fol. 140 v°-141 et 261-286, et vol. 263, fol. 355).

ambassadeurs en Espagne et en Angleterre. [*Add. St S. 1169*]

qu'il n'iroit point, et d'Alègre à celle d'Angleterre, où il n'alla point non plus, mais par d'autres raisons. Tous deux acceptèrent avec joie. Pompadour surtout parut transporté. De[1] sa vie il n'avoit été de rien ; on a vu en son lieu qu'après une longue vie fort obscure, lui et sa femme avoient vendu leur fille à Dangeau pour s'accrocher à la cour[2]. Par eux, et par la protection qu'ils[3] en avoient tirée de Mme de Maintenon[4], plus de mine que d'effet, ils s'étoient jetés à corps perdu à la princesse des Ursins. C'étoit la leurrer d'un ambassadeur tout à elle, et, par ce choix, la persuader que ses fautes sur sa souveraineté et sur le mariage du roi d'Espagne étoient effacées, et que le Roi vouloit plus que jamais qu'elle gouvernât absolument en Espagne. Pompadour et sa femme, les Dangeau même, y voyoient les cieux ouverts, les ordres et les dignités pleuvoir sur Pompadour, dont la grandesse sûre passeroit à sa fille et à Courcillon, et Pompadour, de plus, avec la confiance de la cour et celle de Mme des Ursins, devenir un personnage[5]. Ce pot au lait de la bonne femme[6] les ravissoit ; déjà Pompadour faisoit l'important, et Dangeau en étoit tout bouffi. Malheureusement cette fortune n'eut que la perspective ; aussi le choix ne fut-il que pour la spéculation[7].

Retour du

Le duc de Berwick arriva[8], et fut reçu du Roi comme

1. *De* surcharge *ils*.

2. Le marquis de Courcillon, fils de Dangeau, avait été marié en 1708 avec Françoise de Pompadour, qu'un an plus tôt, la princesse des Ursins avait songé à faire épouser à son neveu Chalais (notre tome XVI, p. 83, 87, 88, note 3, et 89).

3. Le manuscrit porte *qu'il* au singulier.

4. Notre tome XIV, p. 131-133.

5. Mme de Maintenon confirma cette nomination à Mme des Ursins, mais en se défendant d'y avoir eu aucune part (recueil Bossange, tome III, p. 154, 158 et 159).

6. Locution déjà rencontrée dans le tome XII, p. 194.

7. C'est-à-dire, pour l'apparence, afin de rassurer Mme des Ursins, et sans intention d'y donner suite.

8. Le 21 novembre (*Dangeau*, p. 283).

il le méritoit, qui lui donna le surlendemain une longue audience à Marly dans son cabinet. Il demeuroit toujours à Saint-Germain, et, comme on l'a remarqué ailleurs, n'avoit jamais de logement à Marly ; mais il avoit la liberté d'y venir faire sa cour sans la demander[1], et, tous les voyages que le Roi y faisoit, il y venoit tous les matins. Il n'avoit passé que huit jours à Madrid[2]. Le roi d'Espagne l'y avoit régalé d'une[3] épée de diamants qui lui venoit de Monseigneur[4].

duc de Berwick avec une épée de diamants donnée par le roi d'Espagne.

Le Roi taxa les régiments d'infanterie, qui étoient montés à un prix excessif[5]. Cette vénalité de l'unique porte par laquelle on puisse arriver aux grades supérieurs est une grande plaie dans le militaire, et arrête bien des gens qui seroient d'excellents sujets. C'est une gangrène qui ronge depuis longtemps tous les ordres et toutes les parties de l'État, sous laquelle il est difficile qu'il ne succombe, et qui n'est[6] heureusement point ou fort peu connue dans tous les autres pays de l'Europe[7]. Les Rohans, trop florissants et trop alertes pour ne pas tirer parti de tout, firent si bien, que leur prince de Montbazon[8], qui perdoit qua-

Taxe du prix des régiments d'infanterie. Pension de 10.000 ₶ au prince de Montbazon ; 150.000 ₶ d'augmentation de brevets de retenue sur ses charges à Torcy ; dix mille écus

1. Sans demander cette liberté. — Le second *d* de *demander* surcharge un *t*.

2. Le premier *d* de *Madrid* surcharge une *r*. — Arrivé à Madrid le 28 octobre, le maréchal en repartit le 4 novembre, pour s'en retourner en France (*Mémoires du maréchal de Berwick*, tome II, p. 195).

3. Le manuscrit porte *un*.

4. Ce paragraphe sur le retour de Berwick en France est entièrement pris au *Journal de Dangeau*, p. 283.

5. C'est encore *Dangeau* (p. 281) qui donne, à la date du 19 novembre, les chiffres de ces taxes militaires, qui furent fixées à soixante-quinze mille livres pour les six vieux corps, à cinquante-cinq mille pour les petits vieux, à quarante mille et trente mille pour les autres régiments d'infanterie. L'ordonnance royale était du 6 novembre.

6. L'abréviation *n'* a été ajoutée après coup.

7. Le manuscrit porte *autres pays* en interligne, au-dessus du mot *ordres* biffé.

8. François-Armand de Rohan-Guémené, prince de Montbazon, colonel du régiment de Picardie en juin 1702, brigadier en 1708, mort le 26 juin 1717, sans postérité.

à Amelot pour son voyage.

rante mille livres par cette taxe sur le régiment de Picardie[1], quand il[2] deviendroit maréchal de camp et qu'il le vendroit, eut une pension de dix mille livres[3]. Torcy eut en même temps cinquante mille écus de brevet de retenue d'augmentation[4] sur ses deux charges, de manière que cela lui fit six cent cinquante mille [livres] sur celle de secrétaire d'État, et deux cent mille livres sur celle de chancelier de l'Ordre[5]. Amelot eut dix mille écus pour son voyage[6].

Procès d'impuissance, intenté au marquis de Gesvres par sa femme, accommodé.

Le marquis et la marquise de Gesvres divertissoient le public par leur dissension depuis quatre ans[7]. Elle n'avoit ni père, ni mère, ni belle-mère. Le duc de Tresmes logeoit chez lui sa sœur la comtesse de Revel[8]; il lui avoit confié sa belle-fille. Elle se trouva tenue de si court, qu'elle s'en ennuya, et qu'elle résolut d'attaquer son mari d'impuissance, afin de faire casser son mariage. Elle n'en étoit venue là qu'après bien des scènes domestiques. Sa grand mère[9] et ses parents l'appuyèrent; les Caumartins, frères de sa mère, s'en brouillèrent ouvertement avec les Gesvres, dont ils étoient intimes de tout temps, et qui avoient

1. Il en avait d'abord proposé cent dix mille livres, quand il avait voulu l'acheter en mars 1702 au prince d'Espinoy (*Dangeau*, tome VIII, p. 373); mais, si l'on en croit le même Dangeau (tome XVII, p. 100), il lui aurait coûté cent quatre-vingt mille francs; il le garda jusqu'à sa mort, et ce fut alors le prince de Montauban qui l'obtint.

2. Avant *il*, Saint-Simon a biffé un premier *il* surchargeant *de*.

3. *Dangeau*, p. 285.

4. Les premières lettres de *d'augmentation* surchargent *sur s*.

5. *Dangeau*, p. 288-289. Le brevet relatif à la charge de secrétaire d'État est du 3 décembre : reg. O[1] 58, fol. 256 v°.

6. *Dangeau*, p. 288,2 décembre.

7. On a vu dans le tome XXIII, p. 65-67, les débuts du procès intenté par la marquise à son mari pour cause d'impuissance. Saint-Simon oublie qu'il en a déjà parlé, puisqu'il répète une partie des détails donnés alors.

8. Louise-Julie Potier : tome XV, p. 277.

9. Catherine-Madeleine de Verthamon, dame de Caumartin : tome XXIII, p. 66, note 1.

fait le mariage. La cause, portée à l'Officialité, y assembla tout Paris aux audiences ; les factums ne furent pas ménagés[1] et volèrent partout. On juge aisément de toutes les sottises qui abondèrent dans les plaidoyers, dans[2] les écritures et dans les propos qui s'en tinrent[3], qui, à reprises, furent la conversation de la cour et de la ville[4]. Ils furent visités juridiquement l'un et l'autre plusieurs fois, avec la honte et les dérisions qui sont les suites inséparables de pareilles aventures. Les Gesvres en mouroient de douleur. Enfin la marquise de Gesvres, qui avoit beaucoup d'esprit, se lassa de cet infâme vacarme, et donna un désistement en bonne forme de ce vilain procès au cardinal de Noailles[5], moyennant un accommodement, aussi bien assuré, de n'avoir plus de dépendance, de loger avec son mari dans une maison particulière, eux deux seuls, qu'elle ne pourroit être à la campagne qu'avec lui, qu'on lui entretiendroit chevaux, carrosses, femmes de chambre et laquais pour sortir et aller où il lui plairoit, et huit mille francs par an[6] bien payés à elle pour ses habits et ses menus plaisirs. De part et d'autre ils furent fort aises ;

1. *Menagées* a été corrigé en *menagés*.
2. Avant *dans*, Saint-Simon a biffé *et*.
3. Le manuscrit porte *tirent*, par mégarde.
4. La marquise avait pour avocat Étienne Bégon. Outre les références indiquées dans notre tome XXIII, on trouvera l'historique de l'affaire dans l'ouvrage de M. Munier-Jolain, *Récits du dix-huitième siècle : procès de femmes*.
5. Saint-Simon copie tout ceci, jusqu'à la fin du paragraphe, dans le *Journal de Dangeau*, p. 286. Il semble, d'après le récit de Dangeau, que l'influence du cardinal de Noailles fut capitale pour cet accommodement. Il s'agissait d'abord de soustraire la jeune femme à l'influence batailleuse de sa famille maternelle : le cardinal lui fit quitter subrepticement la maison de sa grand'mère et se réfugier au couvent des Ursulines, auxquelles il avait donné l'ordre de la recevoir ; il la décida ensuite à s'accommoder avec son mari, pour éviter la continuation du scandale.
6. Quoiqu'il y ait *8 000*# dans le manuscrit, avec l'abréviation habituelle de *livres*, il vaut mieux mettre *huit mille francs* ; car le participe *payés*, qui suit, est bien au masculin.

avec un peu de sens, ils l'auroient été plus tôt, et n'auroient point donné la farce au monde.

M. le duc d'Orléans se trouve assez mal. Grand témoignage du Roi sur moi.

Le mercredi 28 novembre, j'avois été une heure dans l'après-dînée avec M. le duc d'Orléans[1], qui se portoit fort bien à son ordinaire. Mme la duchesse d'Orléans, qui avoit eu quelques légers accès de fièvre, étoit à Versailles[2]. J'allai de là trouver le Roi, qui étoit dans ses jardins. Après avoir été quelque temps à sa promenade, le froid m'en chassa vers la fin du jour, et je vins me chauffer dans le petit salon qui séparoit son appartement de celui de Mme de Maintenon, en attendant que le Roi vînt chez lui changer d'habit et passer chez elle. Au bout d'un demi-quart d'heure que je fus là tout seul, j'entendis crier : « M. Fagon ! M. Mareschal ! » et d'autres noms de cette sorte, qu'on supposoit dans le cabinet du Roi, attendant qu'il rentrât. A l'instant, les cris redoublèrent ; des garçons bleus coururent en même temps à travers ce salon. Je leur demandai ce que c'étoit. Ils me dirent que M. le duc d'Orléans se trouvoit extrêmement mal. J'y courus aussitôt. Je le trouvai traîné plutôt qu'appuyé sur deux de ses gens, tout déboutonné, sans cravate, qui le promenoient le long de son appartement, toutes les fenêtres ouvertes. Il étoit plus rouge encore qu'à l'ordinaire, mais rien de tourné dans le visage, les yeux un peu fixes et étonnés, la parole libre sans changement. Il me dit d'abord que cela lui avoit pris tout à coup par un étourdissement, qu'il croyoit que ce ne seroit rien. Peu après, Fagon vint, Mareschal, etc., qui le laissèrent encore promener, lui firent prendre quelques essences[3], et lui conseillèrent après de se mettre au lit, mais d'éviter d'y dormir. Ils vouloient le

1. Le *d'* est répété deux fois à la fin d'une ligne et au commencement de la suivante.

2. Tandis que la cour était à Marly, comme il l'a dit ci-dessus, p. 135.

3. « *Essence,* signifie, parmi les chimistes, l'esprit, l'extrait qui se tire de quelques corps, principalement des fleurs et des drogues aromatiques » (*Académie*, 1718).

saigner ; mais il y répugna : ils s'y rendirent pour quelques heures[1]. Je restai seul auprès de lui. Il me dit que, dans l'incertitude de ce que ce pouvoit être, et ayant la tête libre, et ne sentant d'engagement nulle part, il vouloit se tâter, s'écouter, et se sentir avant de se déterminer à la saignée, parce qu'il y a des poisons[2] où elle est mortelle sans retour. Dès que le Roi fut rentré chez lui, il envoya Mareschal savoir de ses nouvelles, et lui dire que, comme il savoit par Fagon que ce ne seroit rien, et qu'il avoit peine à monter[3], il ne viendroit point le voir. J'y demeurai toujours jusqu'à plus de minuit, presque toujours seul. Il y vint très peu de monde, la plupart ensemble par pelotons qui ne firent qu'entrer et sortir. Mme la duchesse de Berry et Madame étoient allées à Versailles voir Mme la duchesse d'Orléans, à qui j'écrivis deux fois dans la soirée[4]. La saignée se fit tard. Mareschal y vint quatre ou cinq fois jusqu'au coucher du Roi, qui me conta, deux jours après, qu'à chaque fois le Roi lui demandoit qui il avoit trouvé

1. C'est-à-dire, ils consentirent à ce que la saignée fût retardée de quelques heures.

2. Cette obsession de poison (voyez ci-dessus, p. 1-2 et note 1) n'était-elle pas plutôt dans l'esprit de Saint-Simon, lorsqu'il écrivait ce récit en 1744, que dans celui du prince à ce moment? D'autant plus que la lettre de Madame qu'on va lire ci-après parle d'excès de nourriture.

3. L'appartement du duc était au premier étage du château, celui du Roi au rez-de-chaussée.

4. Voici le récit de Dangeau (p. 286) : « M. le duc d'Orléans se trouva mal sur les cinq heures, et, une demi-heure après, il s'évanouit dans sa chambre. On eut peine à le traîner jusqu'à sa fenêtre pour lui faire prendre l'air; il revint un peu; l'air lui fit du bien, et, quand la connoissance fut tout à fait revenue, il ne se souvenoit pas de son accident. On le fit saigner sur les huit heures, et on le saignera encore demain matin, parce que tout son mal vient d'avoir trop de sang. » Comme l'écrivait Madame, le 2 décembre (*Correspondance*, recueil Jæglé, tome II, p. 223), « ce n'était qu'un évanouissement provenant de ce que, toussant affreusement et atteint d'un gros rhume, il avait, chez sa fille, bâfré comme un loup et lampé davantage encore ; car c'est ainsi, malheureusement, que les choses se passent toujours en cet endroit-là.... »

avec M. le duc d'Orléans, qu'il me nommoit toujours, et qu'une des dernières que cela arriva, le Roi, qui n'avoit rien répondu aux précédentes, lui dit : « Il est fort des amis de mon neveu, M. de Saint-Simon ; je voudrois bien qu'il n'en eût jamais eu d'autres ; car il est fort honnête homme, et ne lui donne que de bons conseils. Je ne suis point en peine de ceux-là ; je voudrois qu'il n'en suivît pas d'autres. » Ce récit ne laissa pas de me soulager. J'avouerai sans orgueil, mais avec droiture, que je ne pouvois pas être en peine de ma réputation ; mais M. le duc d'Orléans étoit si cruellement persécuté auprès du Roi par ce qu'il avoit de plus intime ; on m'avoit tant fait pleuvoir d'avis et de menaces sur mon commerce étroit avec lui[1], que, sans craindre sur ma réputation du côté du Roi, non plus que d'aucun autre, j'avois tout lieu de juger que cette liaison si intime lui déplaisoit et lui étoit fort désagréable, et je me sentis fort à mon aise de ne pouvoir douter que cela n'étoit pas. Cette réponse du Roi à Mareschal me mit au net avec une nouvelle et très claire évidence d'où me venoient tant d'avis redoublés sans cesse, et tant de menaces sur ma façon d'être avec M. le duc d'Orléans, et les raisons pressantes qu'on[2] avoit de m'écarter de lui, que j'ai expliquées plus d'une fois[3]. Je cherchai d'où le Roi avoit pu prendre un sentiment si flatteur, j'ose dire si vrai, en même temps si opposé à ce qu'on ne cessoit de chercher à me persuader. Il étoit plus que manifeste que je ne le devois pas à Mme de Maintenon, à M. du Maine, à l'intérieur de leur dépendance, à aucun des ministres ; peut-être à Mareschal, mais il me l'auroit dit dans le temps et à quelle occasion, et cela ne parut pas à la réponse que le Roi lui fit sans[4] qu'il l'eût attirée ; peut-être à M. de

1. Ci-dessus, p. 82.
2. Avant ce *qu'on,* Saint-Simon en a biffé un premier, qui surchargeait *de m'en.*
3. En dernier lieu, ci-dessus, p. 83-84.
4. Le commencement de *sans* surcharge une autre lettre illisible.

Beauvillier. Ce qui m'a paru de plus vraisemblable, c'est en gros de n'avoir jamais été soupçonné d'aucune des choses si graves qui avoient été si fort jetées sur M. le duc d'Orléans, non pas même la plus légère idée parmi tant d'ennemis et d'envieux si peu ménagés de ma part, et ma séparation entière et constante dans tous les temps de tout ce qui étoit non seulement maîtresses, débauches, soupers, mais de tous les amis de plaisir et de Paris de M. le duc d'Orléans; en particulier, de ce que le Roi, à la fin, avoit su que c'étoit moi qui avois séparé M. le duc d'Orléans de Mme d'Argenton[1], qui l'avois raccommodé avec Mme la duchesse d'Orléans[2], qui entretenois[3] leur union et en étois le lien continuel; et peut-être Mme la duchesse d'Orléans elle-même, qui se trouvoit très heureuse que je fusse continuellement avec M. le duc d'Orléans, avoit eu[4] occasion de dire quelque chose au Roi là-dessus. Elle ne me l'a toutefois jamais dit ni laissé entendre.

Apophthegme du Roi sur M. le duc d'Orléans.

Mareschal[5] m'ajouta qu'ayant pris occasion ce même soir au petit coucher, lorsque les courtisans qui ont ces entrées furent sortis, de reparler encore de M. le duc d'Orléans, de chez qui il descendoit de nouveau, pour faire parler le Roi sur ce prince, qui lui avoit paru fort sec à tous les comptes qu'il lui en avoit rendus toute cette demi-journée, il se mit à le louer sur son esprit, sur ses diverses sciences, sur les arts qu'il possédoit, et à dire plaisamment que, s'il étoit un homme qui eût besoin de gagner sa vie, il auroit cinq ou six moyens différents de la gagner grassement. Le Roi le laissa causer un peu; puis, après avoir souri de cette idée par laquelle Mareschal avoit comme terminé son discours, il reprit un air sérieux, re-

1. Tome XVIII, p. 305 et suivantes.

2. *Ibidem*, p. 400 et suivantes.

3. Il y a *entrenois*, par mégarde, dans le manuscrit, comme ci-dessus, p. 3.

4. Le participe *eu* a été écrit en interligne, au-dessus de *trouvé*, biffé.

5. Avant *Mareschal*, il y a un *I* effacé du doigt.

garda Mareschal : « Savez-vous, lui dit-[il], ce qu'est mon neveu? Il a tout ce que vous venez de dire : c'est un fanfaron de crimes[1]. » À ce récit de Mareschal, je fus dans le dernier étonnement d'un si grand coup de pinceau ; c'étoit peindre en effet M. le duc d'Orléans d'un seul trait, et dans la ressemblance la plus juste et la plus parfaite. Il faut que j'avoue que je n'aurois jamais cru le Roi un si grand maître. M. le duc d'Orléans se trouva si bien, qu'il fut le lendemain au lever du Roi, et de là à Versailles, où il demeura[2]. Il n'y avoit plus que deux ou trois jours de Marly ; il fit quelques légers remèdes, et il n'y parut plus.

Le roi de Suède arrivé de Turquie* à Stralsund ; Croissy ambassadeur vers lui.

Le roi de Suède arriva enfin, lui troisième, le 22 novembre, à Stralsund[3]. Je m'abstiendrai d'en dire davantage sur un prince qui a fait tant et un si singulier bruit dans le monde, et sur lequel tant de plumes ont travaillé[4]. Croissy, frère[5] de Torcy, fut aussitôt nommé ambassadeur vers lui, et partit bientôt après[6].

1. Saint-Simon avait déjà cité ce mot du Roi, à propos du duc d'Orléans dans la « Notice sur la maison de Saint-Simon » : tome XXI et supplémentaire de l'édition des *Mémoires* de 1873, p. 170.

2. *Dangeau*, p. 287.

3. Le manuscrit porte *Stralsund* dans le texte et *Straslzund* dans la manchette. — Ville maritime et place forte de la Poméranie prussienne, sur la rive occidentale du détroit de Gellen, Stralsund avait figuré, au traité de Westphalie, au nombre des places qui furent attribuées à la Suède; mais, dès 1678, le grand électeur de Brandebourg s'en était emparé. Elle avait été rendue ensuite aux Suédois; mais, en décembre 1715, après une longue résistance de Charles XII, qui vint s'y enfermer au sortir de sa retraite en Turquie, elle passera sous la domination du roi de Prusse. Cinq ans plus tard, il est vrai, la Suède rentrera en possession de Stralsund. Il y a, au Dépôt de la guerre, vol. 2506, fol. 202, une pièce intéressante de 1714 « Sur l'heureux retour de S. M. Suédoise d'Orient dans ses États. »

4. Allusion à l'*Histoire de Charles XII*, par Voltaire, parue en 1730.

5. Le manuscrit porte *ferere* au lieu de frère.

6. Louis XIV avait d'abord désigné, comme ambassadeur auprès du roi de Suède, M. de Villesavin-Chavigny ; mais sa santé l'obligea à rési-

* Les mots *de Turquie* ont été ajoutés après coup en interligne.

Entrevue des deux reines d'Espagne ; maison de la régnante ; duc de Saint-Aignan l'y joint et l'accompagne à Madrid.

La reine d'Espagne, en arrivant à Pau[1], trouva à quelque distance la reine d'Espagne douairière, sa tante, qui venoit à sa rencontre[2]. Elle étoit arrivée de Bayonne[3] exprès pour la voir. A l'approche de leurs carrosses, elles mirent toutes deux pied à terre en même temps, et, après les salutations, elles montèrent toutes[4] deux seules dans une belle calèche que la reine douairière avoit amenée à vuide, et dont elle fit un présent à la reine sa nièce. Elles soupèrent seules ensemble. La reine douairière la conduisit jusqu'à Saint-Jean-Pied-de-Port[5] (car, en ce pays-là comme en Espagne, les passages des montagnes, à leur entrée, s'appellent des ports[6]). Elles s'y séparèrent. La reine douai-

gner cette mission (*Dangeau*, p. 286). Dès qu'il connut la démission de Villesavin, le Roi offrit au comte de Croissy (tomes XI, p. 304, et XXII, p. 182) de se rendre à sa place à Stralsund. Sa nomination fut officielle le 4 décembre 1714 (*Dangeau*, p. 289); mais l'instruction du nouvel ambassadeur n'est datée que du 14 avril 1715. Elle a été publiée par A. Geffroy, dans le *Recueil des instructions aux ambassadeurs de France en Suède* (p. 247-276) : elle mérite d'être citée comme un résumé remarquable de la plus grande partie du règne de Charles XII. Avant de rejoindre ce prince, Croissy devait passer par plusieurs cours allemandes et visiter, en particulier, le landgrave de Hesse, et le roi de Prusse, qui avait accepté la médiation de la France à propos des différents démêlés qu'il avait avec la Suède. Mais lorsque Croissy arriva à Berlin, dans les premiers jours de mai 1715, les hostilités étaient commencées entre les deux royaumes. Il alla s'enfermer alors avec Charles XII dans Stralsund et y demeura jusqu'au 13 novembre. Au retour, la maladie l'arrêta à Hambourg, et il ne rentra en France qu'en décembre 1716 (Affaires étrangères, Correspondance politique, vol. *Suède* 132, et Mémoires et documents, vol. *Suède* 10).

1. Le 29 novembre (*Gazette*, p. 593). Voyez ci-dessus, p. 122.

2. Le marquis de Courcy a raconté avec beaucoup de détails curieux et intéressants, cette entrevue des deux reines (*l'Espagne après la paix d'Utrecht*, p. 309-320).

3. A Bayonne, la reine douairière s'était installée à l'évêché, en délogeant l'évêque, qui finit par réclamer à Torcy en insistant pour être remis en possession de son logis ; mais la reine n'y voulait pas entendre (vol. *Espagne* 230, fol. 64, 67 et 80).

4. La première lettre de *touttes* surcharge un *d*.

5. Tome XXIII, p. 3.

6. Les lexiques du dix-huitième siècle ne donnaient pas le mot *port*,

rière lui fit beaucoup de présents, entre autres d'une garniture de diamants[1]. Le duc de Saint-Aignan joignit la reine d'Espagne à Pau, et l'accompagna par ordre du Roi jusqu'à Madrid[2]. Elle envoya Grillo, noble génois[3], qu'elle fit depuis faire grand d'Espagne, remercier le Roi de l'envoi du duc de Saint-Aignan, et du présent qu'il lui avoit apporté[4]. Le roi d'Espagne avoit nommé sa maison[5] :
[*Add. St-S. 1170*] le marquis de Santa-Cruz majordome-major[6] ; il l'a été

au sens de passage entre deux montagnes. Le *Dictionnaire de Littré* pense que l'origine du nom vient de ce que c'était par là que l'on portait les marchandises.

1. Dont la valeur dépassait quatre-vingt mille ducats (Desgranges à Torcy, lettre du 29 novembre 1714, ci-après, p. 447).

2. Notre auteur prend tous ces détails à *Dangeau*, p. 297-298.

3. Charles, marquis del Grillo, gentilhomme de la chambre de Philippe V, fut envoyé de Pampelune par Élisabeth Farnèse pour remercier Louis XIV des honneurs qu'il lui avait fait rendre à son passage, et de ses présents. Il arriva le 30 décembre 1714 à Versailles et fut reçu, le 1er janvier 1715, par Louis XIV (*Dangeau*, p. 318 et 325). Il était le fils de François Grillo Mari, marquis de Francavila, duc de Monterotundo, mort à Madrid en 1703, et le petit-fils du banquier génois Marc-Antoine Grillo, qui avait été fait grand en 1691, à prix d'argent (notre tome IX, p. 238, note 4). Charles Grillo avait été *alferez mayor* de Madrid. Chevalier de la Toison d'or, le 16 mars 1719, il reçut le commandement de la flotte des galions qui partit de Cadix en décembre 1723, à destination de Carthagène des Indes et mourut dans cette ville en 1724 (*Recueil des instructions aux ambassadeurs de France en Espagne*, tome III, p. 420).

4. Paul-Hippolyte de Beauvillier, duc de Saint-Aignan, était chargé d'offrir à Élisabeth Farnèse, à son passage en Béarn, les compliments du Roi. Son instruction, datée du 7 novembre, a été publiée au tome II du *Recueil des instructions données aux ambassadeurs de France en Espagne*, p. 256-259, avec une notice préliminaire (p. 245-255) sur cette ambassade, qui se prolongea jusqu'en décembre 1718, où Saint-Aignan, mis en défaut par la diplomatie secrète du Régent, dut quitter piteusement l'Espagne.

5. La liste des grands officiers de la maison de la reine d'Espagne a été prise encore au *Journal de Dangeau* (p. 303). Notre auteur y a ajouté, dans l'Addition indiquée ci-contre, des renseignements importants sur tous les personnages cités.

6. Don Alvare-Antoine Bazan Benavidès y Velasco, marquis de Santa-

jusqu'à sa mort; je l'ai fort connu en Espagne, et j'aurai occasion d'en parler; le marquis de Gastanaga[1] grand écuyer; la princesse des Ursins camarera-mayor, qui choisit toute cette maison; la duchesse d'Havré[2], les princesses de Masseran-Santo-Buono[3], Robecq[4] et Lanti[5], dames du palais, dont la première et la dernière étoient fille et belle-fille de la feue duchesse de Lanti[6] sœur de la princesse des Ursins. On en ajouta d'autres dans la suite.

Cruz, avait été distingué par Berwick pendant la guerre; nommé majordome-major de la nouvelle reine, il reçut le collier de la Toison d'or en 1724 et fut promu chevalier du Saint-Esprit en 1725. C'est lui qui, en 1722, fut chargé de conduire à la frontière l'infante Marie-Anne-Victoire destinée à Louis XV. Il mourut à Madrid en 1737.

1. N. de Agurto, marquis de Gastanaga, fils de celui dont il a été parlé dans notre tome VIII, p. 59, avait été corrégidor de Madrid en 1706, et Philippe V l'avait nommé grand écuyer de la reine en juillet 1707; il lui conserva ces fonctions auprès de sa seconde femme. — Saint-Simon écrit *Castanéga,* corrigeant *Castanga.*

2. Marie-Anne-Césarine Lanti de la Rovère, duchesse d'Havré : tome XXIV, p. 93.

3. Jeanne-Irène Caraccioli, fille aînée du prince de Santo-Buono, vice-roi du Pérou (notre tome VIII, p. 150), mariée à Victor-Amé-Louis de Ferrero de Fiesque, marquis de Crèvecœur, grand d'Espagne depuis 1712, qui échangera, en 1720, son titre primitif contre celui de prince de Masseran (notre tome IX, p. 198). Elle mourra en 1721. — L'édition des *Mémoires* de 1873 a commis une erreur ici en mettant une virgule entre *Masseran* et *Santo-Buono* : il ne s'agit que d'une seule et même personne. Il est à remarquer que Dangeau (p. 303) avait fait la même faute; mais il avait donné à la princesse de Masseran son vrai nom d'alors en l'appelant marquise de Crèvecœur. Voyez ci-après l'Addition nº 1169, où notre auteur a cru qu'il s'agissait de la mère.

4. Isabelle-Alexandrine de Croÿ-Solre que nous avons vu passer en Espagne pour épouser, le 12 janvier 1714, Charles de Montmorency, prince de Robecq : tome XXIV, p. 70.

5. Françoise-Fernande de Cordoue, fille et héritière du comte de Priego et parente du duc de Medina Celi, avait épousé, le 3 décembre 1714, Alexandre, prince Lanti, au palais royal de Madrid. Le comte de Priego fut fait grand d'Espagne le soir même du mariage et son gendre reçut promesse d'hériter de cette grandesse (Affaires étrangères, vol. *Espagne* 234, fol. 4, et vol. 236, fol. 395-396, 406 vº et 426 vº).

6. Louise-Angélique de la Trémoïlle-Noirmoutier : tome III, p. 2.

Mort d'Alexandre Sobieski Rome

Alexandre Sobieski, chevalier du Saint-Esprit[1], second fils du roi Jean Sobieski roi de Pologne, mourut[2] à Rome sans avoir été marié[3]. Il avoit mené une vie assez obscure et assez errante[4] par des prétentions, d'aucune desquelles il n'avoit pu jouir nulle part. Le Pape crut apparemment l'en dédommager par de magnifiques obsèques, qu'il voulut voir passer sous les fenêtres de son palais[5].

Van Holt

Van Holt[6], riche financier, trésorier général de la ma-

1. Alexandre-Benoît-Stanislas Sobieski : tome III, p. 304. Dès le mois de décembre 1694, Louis XIV avait envoyé l'Ordre au roi son père, pour qu'il en décorât lui-même ses fils; mais la remise du collier n'avait été faite qu'à la fin de 1700, à Rome, et par les soins du prince de Monaco (*Dangeau*, tomes V, p. 126, et VIII, p. 1).

2. Le manuscrit porte *mourt*.

3. Le prince Alexandre Sobieski mourut à Rome le 19 novembre 1714, sur les cinq heures du soir (lettres du cardinal de la Trémoïlle au Roi, de M. de la Chaussée et de don Alexandre Albane à Torcy, du 20 novembre : Affaires étrangères, vol. *Rome* 540, fol. 78 v°, 79, 88 et 92; *Dangeau*, tome XV, p. 298-299; *Gazette*, p. 595 et 605-606; *Gazette d'Amsterdam*, Extraordinaire c; *Mercure* de décembre 1714, p. 235-239). Le prince Alexandre s'était flatté dans les derniers temps de faire dissoudre à Rome le mariage du prince Constantin, son frère cadet; on le disait lui-même occupé de l'idée d'entrer dans les ordres sacrés, et il semble qu'il avait été tout récemment question de lui promettre un chapeau de cardinal (vol. *Rome* 539, fol. 95).

4. La dernière lettre d'*errante* surcharge une autre lettre. — C'est en mai 1708 qu'il était venu descendre à Rome chez sa mère (*Gazette d'Amsterdam*, n° XLII).

5. Le comte de Béthune à Torcy, de Blois, 8 décembre 1714 (vol. *Pologne* 146, fol. 241). Nous donnerons à l'Appendice n° VIII, plusieurs lettres relatives à la mort du jeune prince.

6. Jacques Hartger Van Holt, né à Orléans et baptisé en cette ville le 20 avril 1659, avait obtenu, au mois d'octobre 1696, des lettres patentes qui lui permirent de franciser son nom et de se faire appeler simplement *Jacques de Vanolles*. Ces lettres, où il est dit fils de Guillaume Van Holt, gentilhomme originaire de Dorkum, sur les confins de la Gueldre hollandaise, et de Marie Michau, de la ville d'Orléans, furent enregistrées la même année 1696, tant au parlement de Paris qu'en la chambre des comptes. En 1697, il fut fait trésorier général ancien de la Marine, et il était grand audiencier de France, lorsqu'il obtint, le 3 août 1704, des lettres de naturalité. Il mourut subitement

rine, puis grand audiencier[1], qui donnoit grand jeu et grand chère, à Paris et [à] sa belle maison d'Issy[2], à beaucoup de gens de la cour, et que le prince et le cardinal de Rohan voyoient et aimoient fort, le maréchal de Villeroy, et quantité d'autres, dérangea si fort[3] ses affaires, qu'il fit une entière banqueroute, qu'il jugea à propos de ne pas voir. On dit qu'on l'avoit trouvé mort dans son lit à Issy[4], et on se hâta d'enterrer ou lui ou une bûche. On prétendit qu'il avoit fait sa main pour aller vivre inconnu quelque part. Il étoit Hollandois. Son fils[5], protégé par les Rohans et par quelques autres, n'osa se montrer d'abord; peu à peu il parut, fut maître des requêtes, et a passé par

riche financier; ce qu'il devient; son fils. [*Add St S. 1171*]

le 11 décembre « en sa magnifique maison d'Issy, près Paris, non sans soupçon de s'être procuré la mort par une dose d'opium, pour éviter les poursuites de ses créanciers et la recherche que le ministre vouloit faire de sa conduite dans l'affaire des billets de la caisse des emprunts, où il étoit impliqué avec Vincent le Blanc » (Bibliothèque nationale, Cabinet des titres, Collection Chérin, vol. 203). — Saint-Simon écrit *Van Holl.*

1. Ces trois mots sont en interligne dans le manuscrit. — Les grands audienciers de France, au nombre de quatre servant par quartier, étaient des officiers de la Chancellerie, qui avaient pour fonction principale d'examiner les lettres de noblesse et autres actes importants, et d'en faire le rapport au Chancelier avant le scellement. Ils appartenaient au collège des secrétaires du Roi.

2. *Dangeau*, p. 299. — Notre auteur a ajouté en interligne *et sa belle maison d'Issy* au-dessus d'*et* biffé; mais il a oublié *à*.

3. Le mot *fort* se trouve en interligne sur *entièrem^t* biffé.

4. Les mots *à Issy* sont en interligne.

5. Barthélemy de Vanolles, né à Nantes le 10 novembre 1684, obtint, le 15 mai 1707, des lettres de dispense d'âge pour l'office de conseiller au Grand Conseil et de grand rapporteur en la Chancellerie, et fut reçu le 6 juillet suivant; il devint maître des requêtes le 30 avril 1722. Nommé la même année commissaire pour les grâces, il assista en cette qualité au sacre du Roi. Intendant à Moulins en 1723, puis en Franche-Comté en juillet 1734, il fut chargé le 1er mars 1743 de l'intendance de l'armée de Bavière; nommé en Alsace le 16 février 1744, il y joignit l'intendance de l'armée de ce pays (1er avril 1744), puis de celle du Bas-Rhin (1745) et de celle d'Allemagne (1746). Il devint conseiller d'État par lettres du 24 juillet 1750 et mourut sans postérité.

diverses intendances. Il n'est pas sans esprit ni sans talents. De Van Holt il s'est fait M. de Vanolles : le *de* est plus noble et le nom plus françois[1].

Mort de la comtesse de Brionne. [*Add. St-S. 1172*]

La comtesse de Brionne[2], riche héritière de la maison d'Espinay en Bretagne[3], mourut en ce même temps, une des plus malheureuses femmes qui ait vécu, sans l'avoir mérité[4]. Elle[5] laissa une fille, morte plusieurs années depuis sans avoir été mariée[6], et le prince de Lambesc[7].

1. Il y a au Cabinet des titres (Dossiers bleus VANOLLES, vol. 657) une généalogie imprimée de cette famille donnée, le 8 mai 1751, à d'Hozier par Barthélemy de Vanolles, dont la signature se trouve, ainsi orthographiée, au bas d'une lettre de 1749. La collection Chérin renferme également (vol. 203) quelques renseignements biographiques sur le financier et son fils.

2. Marie-Madeleine d'Espinay de Broon (notre tome VI, p. 78) était la seconde fille de Louis, marquis d'Espinay-Duretal et de Broon, et de Marie-Françoise Cousin de Saint-Denis : ses deux sœurs étant entrées au couvent, elle se trouva seule héritière des biens de sa maison.

3. Notre tome XII, p. 430-431 et 511. Cette maison bretonne, qu'il ne faut pas confondre avec celle d'Espinay-Saint-Luc, avait eu d'illustres alliances, dont plusieurs avec les Rohans (notre tome V, p. 227). Les Dossiers bleus du Cabinet des titres de la Bibliothèque nationale renferment (vol. 255, dossier n° 6525, fol. 8-18) un Abrégé généalogique imprimé de la maison d'Espinay « contenant sa directe « et les cinq cent douze quartiers de feu Monsieur le marquis d'Espi« nay de Broon, par M. de Kaerdaniel » et il a paru en 1899 une *Notice généalogique* sur ladite maison, « avec les principales illustrations « de ses diverses branches et quelques documents historiques », composée par M. Prosper d'Espinay, descendant d'une branche subsistante de cette famille.

4. Atteinte depuis longtemps d'une maladie extraordinaire qui se dissipait par moments, Mme de Brionne avait été déjà plusieurs fois à la mort (*Mémoires de Sourches,* tomes IV, p. 382, VIII, p. 71, et IX, p. 19). Elle s'éteignit le 12 décembre 1714 (*Dangeau,* p. 300; *Mercure* de janvier 1715, p. 177. Voyez ci-après aux Additions et Corrections.

5. La plume change à partir de : *Elle laissa une fille.*

6. Marie-Louise de Lorraine, demoiselle de Brionne, née le 24 octobre 1693, baptisée à Versailles, le 17 juillet 1705, qui mourut le 18 octobre 1724.

7. Louis, prince de Lambesc (notre tome VIII, p. 130), de qui descend, par les Carignan, le roi actuel d'Italie.

Mort de Jarnac ; son caractère.

Jarnac mourut en même temps, à Paris, de la petite vérole[1]. Il s'étoit distingué à la guerre, et avoit beaucoup d'esprit et orné[2], qui lui avoit fait beaucoup d'amis. Il ne laissa point d'enfants de l'héritière de Jarnac Chabot qu'il avoit épousée[3]. De lui, il n'avoit rien ; c'étoit un dernier cadet de Montendre la Rochefoucauld[4]. Il savoit, vouloit faire, et, avec une figure de paysan malgré sa naissance, il eût été loin. Ce fut dommage ; il fut fort regretté.

Mort, extraction, famille, fortune, caractère du cardinal d'Estrées. [*Add. St-S. 1173*]

Le cardinal d'Estrées mourut à Paris[5], dans son abbaye de Saint-Germain-des-Prés, à quatre-vingt-sept ans presque accomplis, ayant toujours joui d'une santé parfaite de corps et d'esprit jusqu'à cette maladie, qui fut fort courte, et qui lui laissa sa tête entière jusqu'à la fin[6]. Il est juste et curieux de s'arrêter un peu sur un personnage toute sa vie considérable, et qui, à sa mort, étoit cardinal-évêque d'Albano[7], abbé de Longpont[8], du Mont-Saint-

1. Paul-Auguste-Gaston de la Rochefoucauld, comte de Jarnac (tome XI, p. 276), mourut le 19 décembre 1714 (*Dangeau*, p. 306 ; *Gazette*, p. 624 ; *Mercure* de janvier 1715, p. 185-186).

2. Les deux mots *et orné* sont en interligne.

3. Henriette-Charlotte Chabot, héritière du comté de Jarnac, se remariera, le 20 juin 1715, à Charles-Annibal de Rohan-Chabot (notre tome XVII, p. 350).

4. On a vu (tome XI, p. 276), qu'il avait changé son titre de comte de Montendre contre celui de comte de Jarnac, lors de son mariage.

5. Le 18 décembre 1714 (*Gazette*, p. 612 ; *Mercure* de janvier 1715, p. 169-175). C'est à ce propos que Saint-Simon a fait la longue Addition au *Journal de Dangeau* qui est indiquée ci-contre.

6. Dangeau écrivait le 17 novembre (p. 280) : « M. le cardinal d'Estrées se trouva assez mal à Paris pour inquiéter sa famille et ses amis, qui sont en très grand nombre ; car c'est un homme très aimé et très aimable ; il a quatre-vingt six ans. » Puis il n'en parle plus que pour annoncer sa mort (p. 306).

7. L'évêché d'Albano, un des six évêchés suburbicaires, était échu au cardinal d'Estrées en juillet 1698, lorsque le cardinal de Bouillon avait été transféré à celui de Porto.

8. Cette abbaye du diocèse de Soissons, qu'il ne faut pas confondre avec le prieuré de Longpont-sous-Montlhéry, avait été fondée en mars

Éloi[1], de Saint-Nicolas-aux-Bois[2], de la Staffarde en Piémont, où Catinat gagna une célèbre bataille avant d'être maréchal de France[3], de Saint-Claude en Franche-Comté[4], dont l'abbé d'Estrées son neveu étoit coadjuteur, et dont on a fait un évêché depuis quelques années, d'Anchin en Flandres[5], et de Saint-Germain-des-Prés dans Paris[6]. Il étoit aussi commandeur de l'Ordre, de la promotion de 1688. Le mérite, aidé des hasards de la fortune, l'un et l'autre aux[7] quatre dernières générations[8], ont[9] fait de

1131 et appartenait à l'ordre de Cîteaux; elle valait dix-huit mille livres de rente, et le cardinal d'Estrées l'avait eue dès janvier 1636. Il en existe encore aujourd'hui quelques ruines.

1. Abbaye de l'ordre de Saint-Augustin, au diocèse d'Arras, fondée au neuvième siècle et rapportant cinquante mille livres; le cardinal y avait été nommé en 1685.

2. Saint-Nicolas-aux-Bois, dans le diocèse de Laon, était une abbaye bénédictine datant du onzième siècle. M. d'Estrées l'avait reçue en 1650; elle ne valait que douze à treize mille livres.

3. Il a déjà été parlé de l'abbaye de Staffarde et de la bataille gagnée par Catinat le 18 août 1690, dans notre tome II, p. 215. Le cardinal d'Estrées en avait été pourvu en 1678 (*Mercure* de mai, p. 103); mais, ayant été privé des revenus par suite de la guerre, le Roi lui donna en dédommagement en avril 1704 une pension de douze mille livres (*Dangeau,* tome IX, p. 496). — Saint-Simon a bien écrit *de la Staffarde.*

4. L'abbaye de Saint-Claude, d'abord appelée Saint-Oyand jusqu'au douzième siècle, avait été fondée au cinquième et appartenait à l'ordre de Saint-Benoît et au diocèse de Lyon. M. d'Estrées en avait été nommé abbé en 1679; elle rapportait de vingt à trente mille livres. Comme notre auteur va le dire, elle fut érigée en évêché suffragant de Lyon par une bulle pontificale du 22 janvier 1742.

5. L'abbaye d'Anchin, fondée vers 1079, pour des Bénédictins, appartenait au diocèse d'Arras et valait quarante-deux mille livres; Louis XIV l'avait donnée en 1681 à M. d'Estrées.

6. Nos tomes VII, p. 96, et XII, p. 74. Outre ces abbayes, le cardinal possédait depuis 1700 le prieuré de Saint-Vallier, en Dauphiné, qui rapportait cinq mille livres.

7. Avant *aux,* il y a un premier *aux,* biffé, surchargeant des lettres illisibles.

8. Il veut dire que le mérite comme les hasards de la fortune se rencontrèrent dans les quatre dernières générations des Estrées.

9. Écrit *on,* par inadvertance, dans le manuscrit.

gentilshommes obscurs et assez nouveaux du pays de Boulonnois[1], une race infiniment et très singulièrement illustrée, dont il ne reste plus que Mlle de Tourbes, sœur du dernier maréchal d'Estrées[2]. Le cardinal leur oncle ne s'en faisoit point accroire là-dessus, et disoit fort naturellement qu'il connoissoit ses pères jusqu'à un qui avoit été page de la reine Anne, duchesse de Bretagne, mais que, par delà, il n'en savoit rien, et qu'il ne falloit pas chercher. Or, ce page, qui ne fit pas grande fortune, et qui épousa une la Cauchie[3], étoit le grand-père du sien[4], dont la mère étoit fille[5] d'un bâtard de Vendôme-Bourbon[6], et

1. Outre la généalogie donnée par le P. Anselme dans le tome IV de l'*Histoire généalogique*, p. 596 et suivantes, et qui remonte au milieu du quinzième siècle, on peut voir sur la maison d'Estrées le dossier bleu 6584 au Cabinet des titres, vol. 257, un mémoire de d'Hozier dans le manuscrit Clairambault 719, p. 57, le *Nobiliaire de Picardie* d'Haudicquer de Blancourt, p. 172, le *Cabinet historique*, tomes IV, première partie, p. 211, et V, p. 241, le *Dictionnaire critique* de Jal, p. 547, qui cite un certain nombre d'actes originaux, les *Mémoires du duc de Luynes*, tome VI, p. 174, et ce que notre auteur lui-même en avait dit dans la notice du duché-pairie d'Estrées (*Écrits inédits*, tome VI, p. 114 et suivantes).

2. Élisabeth-Rosalie d'Estrées (tomes IV, p. 320, et XXI, p. 365), sœur de Victor-Marie.

3. Antoine d'Estrées, dit le jeune, mort vers 1516, marié à Jeanne de la Cauchie ou de la Chaussée, en Boulonnais. Ce n'est pas lui qui fut page d'Anne de Bretagne, mais son fils Jean d'Estrées né en 1486, qui devint capitaine général de l'artillerie de France et mourut en 1571, âgé de quatre-vingt-cinq ans. Saint-Simon va brouiller tous ces premiers degrés.

4. Antoine d'Estrées était grand-père d'autre Antoine, appelé Antoine IV et dont il a été question dans notre tome XIV, p. 200, qui fut grand-père du cardinal.

5. Dans le manuscrit, Saint-Simon a biffé ce mot *fille* pour écrire au-dessus *fils*, tout en laissant *la mere*, et cette correction inexplicable a engagé les précédents éditeurs à imprimer *dont le père étoit fils d'un bâtard*, ce qui est tout à fait inexact.

6. La mère d'Antoine IV, femme de Jean d'Estrées (ci-dessus, note 3), était Catherine de Bourbon, fille de Jacques, seigneur de Bonneval, fils naturel de Jean II de Bourbon, comte de Vendôme.

sa femme étoit Babou, fille de la Bourdaisière et d'une Robertet[1], gens de beaucoup de faveur[2]. Cette Babou avoit six sœurs[3] ; elles étoient belles, mariées, intrigantes ; on les appeloit de leur temps les Sept péchés mortels[4]. Voilà ce qui commença à apparenter et à mettre dans le monde le grand-père du cardinal d'Estrées. La Babou, sa grand mère, étoit aussi déterminée qu'intrigante. Il est remarquable qu'elle fut tuée à Issoire, où elle s'étoit jetée, et qu'elle défendoit, le dernier de l'année 1593, contre les Ligueurs. Elle laissa[5] deux fils et six filles, dont trois figurèrent. Le fils aîné fut tué un an après sa mère, au siège de Laon[6] ; l'autre est le premier maréchal d'Estrées[7], père du cardinal. Des filles, l'aînée fut seconde femme du
[*Add. S^tS. 1174*] maréchal de Balagny[8], bâtard du célèbre évêque de Va-

1. Françoise Babou, mariée le 14 février 1559, fut tuée, comme Saint-Simon va le dire, au siège d'Issoire, le 31 décembre 1593. Elle était fille de Jean Babou, seigneur de la Bourdaisière, baron de Sagonne, gouverneur de Gien, d'Amboise, de Brest et de Touraine, maître de la garde-robe des rois Henri II et François II, ambassadeur à Rome, gouverneur du duc d'Alençon, grand-maître de l'artillerie en 1567, mort le 11 octobre 1569. Il avait épousé en décembre 1539 Françoise Robertet, fille de Florimond, baron d'Alluye.

2. Catherine de Médicis avait la plus grande confiance dans Jean Babou.

3. Marie, mariée à Claude de Beauvillier, comte de Saint-Aignan ; Isabeau, dame de Sourdis ; Madeleine, baronne d'Hervault ; Diane, dame de Montoiron ; Madeleine et Anne, l'une après l'autre abbesses de Beaumont-lès-Tours.

4. D'après Tallemant des Réaux (*Historiettes*, tome I, p. 6-7) et Mme de Sévigné (*Lettres*, tome VIII, p. 556), ce ne serait pas les sept Babou qu'on aurait ainsi qualifiées, mais Gabrielle d'Estrées, ses cinq sœurs et son frère, dont il va être parlé ci-après.

5. Les mots *Elle laissa* surchargent un autre mot illisible.

6. François-Louis d'Estrées, titré marquis de Cœuvres, tué à Laon en 1594.

7. François-Annibal, maréchal d'Estrées : tome VII, p. 14.

8. Jean de Monluc, seigneur de Balagny, fils naturel de l'évêque de Valence (ci-après), fut légitimé en 1567, et suivit le duc d'Anjou en Pologne, puis obtint en 1581 le gouvernement de Cambray ; il s'accommoda en 1593 avec Henri IV, qui le fit maréchal de France l'année

lence[1], frère du maréchal de Monluc[2]. Le maréchal de Balagny s'étoit fait par les armes et par adresse souverain de Cambray. Il n'y put résister longtemps aux Espagnols, sur qui il avoit usurpé le pays et la place[3]. Sa première femme, sœur du fameux Bussy d'Amboise[4], et qui n'avoit pas moins de courage que lui, mourut de rage et de dépit peu de moments après être sortie de Cambray, en 1595. Balagny mourut en 1603, et sa seconde femme deux ans après. Gabrielle d'Estrées fut la seconde[5], dont la beauté fit la fortune de son père, et dont l'histoire est trop connue pour s'y arrêter. Elle étoit sœur du père du cardinal[6], mais morte près de trente ans avant sa naissance. La troisième qui figura épousa le premier duc de Villars[7], à la

suivante et lui laissa Cambray en souveraineté : il mourut en juin 1603. Il avait épousé en secondes noces Diane d'Estrées, le 17 février 1596 (*Mémoires de Pierre de l'Estoile*, tome VII, p. 51), qui mourut en 1605.

1. Jean de Monluc, évêque de Valence en 1553, fut employé en de nombreuses ambassades et mourut le 13 avril 1579, non sans soupçon d'avoir trempé dans l'hérésie calviniste.

2. Blaise de Monluc, maréchal de France en 1574, mourut en juillet 1577, à soixante-dix-sept ans.

3. Balagny avait obtenu de Henri IV la souveraineté de Cambray comme prix de sa soumission; mais la tyrannie qu'il fit souffrir aux habitants les engagèrent à appeler les Espagnols, qui vinrent assiéger la ville en août 1595 et s'en rendirent maîtres par capitulation le 7 octobre suivant (*Histoire universelle d'Agrippa d'Aubigné*, tome IX, p. 73-76).

4. M. de Balagny avait épousé en premières noces Renée de Clermont, fille de Jacques de Clermont d'Amboise, seigneur de Bussy, et sœur de Louis de Clermont d'Amboise, gouverneur d'Anjou et abbé de Bourgueil, dit le brave Bussy, tué par le comte de Montsoreau le 19 août 1579. Mme de Balagny mourut deux jours après la capitulation de Cambray, 9 octobre 1595; on prétend que Henri IV l'aurait aimée (*Mémoires de Pierre de l'Estoile*, tome VII, p. 1 et 39).

5. Tome VII, p. 14. L'*Histoire généalogique* fait de Gabrielle la quatrième des six sœurs, et non la seconde.

6. François-Annibal Ier : tome VII, p. 14.

7. Julienne-Hippolyte, mariée à Georges de Brancas, duc de Villars : tome XI, p. 101 et 102.

fortune duquel elle contribua beaucoup. Pour revenir à leur père, Gabrielle, dès lors pleinement et publiquement maîtresse d'Henri IV, le fit gouverneur de Paris et de l'Ile-de-France après d'O[1], et grand maître de l'artillerie après M. de Saint-Luc[2]. Il en avoit déjà fait les fonctions fort longtemps auparavant pendant une longue maladie de la Bourdaisière, son beau-père, qui l'étoit. M. d'Estrées avoit été chambellan du duc d'Alençon, gouverneur de ses apanages en partie, fort bien avec lui, et ce prince, qui, par mépris pour Henri III, son frère, porta toujours l'ordre de Saint-Michel sans avoir jamais voulu de celui du Saint-Esprit, l'avoit fait donner à d'Estrées en la première promotion de 1579. Il se démit de l'artillerie en 1599, qui fut donnée à M. de Rosny, depuis premier duc de Sully, lors en pleine faveur, qui obtint pour vin du marché[3] de faire passer le gouvernement de l'Ile-de-France du père au fils, qui est[4] demeuré chez MM. d'Estrées jusqu'à la quatrième et dernière génération. L'artillerie[5] alors n'étoit qu'une charge : elle ne devint office de la couronne qu'entre les mains de M. de Sully, qui le fit ériger en 1601[6]. C'est le dernier de tous, n'y en ayant point eu d'érigé depuis.

La mère du cardinal d'Estrées[7] étoit nièce de ce premier et célèbre duc de Sully, fille du comte de Béthune,

1. François d'O : tome VII, p. 134.

2. François Ier d'Espinay, seigneur de Saint-Luc, gouverneur de Saintonge et de Brouage, succéda à Philibert de la Guiche en 1596 comme grand maître de l'artillerie, mais fut tué au siège d'Amiens le 8 septembre 1597.

3. Locution déjà annotée dans notre tome XXII, p. 111.

4. Avant *est*, Saint-Simon a biffé une *y*.

5. *L'* surcharge une *M*.

6. C'est par lettres patentes de janvier 1601 que Henri IV érigea, en faveur de Sully, la charge de grand maître de l'artillerie en office de la couronne (*Histoire généalogique,* tome VIII, p. 125 et 186).

7. Marie de Béthune, née à Rome en 1602, mariée en 1622, morte en février 1628, à vingt-six ans. Son mari se remaria six ans plus tard avec Anne Habert de Montmor, et une troisième fois avec Gabrielle de Longueval-Manicamp.

son frère, si connu par sa capacité et par ses grandes ambassades à Rome et ailleurs[1], et par ce grand nombre de manuscrits qu'il ramassa, que son fils[2] augmenta, et qu'il donna au Roi. Ainsi elle étoit sœur de ce second comte de Béthune, chevalier d'honneur de la Reine, qui fut connu aussi par ses ambassades, et du comte de Charost[3], qui fut capitaine des gardes du corps, puis duc à brevet, grand-père du duc de Charost, gouverneur de la personne du Roi[4]. Ces choses ont maintenant vieilli ; il est bon d'en rafraîchir la mémoire, mais sans s'y étendre davantage.

Le père du cardinal d'Estrées fut un personnage toute sa vie par ses grands emplois, son mérite, sa capacité, et l'autorité qu'il conserva toute sa vie. Il fut maréchal de France en 1626, et il est unique que lui, son fils et son petit-fils ont été non seulement maréchaux de France, et le dernier du vivant de son père, mais tous doyens des maréchaux de France, et longtemps. Le premier maréchal avoit quatre-vingt-douze ans lorsqu'en 1663 il fut fait duc et pair dans cette cruelle fournée des quatorze, et qu'il en prêta le serment. Il en avoit quatre-vingt-dix-huit en 1670, lorsqu'il mourut. Il eut trois fils de ce premier mariage : le duc d'Estrées, mort en janvier 1687 à Rome, où il étoit ambassadeur depuis quatorze ou quinze ans[5] ; le second maréchal d'Estrées[6], et le cardinal d'Estrées. Ce second duc d'Estrées fut père du troisième[7], mort avant cinquante ans, de la pierre, à Paris, en 1698, et de l'évêque-duc de Laon, mort en 1694[8]. Le troisième duc d'Estrées fut père du dernier[9], mort sans postérité en juillet

1. Philippe : tome XI, p. 296. — 2. Hippolyte : *ibidem*.

3. Louis de Béthune : tome I, p. 212.

4. Armand II de Béthune : tome V, p. 174.

5. François-Annibal II : tome V, p. 341.

6. Jean : tome I, p. 130.

7. François-Annibal III : tomes III, p. 542, et V, p. 340.

8. Jean d'Estrées, abbé de Conches, évêque duc de Laon en 1681, mort le 1er décembre 1694.

9. Louis-Armand : tome V, p. 341.

1723, à quarante ans passés, et le second maréchal d'Estrées fut père du troisième[1], qu'il vit grand d'Espagne et maréchal de France, et qui recueillit la dignité de duc et pair, et [de] l'abbé d'Estrées[2], commandeur de l'Ordre, mort[3] nommé archevêque de Cambray, dont il attendoit les bulles, et qui avoit eu plusieurs ambassades ainsi que ses deux oncles et son grand-père. On voit par ce court abrégé cinq ducs et pairs laïques, deux ducs-pairs ecclésiastiques, un cardinal, un grand d'Espagne, trois doyens des maréchaux de France, deux commandeurs et cinq chevaliers du Saint-Esprit, trois ambassadeurs, un ministre d'État et deux vice-amiraux, outre les gouvernements de provinces[4]; et voilà comme les beautés élèvent des familles qui savent en profiter! Mme de Soubise et la belle Gabrielle en sont des exemples pour la postérité. Venons maintenant au cardinal d'Estrées.

Né en 1627, il avoit vécu quarante ans avec son père[5] et su profiter de ses leçons et de sa considération. La liaison la plus intime fut toute sa vie constante entre ses neveux et petits-neveux de Vendôme[6] et lui, dont il fut le conseil toute sa vie, et le cardinal y participa dès sa jeunesse. C'étoit[7] l'homme du monde le mieux et plus noble-

1. Victor-Marie : tomes II, p. 99, et V, p. 28.

2. Jean, abbé d'Estrées : tome X, p. 234.

3. Avant *mort*, il a biffé *et*.

4. On lit dans l'*Histoire de l'Académie des Inscriptions*, tome XIV, première partie, p. 307 : « La maison d'Estrées a cela de singulier que ses cinq dernières générations sont composées de deux grands maîtres de l'artillerie et de trois maréchaux de France de père en fils, tous sans interruption chevaliers de l'ordre du Saint-Esprit depuis son institution,.... tous avides de gloire et comblés d'honneurs, et toujours plus grands que leur fortune. »

5. Lequel ne mourut qu'en 1670.

6. C'est-à-dire César Monsieur et le grand prieur de Vendôme, son frère, fils de Gabrielle d'Estrées et de Henri IV, et les ducs de Mercœur et de Beaufort, fils de César.

7. On peut comparer au portrait physique et moral qui va suivre ce que notre auteur avait déjà dit du cardinal dans le tome XI, p. 233, la

ment fait de corps et d'âme, d'esprit et de visage, qu'on voyoit avoir été beau en jeunesse et qui étoit vénérable en vieillesse, l'air prévenant mais majestueux, de grand taille, des cheveux presque blancs, une[1] physionomie qui montroit beaucoup d'esprit, et qui tenoit parole[2], un esprit supérieur et un bel esprit, une érudition rare, vaste, profonde, exacte, nette, précise, beaucoup de vraie et de sage théologie, attachement constant aux libertés de l'Église gallicane et aux maximes du Royaume, une éloquence naturelle, beaucoup de grâce et de facilité à s'énoncer, nulle envie d'en abuser ni de montrer de l'esprit et du savoir, extrêmement noble, désintéressé[3], magnifique, libéral, beaucoup d'honneur et de probité, grande sagacité, grande pénétration, bon et juste discernement, souvent trop de feu en traitant les affaires. Il avoit été galant dans sa jeunesse[4], et il l'étoit demeuré sans blesser aucune bienséance[5]. Parmi un courant d'affaires, la plupart de sa vie continuelles, réglé en tout, aumônier[6], et très homme de bien. C'étoit l'homme du monde de la meilleure com-

Relation de Spanheim, édition Schefer, p. 263-264, les *Portraits et caractères de 1703,* p. 31-32, les *Mémoires de l'abbé Legendre,* p. 109 et 157, la *Relation de la cour de Savoie,* par Chapuzeau, p. 176-179, et aussi l'Addition à Dangeau reproduite ci-après, p. 366-372.

1. Encore *un,* ici, dans le manuscrit, et, plus haut, il y a bien *de grd taille.*

2. Il y a un portrait de lui au Musée de Versailles, n° 2916 ; deux autres furent gravés par Larmessin et par Gantrel.

3. Modeste et désintéressé, mais rancunier, avait-il dit dans le tome XII, p. 74-75.

4. Il avait été naguère un des amis de Mme Scarron et il avait fait pour elle « beaucoup de choses galantes qui, sans toucher son cœur, plaisoient à son esprit » (*Mémoires de Mme de Caylus,* édition Raunié, p. 86; Geffroy, *Madame de Maintenon d'après sa correspondance,* tome I, p. 28).

5. Voltaire, qui le connut vieux, dit qu'il était alors plus occupé des agréments de la société que de théologie (*Siècle de Louis XIV,* chapitre XXXVIII, éd. Rébelliau, p. 728).

6. Charitable : notre tome II, p. 338.

pagnie, la plus instructive, la plus agréable, et dont la mémoire toujours présente n'avoit jamais rien oublié ni confondu de tout ce qu'il avoit su, vu et lu ; toujours gai, égal, et sans la moindre humeur, mais souvent singulièrement distrait[1] ; qui aimoit à faire essentiellement[2] plaisir, à servir, à obliger, qui s'y présentoit aisément, et qui ne s'en prévaloit jamais. Il savoit haïr aussi et le faire sentir : mais il savoit encore mieux aimer. C'étoit un homme très généreux ; il étoit aussi fort courtisan et fort attentif aux ministres et à la faveur, mais avec dignité, un désinvolte[3] qui lui étoit naturel, et incapable de rien de ce qu'il ne croyoit pas devoir faire. Jamais les jésuites ne purent l'entamer sur rien, ni le Roi sur eux, ni sur ce qu'on lui faisoit passer pour jansénisme, ni en dernier lieu, comme on l'a vu[4], sur la Constitution, ni de[5] l'empêcher d'agir, et même de parler sur toutes ces matières avec la plus grande liberté, sans que sa considération en ait baissé auprès du Roi. Tant de grandes et d'aimables qualités le firent généralement aimer et respecter ; sa science, son esprit, sa fermeté, sa liberté, le perçant de ses expressions quand il lui plaisoit, une plaisanterie fine et quelquefois[6] poignante[7], un tour charmant, le faisoient craindre et ménager, et cela jusqu'à sa mort, par ceux qui étoient devenus la terreur de tout le monde. Avec beaucoup de politesse, mais distinguée, il savoit se sentir ; il étoit quelquefois haut, quelquefois colère ; ce n'étoit pas un homme qu'il fît bon tâ-

1. C'est ainsi que, lors du contrat de mariage de son petit-neveu le duc d'Estrées avec Mlle de Nevers en 1707, il avait oublié de convoquer le notaire (lettre de Mme des Ursins à Mme de Maintenon, recueil Bossange, tome IV, p. 56); voyez ci-après, p. 175.

2. Cet adverbe serait mieux placé après *aimoit*, et signifierait alors que le cardinal aimait tellement à faire plaisir qu'il semblait que ce fût comme l'essence de son caractère.

3. Tome XXIII, p. 399. — 4. Ci-dessus, p. 131.

5. Ce *de*, qui semble inutile, est bien au manuscrit.

6. *Quelquefois* est en interligne.

7. Au sens de piquante, comme dans notre tome XXI, p. 4.

tonner[1] sur rien. Ce tout ensemble faisoit un homme extrêmement aimable et sûr, et lui donna toujours un grand nombre d'amis.

Il fut évêque-duc de Laon à vingt-cinq ans, sacré à vingt-sept[2], et brilla fort cinq ans après, en l'assemblée du clergé de 1660. Il eut la principale part à finir l'affaire fameuse des quatre évêques par ce qu'on a nommé la paix de Clément IX[3]. Entré par son père dans l'intimité de la maison de Vendôme, il traita et conclut en 1665 le mariage de Mlle de Nemours avec le duc de Savoie[4], et, en 1666, celui de sa sœur cadette avec Alphonse, roi de Portugal[5]. L'une a été mère du premier roi de Sardaigne, si connue sous le nom de Madame Royale, qu'elle usurpa au mariage de son fils, l'autre illustre par sa courageuse résolution, où le cardinal d'Estrées eut grand part, de changer de mari, et de demeurer reine régnante[6]. Toutes deux étoient filles du pénultième duc de Nemours[7], tué en duel par le duc de Beaufort, son beau-frère, et de la fille[8] de César, duc de Vendôme, bâtard d'Henri IV et de la belle Gabrielle sœur du père du cardinal d'Estrées. Il en eut

1. *Tâtonner* est pris ici comme diminutif de tâter, au sens d'essayer de connaître les sentiments de quelqu'un sur quelque chose. Littré n'en cite que ce seul exemple de notre auteur, qui a aussi employé la locution *tâtonner une question* (Addition au *Journal de Dangeau*, tome XV, p. 105), au sens de l'examiner avec soin et prudence.

2. Nommé en 1653, il fut sacré en 1655. Notre auteur ne dit pas qu'il entra à l'Académie française dès l'année suivante; le discours de sa réception, 31 mars 1656, est dans le *Recueil des harangues*, tome I, p. 87-89.

3. *XI* corrigé en *IX*. — Notre auteur a déjà parlé de son rôle dans cette affaire : notre tome XVIII, p. 263-264.

4. Marie-Jeanne-Baptiste de Savoie-Nemours et Charles-Emmanuel II : tome VI, p. 241.

5. Marie-Élisabeth-Françoise de Savoie-Nemours et Alphonse-Henri VI : *ibidem*, p. 240. Sur ces deux mariages, voyez les *Mémoires de Mademoiselle*, tome IV, p. 35-36.

6. Tout cela a déjà été dit dans notre tome VI, p. 240-241.

7. Charles-Amédée de Savoie : tome I, p. 77.

8. Élisabeth de Vendôme : tome VI, p. 241.

la nomination de Portugal avec l'agrément du Roi[1], et les malins l'accusèrent d'avoir fait, dans la vue du chapeau, le mariage de son neveu avec la fille du célèbre Lionne, ministre et secrétaire d'État des affaires étrangères[2], sur quoi il courut d'assez plaisantes chansons, dont il se divertit le premier[3]. Ce chapeau traîna, et l'inquiétoit. L'abbé de la Victoire[4], qui avoit beaucoup d'esprit et qui étoit fort du grand monde, étoit fort de ses amis, et la mode alors étoit de faire force visites. Un soir qu'il arriva fort tard pour souper dans une maison où il étoit attendu avec bonne compagnie, on lui demanda avec impatience d'où

[*Add. SᵗS. 1175*]

Bon mot de l'abbé de la Victoire ; distractions. [*Add. SᵗS. 1176*]

1. Ch. Gérin, *Louis XIV et Innocent XI*, tome II, p. 368 et suivantes. Monsieur de Laon, envoyé à Rome en mai 1671, avant le duc son frère qui venait d'y être nommé ambassadeur (*Recueil des instructions aux ambassadeurs de France à Rome*, tome I, p. 241 et suivantes), fut nommé *in petto* dans le consistoire du 24 août 1671 ; mais, ayant cédé à M. de Bonsy la nomination du Portugal, il ne fut déclaré que le 16 mai 1672, sur la présentation de la France (*Œuvres de Louis XIV*, tome V, p. 487; *Mémoires de Pomponne*, tome I, p. 2-14; *Lettres historiques de Pellisson*, tome I, p. 86; *Lettres de Mme de Sévigné*, tome II, p. 517; ms. Clairambault 986, p. 508).

2. Madeleine de Lionne, qui épousa en 1670 François-Annibal III, duc d'Estrées : tome V, p. 342. Mme de Maintenon (recueil Geffroy, tome I, p. 28) disait aussi que sa parenté avec Lionne ne lui avait pas été inutile.

3. Une de ces chansons a été donnée par Monmerqué dans les notes complémentaires de son édition des *Historiettes de Tallemant des Réaux*, tome IX, p. 447-448; c'est le dernier couplet qui fait allusion au mariage conclu en vue du chapeau.

4. Claude Duval de Coupeauville, nommé abbé commendataire de la Victoire en 1639, mort le 8 décembre 1676. Tallemant des Réaux (*Historiettes*, tome III, p. 134-135 et 151) a raconté sur lui diverses anecdotes; voyez aussi les *Œuvres de la Rochefoucauld*, tome III, p. 146. Il ne faut pas le confondre avec Bernard Lenet, frère de l'auteur des *Mémoires de Lenet*, qui mourut en 1692 et qui posséda l'abbaye de la Victoire depuis 1677 et en porta le nom. — Cette abbaye, fondée près de Senlis pour des chanoines de Saint-Victor par Guérin, chancelier de France et évêque de Senlis en 1222, avait été ainsi appelée en mémoire de la victoire de Philippe-Auguste à Bouvines; elle rapportait environ dix mille livres.

il venoit, et qui pouvoit l'avoir tant retardé : « Hélas ! répondit l'abbé d'un ton pitoyable, d'où je viens ! j'ai tout aujourd'hui accompagné le corps du pauvre Monsieur de Laon. — Comment Monsieur de Laon ! s'écria[1] tout le monde, Monsieur de Laon est mort ? il se portoit bien hier ; cela est pitoyable ; dites-nous donc : qu'est-il[2] arrivé ? — Il est arrivé, reprit l'abbé, toujours sur le même ton, qu'il m'est venu prendre pour faire des visites, que son corps a toujours été avec moi, et son esprit à Rome, que[3] je ne fais que le quitter, et fort ennuyé. » A ce récit, la douleur se changea en risée[4]. On a vu en son lieu[5] ce grand dîner pour le prince de Toscane à Fontainebleau[6], qui fut le seul qu'il oublia de prier, pour qui seul la fête étoit faite. Il avoit[7] de ces distractions dans le commerce, qui n'étoient que plaisantes, parce qu'elles ne portoient jamais sur les affaires, ni sur rien de sérieux. Il fut cardinal de Clément X en 1671, mais *in petto*, déclaré enfin l'année suivante[8], protecteur des affaires de Portugal[9], et se trouva en 1676 au conclave où Innocent XI fut élu[10] ; six[11] mois

1. Avant *s'ecria*, il y a un premier *s'ecria* biffé, corrigeant *s'eria*.

2. Écrit *qu'est t'il*. — 3. Avant *que*, il y a un *et*, biffé.

4. Monmerqué, dans ses notes aux *Historiettes de Tallemant des Réaux* (tomes III, p. 151, et IX, p. 447), a raconté plus brièvement la même anecdote, d'après un recueil manuscrit de Gaignières.

5. Tome V, p. 74-75.

6. Dans la première rédaction, il avait dit que c'était pour le prince de Parme, François Farnèse, et non pas pour celui de Toscane, Jean-Gaston de Médicis.

7. Avant *avoit*, Saint-Simon a biffé *en*, et *de ces* surcharge *ainsy*, effacé du doigt.

8. Ci-dessus, p. 174, note 1. Le prince Emmanuel de Broglie (*Mabillon et la société de Saint-Germain-des-Prés*, tome I, p. 163-168) a raconté sa prise de possession de son titre cardinalice, la Trinité-du-Mont.

9. A cause de sa parenté avec la reine (ci-dessus, 173).

10. En revenant du conclave, il fut chargé d'une mission temporaire à Turin (*Mémoires de Pomponne*, tome I, p. 82-83; C. Rousset, *Histoire de Louvois*, tome III, p. 91-92).

11. Avant *6*, Saint-Simon a biffé *et*, et il a ajouté *il* plus loin en interligne.

Cardinal d'Estrées se démettant de l'évêché de Laon, cardinal depuis dix ans*, obtient le premier un brevet de continuation du rang et des honneurs de duc et pair.

après, il fut à Munich pour le mariage de Monseigneur[1]. Il se démit en 1681 en faveur de son neveu[2], fils du duc d'Estrées, de son évêché; et, tout cardinal qu'il étoit depuis dix ans, il demanda et obtint un brevet de conservation du rang et honneurs de duc et pair. C'en[3] est le premier exemple, et, si je l'ai fixé à la même grâce accordée à d'Aubigny[4] transféré de Noyon à Rouen[5], c'est que je n'ai pas compté celle-ci faite à un cardinal, et qui n'a jamais eu d'autre évêché qu'un des six attachés aux six premiers cardinaux[6], qu'il opta pour son titre[7] quand il en eut l'ancienneté.

Trait de l'évêque-comte de Noyon au festin de la réception au Parlement de l'évêque-duc de Laon chez le cardinal d'Estrées.

Ce fut au festin qu'il donna le jour de la réception de son neveu[8] au Parlement, où étoient Monsieur le Prince, Monsieur le Duc, depuis connu le dernier sous le nom de Monsieur le Prince, et M. le prince de Conti l'aîné, avec beaucoup de pairs, que, lorsqu'on vint pour se mettre à table, Monsieur de Noyon[9] avisa la sottise des valets de la maison, dont le cardinal fut après bien en colère contre eux, qui avoient mis trois cadenas[10] pour les trois princes du sang. Il alla les ôter tous trois l'un après l'autre; puis, les regardant tous trois et se mettant à rire : « Messieurs, leur dit-il, c'est qu'il est plus court d'en ôter trois que d'en[11] faire apporter une vingtaine. » Ils en rirent aussi comme ils purent, parce que

1. *Mémoires de Pomponne*, tome I, p. 241-245.
2. Jean d'Estrées : ci-dessus, p. 169, note 8.
3. *C'en* surcharge *Co^e^*, effacé du doigt.
4. Claude-Maur d'Aubigny : tome VIII, p. 77.
5. Tome XV, p. 326. — 6. L'évêché d'Albano : ci-dessus, p. 163.
7. Son titre cardinalice. Les six évêchés suburbicaires étaient toujours donnés alors aux six plus anciens cardinaux, qui formaient l'ordre des cardinaux-évêques.
8. Le nouvel évêque de Laon, reçu en 1681, comme on le voit par la première rédaction de cette anecdote donnée par notre auteur dans la notice du duché-pairie d'Estrées (*Écrits inédits*, tome VI, p. 137).
9. François de Clermont-Tonnerre.
10. Tomes I, p. 95, et IX, 230. — 11. *En* corrigé en *d'en*.

*Ces quatre mots ont été ajoutés en interligne.

le droit très reconnu y est[1], et qu'il n'y avoit pas moyen de s'en fâcher. J'en ai ouï faire le conte à plusieurs des conviés, et à Monsieur de Noyon même, qui ne le faisoit jamais sans un nouveau plaisir.

Le cardinal d'Estrées retourna à Rome pour l'affaire de la régale et pour divers points des libertés de l'Église gallicane, qu'il sut très bien soutenir[2]. On disoit pourtant qu'on les entendoit crier et se quereller des pièces voisines, lui et don Livio Odescalchi[3], et qui traitoient les affaires à coups de poing[4]. Il fut à Rome, plusieurs années, chargé des affaires de France, conjointement avec le duc son frère, qui y demeura quatorze ans ambassadeur, logeant et mangeant ensemble dans la plus grande union. Le duc y[5] mourut en 1687, et le cardinal demeura seul avec tout le poids à porter. Il eut après à soutenir tout celui de l'étrange ambassade du marquis de Lavardin[6], et toutes les fureurs de ce même pape, peu habile, très entêté, et tout dévoué aux ennemis de la France, dont il se démêla avec grande capacité et dignité, conservant une grande considération personnelle dans une cour où on se piquoit alors de manquer au Roi en tout[7]. Il vit enfin

1. Le droit des ducs et pairs était d'avoir des cadenas à table, quand les princes du sang en avaient.

2. On lit à ce propos dans le journal inédit du P. Léonard (ms. Fr. 10265, fol. 36) au 5 juillet 1682 : « Monsieur de Paris est fort chagrin de la séparation du clergé, aussi bien que Monsieur de Reims. Le cardinal d'Estrées l'a emporté sur eux, et la négociation tombe entièrement entre ses mains, que les autres espéroient avoir, principalement ce premier. Il y a longtemps qu'il y a une grande émulation entre ces deux prélats. Cette Éminence aura toute la gloire de l'accommodement. On croit que le Pape pourra envoyer ici un légat, et que ce sera le cardinal Rospigliosi, qui est fort considéré ici, étant neveu d'un pape qui avoit tant d'affection pour la France. »

3. Tome V, p. 107.

4. Le *Dictionnaire de l'Académie* de 1718 ne donnait pas cette locution figurée.

5. L'adverbe *y* a été ajouté en interligne. — 6. Tome V, p. 43-44.

7. Il serait trop long d'entrer dans le détail des négociations du cardinal; mais on peut indiquer, comme marque de sa perspicacité

mourir cet inepte pape, à qui l'empereur Léopold dut tant, et l'Angleterre et le prince d'Orange sa révolution et sa couronne, dont il n'a pas tenu aux Romains de faire un saint. Après l'élection d'Alexandre VIII Ottobon, que la France fit[1] et qui se moqua d'elle, le cardinal d'Estrées revint à la cour en[2] 1689[3]. Il n'y fut pas deux ans, qu'il retourna au conclave où Innocent XII Pignatelli, fut élu en 1691. Il demeura deux ans à Rome, chargé des affaires conjointement avec le cardinal de Janson, à terminer les affaires du clergé. Il revint après en France[4] jusqu'en 1700, qu'il retourna au conclave de Clément XI Albane, d'où il alla à Venise[5] et à Madrid[6]. On a vu en son temps

diplomatique, deux curieuses lettres qu'il adressa à Louvois et au Roi en 1687 et 1688 (*Œuvres de Louis XIV*, tome VI, p. 495-506) et dans lesquelles il dénonçait par avance les projets de Guillaume d'Orange et du duc de Savoie. A propos de son énergie, les *Mémoires de Sourches* (tome II, p. 217) racontent son entrée d'autorité dans une congrégation cardinalice où l'on traitait une affaire qui intéressait le Roi. L'ambassadeur vénitien Erizzo le regardait, à cause de ses conseils violents, comme l'auteur du conflit soulevé entre Innocent XI et la France (*Relazioni, Francia,* tome III, p. 594). La lettre que le Roi lui adressa sur la rupture de 1688, avec l'acte d'appel au concile et le procès-verbal de l'assemblée du clergé, sont dans les *Mémoires de Sourches*, p. 405 et suivantes.

1. Dans ce conclave, le cardinal d'Estrées avait eu lui-même seize voix (*Gazette* de 1689, p. 488).

2. Saint-Simon a corrigé *ap* (après) en *an,* au lieu d'*en*.

3. Rappelé à la fin de 1689 (*Mémoires de Sourches,* tome III, p. 178), il arriva à Paris en janvier suivant.

4. Il prit congé du Pape le 15 octobre 1693.

5. Nos tomes VII, p. 356, et VIII, p. 259. L'année précédente, il avait eu un conflit à Rome, à propos des visites, avec l'ambassadeur de Venise Erizzo (Archives nationales, K 1324, n° 123, lettres des 27 avril et 8 juin 1700; Geffroy, *Lettres de la princesse des Ursins,* p. 67 et 71), et c'est peut-être à cela qu'il faut attribuer les rapports peu favorables au caractère du cardinal qu'Erizzo adressa à la Sérénissime République. Pendant son séjour à Venise, le cardinal eut avec le cardinal de Lemberg, envoyé de l'Empereur, de longues conférences, qui ont été rédigées par Benedetto Capello et dont une copie existe au Dépôt des affaires étrangères, vol. *Venise* (Mémoires et documents) 15 à 17.

6. Nos tomes X, p. 234 et 385, et XI, p. 77 et 232.

ce qu'il fit en ces deux villes, et son dernier retour en France en 1703[1]. Devenu abbé de Saint-Germain-des-Prés[2], il vécut avec ses religieux comme un père, et, tous les soirs, il avoit deux, trois ou quatre moines savants qui venoient l'entretenir de leurs ouvrages jusqu'à son coucher, qui avouoient qu'ils apprenoient beaucoup de lui. Il ne pouvoit ouïr parler de ses affaires domestiques[3]. Pressé et tourmenté par son intendant et son maître d'hôtel de voir enfin ses comptes, qu'il n'avoit point vus depuis grand nombre d'années, il leur donna un jour. Ils exigèrent qu'il fermeroit sa porte pour n'être pas interrompus ; il y consentit avec peine, puis se ravisa, et leur dit que, pour le cardinal Bonsy au moins, qui étoit à Paris, son ami et son confrère, il ne pouvoit s'empêcher de le voir, mais que ce seroit merveilles si ce seul homme qu'il ne pouvoit refuser venoit précisément ce jour-là. Tout de suite, il envoya un domestique affidé au cardinal Bonsy, le prier avec instance de venir chez lui un tel jour entre trois et quatre heures, qu'il le conjuroit de n'y pas manquer, et qu'il lui en diroit la raison, mais, sur toutes choses, qu'il parût venir de lui-même. Il fit monter[4] son suisse dès le matin du jour donné, à qui il défendit de laisser entrer qui que ce fût de toute l'après-dînée, excepté le seul cardinal Bonsy, qui sûrement ne viendroit pas, mais, s'il s'en avisoit, de ne le pas renvoyer. Ses gens, ravis d'avoir à le te-

Trait du cardinal d'Estrées pour se délivrer de ses gens d'affaires.

1. Tome XI, p. 245 et 314. Selon les *Mémoires de Noailles*, p. 129, ses dissentiments avec Mme des Ursins, à laquelle l'unissait pourtant une ancienne amitié, vinrent de ce que « sa tête avoit foibli et sa hauteur de caractère haussé en proportion ». C'est à son retour qu'il prit à loyer l'hôtel de Richelieu à la place Royale (notre tome XXIV, p. 152, note 6).

2. Notre tome XII, p. 74. Voyez le *Nécrologe de Saint-Germain-des-Prés* par l'abbé Vanel, p. 100 et suivantes.

3. L'anecdote qui va suivre avait déjà été racontée par notre auteur dans les *Écrits inédits,* tome VI, p. 132 ; Anquetil l'a reproduite dans sa *Galerie de l'ancienne cour*, tome III, p. 145-146.

4. *Monter* est en interligne au-dessus de *venir,* biffé.

nir toute la journée sur ses affaires sans y être interrompus, arrivent sur les trois heures ; le cardinal laisse sa famille et le peu de gens qui[1], pour ce jour-là, avoient dîné chez lui, et passe dans un cabinet où ses gens d'affaires étalèrent leurs papiers. Il leur disoit mille choses ineptes sur sa dépense, où il n'entendoit rien, et regardoit sans cesse vers la fenêtre sans en[2] faire semblant, soupirant en secret après une prompte délivrance. Un peu avant quatre heures arrive un carrosse dans la cour ; ses gens d'affaires se fâchent contre le suisse, et crient qu'il n'y aura donc pas moyen de travailler. Le cardinal, ravi, s'excuse sur les ordres qu'il a donnés. « Vous verrez, ajouta-t-il, que ce sera ce cardinal Bonsy, le seul homme que j'aie excepté, et qui tout juste s'avise de venir aujourd'hui. » Tout aussitôt on le lui annonce : lui à hausser[3] les épaules, mais à faire ôter les papiers et la table, et les gens d'affaires à s'en aller en pestant. Dès qu'il fut seul avec Bonsy, il lui conta pourquoi il lui avoit demandé cette visite, et à[4] en bien rire tous deux. Oncques depuis ses gens d'affaires ne l'y rattrappèrent, et, de sa vie, n'en voulut ouïr parler. Il falloit bien qu'ils fussent honnêtes gens et entendus : sa table étoit tous les jours magnifique, et remplie à Paris et à la cour de la meilleure compagnie ; ses équipages l'étoient aussi ; il avoit un nombreux domestique, beaucoup de gentilshommes, d'aumôniers, de secrétaires ; il donnoit beaucoup aux pauvres, à pleines mains à son frère le maréchal et à ses enfants, qui lors n'étoient pas à leur aise, et il mourut sans devoir un seul écu à qui que ce fût. Sa mort, à laquelle il se préparoit depuis longtemps, fut ferme, mais édifiante et fort chrétienne ; la maladie fut courte, et il n'en avoit jamais eu,

1. L'abréviation de *que* a été corrigée en *qui*.

2. Le mot *en* est en interligne, et, après *semblant*, il a biffé *de rien*.

3. *Hausser* corrige *hauser*.

4. La préposition *à* surcharge un *ce*.

la tête entière jusqu'à la fin. Il fut universellement regretté, tendrement de sa famille, de ses amis, dont il avoit beaucoup, des pauvres, de son domestique[1], et de ses religieux, qui sentirent tout ce qu'ils perdoient en lui, et qui trouvèrent bientôt après qu'ils avoient changé un père pour un loup et pour un tyran[2]. L'abbé[3] d'Estrées devint abbé de Saint-Claude dont il étoit coadjuteur[4].

Bons mots du cardinal d'Estrées.

Avec toute sa franchise sur sa naissance[5], les mésalliances lui déplaisoient. La maréchale d'Estrées, sa belle-sœur, fille de Morin le juif[6], qui avoit tant d'esprit et de monde[7], en remboursoit souvent des plaisanteries, qui, sans rien de grossier, la démontoient au moment le plus inattendu. Il disoit de l'abbé d'Estrées qu'il étoit sorti de Portugal sans y être entré[8] : c'est qu'il y avoit été ambassadeur, et n'avoit point fait d'entrée. Il se divertissoit volontiers à le désoler. Il se moquoit du vieux duc de Charost, son cousin germain[9], qui, depuis qu'il fut pair, se plaisoit à aller juger au Parlement, et y menoit le duc d'Estrées[10]. « Mon cousin, disoit le cardinal à Charost, cela sent son Lescalopier[11]. » On a vu ailleurs[12] ce qui fit Lescalopier président à mortier, et le mariage de sa fille héritière avec le père de Charost. Sur Mme des Ursins, le cardinal étoit excellent[13] ; il ne finissoit point sur elle ; il y étoit toujours nou-

1. C'est le cardinal de Noailles qui fut son exécuteur testamentaire : *Dangeau*, p. 313.

2. Le cardinal de Bissy, auquel le Roi donna l'abbaye le 25 décembre suivant (*Dangeau*, p. 316 ; ci-après, p. 187).

3. Cette dernière phrase a été ajoutée sur le blanc resté à la fin du paragraphe.

4. *Dangeau*, p. 314, 21 décembre. — 5. Ci-dessus, p. 165.

6. Marie-Marguerite, fille de Jacques Morin : tome II, p. 130.

7. Nous avons vu sa mort dans le précédent volume, p. 268-270.

8. Déjà dit dans notre tome XI, p. 322.

9. Armand Ier de Béthune.

10. François-Annibal III.

11. Cette anecdote a déjà été racontée dans le tome XXII, p. 119.

12. *Ibidem*, p. 105-106.

13. On a vu (tome V, p. 103-105) que c'était lui et le cardinal de

veau, et avec une liberté qui ne se refusoit rien. Un mot de lui au Roi dure encore[1]. Il étoit à son dîner, toujours fort distingué du Roi dès qu'il paroissoit devant lui. Le Roi, lui adressant la parole, se plaignit de l'incommodité de n'avoir plus de dents. « Des dents, Sire, reprit le cardinal, eh! qui est-ce qui en a? » Le rare de cette réponse est qu'à son âge il les avoit encore blanches et fort belles, et que sa bouche, fort grande mais agréable, étoit faite de façon qu'il les montroit beaucoup en parlant : aussi le Roi se prit-il à rire de la réponse, et toute l'assistance, et lui-même, qui ne s'en embarrassa point du tout. On ne tariroit point sur lui[2]; je finirai ce qui le regarde par quelque chose de plus sérieux.

Projet constant et suivi des jésuites d'établir l'Inquisition en France.

On a vu légèrement en son lieu[3], je dis légèrement parce que ce n'est pas mon dessein de m'arrêter sur cette vaste matière, que l'affaire de la Constitution se traita un moment chez lui. Les chefs du parti de la Bulle ne purent parer ce renvoi, que le Roi donna à son estime pour la capacité du cardinal d'Estrées, et à son desir de la paix. Ils s'aperçurent bientôt qu'il savoit trop de théologie pour eux, et trop exactement, et trop aussi d'affaires du monde. Celui qui[4], dans son premier âge, avoit si bien su finir l'affaire des quatre évêques[5], n'étoit pas dans son dernier l'homme qu'il leur falloit avec l'expérience et l'autorité qu'il avoit acquise. Ils prirent donc le parti de rompre des

Bouillon, qui avaient fait conclure son mariage en 1675 avec le duc de Bracciano.

1. *Écrits inédits*, tome VI, p. 132; Anquetil, *Galerie de l'ancienne cour*, tome III, p. 147.

2. On trouvera d'autres anecdotes dans l'Addition indiquée plus haut, n° 1173, ci-après, p. 369-371, dans les *Mémoires de Luynes*, tome XVI, p. 22, et dans la *Correspondance de Mme du Deffand*, tome I, p. 473.

3. Ci-dessus, p. 131. — 4. Le mot *qui* surcharge un *d*.

5. Ces quatre évêques étaient Pavillon d'Alet, Arnauld d'Angers, Caulet de Pamiers, et Busenval de Beauvais. Saint-Simon a déjà parlé de cette affaire ci-dessus, p. 173.

conférences auxquelles le cardinal d'Estrées n'avoit garde de prendre goût, parce qu'il y voyoit trop clairement la droiture et la vérité d'une part, la fascination, le parti, les artifices, la violence de l'autre. Ce fut dans le court espace du temps de ces conférences que le P. Lallemant[1], un des principaux boute-feu[2] des jésuites, alloit écumer[3] le plus souvent qu'il pouvoit ce qui se passoit à l'abbatial de Saint-Germain-des-Prés. S'y trouvant un jour avec le maréchal d'Estrées[4], qui y logeoit avec son oncle, et parlant tous deux de la matière qui étoit sur le tapis pendant que le cardinal travailloit dans son cabinet, le P. Lallemant se mit à vanter l'Inquisition, et la nécessité de l'établir en France. Le maréchal le laissa dire quelque temps, puis, le feu lui montant au visage, lui répondit vertement sur cette exécrable proposition, et finit par lui dire que, sans le respect de la maison où ils étoient[5], il le feroit jeter par les fenêtres. Ce projet, qui est depuis longtemps le projet favori des jésuites et de leurs principaux abandonnés, comme celui dont l'accomplissement mettroit le dernier comble à leur puissance deçà et delà les monts, est celui auquel ils n'ont cessé de loin d'aplanir toutes les voies, et à l'avancement duquel ils n'ont cessé de travailler depuis l'espérance et les moyens que leur en fournissent l'anéantissement de la paix de Clément IX, et leur chef-d'œuvre, l'affaire de la Constitution, qui ont établi une Inquisition effective par la conduite que, depuis sa naissance, on y tient de plus en plus tous les jours, qui est un prélude et un bon préparatif pour y accoutumer le monde. Leur P. Contancin[6], revenu en Europe pour

1. Jacques-Philippe Lallemant : tome XX, p. 333.
2. Tome XX, p. 339. — 3. Tome II, p. 184.
4. Victor-Marie. — 5. *Estoient* surcharge *se*.
6. Cyr Contancin (Saint-Simon écrit *Contencin*), né à Issoudun le 25 mai 1670 et entré au noviciat des jésuites en 1688, avait été envoyé en Chine en 1701, et y devint supérieur de la mission de son ordre; la persécution le força à se réfugier à Canton en 1725. Revenu en France en 1730, il se rembarqua à Lorient le 10 novembre 1733 pour y retour-

leurs affaires de la Chine, où il en a été un des plus grands ouvriers, et y retournant en 1729, ne put s'empêcher de dire, en s'embarquant au Port-Louis, que dans peu on verroit l'Inquisition reçue et établie en France, ou tous les jésuites chassés. Ce mot fit grand bruit, et retentit bien fortement jusqu'à Paris. En 1732, le P. du Halde[1], qui a donné les artificieuses relations de leurs missions diverses sous le titre de *Lettres édifiantes et curieuses*[2], et depuis une Histoire et des cartes de la Chine très bien faites[3], mais où il n'y a pas moins d'art, me vint voir comme il y venoit quelquefois depuis que je l'avois connu secrétaire du P. Tellier. J'en avois été content pour une affaire qui regardoit la Trappe du temps du Roi, et, à sa mort, je lui procurai une bonne pension qui l'établit pour toujours à leur maison professe de Paris avec commodité et

ner; mais il mourut en mer le 21. Saint-Simon se trompe en datant son départ de 1729, et c'est un exemple des erreurs de chronologie qu'il est amené à commettre lorsqu'il n'a plus le guide sûr du *Journal de Dangeau*.

1. Jean-Baptiste du Halde, né à Paris le 1er février 1674, entra dans la Compagnie en septembre 1692. D'abord professeur au collège Louis-le-Grand, il fut désigné en 1708 pour succéder au P. le Gobien, qui avait été chargé de recueillir et de publier les lettres écrites de divers pays par les missionnaires de son ordre. Secrétaire du P. le Tellier, pendant les dernières années de la vie du Roi, il devint en 1729, à la mort du P. du Trévou, confesseur du duc d'Orléans fils du Régent, et mourut à Paris le 18 août 1743.

2. C'est en 1711 que le P. du Halde avait commencé à travailler à la rédaction des *Lettres édifiantes et curieuses écrites des Missions étrangères par quelques missionnaires de la Compagnie de Jésus*, dont huit volumes avaient déjà paru avant qu'il en fût chargé. Il continua cette publication jusqu'à sa mort en 1743, époque à laquelle parut le vingt-sixième volume.

3. Le titre de cet ouvrage est *Description géographique, historique, chronologique, politique et physique de l'empire de la Chine et de la Tartarie chinoise, enrichie de cartes générales et particulières de ce pays,.... du Thibet et de la Corée*, etc. Paris, 1735, 4 volumes in-folio, avec figures, plus un atlas de vingt-et-une planches comprenant quarante-trois cartes, par le géographe d'Anville

distinction. Il tourna fort son langage, et, à la fin, me tint le même propos que, quinze ans auparavant, le P. Lallemant avoit tenu au maréchal d'Estrées, et, avec un miel jésuitique, me voulut prouver que rien n'étoit meilleur ni plus nécessaire que d'établir l'Inquisition en France. Il est vrai que je le relevai si brutalement, que de sa vie il n'a osé m'en reparler. C'est ainsi que ces bons Pères vont sondant et semant sans se rebuter jamais, jusqu'à ce que, la force à la main, ils y parviennent par l'aveuglement du gouvernement, à quelque prix que ce soit, et par toutes sortes de voies. Il y auroit de reste de quoi s'étendre sur une matière si curieuse et si étrangement intéressante ; il doit suffire ici de l'avoir effleurée assez[1] pour en constater le dessein, le projet, et le travail constant et assidu pour arriver à cette abominable fin.

Mariage du fils de Goësbriand avec la fille du marquis de Châtillon.

Goësbriand[2], qui passoit pour fort riche, appuyé du crédit de Desmaretz, son beau-père, maria son fils à une des filles du marquis de Châtillon[3], éblouis, l'un de l'alliance, l'autre des biens, et de se défaire pour rien d'une de ses filles, dont il avoit quantité, et point de fils.

Prince

Le prince électoral[4] de Saxe vit le Roi à son lever, qui

1. *Assés* se trouve en interligne au-dessus de *suffisam*[t] biffé.

2. Louis-Vincent, marquis de Goësbriand : tome XV, p. 212.

3. C'est le 26 décembre que furent célébrées ces noces chez Desmaretz (*Dangeau*, p. 316). La mariée, Marie-Rosalie de Châtillon, née le 12 mai 1689, était la seconde des trois filles du marquis Alexis-Henri ; de ses deux sœurs, l'aînée, Olympe, avait été nommée abbesse de Saint-Loup près d'Orléans, en 1711, et nous avons vu la cadette, Pulchérie, épouser au mois de juin 1714, le marquis de Bacqueville (notre tome XXIV, p. 302). Mme de Goësbriand mourra le 24 décembre 1736. Son mari, Louis-Vincent II, comte de Goësbriand, mestre-de-camp-lieutenant du régiment de Condé, passera brigadier des armées en 1734, maréchal de camp en 1738, et mourra le 18 juin 1752, à Paris, à l'âge de cinquante-sept ans, sans laisser de descendance mâle (Pinard, *Chronologie historique militaire*, tome VII, p. 151 ; Chastellux, *Notes prises aux archives de l'État civil de Paris*, p. 301-302).

4. Le manuscrit porte, en abrégé, *Le P. él.*

électoral de Saxe au lever du Roi. Bergeyck prend congé pour sa retraite.

lui fit beaucoup[1] d'honnêtetés[2]. Bergeyck prit ensuite congé du Roi, qui lui donna force louanges, jusqu'à lui dire qu'il plaignoit le roi son petit-fils de ne l'avoir plus à la tête de ses finances. Il se retira en Flandres, l'été dans une terre, l'hiver à Valenciennes, et conserva des amis et beaucoup de réputation et de considération[3].

Électeur de Bavière voit le Roi en particulier.

L'électeur de Bavière tira des faisans dans le petit parc de Versailles, vit après le Roi seul dans son cabinet, joua chez Madame la Duchesse, soupa chez d'Antin, et retourna à Saint-Cloud[4]. Il n'y avoit que le Roi qui tirât dans ce petit parc, et fort rarement feu Monseigneur pendant sa vie[5].

Albergotti de retour d'Italie; divers envoyés nommés.

Albergotti[6] revint de Florence et de quelques autres petites cours d'Italie, où on crut qu'il avoit été chargé de quelque commission du Roi[7]. Il nomma en même temps

1. Le *p* de *beaucoup* surcharge une autre lettre.

2. Le jeudi 20 décembre : le comte de Lusace avait fait une chute de voiture en revenant de Sceaux (ci-dessus, p. 115), et le Roi lui fit compliment de son prompt rétablissement (*Dangeau*, p. 313).

3. *Journal de Dangeau*, p. 313-314; notre tome XXIV, p. 246 et 304-305.

4. Le samedi 22 décembre (*Journal de Dangeau*, p. 314). L'Électeur venait de recevoir du roi d'Espagne un présent de trois millions. Mme de Maintenon écrivait à ce propos à Mme des Ursins (recueil Bossange, tome III, p. 155): « C'est vraiment un présent royal, Madame, que les trois millions que le roi d'Espagne donne à M. de Bavière. S'il pouvoit les manger à Saint-Cloud, il se trouveroit bien heureux; car véritablement, il ne peut se résoudre à quitter la France. »

5. Le petit parc de Versailles, dont le mur d'enceinte percé de seize portes existe encore, enfermait la pièce d'eau des Suisses, les bois du Cerf-Volant et de Satory, la Ménagerie, le grand Canal, la ferme de Gallie, l'emplacement de l'ancien village de Choisy et les Trianons; sa superficie était de plus de dix-sept cents hectares (Dussieux, *Histoire du château de Versailles*, tome II, p. 271-272). Il fut réservé pour l'usage personnel du Roi jusqu'à la fin de l'ancien régime, et on se rappelle la colère de Louis XVI voyant, des fenêtres du château, tirer et chasser dans ce petit parc en août 1789.

6. Notre tome I, p. 233 : Saint-Simon a écrit ici *Albergoti*.

7. *Dangeau*, p. 314. Sous prétexte que le comte Albergotti était appelé à Florence, sa patrie d'origine, par ses affaires domestiques,

Rottembourg[1] pour être son envoyé près du roi de Prusse, et divers autres pour Ratisbonne et les cours d'Allemagne[2].

Bissy abbé de Saint-Germain-des-Prés.

Bissy, évêque de Meaux, nommé par le Roi au cardinalat, eut l'abbaye de Saint-Germain-des-Prés, et le *gratis* entier comme si déjà il avoit été cardinal[3]. Ce morceau

Louis XIV lui avait remis le 20 août une instruction pour complimenter le duc de Parme, scruter les intentions de la princesse sa fille et la mettre en garde contre l'omnipotence de Mme des Ursins (marquis de Courcy, *l'Espagne après la paix d'Utrecht*, p. 227 et suivantes; *Recueil des instructions aux ambassadeurs de France à Naples et à Parme*, p. 167-176; Dépôt des affaires étrangères, vol. *Parme* 5, fol. 401-409; on trouvera ci-après, appendice V, diverses correspondances sur sa mission).

1. D'une famille d'origine brandebourgeoise, Conrad-Alexandre, comte de Rottembourg, était né, en 1684, d'une fille du maréchal de Rosen et de Frédéric-Nicolas de Rottembourg, maréchal de camp au service de France, à qui le Roi avait donné la seigneurie de Massevaux en haute Alsace. Mestre de camp du régiment de cavalerie de Rosen (1709), il avait été chargé en février 1714 d'une mission secrète par Frédéric-Guillaume de Prusse, qui désirait reprendre des relations diplomatiques avec Louis XIV. Le Roi y répondit en renvoyant Rottembourg à Berlin avec des instructions favorables datées du 11 mars 1714 (Affaires étrangères, vol. *Prusse* 44, fol. 48-73; *Recueil des instructions aux ambassadeurs de France en Prusse*, p. 292-315). Rottembourg y réussit si bien, que d'autres missions en Prusse lui furent confiées en 1718 et en 1725, qu'il figura entre temps comme plénipotentiaire au congrès de Cambray et qu'il fut envoyé ensuite à diverses reprises en Espagne (1727-1728 et 1730-1734). Il mourut à Paris au mois d'avril 1735, chevalier de l'Ordre et très estimé (suite des *Mémoires*, tome XIII de 1873, p. 41).

2. Dangeau disait le 31 décembre (p. 318-319) : « Le Roi a nommé plusieurs envoyés pour aller en Allemagne et en Italie : Gergy, frère du curé de Saint-Sulpice à Paris et qui étoit envoyé à Florence, va à Ratisbonne en la même qualité ; Danneville, qui étoit à Gênes, va à Mayence ; la Faye va à Gênes en la place de Danneville ; Frischmann va auprès de l'électeur de Cologne ; Poussin, qui étoit résident à Hambourg, y demeure avec la qualité d'envoyé ; Rottembourg demeure en la même qualité auprès du roi de Prusse. »

3. *Dangeau*, p. 316-317. Il y avait longtemps que Louis XIV avait fait renouveler ses instances à Rome pour obtenir ce chapeau. Le 23 novembre, le cardinal de la Trémoïlle avait prié le Pape de lui

avoit toujours été pour des cardinaux ou des princes. Cette fortune d'un si mince sujet étoit bien due à la Constitution.

Rohan et Melun reçus ducs et pairs, Melun avec dispense et condition. [*Add. StS. 1177*]

Les deux ducs et pairs qu'elle venoit de faire[1] furent reçus au Parlement le mardi 18 décembre[2]. On a vu ailleurs que c'est le Roi qui a fixé le premier leur âge à vingt-cinq ans pour y entrer, et ce qui a causé cette nouveauté[3]. Le duc de Melun, qui ne les avoit pas, et qui craignit qu'on en fît d'autres qui les auroient, et de tomber avec eux dans le cas de M. de la Rochefoucauld avec moi[4], obtint la permission d'être reçu avant cet âge, et d'opiner cette fois, mais à condition de n'aller plus au Parlement qu'il n'eût vingt-cinq ans. Il fut donc reçu avec le prince de Rohan, qui donna moins[5] un grand repas qu'une fête

donner une réponse décisive pour qu'il pût la communiquer au Roi. Clément XI lui avait répondu que c'était la cour de Vienne qui l'embarrassait, mais qu'il comprendrait l'évêque de Meaux dans la promotion des couronnes, si le Roi s'assurait le consentement de l'Empereur et celui du roi d'Espagne (Affaires étrangères, vol. *Rome* 540, fol. 10, 187 v°-188, 225-229, 233, et vol. 542, fol. 189). Pour presser le Pape, Louis XIV donna l'abbaye de Saint-Germain-des-Prés à Bissy la veille même de la fête de Noël, et le 31 décembre, il écrivait au cardinal de la Trémoïlle (vol. *Rome* 540, fol. 169) : « .... J'ai conféré ces jours passés l'abbaye de Saint-Germain-des-Prés à l'évêque de Meaux. Il seroit inutile de solliciter pour lui le gratis des bulles qu'il doit payer, si le Pape vouloit l'élever au cardinalat et avancer sa promotion comme je l'ai plusieurs fois demandé à S. S. Mais, si elle diffère de lui accorder cette grâce et qu'il soit obligé, avant que de l'obtenir, de faire expédier ses bulles, mon intention est que vous lui rendiez tous les offices qui dépendront de vous pour obtenir la grâce entière de cette expédition ou, tout au moins, une diminution très forte. Vous ferez connoître au Pape que je suis persuadé que cette grâce ne sauroit être refusée aux services continuels que l'évêque de Meaux rend à l'Église.... »

1. Les ducs de Rohan-Rohan et de Melun : ci-dessus, p. 124-129.
2. *Dangeau*, p. 265 et 306; *Gazette*, p. 612.
3. Par l'article III de l'édit de mai 1711 ; notre tome XXI, p. 460.
4. Saint-Simon a expliqué ce cas dans le même volume, p. 194 et suivantes.
5. *Moins* surcharge *une*.

dans sa superbe maison[1]. Ainsi finit cette année, dont je n'ai pas cru devoir interrompre le cours par le commencement d'une affaire qui continua dans l'année où nous allons entrer, et qui eut d'étranges suites.

Folies de Sceaux.

Sceaux étoit plus que jamais le théâtre des folies de la duchesse du Maine, de la honte, de l'embarras, de la ruine de son mari par l'immensité de ses dépenses[2], et le spectacle de la cour et de la ville, qui y abondoit et s'en moquoit[3]. Elle y jouoit elle-même *Athalie* avec des comédiens et des comédiennes, et d'autres pièces, plusieurs fois la semaine[4]. Nuits blanches[5] en loteries, jeux, fêtes, illuminations, feux d'artifice, en un mot fêtes et fantaisies de toutes les sortes, et de tous les jours. Elle nageoit dans la joie de sa nouvelle grandeur; elle en redoubloit ses folies, et le duc du Maine, qui trembloit toujours devant elle, et qui craignoit de plus que la moindre contradiction ache-

1. L'hôtel de Soubise, actuellement palais des Archives nationales, où, depuis plus de trente-cinq ans, est donnée aux commentateurs des *Mémoires de Saint-Simon* une hospitalité si libérale et si bienveillante.

2. Il a déjà été parlé des folles dépenses de Mme du Maine dans nos tomes VII, p. 232, XIII, p. 186, XIV, p. 298-299, XV, p. 21 et 350, et XVIII, p. 425.

3. *Dangeau,* p. 289.

4. Le 3 décembre, Mme de Maintenon écrit à Mme des Ursin (recueil Geffroy, tome II, p. 357-358) : « .... On joue aujourd'hui à Sceaux *Athalie* : vous connoissez la beauté de cette pièce, et on dit qu'elle sera parfaitement jouée. Il y a des comédiens retirés du théâtre qui jouent avec Mme du Maine : la Beauval fait Athalie, Baron fait Mathan, M. de Malézieu le grand prêtre, Mme du Maine Josabeth, le comte d'Eu le petit roi, etc.... » Et la princesse des Ursins, se souvenant d'une autre représentation mémorable de la tragédie de Racine, répond le 14 à Mme de Maintenon (recueil Bossange, tome IV, p. 531) : « Quelque bons acteurs qui puissent représenter *Athalie* à Sceaux, le grand prêtre que j'ai vu à Saint-Cyr manquera. » Elle voulait parler de Mme de Caylus. M. Paul Mesnard a négligé de mentionner ces représentations données à Sceaux dans sa Notice sur *Athalie* (*Œuvres de J. Racine,* tome III, p. 551 et suivantes).

5. Voyez nos tomes XIII, p. 2, et XXII, p. 230.

vât entièrement de lui tourner la tête[1], souffroit tout cela jusqu'à en faire piteusement les honneurs, autant que cela se pouvoit accorder avec son assiduité auprès du Roi dans ses particuliers sans trop s'en détourner.

Inquiétude du duc du Maine; mot plaisant qui lui échappe là-dessus. [*Add. S^tS. 1178*]

Quelque grande que fût sa joie, à quelque grandeur, et la moins imaginable, qu'il fût arrivé, il n'en étoit pas plus tranquille. Semblable à ces tyrans qui ont usurpé par leurs crimes le souverain pouvoir, et qui craignent comme autant d'ennemis conjurés pour leur perte tous leurs concitoyens qu'ils ont asservis, il se considéroit assis sous cette épée que Denys, tyran de Syracuse[2], fit suspendre par un cheveu au-dessus de sa table sur la tête d'un homme qu'il y fit asseoir parce qu'il[3] le croyoit heureux, auquel il voulut faire sentir par là ce qui se passoit sans cesse en lui-même. M. du Maine, qui exprimoit si volontiers les choses les plus sérieuses en plaisanteries, disoit franchement à ses familiers qu'il étoit comme un pou[4] entre deux ongles, des princes du sang et des pairs, dont il ne pouvoit manquer d'être écrasé, s'il n'y prenoit bien garde. Cette réflexion troubloit l'excès de son contentement, et celui des grandeurs et de la puissance où tant de machines l'avoient élevé. Il craignoit les princes du sang dès qu'ils seroient en âge de sentir l'infamie et le danger de la plaie qu'il avoit portée dans le plus auguste de leur naissance, et le plus distinctif de tous les autres hommes; il craignoit le Parlement, qui, jusqu'à ses yeux, n'avoit pu dissimuler

1. Cela a déjà été dit à diverses reprises; voyez les passages des *Mémoires* indiqués ci-dessus dans la note 2 de la page précédente.

2. Denys Ier l'Ancien, tyran de Syracuse, de 405 à 367 avant Jésus-Christ. Notre auteur fait ici allusion à l'anecdote, racontée par Perse et par Horace, de l'épée que le despote aurait un jour donné l'ordre de suspendre, par un crin de cheval, au-dessus de la tête de son courtisan Damoclès, pour lui symboliser les dangers de la royauté.

3. Saint-Simon avait d'abord écrit *qui le croyoit*; il a ajouté *parce* en interligne, mais en laissant *qui*.

4. Le manuscrit porte *poux*.

l'indignation du violement[1] qu'il avoit fait de toutes les lois les plus saintes et les plus inviolables, sans se pouvoir rassurer par le dévouement sans mesure du premier président, trop décrié par son ignorance, trop déshonoré par sa vie et ses mœurs, pour oser espérer de tenir sa Compagnie par lui. Enfin il craignoit jusqu'aux ducs, tant la tyrannie et l'injustice sont timides. Sa frayeur lui fit donc concevoir le dessein de brouiller si bien ses ennemis, de les armer si ardemment les uns contre les autres, qu'ils le perdissent de vue, et qu'il leur échappât dans le cours de leur longue et violente lutte, qui leur ôteroit tout moyen de réunion contre lui, qui étoit la chose qui lui sembloit la plus redoutable[2]. Pour entendre comment il parvint à ce grand but, il faut expliquer certaines choses entre les pairs et le Parlement. On se contentera du nécessaire, ce lieu n'étant pas celui de traiter cette matière à fonds ; mais ce nécessaire ne peut être aussi court qu'on le desireroit ici.

Noir dessein du duc du Maine.

Il[3] faut d'abord voir ce qu'est la dignité de pair de France, si elle n'est pas la même aujourd'hui qu'elle a été dans ces puissants souverains, ou presque tels, dont les duchés et les comtés-pairies ont été en divers temps réunies[4] à la couronne, et ce qu'est le parlement de Paris, et les autres parlements du Royaume. C'est une connoissance nécessairement préalable aux choses qu'il est temps de raconter.

Disgression nécessaire en raccourci sur la dignité de pair de France et sur le parlement de Paris et autres parlements.

On[5] ne peut douter que les premiers successeurs de

Origine

1. Ce substantif, que l'*Académie* a conservé dans sa dernière édition avec la mention « Il est peu usité », était employé volontiers au dix-septième siècle ; Littré en cite des exemples de Pascal, de Nicole, de Fénelon. Notre auteur s'en est déjà servi dans le tome XXIII, p. 152, et nous le retrouverons encore.

2. Le *d* de ce mot surcharge un *t*.

3. Ici la plume et l'encre changent.

4. *Réunies* corrige *réunis*.

5. Ici l'écriture change encore dans le manuscrit, indiquant un arrêt, puis une reprise du travail.

et nature de la monarchie françoise et de ses trois États.

Pharamond[1] n'aient moins été des rois que des capitaines, qui, à la tête d'un peuple belliqueux qui ne pouvoit plus se contenir dans ses bornes, se répandit à main armée et fit des conquêtes. Clovis[2] donna le premier plus de consistance à ce nouvel état, plus de majesté à sa dignité, et, par le christianisme qu'il embrassa, plus d'ordre et de police à ses sujets, dont il fut peut-être le premier roi, et plus de règle et de commerce avec ses voisins. La nouvelle monarchie conquise fut toute militaire, jamais despotique[3]. Les chefs principaux qui avoient aidé à la former étoient appelés à toutes les délibérations de guerre, de paix, de lois à faire, à soutenir, à toutes celles qui regardoient le dedans et le dehors. Les conquêtes s'étant multipliées, les Francs, qui les firent, donnèrent leur nom de France à la Gaule qu'ils avoient soumise, et ils reçurent de leurs rois des partages des terres conquises à proportion de leurs[4] services, et de leur poids, et de[5] leurs emplois[6]. Ces por-

1. Ce roi, dont on ne connaît l'existence que par une chronique du huitième siècle, est regardé maintenant comme un personnage légendaire : voyez G. Kurth, *Histoire poétique des Mérovingiens*, p. 105 et 134-136.

2. Né vers 466, Clovis succéda en 481 à son père Childéric à la tête du petit royaume franc dont la capitale était Tournay. Il détruisit, par sa victoire sur Syagrius, les derniers vestiges de l'autorité romaine en Gaule. Puis, après son mariage avec Clotilde, nièce du roi des Burgondes, et surtout après sa conversion au catholicisme (496), il assit sa domination sur presque toute la Gaule; il mourut en 511, à peine âgé de quarante-cinq ans.

3. C'est-à-dire, absolue.

4. Il y a *leur*, au singulier dans le manuscrit.

5. Ce *de* a été ajouté en interligne.

6. Ce que Saint-Simon va dire des premières origines de la féodalité est conforme, au moins dans ses grandes lignes, aux conclusions auxquelles s'est arrêtée la science contemporaine. Il possédait dans sa bibliothèque (nos 843 et 844 du *Catalogue*) l'*Histoire du gouvernement de la monarchie* par Boulainvilliers, et les *Recherches de la France* d'Étienne Pasquier, et c'est sans doute de ces ouvrages qu'il s'est servi pour la longue digression qu'il commence sur l'histoire et les transformations des institutions de la France.

tions leur tinrent lieu de paye. Ils les eurent d'abord à vie, et, vers le déclin de la première race, presque tous en propriété. Alors, ceux qui avoient les[1] portions les plus étendues en divisèrent des parties entre des Francs moindres qu'eux, sous les mêmes conditions qu'ils tenoient eux-mêmes leurs portions du Roi, c'est-à-dire de fidélité envers et contre tous, d'entretenir des troupes à leurs dépens, de les mener à celui qui leur avoit donné leurs terres pour servir à la guerre sous lui, comme lui-même étoit obligé envers le Roi à la même fidélité, et au même service de guerre, toutes les fois que le Roi le[2] mandoit. C'est ce qui forma la seigneurie et le vasselage. Ceux qui avoient leurs portions des Rois s'appelèrent bientôt *Feudi*[3] et *Fideles,* de la fidélité dont ils avoient contracté et voué l'obligation en recevant ces portions, qui furent appelées fiefs, et l'action de les recevoir en promettant fidélité et service militaire au Roi, hommage. Ces premiers seigneurs furent donc les grands feudataires, qui eurent d'autres feudataires sous eux, comme il vient[4] d'être dit, qui tenoient des fiefs d'eux sous la même obligation, à leur égard, de fidélité et de service militaire. C'est d'où est venue la noblesse connue longtemps avant ce nom sous le générique de *miles,* homme de guerre ou noble, synonymes[5] lorsque le nom de noble commença à être en usage, à la différence des peuples conquis, qui, de leur entière servitude, furent appelés serfs. Cette noblesse,

1. *Des* corrigé en *les.*

2. Saint-Simon avait d'abord écrit *les mandoit*; il a biffé la dernière lettre du mot *les.*

3. Il y a bien *Feudi,* dans le manuscrit, quoiqu'il ne semble pas que ce mot se soit jamais appliqué aux personnes, mais seulement aux terres données à charge de foi et hommage, d'où le mot *fief.* Ne pourrait-on penser que Saint-Simon s'est trompé et a voulu mettre *Leudi,* les leudes ou fidèles des rois mérovingiens et carolingiens? D'autant plus qu'il va dire *leudi, fideles* ci-après, p. 201.

4. Le *v* de *vient* surcharge une autre lettre effacée du doigt.

5. Avant *sinonimes,* Saint-Simon a biffé *lors.*

pour parler un langage entendu[1], ne put suffire à la culture de ses terres : elle en donna des portions aux serfs, chacun dans sa dépendance, non à condition de service militaire comme les fiefs, mais à cens et à rente, et à diverses conditions, d'où sont venus les divers droits des terres. Ainsi ce peuple serf, qui n'avoit rien, commença à devenir propriétaire en partie, tandis qu'en partie il continua à ne posséder quoi que ce soit, et, de ces deux sortes de serfs, dont les uns devinrent propriétaires, et les autres ne le furent pas, est composé le peuple ou ce qui a été appelé depuis le tiers état, et, comme aujourd'hui, se pouvoit distinguer dès lors en bourgeoisie et en simple peuple. Ces baillettes[2], qui furent données d'abord aux meilleurs habitants des villes, s'étendirent aux meilleurs de la campagne. Elles furent bientôt connues sous le nom de roture[3], à la différence des fiefs, et leurs possesseurs sous le nom de roturiers, à la différence des seigneurs de fief, terme[4] qui n'avoit et n'eut très longtemps que sa signification naturelle, et que l'orgueil a fait depuis prendre en mauvaise part. L'Église fit aussi ses conquêtes pacifiques par la libéralité des Rois et des grands seigneurs. Les évêques et les abbés les devinrent eux-mêmes[5]. Ils eurent

1. C'est-à-dire, pour employer un terme qui, quoique n'étant pas en usage alors, se fera mieux comprendre par les lecteurs.

2. Ce mot, qu'on ne trouve ni dans le *Dictionnaire de l'Académie* de 1718, ni dans le *Dictionnaire de Trévoux,* mais dont on rencontre de nombreux exemples dans les actes du moyen âge, a toujours signifié l'action de donner, de bailler quelque chose, et ne s'est jamais appliqué à la terre donnée par un noble à un serf. Saint-Simon emploie donc ce terme dans un sens qui lui est tout particulier.

3. Le substantif *roture* vient du latin *ruptura* qui, dans la basse latinité, signifiait l'action de cultiver la terre, de la rompre, de la fendre par le soc de la charrue ; on l'a appliqué de bonne heure aux terres que les seigneurs donnaient à cultiver à des paysans, à des serfs, et le mot roturiers s'est donné par conséquence à ceux qui cultivaient ces terres.

4. Le mot *terme* surcharge *signi[fication]*.

5. *Mesme* est au singulier dans le manuscrit, de même que cinq lignes plus loin. — Devinrent eux-mêmes grands seigneurs.

des portions de terres fort étendues ; ils en donnèrent en fief comme avoient fait les grands seigneurs, et de là sont venus les grands bénéfices que nous voyons encore aujourd'hui, et alors la fidélité et le service militaire, qu'ils devoient aux Rois, et qui leur étoit aussi dû à eux-mêmes par leurs vassaux[1]. Leur grand état temporel les fit considérer comme les autres grands seigneurs. Parvenus à ce point, l'ignorance de ceux-ci se fit une religion[2] de leur laisser la primauté par l'union de leur[3] sacerdoce avec leurs fiefs, en sorte que la noblesse, qui étoit le corps unique de l'État, en laissa former un second[4] qui devint le premier, et tous deux en formèrent un autre par leurs baillettes, qui rendirent force serfs propriétaires, lesquels, avec les autres serfs qui ne l'étoient pas, et qui tous étoient[5] le peuple conquis, devinrent par la suite le troisième corps d'État, sous le nom déjà dit de tiers état.

Son gouvernement. Champs de mars, puis de mai.

Cet empire tout militaire se gouverna tout militairement aussi par ce qu'on appela les *champs de mars* puis *de mai*[6]. Tous les ans, en mars, et ensuite non plus en mars, mais en mai, le Roi convoquoit une[7] assemblée. Il en marquoit le jour et le lieu. Chaque prélat et chaque grand seigneur s'y rendoit avec ses vassaux et ses troupes. Là,

1. Le sens est : et de là sont venus alors la fidélité et le service militaire, etc.

2. « On dit *se faire une religion d'une chose* pour dire s'en faire une obligation indispensable » (*Académie*, 1718).

3. *Leur* corrige une *l'*.

4. Le mot *second* est en interligne, au-dessus d'*autre*, biffé.

5. Dans le manuscrit, il y a *estoit* au singulier, et aussi *devint*, quatre mots plus loin.

6. On connaît l'organisation des champs de mars ou de mai par quelques passages de Grégoire de Tours et surtout par le traité d'Hincmar *De ordine palatii*, qui décrit l'organisation des champs de mai de la seconde race. Saint-Simon reviendra sur cette institution dans la suite des *Mémoires*, tome XIX de 1873, p. 69 ; il en avait déjà parlé dans le Mémoire sur la renonciation de Philippe V au trône de France (*Écrits inédits*, tome II, p. 193 et 198).

7. Il y a *un* par mégarde dans le manuscrit.

deux espèces de chambre en plein champ étoient disposées, l'une pour les prélats, l'autre pour les grands seigneurs, c'est-à-dire les comtes, dès lors connus sous ce nom. Tout proche, dans l'espace découvert, étoit la foule militaire, c'est-à-dire les troupes et les vassaux qui les commandoient. Le Roi, assis sur un tribunal élevé, attendoit la réponse des deux chambres à ce qu'il avoit envoyé leur proposer. Lorsque tout étoit d'accord, le Roi déclaroit tout haut les résolutions qui étoient prises, soit civiles, soit militaires, et la foule militaire éclatoit aussitôt en cris redoublés de *Vivat!* pour marquer son obéissance. Dans cette foule, nul ecclésiastique, nul roturier, nul peuple : tout étoit gens de guerre ou noblesse, ce qui étoit synonyme, comme on l'a remarqué[1]. Cette foule ne délibéroit rien, n'étoit pas même consultée ; elle se tenoit représentée par leurs[2] seigneurs, et applaudissoit, pour tout partage, à leurs résolutions unies à celles du Roi, qui les déclaroit. C'étoit de là qu'on partoit pour la guerre, quand[3] on avoit à la faire[4]. Il y auroit bien de quoi s'étendre sur ce court abrégé ; mais c'est un récit, le plus succinct[5] pour la nécessité, et non un traité, qu'il s'agit ici de faire. Cette forme de gouvernement dura constamment sous la première race de nos Rois, et cette assemblée se nommoit *placita*, de *placet*, c'est-à-dire de ce qu'il lui avoit plu de résoudre et de décider[6].

1. Ci-dessus, p. 193.

2. Il y a bien *leurs* au manuscrit, et non *ses*.

3. *Quand* est en interligne, au-dessus de *que*, biffé.

4. Les champs de mars étaient surtout, pour les rois mérovingiens, une occasion de faire la revue de leurs troupes avant de partir en campagne ; car, en dehors des évêques et des abbés, il n'y avait que les hommes libres, par conséquent tous soldats, qui y pussent assister.

5. *Succinct* est en interligne, au-dessus de *court*, biffé.

6. Ces *placita* s'appelèrent en français des *plaids*. Mais les plaids n'étaient pas la même chose que les champs de mars, comme le dit Saint-Simon. Les plaids étaient une réunion formée d'évêques, de leudes, de grands feudataires, convoqués spécialement pour un cas

Pépin[1], chef de la seconde race, porté sur le trône par les grands vassaux à force de crédit, de puissance, d'autorité qu'il avoit su s'acquérir, continua la même forme de gouvernement, mais en mai, au lieu de mars, qui fut trouvé trop peu avancé dans le printemps pour tenir les *placita*. Charlemagne, son fils, les continua de même autant que ses voyages le lui permirent ; mais jamais sans ses grands vassaux il n'entreprit aucune chose considérable de guerre, de paix, de partages de ses enfants, d'administration publique, tandis qu'en Espagne et en Italie il agissoit seul. L'usage ancien fut suivi par sa postérité[2]. Sous elle, les grands vassaux[3] s'accrurent de puissance et d'autorité, tellement qu'ils ne le furent guères que de nom sous les derniers rois de cette race, dont la mollesse[4], la foiblesse et l'incapacité y donnèrent lieu. Peu à peu les différends de fief n'allèrent plus jusqu'aux Rois. Les grands[5] feudataires jugeoient les contestations que leurs vassaux n'avoien- pu terminer entre eux par le jugement de leurs pareils, et, pour les causes les plus considérables, elles se jugeoient par les grands feudataires assemblés avec le Roi. La multiplication de ces différends vint de celle des inféodations dans leurs conditions différentes, dans le désordre des guerres qui fit contracter des dettes, et qui obligea à mettre dans le commerce les fiefs, qui n'y avoient jamais été, qui, de là, les fit passer par divers degrés de succes-

particulier; le Roi n'y appelait en réalité que ceux qu'il voulait, tandis que, dans les champs de mars, l'universalité des hommes libres était convoquée et pouvait s'y rendre.

1. Pépin, dit le Bref, fils de Charles Martel, né vers 714, lui succéda en 741 comme maire du palais, puis, en 752, fit déposer Childéric III, le dernier roi mérovingien, et se fit proclamer roi à sa place dans l'assemblée de Soissons; il mourut le 24 septembre 758.

2. *Sa postérité* surcharge *ses enfants*.

3. Le *V* de *Vassaux* surcharge un *s'*.

4. Il y a *le molesse* dans le manuscrit, et, à la suite, Saint-Simon a biffé un *et*.

5. Le mot *grds* a été intercalé après coup entre *les* et *Feudataires*.

sions souvent disputées, enfin aux femmes, sans plus d'égard sur ce point à la fameuse loi salique[1], qui les excluoit de toute terre salique[2] : loi qui n'ayant pour objet que cette terre, c'est-à-dire celle qui avoit été donnée pour tenir lieu de paye, qui étoit la distinction du Franc conquérant d'avec le Gaulois conquis, des fiefs d'avec[3] les rotures, de la noblesse d'avec le peuple, demeura uniquement restreinte au fief des fiefs, qui est la couronne.

La seconde race sur le point de périr par l'imbécillité des[4] derniers rois, Hugues Capet[5], duc de France, comte de Paris, proche parent de l'Empereur[6], et dont le grand-père avoit déjà contesté la couronne[7], fut porté sur le trône par le consentement de tous les grands vassaux du Royaume, qui les confirma dans tout ce qu'ils en tenoient, et l'augmenta ainsi que leur autorité. C'est là l'époque où les ducs et les comtes, chefs des armées et gouverneurs de province à vie, inféodés[8] après en de grands domaines, de suzerains devinrent souverains, non seulement de ces domaines, mais des provinces dont ils n'étoient auparavant[9] que les gouverneurs. Je dis souverains, parce qu'en-

1. Tome XXI, p. 189.

2. C'est l'objet du titre LIX de la loi.

3. Les mots *d'avec* surchargent un *des*, avant lequel Saint-Simon a oublié de biffer *et*.

4. Il y a *de*, par inadvertance, dans le manuscrit.

5. Hugues Capet, proclamé roi en 987, mourut le 24 octobre 997, âgé d'environ cinquante-sept ans.

6. L'empereur régnant en 987 était Othon III, arrière-petit-fils de l'empereur Henri Ier, dont la fille Hedwige avait été la mère d'Hugues Capet.

7. Ce grand-père était Robert, duc de France, qui s'était révolté contre Charles le Simple, s'était même fait couronner en 922, mais avait péri dans une bataille le 15 juin 923.

8. Ce verbe ne s'appliquait ordinairement qu'à des terres ou à des droits fiscaux : *domaines inféodés, dîmes inféodées;* cependant le *Dictionnaire de Littré* cite un exemple de Mme de Sévigné, où elle applique ce verbe à des personnes, comme notre auteur dans la présente phrase.

9. La première lettre d'*auparavant* surcharge l'abréviation de *que*, effacée du doigt.

core qu'ils fussent vassaux de la couronne pour ces mêmes domaines et ces mêmes provinces, leur puissance étoit devenue si étendue et si grande, qu'elle approchoit fort de la souveraineté.

Pairs de France sous divers noms les mêmes en tout pour la dignité et les fonctions nécessaires depuis la fondation de la monarchie.

Le nom de pair de France[1], inconnu sous la première race, longtemps sous la seconde, peut-être même au commencement de la troisième, manqua seulement aux plus grands de ces premiers grands feudataires ou grands vassaux de la couronne, puisque, comme l'avouent les meilleurs auteurs, ils faisoient les mêmes fonctions que ceux qui parurent sous le nom de pairs de France firent tout de suite, et précisément les[2] mêmes, et tout en la même manière, et sans érections pour les six premiers laïques et ecclésiastiques qui l'ont porté[3] : ce qui suffit à prouver que, sans nom ou avec d'autres noms, l'essence est la même sans changement ni interruption, et que ce qui a été connu alors par le nom et titre de pair de France, s'est trouvé assis à côté du trône dès l'origine de la monarchie, et sous le nom de pairs de France et de pairie de France, en même temps que la race heureusement régnante a été portée dessus. Ce nom de pair s'introduisit insensiblement de ce que chacun étoit jugé par ses pairs, c'est-à-dire par ses égaux.

Pairs de fief; leur fonction.

Ainsi, chaque grand fief[4] avoit ses pairs de fief, dont on voit les restes jusqu'à nos jours par les pairs du Cambrésis et d'autres grands ou moindres fiefs[5], et le nom de pairs

1. Saint-Simon a déjà tant de fois parlé des pairs de France et de leur origine qu'il semble inutile de développer le commentaire qu'il y aurait à faire sur ce sujet; on ne peut que renvoyer à ce qui a déjà été dit, au point de vue bibliographique, dans notre tome XXI, p. 231 et 464.

2. Il y a *le*, par mégarde, au manuscrit.

3. Sur les douze premiers pairs, on peut voir Flach, *Origines de l'ancienne France*, tome I, p. 253-255, le travail de M. G. de Manteyer, *l'Origine des douze pairs de France*, et celui de M. Paul Guilhiermoz dans la *Bibliothèque de l'École des chartes*, 1899, p. 66-85, sans parler de bien d'autres études plus anciennes.

4. Il a écrit par erreur *fiefs*, au pluriel.

5. M. Guilhiermoz, dans le travail indiqué ci-dessus, s'efforce d'éta-

de France demeura aux plus grands de ces grands feudataires qui tenoient leurs grands fiefs du Roi, et qui, avec lui, jugeoient les causes majeures de tous les grands fiefs directement ou par appel, et lui aidoient dans l'administration de l'État militaire ou intérieure, et pour faire les lois, les[1] changer et régler, et faire les grandes sanctions[2] de l'État dans ces *placita conventa* ou assemblées de tous les ans. Bientôt toutes les mouvances majeures des seigneurs ressortirent au Roi ou à ces pairs, dont l'étendue de domaine avoit envahi les autres principaux vassaux.

Hauts barons ; leur origine, leur usage, leur différence essentielle des pairs de France.

Nos Rois, outre ceux de leur couronne qui n'étoient presque plus que ces premiers grands pairs de France, en avoient aussi de particuliers comme ducs de France et comtes de Paris, qu'Hugues Capet étoit avant[3] de parvenir à la couronne, et qu'il leur avoit transmis. Ils voyoient les anciens grands seigneurs s'éteindre, et les pairs de France s'accroître de leurs grands fiefs. Ils pensèrent à leur donner des adjoints aux *placita,* dont ils ne pussent se plaindre, et ils y admirent de ces grands vassaux du duché de France qui relevoient aussi immédiatement d'eux, non comme rois, mais comme ducs de France, afin que les pairs n'y fussent pas seuls faute de grands vassaux immédiats. Ceux-ci furent appelés d'abord hauts barons du duché de France, puis hauts barons de France. Ils y appelèrent aussi quelques évêques, dont la diminution des grands fiefs avoit diminué ces assemblées, et, par l'usage que prirent nos Rois d'y appeler de ces hauts barons, ils y balancèrent la trop grande autorité du petit nombre de ces

blir que les pairs de France furent empruntés aux cours féodales de Picardie et de Flandre.

1. *Les* surcharge *et.*

2. D'après le *Dictionnaire de l'Académie* de 1718, ce mot signifiait « constitution » et ne s'employait qu'en matière religieuse : *la pragmatique sanction.* Saint-Simon lui donne plutôt le sens d'approbation par une assemblée de pairs et de grands seigneurs des capitulaires, des ordonnances, des traités, etc.

3. *Avant* surcharge *et,* et plus loin *à la* corrige *au* avant *couronne.*

trop puissants pairs de France. La différence fut, et qui a subsisté jusqu'à nous dans toutes les différentes sortes d'assemblées qui ont succédé aux *placita conventa,* fut que tous les pairs y assistoient de droit, en faisoient l'essence, qu'il ne s'y faisoit rien sans leur intervention à tous ou en partie, et qu'il leur falloit une exoine[1], c'est-à-dire[2] une légitime excuse et grave pour se dispenser de s'y trouver, au lieu que la présence des hauts barons n'y étoit pas nécessaire, qu'ils n'y pouvoient assister que lorsque nommément ils y étoient mandés par le Roi, que jamais ni tous ni la plus grande partie n'y étoit mandée, ni presque jamais les mêmes plusieurs fois de suite. Ainsi ces hauts barons appelés à ces assemblées au choix et à la volonté des Rois n'y étoient que des adjoints admis personnellement à chaque fois, et non nécessaires, tandis que les pairs l'étoient tellement, que tout se[3] faisoit avec eux, rien sans eux. On voit, par cette chaîne non interrompue depuis la naissance de la monarchie, cette même puissance législative et constitutive[4] pour les grandes sanctions de l'État concourir nécessairement, et par une nécessité résidente dans le[5] même genre de personne, sous quelque nom que ç'ait été, de grands vassaux, grands feudataires, *leudi, fideles,* mais toujours relevant immédiatement de la couronne, enfin de pairs, laquelle[6] étoit en eux seuls privativement à tous autres seigneurs, quelque grands qu'ils fussent, sous[7] les trois races de nos Rois.

Les querelles, les contestations de fief pour successions, Changement

1. On appelait *exoine* ou *essoine* l'excuse qu'on présente en justice lorsqu'on est empêché d'y comparaître en personne, et aussi celle qu'un vassal présente à son seigneur lorsqu'il ne peut répondre à sa convocation pour service militaire, plaid de justice ou autre obligation féodale.
2. Avant *dire,* il a biffé un premier *dire et.*
3. Écrit *ce*, par mégarde.
4. Ces deux derniers mots ont été ajoutés en interligne.
5. *Les* corrigé en *le.* — 6. Laquelle puissance.
7. Avant *sous,* il y a un *dans*, biffé.

du service par l'abolition de celui de fief et établissement de la milice stipendiée.

pour dettes, pour partages, pour saisie faute d'hommage, de service, ou pour crimes, se multipliant de plus en plus, ainsi que les affaires d'administration civile, rendirent les grandes assemblées plus fréquentes et hors du temps accoutumé du mois de mai. Comme les délibérations n'étoient pas militaires, et[1] qu'on n'en partoit plus pour la guerre, la foule militaire ne s'y trouvoit plus. Le Roi, les pairs, et ceux des hauts barons et quelques évêques que le Roi y appeloit, formoient ces assemblées : d'où peu à peu il arriva[2] que, le prétexte du désordre qui résultoit du service de fief multiplié par les fiefs devenus sans nombre sous les grands et les arrière-fiefs, l'abus de ce service des vassaux des grands fiefs contre les Rois même, quand les grands vassaux leur faisoient la guerre, fit que les Rois, accrus d'autorité et de puissance, parvinrent à abolir ce service de fief, tant pour les suzerains de toute espèce que pour eux-mêmes, changèrent sous divers prétextes la forme de la milice, et la réduisirent pour l'essentiel à l'état de levées, de solde, de distribution par compagnies à peu près dans l'état où elle se trouve aujourd'hui. Ainsi les Rois mirent en leur main des moyens de puissance et de récompenses, qui énerva[3] tout à fait la puissance et la force de tous les grands vassaux et de tous les suzerains, qui ne furent plus suivis des leurs à la guerre. Ainsi cette foule militaire des champs de mai disparut, et bientôt n'exista plus ensemble. D'autres que ces anciens Francs d'origine furent admis dans la milice : de là les nobles factices, qui accrurent encore le pouvoir des Rois.

Origine des anoblissements.

Capitulaires

Les assemblées purement civiles n'étoient pas inconnues

1. Cet *et* est en interligne au-dessus d'un premier *et*, biffé.

2. Nous laissons à Saint-Simon la responsabilité de la théorie qui va suivre de l'origine des armées stipendiées ; il serait impossible de discuter ses assertions dans ce commentaire courant, et d'ailleurs toutes ces dissertations n'ont qu'un rapport bien éloigné avec l'histoire du règne et du temps de Louis XIV.

3. Faut-il comprendre : ce qui énerva, ou penser que Saint-Simon a fait un lapsus en écrivant ce verbe au singulier?

du temps même des *placita conventa* ou champs de mai, comme le témoignent les capitulaires[1] de Charlemagne et de ses enfants. C'étoient des assemblées convoquées par ces princes dans leurs palais, mais qui n'étoient[2] composées que de ces mêmes[3] grands feudataires et des prélats consultés aux champs de mai, où il se faisoit des règlements qui regardoient l'Église, la religion et les affaires générales, mais civiles, ce qui n'empêchoit pas la tenue ordinaire des champs de mai.

de nos Rois.

Mais, lorsque ces champs de mai ou *placita conventa* eurent disparu par le changement de la forme de la milice dont on vient de parler[4], et que les assemblées devinrent telles qu'on vient de l'expliquer un moment avant de parler des capitulaires, l'excès des procès qui[5] se multiplièrent de plus en plus, et, par même cause, les ordonnances diverses et les différentes coutumes des différentes provinces, devinrent tellement à charge aux pairs et à ceux des hauts barons qui étoient appelés à ces assemblées, que saint Louis, qui aimoit la justice, fit venir des légistes pour débrouiller ces procès et les simplifier[6], et[7] faciliter aux pairs et aux hauts barons le jugement par la lumière qu'ils leur communiquoient.

Légistes, quels ; leur usage, leur progrès.

Ces légistes étoient des roturiers qui s'étoient appliqués à l'étude des lois, des ordonnances, des différents usages des pays, ce qui fut depuis appelé coutume, qui conseilloient les feudataires particuliers dans le jugement qu'ils

1. On appelle capitulaires les lois ou règlements que les rois de la seconde race édictaient, sur les matières civiles ou même religieuses, dans des assemblées d'évêques et de barons réunies à cet effet. Les plus célèbres sont ceux de Charlemagne.

2. *N'estoit* a été corrigé en *n'estoient*.

3. Le manuscrit porte *que ce ce mesmes*.

4. Ci-dessus, p. 202. — 5. *Qu'il* corrigé en *qui*.

6. On admet généralement aujourd'hui que l'introduction de légistes dans les assemblées de barons où devaient se juger quelque procès, est beaucoup plus ancienne que saint Louis.

7. Cet *et* est en interligne.

avoient à rendre avec leur suzerain, d'où peu à peu sont dérivées les justices seigneuriales ou hautes justices des seigneurs, en image très imparfaite de celle qu'ils rendoient avant que petit à petit les Rois les eussent changées par leur autorité, après le changement dans la forme de la milice et après la réunion de plusieurs grands fiefs à leur couronne. Ces légistes étoient assis sur le marchepied du banc sur lequel les pairs et les hauts barons se plaçoient, pour leur donner la facilité de consulter ces légistes sans quitter leurs places, et sur-le-champ. Mais cette consultation étoit purement volontaire ; ils n'étoient point obligés de la suivre, et ces légistes, bien loin d'opiner, n'avoient autre fonction que d'éclaircir[1] les pairs et les hauts barons à chaque fois et sur chaque point qu'ils s'avançoient à eux sans se lever, pour l'être, après quoi ou sans quoi ils opinoient comme il leur sembloit, en suivant, ou au contraire de ce qu'ils avoient appris[2] des légistes sur ce qu'ils les avoient consultés. De là leur est venu le nom de conseillers, de ce qu'ils conseilloient les pairs et les hauts barons quand ils vouloient leur demander éclaircissement, non de juges qu'ils n'étoient pas ; et ce nom de conseillers leur est demeuré en titre, de passager qu'il étoit par leur fonction.

Conseillers ; origine de ce nom.

Peu à peu les pairs, occupés de guerres et d'autres grandes affaires, se dispensèrent souvent de se trouver à ces assemblées, où il ne s'agissoit que d'affaires contentieuses qui ne regardoient point les affaires majeures. Les Rois aussi s'en affranchissoient. Les hauts barons y étoient appelés en petit nombre, quelques-uns d'eux alléguoient aussi des excuses, tellement que, pour vuider ce nombre toujours croissant de procès que la diversité des coutumes des lieux et des ordonnances multiplioit sans cesse, les

1. « On dit *éclaircir quelqu'un* pour dire l'instruire d'une vérité, d'une chose dont il doutoit » (*Académie*, 1718). Il faudrait plutôt *éclairer*.

2. La première lettre d'*appris* surcharge un *d*.

Rois donnèrent voix délibérative aux légistes, et peu à peu ceux-ci, accoutumés à cet honneur, surent se le conserver en présence des pairs mêmes ; mais il n'est encore personne qui ait imaginé que, dès lors ni longtemps depuis, ces légistes aient ni obtenu ni prétendu voix délibérative pour les affaires majeures, ni pour les grandes sanctions de l'État. Outre qu'il n'y en a point d'exemple, il n'y a qu'à les comparer aux pairs et aux hauts barons de ces temps-là. On verra dans la suite l'identité des pairs[1] d'aujourd'hui avec ceux-là pour la dignité, l'essence, les fonctions, comme on a commencé à le faire voir. Suivons les légistes.

Parlements ; origine de ce nom ; ses progrès ; multiplication des* magistrats et des cours ou tribunaux de justice.

La même nécessité de vuider cette abondance toujours croissante de procès donna lieu à des assemblées plus fréquentes. Nos Rois les indiquoient à certaines fêtes de l'année, dans leur palais, tantôt aux unes, tantôt aux autres, et ces assemblées prirent le nom de parlements[2], de parler ensemble[3] : de là vinrent les parlements de Noël, de la Pentecôte, de la Saint-Martin, etc. Les pairs s'y trouvoient quand il leur plaisoit, pour y juger, sans être mandés ; les haut barons qui y étoient personnellement appelés par le Roi en petit nombre, et ceux d'entre les légistes qu'il plaisoit au Roi. Jamais ni haut baron ni légiste qui ne fût pas nommé et appelé par le Roi, jamais les mêmes

1. *Des*, qui corrige *de* surcharge *de ceux*, et *pairs* a été ajouté en interligne.

2. La bibliographie de l'histoire des parlements serait très nombreuse : contentons-nous de renvoyer au *Treize livres des parlements de France*, par Bernard de la Roche-Flavin, 1617, à l'ouvrage de G. Ducoudray, *les Origines du parlement de Paris*, au travail que M. Ch.-V. Langlois a fait paraître sur le même sujet dans la *Revue historique*, 1890, tome I, p. 74 et suivantes, et aux nombreuses études publiées à diverses époques par M. Félix Aubert.

3. En bas-latin, le mot *parliamentum* signifiait réunion ou conférence de plusieurs personnes pour s'entretenir de leurs affaires communes; voyez ci-après, p. 240.

* Avant ce *des*, il a biffé *des cours et*.

en deux assemblées de suite, autant qu'il se pouvoit. Ces parlements subsistèrent dans cette forme jusqu'à Charles VI. Sous ce malheureux règne, les factions d'Orléans et de Bourgogne les composoient à leur gré[1] suivant qu'elles avoient le dessus pendant les intervalles que le Roi n'étoit pas en état de les nommer. Le désordre qui en résulta fit que, dans les bons[2] intervalles de ce prince, il fut jugé à propos de laisser à vie ces commissions, qui n'étoient que pour chaque assemblée[3]. Ainsi ces commissions se tournèrent peu à peu en offices, et, les assemblées venant à durer longtemps, il fallut opter entre l'épée et l'écritoire, et les nobles qui étoient choisis pour en être avec les légistes, n'en ayant plus le loisir par les guerres qui les occupoient, quittèrent presque tous cette fonction, en sorte qu'il n'en demeura qu'un très petit nombre, qui ont fait les familles les plus distinguées du parlement de Paris, dont il ne reste plus. Tout ce récit est plutôt étranglé que suffisamment exposé ; mais la vérité historique, et prouvée, s'y trouve religieusement conservée. Le mémoire sur les Renonciations dont il a été parlé plus haut[4], quoi[que] fort abrégé aussi, et qui se trouvera parmi les Pièces, explique d'une façon plus complète et plus satisfaisante ce qui vient[5] d'être exposé jusqu'ici, et qui le sera dans la suite[6].

Sièges hauts et bas de grand chambre des parlements.

Il reste un monument bien remarquable de l'état des légistes séants aux pieds des pairs et des hauts barons sur le marchepied de leur banc, depuis même que les parlements sont devenus ce qu'on les voit aujourd'hui. Ils

1. La première lettre de *gré* surcharge un *d*.
2. *Bons* est en interligne.
3. Voyez F. Aubert, *le Parlement de Paris de Philippe le Bel à Charles VII*.
4. *Haut* est en interligne. — Voyez, sur ce mémoire, notre tome XXIII, p. 135, et note 4.
5. *Ce* est en interligne, et la première lettre de *vient* surcharge une autre lettre effacée du doigt.
6. Voyez le texte du Mémoire dans le tome II des *Écrits inédits de Saint-Simon*, p. 179-408, et spécialement p. 208 et suivantes.

n'avoient qu'une chambre pour leur assemblée, qu'on appelle la grand chambre depuis qu'il y en a eu d'enquêtes, requêtes, et tournelles, etc., qui sont nées de cette unique chambre. On y voit encore les hauts sièges, qui étoit[1] le banc des pairs et des hauts barons, et des bas sièges, qui étoit le marchepied de ce banc sur lequel les légistes s'asseyoient; d'un marchepied ils en ont enfin fait un banc tel qu'on le voit aujourd'hui, et de ce banc après ils sont montés aux hauts sièges. Voilà le commencement des usurpations, que l'art d'un côté, l'incurie et la foiblesse de l'autre, ont multipliées à l'infini. Mais, nonobstant celles-là, la magistrature, devenue ce qu'on la voit, n'a osé prétendre encore monter aux hauts sièges aux lits de justice. Le Chancelier même, bien que second officier de la couronne, le seul qui ait conservé le rang et les distinctions communes autrefois à tous, et chef de la justice, mais légiste et magistrat[2], y est assis dans la chaire sans dossier aux bas sièges, tandis que non seulement les pairs, mais que tous les autres officiers de la couronne sont assis aux hauts sièges des deux côtés du Roi.

Enfin, l'assemblée du Parlement, dont les membres légistes étoient devenus à vie comme on vient de l'expliquer, devint de toute l'année, et sédentaire à Paris, par la multiplicité toujours croissante des procès, et l'introduction des procédures. Les pairs, qui y conservèrent leur droit et leur séance, y jugeoient quand bon leur sembloit comme ils font encore aujourd'hui; et de là ce premier parlement et plus ancien de tous, a pris le nom de cour des pairs[3], qui est devenue le modèle des autres parlements que la nécessité des jugements de procès multipliés à l'infini a obligé les Rois d'établir successivement dans les

1. Il y a bien *estoit*, au singulier, dans le manuscrit, comme à la ligne suivante; il faut suppléer *ce qui estoit*.

2. Ces quatre mots ont été ajoutés en interligne.

3. M. Flach (*les Origines de l'ancienne France*, tome I, p. 227-256) a exposé ce qu'était la cour des pairs au onzième siècle.

différentes parties du Royaume, avec un ressort propre à chacun pour le soulagement des sujets[1]. Un lieu destiné à cette assemblée, où les pairs se trouvoient quand il leur plaisoit, lieu dans la capitale et dans le palais de nos Rois, devint le lieu propre et naturel pour les affaires majeures et les grandes sanctions du royaume ; et c'est de là encore qu'il a usurpé le nom de cour des pairs. Je dis usurpé, parce qu'il[2] ne lui est pas propre, et que, partout où il a plu à nos Rois d'assembler les pairs, pour y juger des affaires majeures, ou faire les sanctions les plus importantes, son cabinet, une maison de campagne, un parlement autre que celui de Paris, tous ces lieux différents ont été pour ce jour-là la cour des pairs. Et de cela beaucoup d'exemples depuis que le parlement de Paris s'en est attribué le nom.

Tels étoient les légistes, tels sont devenus les parlements, dont l'autorité s'est continuellement accrue par les désordres des temps, qui en ont amené la vénalité des offices, et les ont après rendus[3] héréditaires par l'établissement de la paulette[4], à la fin ont multiplié à l'infini les cours et leurs offices.

Parité, Il faut revenir[5] maintenant à l'examen de la parité des

1. Voyez le Mémoire sur les Renonciations, p. 214.

2. *Qui* est corrigé en *qu'il*.

3. Il y a *rendues*, au féminin pluriel, par inadvertance, dans le manuscrit.

4. On appelait *paulette* le droit que les officiers de judicature et de finance, dont les charges étaient vénales, payaient au receveur des parties casuelles du Roi au commencement de chaque année, afin de conserver à leur veuve ou à leurs héritiers la faculté de vendre leur charge à leur profit, en cas de mort, faute de quoi elle aurait été vacante au profit du Roi. Créée par l'édit du 12 décembre 1604, sur la proposition de Charles Paulet, secrétaire de la chambre de Henri IV, qui en fut l'inventeur et le premier fermier, et qui lui donna son nom, la paulette était d'abord fixée au soixantième denier du prix des charges taxé officiellement; mais le taux en varia fréquemment; elle fut même à différentes reprises supprimée, puis rétablie.

5. *Re* a été ajouté en interligne, au-dessus de *venir* écrit primitivement.

quant à la dignité de pair de France et ce qui en dépend, de ceux d'aujourd'hui avec ceux* de tous les temps.

anciens pairs, quant à la dignité, aux fonctions nécessaires, au pouvoir législatif et constitutif, avec les pairs modernes jusqu'à ceux d'aujourd'hui, et, pour cela, se défaire des préventions d'écorce, qu'on trouve si aisément et si volontiers dans leur disparité si grande de naissance, de puissance et d'établissements, mais qui ne conclut quoi que ce soit à l'égard de la dignité en elle-même, et de tout ce qui appartient à la dignité de pair. Pour s'en bien convaincre, on n'a qu'à parcourir l'histoire, et en exceptant les temps de confusion et d'oppression de l'État tels que les événements où il pensa succomber sous les bouchers[1], l'Université, etc., du temps de Charles VI, plus haut pendant la prison du roi Jean, en dernier lieu sous les efforts de la Ligue, et voir s'il s'est jamais fait rien de grand dans l'État, sanctions, jugements de causes majeures, etc., sans la convocation et la nécessaire présence et jugement[2] des pairs, depuis l'origine de la monarchie jusqu'aux renonciations respectives de Philippe V et des ducs de Berry et d'Orléans aux couronnes de France et d'Espagne[3] sous le plus absolu de tous les rois de France, le plus jaloux de son autorité, et qui s'est le plus continuellement montré, en grandes et en petites choses, le plus contraire à la dignité de duc et pair et le plus soigneusement appliqué à la dépouiller. Les preuves[4] de ce très court exposé sont éparses dans toutes les histoires de tous les temps, et on y renvoie avec assurance ici, où ce n'est pas le lieu d'en faire des volumes en les y ramassant. Le sacre seul, et la juste et sage déclaration d'Henri III en faveur des princes du sang, qui les rend tous pairs nés à titre de leur naissance[5],

1. Saint-Simon fait allusion aux troubles suscités par les Cabochiens en 1411-1412.

2. Les mots *et jugemt* ont été ajoutés en interligne.

3. Tome XXIII, p. 322 et suivantes.

4. *Preuve* a été corrigé en *preuves*, *est* en *sont*, *éparse* en *éparses*; mais Saint-Simon a laissé *la* avant *preuves*.

5. Il a été parlé de cet édit dans le tome XXI, p. 189.

* *Ceux* corrige *les*.

fourniroient une foule de démonstrations. Les pairs ecclésiastiques en sont une vivante à laquelle il n'est pas possible encore de se dérober. On a vu[1] comme les grands bénéfices se sont établis, et comment les prélats, devenus grands seigneurs par la libéralité des Rois et de leurs grands feudataires, sont devenus grands seigneurs, et quelques-uns grands feudataires eux-mêmes. L'Église, à l'ombre de l'ignorance et de la stupidité des laïques, s'accrut lors au point de se revêtir de toute la puissance temporelle par l'abus et la frayeur de la spirituelle. On ne peut attribuer à d'autre[2] temps l'origine inconnue de la pairie attachée en titre de duché aux sièges de Reims, Laon et Langres, et de comté à ceux de Beauvais, Châlons et Noyon. Voilà donc six pairies ecclésiastiques sans érection comme les duchés de Bourgogne, Normandie et Guyenne, et les comtés de Toulouse[3], de Flandres [et de] Champagne; toutes douze en mêmes droits et fonctions quant à la dignité, et, nonobstant la distance sans mesure de naissance et de puissance entre les six laïques et les six ecclésiastiques, en même rang, distinctions, égalité. Ces six prélats n'étoient pas différents de leurs successeurs jusqu'à nous, et, s'ils cédoient le pas aux six laïques, c'étoit à raison d'ancienneté, puisque tout étoit entre eux parfaitement et entièrement égal. Excepté Reims et Beauvais, et encore qu'étoit-ce en comparaison des pairs laïques de Bourgogne, etc.? il n'y a guères, à la dignité près, de plus petits sièges que les quatre autres, et on peut avancer aucun qui ne vaille[4] Laon et Noyon[5]. Néanmoins, quand les sei-

1. Ci-dessus, p. 192-195.

2. Il y a bien *d'autre*, au singulier, dans le manuscrit.

3. Les mots *de Tolose* ont été ajoutés ici en interligne, après que Saint-Simon eut biffé *et Toulouse*, écrit à la suite de *Champagne*.

4. Il y a *vale* dans le manuscrit.

5. L'archevêché de Reims, métropole de la seconde Belgique, compta jusqu'au seizième siècle onze suffragants; en 1559, l'érection de Cambray en archevêché diminua sa juridiction; au dix-huitième siècle, le diocèse avait encore cinq cent cinq paroisses. Beauvais en comptait

gneurs eurent rappris[1] à lire, et repris leurs sens, et leurs vassaux à leur exemple, ils revendiquèrent les usurpations de l'Église, et, quoiqu'elle conservât le plus qu'elle put des conquêtes qu'elle avoit faites sur la grossièreté des laïques, elle demeura comme dépouillée, en comparaison de ce qu'elle s'étoit vue en puissance et en autorité. Il n'y eut que ces six sièges qui, en perdant les abus ecclésiastiques, se conservèrent dans l'intégrité de leur rang, de leurs fonctions, du pouvoir législatif et constitutif, à la tête des plus grands, des plus puissants et des plus relevés seigneurs du Royaume, uniquement par le droit de leur pairie. Il n'y a pas même eu quelquefois jusqu'à des cérémonies tout à fait ecclésiastiques où leur pairie leur a donné la préférence, comme il arriva à la procession générale de tous les corps faite à Paris en actions de grâces de la délivrance de François Ier[2]. L'archevêque de Lyon[3] y étoit avec sa croix devant lui, comme reconnu par Sens[4], dont Paris étoit lors suffragant. L'évêque de Noyon[5] pré-

cinq cent quatre-vingt-dix-huit, Laon quatre cent vingt, Noyon quatre cent cinquante, tandis que Langres en avait six cents et Châlons trois cent quatre seulement.

1. Le *Dictionnaire de l'Académie* de 1718 ne donnait pas le verbe *rapprendre*.

2. Cette procession eut lieu le 16 avril 1526. Félibien (*Histoire de Paris*, tome II, p. 974) rapporte en effet la contestation dont Saint-Simon va parler.

3. L'archevêque de Lyon était François de Rohan, fils du maréchal de Gié, qui fut d'abord évêque d'Angers, passa au siège de Lyon en 1501 et mourut en 1536.

4. Comme primat des Gaules, Sens n'étant que la métropole de la quatrième lyonnaise.

5. L'évêque de Noyon était alors Jean de Hangest, qui avait succédé en 1525 à son oncle Charles de Hangest, et qui mourut en 1577. Ce ne fut pas avec lui que se produisit la contestation dont parle Saint-Simon, mais bien avec l'évêque-duc de Langres, ainsi que va le montrer le texte donné dans la note suivante. L'évêque de Langres était alors, depuis 1512, Michel Boudet, qui mourut en 1529. La *Gallia Christiana* (tome IV, col. 633), en parlant de son épiscopat, rapporte en effet l'incident.

tendit le précéder. La préséance lui fut adjugée par arrêt du Parlement comme étant pair de France[1]. Il en jouit, et l'archevêque de Lyon céda et assista[2] à la procession. Dans ces anciens temps où ces anciennes pairies laïques[3] sans érection subsistoient encore, au moins les plus puissantes, et possédées par les plus grands princes tels que les ducs de Bourgogne, les rois d'Angleterre, etc., ces six pairies ecclésiastiques n'étoient pas plus considérables en terres et en revenus qu'aujourd'hui, et les évêques de ces sièges, dont on a la suite, ne l'étoient pas plus en naissance ni en établissements que le sont ceux d'aujourd'hui; et, s'il y a eu quelques cardinaux et quelques autres du sang royal ou de maisons souveraines à Reims et à Laon, cela n'a été que rarement, et bien plus rare, ou jamais, dans les autres sièges[4]; et toutefois on voit ces six évêques en

1. Cet arrêt est du 16 avril 1526; il est inséré dans les registres du Parlement (Archives nationales, X^{1A} 1529), et nous croyons intéressant d'en reproduire le texte, qui ne se trouve pas dans les papiers de Saint-Simon, quoique, au volume 60 (*France* 215), on rencontre la copie de deux pièces relatives à la préséance de l'évêque de Beauvais, comme pair de France sur les autres évêques du royaume non pairs. Voici l'arrêt du Parlement : « Ce jour, pour ce que, samedi dernier, durant que le *Te Deum* fut chanté, l'archevêque de Lyon se trouva à Notre-Dame, qui voulut précéder l'évêque et duc de Langres, la cour a ordonné et ordonne que, si ledit archevêque de Lyon se trouve ce jourd'hui à la procession, qu'il ira après ledit évêque et duc de Langres, attendu qu'il est pair de France et du corps de ladite cour, et que les pairs précèdent en icelle tous archevêques, évêques et autres prélats de quelque état ou dignité qu'ils soient; et, pour éviter le scandale qui en pourroit advenir, la cour a ordonné et ordonne à maître Jehan de Beignolles, notaire et secrétaire du Roi et l'un des quatre notaires de ladite cour, aller devers ledit archevêque de Lyon, lui signifier ladite ordonnance; lequel de Beignolles a rapporté que ledit archevêque de Lyon lui a fait réponse qu'il obéiroit à ladite ordonnance. »

2. Les premières lettres d'*assista* surchargent *ne*.

3. Le mot *laïques* a été ajouté en interligne.

4. Les cardinaux qui occupèrent le siége de Reims furent le cardinal de Champagne (1176), le cardinal de Cramaud (1409), Guillaume

tout et partout égaux en rang, en puissance, et autorité législative et constitutive dans l'État, à ces autres pairs si grands par eux-mêmes, et si puissants par leurs États, et usant, avec eux et comme eux sans la moindre différence, de l'autorité, du pouvoir, du rang, des séances, assistances, et jugements des causes majeures, et usage du même pouvoir législatif et constitutif pour les grandes sanctions du Royaume, avec eux et comme eux sans aucune ombre de différence, pareils en tout ce qui étoit de la dignité et de l'exercice de la pairie, et aussi en rang[1], quoiqu'en tout d'ailleurs si entièrement disproportionnés d'eux. C'est une suite et une chaîne que les histoires présentent[2] dans tous les temps les plus reculés jusqu'à nous, et qui montre en même temps quels étoient ces évêques quant à leur personne, par la suite qu'elles en offrent, tandis que, quant à ce qui ne regarde que l'épiscopat, ils n'avoient pas plus d'avantages que tous les autres évêques de France, où, dans ces siècles, et longtemps depuis, l'autorité des métropolitains étoit pleinement exercée sur leurs suffragants. Par quoi il demeure évident que la naissance et la puissance par la grandeur de l'extraction et de la dignité personnelle, par le nombre et l'étendue des États et des possessions, l'autorité, le degré, la jurisdiction ecclésiastique, sont accessoires, totalement indifférents à la dignité, rang, autorité, puissance, fonctions de pair de France, laquelle a de tout temps précédé les plus grands personnages du

Briçonnet (1497), et, au seizième siècle, les cardinaux de Guise, de Lorraine et de Pellevé; à Laon, on peut citer les cardinaux de Montaigu (1371), de Vendôme (1517) et d'Estrées (1655); à Beauvais, les cardinaux de Châtillon (1535), de Bourbon (1572), de Janson (1679); à Noyon, le cardinal Aubert (1338); à Châlons, les cardinaux de Bar (1413) et de Lenoncourt (1535); à Langres, le même cardinal de Bar (1395), et ceux d'Amboise (1481) et de Givry (1530). Un fils de France, Henri, fils de Louis VI, occupa le siège de Reims de 1162 à 118

1. Les mots *et aussy en rang* ont été ajoutés en interligne.

2. Le verbe *présente* a été corrigé en *présentent*.

Royaume en extraction, étendue de fiefs et d'États laïques, et les métropolitains les plus distingués, comme il s'est continuellement vu dans ces évêques ; conséquemment, comme il sera encore éclairci plus bas, que les pairs nouveaux et qui ont une érection à l'instar de ces premiers qui n'en ont point que l'on connoisse, et qui ont été érigés pour les remplacer, et de là pour en[1] augmenter le nombre, et qui ont tous joui très constamment, quant à cette dignité, de tout ce qui vient d'être dit de ces premiers, ont été pairs comme eux en toute égalité quant à tout ce qui appartient à pairie, et de main en main jusqu'à nous, dont la naissance et les biens ne sont pas inférieurs à ces six pairs ecclésiastiques dans tous les temps.

La brèveté[2] sous laquelle gémit nécessairement une matière si abondante forcément traitée en disgression, me fera supprimer une infinité de passages existants par lesquels on voit ce que nos Rois pensoient et disoient de la dignité et des fonctions des pairs, tant dans les érections des pairies qu'ils faisoient qu'ailleurs, pour n'alléguer qu'un passage de Philippe le Bel, du temps duquel ces anciens pairs de Bourgogne, etc., étoient dans tout leur lustre personnel de grandeur, d'extraction et de puissance terrienne, si différent de l'état personnel des évêques-pairs d'alors et d'aujourd'hui. C'est d'une lettre de Philippe le Bel, de 1306, au Pape, qui existe encore en original aujourd'hui, par laquelle il le prie de remettre à leur prochaine entrevue le choix d'un sujet pour remplir le siège de Laon vacant[3]. « *In Laudunensi Ecclesia,* lui dit-il, *quam, licet in*

1. Avant *en,* Saint-Simon a biffé *les.*

2. Nous avons déjà eu *breveté* dans le tome VII, p. 311.

3. Cette lettre est donnée par le P. Anselme, *Histoire généalogique,* tome II, p. 145**, parmi les pièces relatives à la duché-pairie de Laon; mais il ne semble pas que ce soit là que notre auteur ait copié les parties qu'il en va citer; car, outre qu'il y a quelques mauvaises lectures qui ne s'expliqueraient pas sur un imprimé, Saint-Simon ne remplit pas l'abréviation *Sanct. Ap.,* qui, dans l'*Histoire généalogique,* est imprimée complètement (*Sanctitati Apostolicæ*). Notre

« *facultatibus tenuem, intra cæteras nostri regni utpote « paritate seu paragio*[1] *regni ejusdem dotatam excellen- « tia nobilissimam reputamus, ejusque*[2] *honorem nos- « trum et regni nostri proprium arbitramur... personam « præfici cupientes, quæ honoris regii*[3] *et regni zelatrix « existat, et per quam præfata Ecclesia debitis proficiat « incrementis urgente causa rationabili, Sanct. Ap. at- « tentis precibus*[4] *supplicamus... per quam etiam sicut « nobis et statui*[5] *nostri regni expedire conspicimus, re- « gimen ipsius*[6] *paritatis seu paragii, quod est honoris « regii*[7] *pars non modica, poterit in melius augmen- « tari* », etc. Les paroles de cette lettre, soit dans leur tissu, soit séparément considérées, sont si expresses, qu'elles n'ont besoin d'aucun commentaire pour les faire entendre ni valoir. Ce texte est si remarquable, que l'expliquer, ce seroit l'affoiblir. Il n'y a pas un mot qui ne porte, et qui ne montre ce qui est dit ci-dessus avec la plus lumineuse clarté. Le voici en françois. On y voit du même coup d'œil[8] *la petitesse et plus que la médiocrité du siège de Laon, si on en excepte la pairie, en même temps l'excellence de cette dignité qui rend cette Église la plus noble et la plus excellente de toutes, dont l'hon-*

auteur a pu la copier, soit dans les manuscrits de Brienne, d'où le P. Anselme l'a tirée, soit dans les recueils manuscrits de pièces sur la pairie formés par Clairambault ou le Laboureur.

1. Saint-Simon écrit *paragii*, ce qui est une erreur.

2. Notre auteur a corrigé *ejusdem* en *ejusque*; il y a *cujusque* dans le texte de l'*Histoire généalogique*.

3. Dans le P. Anselme : *honoris regis*.

4. Saint-Simon a biffé *um* après *Sanct* et mis un point, et il a écrit *precimus*, par erreur : voyez la note 3 de la page précédente.

5. Saint-Simon écrit *status*; il faut *statui* comme dans l'*Histoire généalogique*.

6. Cet *ipsius* corrige des lettres effacées du doigt.

7. Saint-Simon met encore ici *honori regii*; il y a *honoris regis*, comme plus haut, dans l'*Histoire généalogique*.

8. Tout ce qui suit, jusqu'à la fin du paragraphe, est souligné dans le manuscrit.

neur est réputé l'honneur même du Roi et du Royaume, desquels il est partie principale, et dont l'augmentation du temporel est regardé comme important au Roi et à l'État, qui, à cet effet, supplie instamment le Pape, etc., et qui juge le choix d'un évêque pour[1] *cette Église d'une conséquence si importante pour lui et pour son royaume, et nomme cet évêché-pairie par deux fois apanage*[2].

Quoi de plus exprès pour prouver l'extrême disparité de puissance terrienne et de dignité personnelle d'une part, et de l'autre la plus entière identité quant à la dignité de la pairie et à tout ce qu'elle renferme, entre celle de Laon et ces grandes anciennes et ces premières, entre un sujet encore inconnu et ces anciens et premiers pairs de France, conséquemment la futilité de se frapper de disparité quant à tout ce qui est de la pairie, fondée sur tout ce qui lui est entièrement étranger comme l'extraction, la puissance terrienne, la souveraineté ; et, pour s'en mieux convaincre encore, s'il est possible, il faut ajouter qu'en ce même temps, c'est-à-dire les 19 et 26 février 1410, le procureur général du Roi fit proposer en la cause des[3] archevêque et[4] archidiacre de Reims[5], suivant l'ancienne comparaison de saint Louis, que les pairs « furent créés « pour soutenir la couronne comme les Électeurs pour « soutenir l'Empire, par quoi on ne doit souffrir qu'un « pair soit excommunié, pour ce que l'on a à converser « avec lui pour les conseils du Roi, qui le[6] devroit nour-

1. Ce *p^r^* surcharge un *à*.
2. Il n'est pas question d'apanage dans la lettre de Philippe le Bel, mais seulement de *paragium*, qui, comme *paritas*, signifie *pairie*.
3. Ce mot *des* corrige *de l'*.
4. Avant cet *et*, il a biffé *de Rheims*.
5. L'archevêque de Reims était depuis 1395 Jean, cardinal de Cramaud ou Crémaud, mort en 1429, et l'archidiacre était le cardinal Amédée de Saluces, évêque de Valence, qui mourut en 1419. Il déniait à l'archevêque de Reims une grande partie de son temporel.
6. *Les* corrigé en *le*.

« rir s'il n'avoit de quoi vivre, si est-ce la différence « grande entre lesdits pairs et les électeurs de l'Empire « qui font l'Empereur, et lesdits pairs ne font le Roi, le« quel vient de lignée et plus proche degré[1]. »

Il seroit difficile de déclarer le pouvoir législatif et constitutif des pairs avec plus de clarté et d'énergie que le fait ce passage. La comparaison est empruntée de saint Louis par le procureur général en jugement, qui, de peur de l'affoiblir, a soin de prévenir l'exception si naturelle de l'élection des Empereurs par les Électeurs que les pairs ne font point de nos Rois, qui viennent à la couronne par un droit héréditaire attaché à l'aîné de leur auguste race. Il s'agissoit de l'excommunication, qui, dans ces temps-là, faisoit trembler les souverains et les plus grands d'entre les sujets, et qui ébranloit la fermeté des trônes. Un excommunié, de quelque rang qu'il fût, étoit interdit de tout jusqu'au conseil et au service. Quiconque lui parloit encouroit par cela seul sa même excommunication. Les rois de France, fils aînés de l'Église, et fondateurs de la grandeur temporelle des papes et de leur siège, se prétendoient exempts d'encourir l'excommunication. Les conseillers qu'ils se choisissoient dans leurs affaires, c'est-à-dire leurs ministres, ne prétendoient pas participer à cette exemption. Le procureur général, conservateur né des droits de la couronne, n'en fait pas la moindre mention. Mais les conseillers nécessaires, ceux qui, par leur pairie, exerçoient de droit le pouvoir législatif et constitutif pour les grandes sanctions du Royaume avec le Roi, eux du concours desquels ces sanctions ne pouvoient se passer pour avoir force de loi, ni les causes majeures des grands fiefs,

1. Les paroles que cite Saint-Simon ne se retrouvent pas complètement suivant l'ordre où il les dispose, dans les registres du Parlement (Archives nationales, X1A 4789, fol. 56 et 58 v° à 60); mais les éléments et les expressions s'y rencontrent, par exemple la comparaison avec les électeurs de l'Empire, l'obligation pour le Roi de nourrir les pairs s'ils n'avaient pas de quoi vivre, l'opposition à l'excommunication d'un pair, etc.

ou de la personne des grands et immédiats feudataires, pour être validement jugées et d'une manière définitive, parties essentielles et intégrantes de la couronne, du commerce desquels il n'étoit pas possible de se passer pour tout ce qui concernoit l'État, ceux-là seuls ne pouvoient être excommuniés, ni eux-mêmes, ni pour avoir traité avec un excommunié. Voilà la différence essentielle des ministres des Rois à leur choix et volonté, d'avec les ministres nés par fief et dignité de pairie, ministres indispensables du Royaume comparés par saint Louis aux électeurs de l'Empire, non au droit d'élection des Empereurs dans un royaume héréditaire, mais au droit égal, pareil et semblable des Électeurs dans l'Empire et des pairs de France en France, où l'Empereur ni le Roi ne pouvoit faire loi, sanction, décision de cause majeure sans leur intervention et leur avis, qui donnoit seul force de loi ou d'arrêt souverain à la sanction, ou à la décision de la cause majeure. Et sur qui le procureur général s'explique-t-il de la sorte? sur l'exemption de droit de l'excommunication si étendue, si reconnue, si redoutable[1] alors par[2] les plus grands, sur une exemption nécessaire et d'un droit inhérent à la couronne ; c'est sur un pair de France comme pair de France, quoique pair de France à titre de son siège, c'est-à-dire à un titre qui, sans le respect de la pairie qui y est unie, seroit, comme évêque, plus en la main du Pape et plus soumis à ses censures que nul autre, sur un pair de naissance incertaine, puisque c'est un évêque si loin de l'extraction héréditaire de ces grands princes et souverains revêtus de pairie, sur un pair qui n'a de commun avec eux que la dignité de pair, et qui, en proportion de l'étendue des fiefs et de la puissance territoriale, ne seroit à peine que l'aumônier et le domestique de ces grands et puissants pairs, et toutefois, par cette dignité commune avec eux, le même qu'eux, égal en tout à eux, pareil à

1. La première lettre de *redoutable* surcharge un *t*.
2. Il y a bien *par* et non *pour*, dans le manuscrit.

eux en droits, en rang, en pouvoir législatif et constitutif, en assistance nécessaire aux grandes fonctions de l'État, et par cela même aussi inviolable qu'eux, et aussi affranchi, par le même et commun droit, de pouvoir être excommunié, même son archidiacre agissant pour lui et par ses ordres. Le procureur général achève de démontrer combien la grandeur de la dignité de pair si parfaitement semblable, égale, pareille en tout à celle de ces grands et puissants pairs laïques, est indépendante de cette grandeur, et de cette puissance purement personnelle, lorsqu'il ajoute que, si un pair de France n'avoit pas de quoi vivre, le Roi seroit obligé de le nourrir. On s'espaceroit[1] en vain à prouver qu'il est jour lorsqu'on voit luire le soleil; on s'efforceroit de même en vain, après des démonstrations si transcendantes, à vouloir prouver que les pairs les plus pauvres, les plus dénués d'États et de puissance territoriale, les plus éloignés de l'extraction illustre de ces grands et puissants pairs même souverains, sont leurs compairs[2] en tout ce qui est de la dignité, rang, honneurs, grandeurs, facultés[3], puissance, autorité, fonctions de leur commune dignité de pairs de France, conséquemment qu'en cela même, les pairs d'aujourd'hui sont en tout et partout pairs tels que ces anciens pairs, d'ailleurs si supérieurs sans comparaison à eux, puisque l'archevêque de Reims, l'évêque de Laon et les quatre autres, tels dans les anciens temps qu'on les voit aujourd'hui, ont été sans difficulté égaux en dignité, rang, fonctions, autorité, puissance législative et constitutive, en un mot pareils en tout et parfaitement compairs des ducs de Bourgogne, de Normandie, etc., et compairs aussi des pairs érigés depuis dans tous les temps jusqu'à nous, et les uns et les autres sans aucune diminution de ce qui appartient à la dignité de pair de France, quoique si dissemblables en naissance

1. Ici encore *espasseroit*, comme ci-devant, p. 80.
2. Tome XXI, p. 234.
3. Le signe du pluriel a été ajouté après coup à *faculté*.

et puissance, et en attributs extérieurs étrangers à la pairie, à ces anciens pairs si grands, si puissants, et quelques-uns rois et souverains.

Noms donnés aux pairs par nos Rois de tous les âges.

Les noms si magnifiques par lesquels[1] les Rois dans leurs diverses érections de pairies, et dans nombre d'autres actes, et les magistrats dont la charge est de parler pour eux et en leur nom, donnent dans tous les siècles aux pairs de France, sont une autre preuve de tout ce qui a été avancé de la grandeur et des fonctions du rang et de l'être des pairs de France comme tels, et indépendamment de toute autre grandeur étrangère à cette dignité en ceux mêmes qui l'ont possédée. Tout y marque le premier rang dans l'État, et ce pouvoir, inhérent et nécessaire en eux seuls, de faire avec le Roi les grandes sanctions du Royaume et de juger les causes majeures. On les voit sans cesse nommés tuteurs des Rois et de la couronne, grands juges du Royaume et de la loi salique, soutiens de l'État, portion de la royauté, pierres précieuses et précieux fleurons de la couronne[2], continuation, extension de la puissance royale, colonnes de l'État, administrateurs, modérateurs de l'État, protecteurs et gardes de la couronne, expression de l'avocat général le Maistre[3] en un lit de justice de 1487[4]; le plus grand don et le plus grand effort

1. Pour que la phrase soit correcte, il faut lire *que*, au lieu de *par lesquels*.

2. Dans le préambule de l'ordonnance de 1297, par laquelle Philippe le Bel créait trois pairies laïques en faveur de Charles de Valois, de Robert d'Artois et de Jean de Bretagne, il est dit : « Considérant que le nombre des douze pairs, qui, suivant la coutume, étoit anciennement dans le royaume, est tellement diminué que l'ancienne force de notre état pourroit en être défigurée, nous voulons rétablir l'honneur et la gloire de notre trône royal par l'ornement de ces anciennes dignités. »

3. Jean le Maistre, le premier des nombreux magistrats de sa lignée, fut avocat général au Parlement en 1482, et mourut le 19 juin 1510.

4. Saint-Simon prend ceci dans l'*Histoire de Charles VIII* par Godefroy, p. 44, où, à propos du lit de justice et des séances de la cour des pairs des 17, 21 et 22 février 1487 (ancien style), les termes de « protecteurs et gardes de la couronne » sont attribués à le Maistre. Le

de la puissance des Rois, comme l'a encore dit et reconnu Louis XIV en propres termes[1]. On ne finiroit point sur ces dénominations dont l'énergie épuise toute explication, et qui est la plus expresse sur la grandeur du rang, sur l'exercice du pouvoir législatif et constitutif, et sur l'identité de pairies et de pairs de tous les siècles et de tous les temps, puisque ces expressions n'en exceptent aucuns, et qu'elles ne sont que pour les pairs comme tels par la dignité de leur pairie, sans qu'il soit question en eux d'aucune autre sorte de grandeur, et ce seroit tomber en redites, moins supportables en une disgression qu'ailleurs, que s'étendre en preuves sur une chose si claire et si manifeste. On se contentera de remarquer que les temps de ces expressions étoient encore exacts et purs sur ce qu'on vouloit faire entendre. Il n'y avoit que la vérité qui portât nos Rois et leurs organes à un langage si magnifique. Toute exagération, au moins en actes publics et portant le nom du Roi, étoit encore heureusement inconnue : rien que de vrai, d'exact, de légitime, n'y étoit donné à personne, et personne n'avoit encore osé y prétendre au delà. Rien n'y étoit donc inséré par flatterie, par faveur, par foiblesse, rien pour fleur[2], pour éloquence, pour l'oreille, tout pour réalité effective, existante, tout, à la lettre, pour vérité, exactitude, usage, et ce n'est que bien des années depuis que la corruption a commencé à se glisser dans les actes, les prétentions à y pointer[3], la foiblesse à y mollir, et finalement ce n'est guères que de nos jours que ceux qui obtiennent des patentes y font insérer tout[4] ce qui leur plaît de plus faux et de plus abusif à leur

procès-verbal original n'a pu être retrouvé dans les registres du Parlement, ni au conseil, ni à la tournelle criminelle.

1. Nous ne savons en quelle occasion Louis XIV a ainsi parlé de la pairie; ce n'est pas dans le préambule de l'édit sur les duchés-pairies rendu en 1711 (notre tome XXI, p. 458-459).

2. Au sens d'ornement, d'embellissement.

3. Il y a *poiter* dans le manuscrit. — 4. Ce *tout* surcharge un *d*.

avantage, encore personnel, et non de la dignité ou de l'office qui leur est accordé par la patente. Ainsi les érections ne se sont expliquées qu'avec justesse, et les magistrats parlant au nom du Roi et[1] sous leur autorité, devenus[2] responsables en leur propre nom aux Rois et aux tribunaux de leurs expressions et de leurs qualifications, se seroient bien gardés de s'éloigner de la justesse, de la vérité, de la précision la plus exacte, que les tribunaux ne leur auroient[3] pas passé, et dont les Rois leur auroient fait rendre un compte rigoureux, et de termes et d'expressions surtout si intéressantes leur personne et leur couronne, si ces termes et ces expressions n'avoient pas contenu l'ingénuité[4] et la vérité la plus consacrée, la plus existante et la plus scrupuleuse.

Il est fâcheux d'allonger tant une disgression; il le seroit encore plus, sinon de ne pas tout dire, puisque cela est bien éloigné d'être possible ici, mais de[5] ne pas montrer au moins et indiquer, pour ainsi dire, ce qu'il est essentiel de ne laisser pas ignorer.

Pairie est apanage, témoin Uzès.

Tout apanage[6] n'est pas pairie; mais toute pairie est tellement apanage, qu'on voit que pairie[7] et apanage sont comme synonymes dans la lettre citée de Philippe le Bel sur l'évêché de Laon, où cela est [et] se trouve par deux fois[8]. Or nulle différence d'étendue, ni de puissance de fief entre la pairie de Laon et toutes les pairies d'aujour-

1. Avant *et*, il y a *en leur nom*, biffé.

2. Ce mot *devenus*, qui termine la page 1451 du manuscrit, surcharge un autre mot illisible et n'est pas lui-même d'une lecture certaine; au haut de la page 1452 du manuscrit, il y a un *et* inutile, avant *responsables*.

3. Il y a *auroit*, par mégarde, au manuscrit, et, plus loin, *le rois*.

4. La seconde lettre de ce mot surcharge un *g*.

5. Avant *de*, il y a *au moins*, biffé.

6. Saint-Simon écrit *appanage* et *apanage*.

7. Avant ce mot *pairie*, il a biffé *apanage et*.

8. On a montré ci-dessus, p. 216, note 2, que Saint-Simon commettait une erreur en traduisant *paragium* par *apanage*.

d'hui, ni de grandeur personnelle de l'évêque de ce siége et des pairs d'aujourd'hui. Cette vérité d'apanage n'a jamais été contestée. Louis XI, si jaloux de sa couronne et de tout ce qui y appartenoit, déclare nettement en 1464, en l'érection d'Angoulême[1] *que de toute ancienneté les pairs tiennent leurs pairies en apanages*[2]; et, pour couper court là-dessus d'une manière invincible, il ne faut que jeter les yeux sur l'érection d'Uzès. Uzès est une terre ordinaire[3], son seigneur un seigneur ordinaire; ce n'est ni l'Anjou, ni un fils de France, etc.; c'est une pairie et un pair de France, qui, par son fief ou son personnel, ait[4] rien que d'autres pairs existants et postérieurs à lui n'aient pas, et on ne peut s'attacher à son égard à cette écorce étrangère à la pairie, dont l'éclat éblouit dans ces anciens pairs si grands en naissance et en puissance, et qui sert à tromper ceux qui, ne faisant de ce total qu'une seule chose, voudroient mettre de la différence jusque dans la dignité de pair et ses attributs, entre ces pairs si grands par eux-mêmes, et leurs compairs d'aujourd'hui. L'érection d'Uzès manifeste bien expressément l'égalité parfaite en dignité de pairie et tout ce qu'elle emporte,

1. Tout ce qui suit est souligné dans le manuscrit.

2. C'est dans les lettres de Louis XI du 14 décembre 1464, portant interdiction au parlement de Bordeaux de connaître des causes du comté d'Angoulême que l'on trouve la phrase suivante : « tous les pairs de notre royaume, *tenant en apanage et pairie,* et leurs vassaux et sujets, ne sont tenus ressortir ailleurs qu'en notre cour de parlement à Paris. » On voit que la citation de Saint-Simon n'est pas exacte; il semble qu'il faudrait plutôt comprendre : « tous les pairs de notre royaume, aussi bien ceux qui tiennent en apanage (comme les princes du sang) que ceux qui tiennent en pairie. »

3. La ville et seigneurie d'Uzès, dans le bas Languedoc, avec un évêché suffragant de Narbonne, avait été érigée en vicomté en 1328; elle passa dans la maison de Crussol par un mariage en 1486, et fut érigée en duché en mai 1565 en faveur d'Antoine de Crussol, et en pairie en janvier 1572 pour le même Antoine. Le château seigneurial est resté depuis lors dans la famille de Crussol.

4. Tel est bien le texte du manuscrit de Saint-Simon.

dans les pairs d'aujourd'hui, avec ces anciens pairs d'ailleurs si dissemblables[1] à eux par des grandeurs et une puissance étrangères à leur dignité de pair de France, et qui leur étoit purement personnelle[2]. Uzès, par son érection, est donné en apanage au duc d'Uzès, à quoi elle ajoute ces termes : *qu'avenant*[3], *à faute de mâles, reversion de cette pairie à la couronne, ledit duché-pairie « pourra tenir lieu d'une partie d'apanage pour les derniers*[4] *enfants de France, et être convenable à leur grandeur et dignité*[5] ». Je ne sais quelle expression pourroit être employée pour être plus positive que celle-ci. Uzès érigé en duché-pairie est donc, par cela seul, devenu apanage, et apanage convenable aux derniers enfants de France, convenable, dis-je[6], à leur grandeur et dignité, si, à faute de mâles, Uzès retourne à la couronne. Ainsi, rien d'oublié ni pour la qualité et l'essence d'apanage, ni pour la dignité d'un apanage, puisqu'il est déclaré convenable à la grandeur et à la dignité des fils de France. Il n'y a pas d'apparence qu'on puisse objecter qu'il est dit dans l'érection : pour *partie d'apanage*, puisqu'il ne peut être partie d'apanage qu'il ne soit apanage par essence[7], et d'essence à être convenable à la grandeur et à la di-

1. Il y a *dissembles*, par mégarde, dans le manuscrit.

2. Il y a bien ici *personnelle* au singulier, quoi qu'il y ait *étrangères* au pluriel à la ligne précédente.

3. Tout ce qui est en italique est souligné dans le manuscrit.

4. L'abréviation *d^{rs}*, oubliée, a été intercalée après coup.

5. C'est dans les lettres d'érection en pairie de janvier 1572 (*Histoire généalogique*, tome III, p. 743), que se trouve la phrase citée par Saint-Simon. La partie que nous plaçons entre guillemets est conforme au texte original; ce qui précède est un arrangement explicatif.

6. *Dis-je* est en interligne.

7. C'est ce qu'il faudrait démontrer. Toute terre quelconque pouvait devenir apanage ou partie d'apanage; il suffisait qu'elle fût comprise dans la dotation territoriale d'un fils de France. C'est ainsi que l'apanage du duc de Berry comprit les terres de Gisors, des Andelys et de Vernon, qui n'étaient pas apanage par essence, pas plus d'ailleurs qu'aucune autre terre ou province.

gnité des fils de France. Mais pourquoi partie d'apanage? c'est que le duché d'Uzès, qui a toute la dignité convenable à la grandeur d'un fils de France, n'a ni l'étendue ni le revenu qui puisse suffire à former tout son apanage, comme, en plus grand, le duché de Chartres, etc., sont, non l'apanage[1], mais une partie de l'apanage qui fut formé à Monsieur, frère de Louis XIV, et ainsi de ceux de tous les fils de France. Et il faut dire des apanages de ces princes ce qui a été démontré des anciens pairs dont la grandeur personnelle a été étrangère à leur dignité de pair de France, et à tout ce que cette dignité emporte. Aussi un apanage de fils de France est apanage ; mais il a des extensions étrangères à l'apanage, comme des revenus, des présentations d'offices et de bénéfices, des droits et des dispositions de commissions qui ne viennent pas de l'apanage, qui ne sont pas apanage, mais qui sont personnellement attribués à ces princes pour la grandeur de leur naissance et pour l'entretien de leur cour : toutes choses personnelles à ces princes, et tout à fait étrangères à la nature et qualité propre de l'apanage. Enfin il résulte bien nettement que les pairies de France ont toujours été données aux pairs et possédées par eux, dans tous les siècles jusqu'à aujourd'hui, en apanage, et comme les propres apanages des fils de France, et cette chaîne, plus d'une fois citée, se perpétue ainsi de siècle en siècle jusqu'à nos jours pour la dignité, le rang, l'essence, les fonctions des pairs de France de tous les âges, comme tels, indépendamment de la disparité [de] personne, de puissance et d'extraction ; sur quoi encore les ducs d'Uzès fourniroient des preuves les plus transcendantes en rang, droits, etc., si on avoit loisir de s'y arrêter ici.

Reversibilité à la couronne.

Mais, pour ne rien retenir qui puisse laisser la plus petite couleur aux cavillations[2] les plus destituées même d'apparence, il faut dire que les érections postérieures à

1. Écrit *apanagne,* par inadvertance.
2. Mot déjà rencontré dans notre tome XXIII, p. 292.

celle[1] d'Uzès portent, pour la plupart, une dérogation à la reversion à la couronne de la terre érigée à faute d'hoirs, et cette clause y est conçue avec tant d'indécence, qu'elle porte que, *sans cette dérogation, l'impétrant n'auroit voulu accepter l'érection*[2]. Toute exception de loi la confirme ; la maxime n'est pas douteuse ; or, il ne peut y avoir une exception de loi plus précise que celle-ci puisqu'elle est non seulement claire, précise, formelle, mais puisqu'elle va jusqu'à en exprimer une cause et une raison même très indécente. Il est donc vrai que la loi y est nettement confirmée[3] par cette expression même, et que toutes les pairies dans l'érection desquelles elle se trouve ne sont dissemblables en rien à toutes celles où elle ne se trouve pas ; conséquemment, que toutes sont entièrement pareilles, semblables, égales, et les mêmes par leur nature, et que ce [que] Philippe le Bel et Louis XI, pour se contenter ici des citations qu'on y a vues, ont dit du pair et de la pairie de Laon[4], est dit et se trouve parfaitement

1. Il y a *celles* au manuscrit.

2. Charles IX avait décrété par un édit de juillet 1566 que toutes les terres qui, à l'avenir seraient érigées en duché ou en marquisat, feraient retour à la couronne dès que la lignée masculine du premier bénéficiaire serait éteinte. C'était afin de mettre un frein aux nombreuses demandes d'érection qui se produisaient alors. Les lettres d'érection d'Uzès en pairie en 1572 ne portent aucune allusion à cet édit, parce que cette terre avait été élevée au rang de duché en 1565, l'année d'avant sa promulgation. Dès l'érection de Mayenne en 1573, on trouve la clause de dérogation à l'édit de 1566, mais sans les termes « indécents » indiqués par notre auteur. Dans les lettres d'érection de Ventadour, en 1578 (*Histoire généalogique*, tome IV, p. 3-4), il est dit formellement que Gilbert de Lévis n'aurait pas accepté l'érection, si, à défaut d'hoirs mâles, la terre de Ventadour avait dû retourner à la couronne, au détriment de la postérité féminine. Nous avons pu constater que les patentes du duché de Saint-Simon en 1635 contiennent la même dérogation ; mais la clause « indécente » n'y est pas énoncée.

3. Le commencement de *confirmée* corrige *exp[rimée]*.

4. On a vu ci-dessus, p. 223, note 2, que les lettres de Louis XI ont trait au duché-pairie d'Angoulême et non pas à celui de Laon, auquel se rapportent celles de Philippe le Bel (ci-dessus, p. 214-215).

et pleinement véritable de tous les pairs et de toutes les pairies d'aujourd'hui : d'où il résulte d'une manière invincible que tout ce qui a été dit, tenu et vu des premiers et plus anciens pairs sous quelques noms qu'ils aient été connus d'abord, des premiers et plus anciens pairs dont on n'a point d'érection, des premiers et plus anciens pairs érigés après eux, et de leurs pairies, se peut et se doit dire des pairs de tous les temps et de leurs pairies jusqu'à aujourd'hui, quant à la dignité de pair et de pairie de France, et tout ce qu'elle emporte de rangs, droits, pouvoir législatif et constitutif, sans exception, sans distinction, sans différence, sans partage, en un mot, dans tous les temps, compairs en tout, indépendamment de la grandeur personnelle d'extraction et de puissance, étrangère à la dignité, commune entre eux tous, de la pairie de France, dont l'identité en eux tous se suit d'âge en âge sans la plus légère interruption de tout ce qui y appartient.

Qu'il y ait des apanages, ou plutôt des parties d'apanages, qui ne soient pas pairies de France, car il y a eu peu d'apanages[1] entiers donnés à des fils de France qui n'eussent point de pairie, qu'il y ait des terres reversibles à la couronne inféodées sous cette condition qui ne soient point pairies ni apanages[2], sont choses entièrement étrangères à ce que l'on traite ici, et qui n'y portent pas la moindre influence. On ne s'est proposé que de montrer que les pairies d'aujourd'hui, non quant à l'étendue de fief et à sa puissance, que les pairs d'aujourd'hui, non quant à la grandeur de l'extraction et des possessions, mais quant à la dignité de pair et à l'essence de la pairie, et à tout ce qui y appartient, sont égaux, pareils et compairs en tout et partout, sans différence, exception, ni dissemblance aucune, aux pairs de tous les temps, et leurs pairies aux

1. Les mots *d'appanages* surchargent *ou p[oint]*.
2. Ces deux derniers mots ont été ajoutés en interligne.

leurs[1]; que ces pairies nouvellement érigées le sont sur le modèle de toutes les précédentes; qu'elles sont par nature apanage, et reversibles à la couronne, dont l'essence, au[2] dire de nos Rois sur celle d'Uzès[3], est assez majestueuse pour être convenable à devenir apanage des fils de France, convenable, dis-je, à leur grandeur et dignité; qu'exception de loi la confirme; que Laon, pour les temps les plus reculés, Uzès pour les nôtres, n'ont[4] rien d'extérieur, même d'étranger à la pairie et aux pairs d'aujourd'hui, et que, conformes en tout, quant à la dignité de pair, à ceux de tous les temps, tous ceux d'aujourd'hui ont avec eux et ceux de tous les âges une pareille, semblable et entière conformité.

Apanage; ce que c'est.

Or, qu'est-ce qu'un apanage? Le voici en deux mots. Dans les plus anciens temps, le royaume de France se partageoit en autant d'États souverains et indépendants que nos rois laissoient de fils[5], souvent même de leur vivant. Le désordre et l'affoiblissement qui résulta de ces partages en corrigèrent, et le fils aîné du Roi succéda à la totalité du Royaume. Alors, nos Rois se trouvèrent à l'égard de leurs puînés dans la même nécessité que les particuliers, de pourvoir à leur subsistance, et des enfants qui naîtroient d'eux. Nul patrimoine sur quoi la prendre, puisque celui des Rois est réuni à la couronne, s'ils en ont lorsqu'ils y viennent, et, s'il leur arrive des héritages depuis qu'ils y sont parvenus, ces héritages y sont pareillement, et de droit, réunis. Il faut donc que les fils de la couronne soient nourris et pourvus par la couronne, c'est-à-dire des biens de la couronne; et, comme les biens de la couronne sont par cela même inaliénables, la portion de biens qui leur

1. *Leur*, au singulier, dans le manuscrit : voyez tome XXIV, p. 327.

2. Avant *au*, Saint-Simon a biffé *est*.

3. Ci-dessus, p. 224. — 4. *Ne* surchargé en *n'ont*.

5. Par exemple, les partages du royaume entre les fils de Clovis, entre ceux de Clotaire, ou entre ceux de Louis le Débonnaire.

est donnée ne leur est que prêtée, c'est-à-dire qu'ils n'en peuvent disposer, mais en jouir, eux et leurs descendants de mâles en mâles, pour, à faute enfin de mâles, retourner à la couronne, et c'est ce qui est connu sous le nom d'apanage[1]. De là il est aisé de conclure de quelle dignité est un bien donné en apanage, puisqu'il brille d'un rayon de la couronne même, qui se répand sur son possesseur, et quel nouveau jour donne à ce qui a été dit[2] jusqu'ici de la dignité de pair et de la pairie[3] de France, des noms donnés aux pairs, etc., ce qu'on [a] cité de nos Rois qui déclarent en divers temps que pairie et apanage sont synonymes, et que, de tous les temps, les pairies sont apanages, et récemment encore du duché d'Uzès[4]. Enfin il faut ajouter à cette réflexion naturelle ce que nos Rois, jusqu'à Louis XIV inclusivement, ont dit des pairs et des pairies, et leur aveu que c'est le plus grand effort de leur puissance et ce qu'ils peuvent faire et donner de plus grand[5]. Cela est dit par eux indépendamment de la qualité d'apanage[6] inhérente, comme on l'a vu, par nature à la pairie[7]. Joignant ensemble l'idée qui naît de la réunion de ces deux choses en la même, quelle splendeur et quelle majesté! Aussi nos Rois n'ont-ils pu faire plus pour leurs fils puînés et pour leurs frères jusqu'à aujourd'hui, ni pour les princes de leur sang, quoique si singulièrement grands par le majestueux effet qu'ils reçoivent de la loi salique, que de les faire et déclarer tous pairs de France par le

1. Au dix-huitième siècle, le *Dictionnaire de Trévoux* définissait ainsi l'apanage : « Terres que les souverains donnent à leurs puînés pour leur partage, lesquelles sont reversibles à la couronne faute d'enfants mâles dans la branche à laquelle ces terres ont été données. »

2. Le participe *dit* a été ajouté en interligne, et *estoit* corrigé en *esté*.

3. *Paire*, écrit ainsi par mégarde, a été corrigé en *pairie*.

4. Le *d'*, oublié, a été intercalé après coup entre *duché* et *Uzès*.

5. Ci-dessus, p. 220. — 6. Écrit ici *apanagne*.

7. Ici encore *paire* a été corrigé en *pairie*. et, avant *joignant*, il y a un *y* biffé.

droit de leur naissance auguste, sans avoir même de pairie, et précédant tous autres pairs. C'est ce que fit Henri III[1], avec d'autant plus de justice qu'il étoit très indécent que des princes que leur naissance appeloit à la couronne, le cas en[2] arrivant, fussent précédés par les aînés des branches cadettes à la leur, qui ne pouvoient succéder qu'après eux, et par des pairs qui pouvoient devenir leurs sujets, sans avoir eux-mêmes aucun droit de succession à la couronne.

Ducs vérifiés ; Bar.

Si, au lieu d'une disgression forcée, et par là même si nécessairement abrégée qu'elle en est comme mutilée, c'étoit ici un traité, l'occasion deviendroit toute naturelle de parler des ducs non pairs vérifiés au Parlement, et apprendre à bien des gens qui se persuadent qu'ils sont de l'invention du feu Roi, que cette dignité est connue dès 1354 au moins[3], distinctement, par l'érection du duché de Bar[4] en faveur de Robert, duc de Bar[5], dont la maison est connue dès l'an 1044 par Louis, comte de Montbéliard, de Mouzon[6] et de Ferrette[7], qui eut le comté de Bar par son mariage avec Sophie, seconde fille de Frideric[8] II, duc de la haute Lorraine, et de Mathilde de Souabe, dont la

1. Tome XXI, p. 189, et ci-dessus, p. 209.
2. Le mot *en* surcharge un *y* effacé du doigt.
3. Saint-Simon va prendre tout ce qui va suivre dans l'*Histoire généalogique,* tome V, p. 505 et suivantes.
4. Cette date n'est pas très sûre ; mais, d'après les documents visés par le P. Anselme (*ibidem,* p. 498), cette érection daterait de décembre 1354 ou janvier 1355 (nouveau style).
5. Robert, duc de Bar, succéda à son frère aîné Édouard, mort en bas âge, vers 1350 ; il mourut en 1411.
6. Il a été parlé de Mouzon dans notre tome XIV, p. 186.
7. Le comté de Ferrette, en Alsace, dans le Sundgau, a pour capitale la ville du même nom, qui est située sur la rivière d'Ill à trois lieues O. de Bâle ; il passa dans la maison d'Autriche, puis dans celle des ducs de Bourgogne et fut réuni à la France par le traité de Westphalie.
8. Avant *Frideric,* Saint-Simon a biffé *Gerard II,* qu'il avait commencé à surcharger en *Fr[ideric]*.

postérité prit le nom de Bar[1], et dont le dixième descendant, Robert, épousa en 1364[2] Marie, fille de notre roi Jean et de Bonne de Luxembourg[3]. Il en eut Henri, Philippe, Édouard, Louis, Charles et Jean[4], et quatre filles, dont Yoland[5] fut l'aînée. Henri fut père de Robert, qui mourut sans enfants comme tous ses oncles, et fut comme[6] le dernier de cette maison[7]. Louis fut évêque-duc de Langres, évêque-comte de Châlons et évêque de Verdun et cardinal[8] : il survécut tous ses frères et son neveu.

1. Frédéric II, fils de Thierry, reçut le comté de Bar en 1024, puis devint duc de haute Lorraine à la mort de son père en 1026, et mourut l'année suivante, laissant deux filles de sa femme Mathilde de Souabe, qui était veuve de Conrad le Vieux, duc de Franconie.

2. La date *1364*, corrige *1354*.

3. Marie de France, seconde fille de Jean le Bon, fut mariée, par contrat du 4 juin 1364, à Robert, duc de Bar, et mourut en octobre 1404. Sa mère Bonne de Luxembourg, fille de Jean de Luxembourg, roi de Bohême, mariée en mai 1332, mourut le 11 septembre 1349.

4. Henri de Bar, seigneur d'Oisy, mourut en 1396, pendant l'expédition de Hongrie contre les Turcs; Philippe de Bar mourut dans la même campagne; Édouard, marquis du Pont et seigneur de Cassel, fut tué à la bataille d'Azincourt en 1415; Charles, seigneur de Nogent-le-Rotrou, mourut sans postérité vers 1400; enfin Jean, seigneur de Puisaye, périt également à Azincourt. On ne connaît que la femme de Philippe, nommée Yolande d'Enghien.

5. *Yoland* est en interligne au-dessus de *Marie*, biffé. — Saint-Simon conserve l'orthographe ancienne de ce nom, qui est aussi celle adoptée par l'*Histoire généalogique*.

6. Ce *co*[e] est en interligne.

7. Robert II, duc de Bar, comte de Marle et de Soissons, fut grand bouteiller de France, et fut tué avec deux de ses oncles à Azincourt, ne laissant de sa femme Jeanne de Béthune qu'une fille, Jeanne, qui épousa en 1435 le connétable de Saint-Pol.

8. Louis de Bar, administrateur de l'église de Poitiers en 1391, évêque-duc de Langres en 1395, cardinal-diacre du titre de Sainte-Agathe en 1397, puis cardinal-prêtre du titre des Douze-Apôtres en 1409, fut ambassadeur de Charles VI au concile de Pise, légat du pape en France et en Allemagne, évêque suburbicaire de Porto en 1412, échangea en 1413 l'évêché de Langres contre celui de Châlons, puis passa à Verdun en 1420, et mourut le 23 juin 1430. Il eut le duché de Bar en 1415 à la mort de son neveu.

Yoland[1], l'aînée de ses sœurs, épousa Jean d'Aragon, fils de Pierre IV, roi d'Aragon, et d'Éléonor de Portugal[2]. Jean devint roi de Portugal[3], et Yoland, sa femme, mourut à Barcelone en 1431[4]. Elle laissa, entre autres enfants, Yoland d'Aragon, qui, de son mariage avec Louis II, duc d'Anjou, roi de Naples et de Sicile[5], eut le bon roi René, duc d'Anjou, roi de Naples et de Sicile[6], auquel Louis, cardinal de Bar, son grand-oncle maternel, duc de Bar et le dernier mâle de sa maison, fit don du duché de Bar. Yolande d'Anjou, fille du roi René[7], et duchesse de Lorraine par sa mère Isabelle, fille aînée et héritière de Charles Ier, duc de Lorraine, et de Marguerite de Bavière[8], porta les duchés de Lorraine et de Bar en mariage, en[9] 1444, à Ferry

1. *Yoland* est encore ici en interligne au-dessus de *Marie*, biffé.

2. Pierre IV, roi d'Aragon, né en 1319, succéda à son père en 1336, et mourut le 5 janvier 1387; il eut cinq femmes. La seconde fut Éléonore, fille d'Alphonse IV, roi de Portugal, qui mourut en 1348. L'*Art de vérifier les dates*, à l'encontre de l'*Histoire généalogique*, dit que Jean fut fils de la troisième femme de Pierre IV, Léonore de Sicile, et qu'il naquit le 27 décembre 1350. Il succéda à son père en 1387 et mourut d'une chute de cheval en 1395.

3. Saint-Simon se trompe. Jean Ier d'Aragon ne devint jamais roi de Portugal; la confusion vient de ce que le roi de Portugal son contemporain s'appelait aussi Jean Ier.

4. Le 3 juillet 1431.

5. D'après l'*Art de vérifier les dates*, cette Yolande ne serait pas fille de Yolande de Bar, mais de la première femme de Jean Ier d'Aragon, Mathe ou Jeanne d'Armagnac. Yolande d'Aragon épousa le 2 décembre 1400 Louis II d'Anjou, né en 1377, roi de Naples en 1385, mort en 1417.

6. Tome XIV, p. 185.

7. Ici il y a bien *Yolande*. — Née le 2 novembre 1428, Yolande d'Anjou épousa Ferry de Lorraine en 1444 et mourut en 1483.

8. Isabelle de Lorraine, mariée à René d'Anjou le 24 octobre 1420, mourut le 28 février 1452; elle était fille de Charles Ier, duc de Lorraine en 1390, connétable de France en 1418, mort en 1430, qui avait épousé en 1393 Marguerite, fille de Robert III, comte palatin de Bavière, morte le 26 août 1434.

9. Il y a *à 1444* dans le manuscrit, et non *en*.

de Lorraine, comte de Vaudémont, son cousin[1], duquel mariage sont sortis tous les ducs de Lorraine[2]. Ces ducs, quoique souverains et de maison si distinguée, tinrent tellement à honneur la dignité de ducs de Bar, quoique, comme tels, vassaux de la couronne de France, qu'ils en prirent les marques, qu'ils n'ont quittées que longtemps depuis, et on voit encore sur les portes de Nancy leurs armes ornées du manteau ducal, que j'y ai vu et remarqué moi-même[3]. Valentinois[4] fut érigé de même sans pairie et vérifié en 1498[5] pour le fameux César Borgia[6], si connu par ses crimes et par le feu que, pour son agrandissement, le pape Alexandre VI[7], dont il étoit bâtard, alluma tant de fois par toute l'Europe; Longueville en 1505[8], et d'autres en faveur de princes de la maison[9] de Savoie comme Nemours[10], et de princes du sang comme Estouteville[11]. On

1. Ferry II de Lorraine, comte de Vaudémont et de Guise, mourut le 31 août 1470.

2. Le fils de Ferry, René II, succéda en décembre 1470 comme duc de Lorraine à son cousin Jean d'Anjou, fils du roi René.

3. Déjà dit dans le tome VI, p. 25.

4. Ici l'encre change, sans cependant qu'il y ait un alinéa dans le manuscrit.

5. Les lettres d'érection du mois d'août 1498 sont données dans l'*Histoire généalogique*, tome V, p. 517. Il a été parlé du duché de Valentinois dans notre tome XIV, p. 191.

6. César Borgia, fils naturel d'Alexandre Borgia, plus tard pape sous le nom d'Alexandre VI, et de Julie Farnèse, fut archevêque de Valence en Espagne en 1493, cardinal la même année, duc de Valentinois en 1498, et fut tué au siège du château de Viane le 12 mars 1507.

7. Tome X, p. 154.

8. En faveur de François II d'Orléans, comte de Dunois et de Longueville, en mai 1505 : *Histoire généalogique*, tome V, p. 533.

9. Les mots *de la M*on surcharge *du S. co*e.

10. Le duché de Nemours érigé en faveur de Louise de Savoie, mère de François Ier, fut transféré par lettres du 22 décembre 1528 à son frère Philippe de Savoie, comte de Génevois, marié à Charlotte d'Orléans-Longueville : *Histoire généalogique*, tome III, p. 503.

11. Érigé en 1534 en faveur de François de Bourbon-Vendôme : notre tome XVII, p. 77, note 8 : *Histoire généalogique*, tome V, p. 550.

ne s'arrêtera pas à en citer davantage ; mais on remarquera qu'il y en a[1] toujours eu depuis en existence, et que Longueville, par exemple, etc., ne se sont éteints que depuis l'érection pareille de la Feuillade[2] et autres par Louis XIV. Ainsi, on voit deux choses : l'antiquité de ces sortes de duchés non-pairies vérifiés, et la grandeur de ceux en faveur de qui ils ont été érigés, parmi lesquels, outre Bar, on compte des princes des maisons de Lorraine et de Savoie, des bâtards de France et la maison de Longueville, de très grands seigneurs françois et étrangers, et, plus que tout cela, un prince du sang. Aussi, quant à la dignité du fief et de l'apanage, ces duchés sont égalés aux pairies, mais sans office, qui est de plus en la pairie, qui donne[3] aux pairs ces grandes fonctions qu'on a touchées et leur a acquis ces grands noms que les Rois leur ont donnés. Comme[4] l'état de la dignité de duc vérifié est étrangère à la cause de cette disgression, on ne la grossira pas des raisons qui montrent que les ducs vérifiés, et que l'usage nomme héréditaires, sont ce qu'étoient les hauts barons.

Ducs non vérifiés.

Mais, pour ne laisser aucune des trois sortes de ducs connus en France sans quelque explication, puisqu'elle se présente si naturellement ici, j'ajouterai un mot des ducs non vérifiés, que l'usage appelle mal à propos à brevet, puisqu'ils n'ont point de brevet, mais des lettres comme les autres, qui ne sont point vérifiées[5], et qui, par conséquent, n'opèrent rien de réel ni de successif, mais de simples honneurs de cour sans rang et sans existence dans le Royaume[6]. C'est à ceux-là seulement que les officiers de la

1. Cet *a* est en interligne.

2. La baronnie de Roanne, érigée en duché en 1519 pour un Gouffier, fut réérigée en duché simple, en avril 1667, pour François d'Aubusson, comte de la Feuillade.

3. *Donnent* corrigé en *donne*.

4. Ce *Co*[e] surcharge un autre mot illisible.

5. La première lettre *V* corrige un *v*.

6. Il n'est pas inutile de déterminer ici très nettement, une fois pour toutes, les caractères des trois espèces de duchés dont parle Saint-

couronne disputent à raison de leurs offices réels et existants dans l'État, contre de simples honneurs de similitude, sans fief ni office, sans caractère, rang, ni existence dans le Royaume. C'est encore de ceux-là que le cardinal Mazarin disoit insolemment qu'il en feroit tant, qu'il seroit honteux de l'être et de ne l'être pas[1], et néanmoins se le fit lui-même[2]. On est tombé dans la même erreur sur leur origine qu'à l'égard des ducs vérifiés : on les a crus[3] de l'invention de la minorité de Louis XIV. A la vérité, pour ceux-ci il seroit[4] peut-être difficile de les[5] trouver plus haut que François Ier : aussi ne sont-ils rien dans l'État; mais Roannois fut duché de la sorte sous ce règne[6]. On vit

Simon : duchés-pairies, duchés vérifiés, duchés non vérifiés improprement dits à brevet. Par les lettres d'érection, le Roi élevait une terre à la dignité de duché-pairie ou de duché simple. Si le Parlement enregistrait les lettres, elles produisaient leur effet, et la terre érigée devenait duché-pairie ou duché vérifié, tous deux étant héréditaires. Mais, si le Parlement refusait d'enregistrer les lettres, le bénéficiaire, qu'il ait été créé par le Roi duc et pair ou simple duc, n'était qu'un duc non vérifié, ne jouissait que d'honneurs de cour, n'avait aucun rang au Parlement ou dans les grandes cérémonies du royaume, et ne pouvait transmettre sa dignité à ses enfants ; ce n'était plus qu'un honneur personnel que lui avait fait le Roi. Si, par la suite, les lettres étaient enregistrées, le bénéficiaire devenait du même coup soit duc et pair, soit duc vérifié, suivant ce que portaient les lettres patentes. On voit donc qu'un seigneur créé par le Roi duc et pair pouvait très bien rester toute sa vie duc non vérifié, et Saint-Simon va citer plus bas les deux exemples de Dunois et de Brienne qui furent dans ce cas.

1. Mot déjà cité dans nos tomes II, p. 38, et VI, p. 319.

2. Le cardinal Mazarin acheta de Charles de Gonzague, duc de Nevers, le duché de Rethel ; mais cette terre ne fut pas érigée pour lui en duché; elle ne devint duché-pairie qu'en décembre 1663 pour Armand-Charles de la Porte de la Meilleraye, sous le nom de Mazarin, en faveur de son mariage avec Hortense Mancini, nièce du cardinal.

3. Il y a *cru*, sans accord, dans le manuscrit.

4. La première lettre de *seroit* surcharge un *d*.

5. Le mot *les* surcharge une *r*.

6. La terre de Roanne avait été érigée en duché simple le 3 avril 1519 en faveur d'Artus Gouffier (*Histoire généalogique*, tome V, p. 604) : voyez ci-dessus, p. 234.

ensuite de même Dunois pour la maison de Longueville[1], Albret en faveur d'Henri, roi de Navarre[2]; Brienne, pour Charles de Luxembourg, beau-frère du duc d'Épernon[3], et quantité d'autres pour de fort grands seigneurs françois et étrangers; et, de ces ducs non vérifiés[4], il y en a toujours eu jusqu'à présent, et le duc de Chevreuse[5], grand chambellan, dernier fils du duc de Guise tué à Blois, a été longues années duc de cette dernière sorte avant d'être fait duc et pair.

Officiers de la couronne.

Les officiers de la couronne n'ont aucune part à la cause de cette disgression, et ce seroit en abuser que d'en parler ici. Quelque grands que soient leurs offices, des deux premiers surtout[6], ils n'ont ni l'universalité ni la majesté de l'office de pair de France, et les preuves n'en sont pas difficiles. Leur office, de plus, n'est qu'à vie, et de fief comme officiers de la couronne, ils n'en ont point, quoiqu'on trouve des foi et hommages quelquefois rendus à nos Rois pour ces offices, mais sans nulle mention de fief. Ainsi, les pairs ont le plus grand fief et le plus grand office qu'un roi de France puisse donner, et dont un vassal, même fils de France, encore plus un sujet, puisse être re-

1. L'érection du comté de Dunois en duché-pairie fut faite en juillet 1525 par Louise de Savoie, régente de France; mais ces lettres ne furent pas enregistrées (*Histoire généalogique*, tome V, p. 796 et suivantes). Le bénéficiaire, Louis II d'Orléans, duc de Longueville, mourut le 8 juin 1536.

2. Lettres du 29 avril 1550 : *ibidem*, p. 799.

3. Le comté de Brienne fut érigé en duché-pairie par lettres de mai 1587; mais le Parlement refusa d'enregistrer les lettres (*ibidem*, p. 803). Charles II de Luxembourg, comte de Brienne, gouverneur de Metz et du pays messin, chevalier des ordres en janvier 1597, mourut sans enfants le 23 novembre 1605. Il avait épousé, le 20 février 1583, Anne de Nogaret, sœur de Jean-Louis de Nogaret de la Valette, duc d'Épernon, né en 1554, premier gentilhomme de la chambre du Roi, colonel général de l'infanterie, gouverneur de Provence, de Guyenne et de Metz, mort le 13 janvier 1642.

4. Ces six mots sont en interligne, au-dessus de *dont*, biffé.

5. Claude de Lorraine : tome V, p. 231.

6. Le connétable et le chancelier.

vêtu. Un duc vérifié a le fief sans l'office : ce qui met une grande distinction du pair à lui, et de[1] lui à l'officier de la couronne, qui n'a qu'un office et à vie, et sans fief, mais office très inférieur en tout à celui de pair de France, tellement même, que les ducs non vérifiés qui n'ont ni fief ni office, rien de réel dans l'État, qui n'ont que des honneurs extérieurs à l'image des autres ducs dont ils ne sont qu'une vaine et fictive écorce[2], ne cèdent point à raison de cette image sans réalité qui est en eux, ne cèdent point, dis-je, aux officiers de la couronne, qui n'ont pas comme eux cet extérieur de ressemblance aux autres ducs, quoique vaine. Aussi ne veulent-ils point céder à ces ducs non vérifiés à raisons[3] de leurs offices et de ce qu'ils sont réellement dans l'État, tellement que la compétence est entre eux continuelle, et qu'aux cérémonies de cour, car ces ducs non vérifiés n'ont point de place aux autres, ils marchent mêlés ensemble comme le Roi le prescrit, ce[4] qui toujours, en tous les temps, a été réglé de même.

Ducs non* vérifiés en compétence continuelle avec les officiers de la couronne.

Après avoir montré aussi brèvement[5] qu'il a été possible quelle est la dignité de duc et pair dans[6] tous les âges de la monarchie, jusqu'à ceux qui en sont revêtus aujourd'hui, il faut essayer de faire voir aussi[7] ce que c'est que le parlement de Paris et les[8] autres formés sur son mo-

1. Ce *de* surcharge *du*.
2. *Écorce* est en interligne surchargeant *image*, effacé du doigt et écrit au-dessus d'un premier *écorce* biffé.
3. Il y a bien *raisons* au pluriel dans le manuscrit.
4. Le mot *ce* a été ajouté en interligne.
5. Adverbe déjà rencontré sous cette forme à la page 246 de notre tome XIX; on va trouver *brèveté* six lignes plus bas. Le *Dictionnaire de l'Académie* de 1718 ne donnait que *brièvement* et *brièveté*.
6. La première lettre de *dans* surcharge un *j*.
7. Les mots *essayer* et *faire voir aussy* sont en interligne au-dessus de *tascher* et de *monstrer*, biffés.
8. Ce *les* surcharge *ap[rès]*.

* Ce *non* a été ajouté en interligne.

dèle, et tâcher de le faire avec la même évidence et la même brèveté ; et c'est l'autre partie de la disgression, indispensable pour faire entendre ce qu'il s'agira ensuite de rapporter.

Parlement de Paris, et les autres sur son modèle ; leur origine, leur nature*, d'où nommé parlement.

Pour prendre une idée juste de l'essence et de la nature de cette compagnie, il faut se souvenir de ce qui a été dit[1] des légistes, de[2] la façon de rendre les jugements, et des trois corps qui forment la nation ; que chacun étoit jugé par ses égaux ; que les grands vassaux jugeoient les leurs[3], chacun dans son fief, avec les principaux feudataires qui en relevoient, et que les grands et immédiats feudataires de la couronne, connus[4] dès la fondation de la monarchie, et sous divers noms, enfin de pairs de France, jugeoient les grandes causes et les affaires majeures avec le Roi, et, avec lui, exerçoient le pouvoir législatif et constitutif pour les grandes sanctions de l'État ; ce que c'étoit que les hauts barons et les grands prélats, et qu'ils y étoient quelquefois, puis toujours appelés, mais personnellement[5], tantôt les uns, tantôt les autres, par le Roi, en sorte qu'ils[6] ne tiroient leur droit que de ce que le Roi les mandoit, ainsi que depuis les officiers de la couronne dont [on] avoit besoin pour ce qui regardoit leurs offices, au lieu que les pairs y venoient tous de droit, et que rien ne se pouvoit faire sans eux ; que, les procès se multipliant sans cesse, depuis que les fiefs eurent, contre leur originelle nature, passé aux femmes, furent devenus susceptibles de parta-

Récapitulation abrégée** ; ancien gouvernement.

1. Dans les pages qui précèdent, depuis 191.
2. Avant *de*, il y a un *et* biffé.
3. Leurs vassaux. — Encore ici *leur*, au singulier : tome XXIV, p. 327.
4. La première lettre de ce mot surcharge une *s*.
5. L'adverbe *personellem^t*, d'abord écrit neuf mots plus loin, après *le Roy*, y a été biffé, et reporté ici en interligne.
6. Cet *il* est, par mégarde, au singulier.

* Après *nature* Saint-Simon a biffé *progrès des legistes*, et les mots *d'où nommé parlement* ont été ajoutés après coup.
** Après *abrégée*, Saint-Simon a biffé *et progrès des legistes*.

ges, de successions, d'hypothèques, et que les coutumes diverses sur toutes ces[1] choses se furent introduites par usages dans les différentes provinces, que les ordonnances se furent accumulées, ce qui causa les multiplications[2] des parlements aux différentes fêtes, qui duroient huit, dix, quinze jours pour vuider ces procès ; que saint Louis, qui aimoit la justice, considérant le peu de lumière que ces juges si nobles et si occupés de la guerre pouvoient apporter au jugement de tant de questions embarrassées et de coutumes locales différentes, mit à leurs pieds des légistes pour être à portée d'en être consultés en se baissant à eux, sans toutefois qu'ils fussent obligés de le faire, ni, le faisant, [de] se conformer à leur avis ignoré de toute la séance, et qu'ils ne disoient qu'à l'oreille du seigneur aux pieds[3] duquel ils se trouvoient assis quand il vouloit les consulter, et que c'est de là que ces légistes ont été dits conseillers; que le peuple, esclave par sa nature, peu à peu affranchi, puis devenu en partie propriétaire par la bonté des seigneurs dont ils étoient serfs, formèrent[4] la bourgeoisie et le peuple, et ceux qui eurent des fonds appelés rotures parce qu'ils ne pouvoient posséder de fiefs, furent de là appelés roturiers ; que, de ce peuple affranchi[5], ceux que leur esprit et leur industrie éleva au-dessus de l'agriculture et des arts mécaniques, s'appliquèrent aux coutumes locales, à savoir les ordonnances et le droit romain, qui demeura en usage en plusieurs provinces après la conquête des Gaules, et y a été depuis toujours pratiqué. Ces gens-là se multiplièrent avec les procès, s'en firent une étude, devinrent le conseil de ceux qui en avoient, et des familles pour leurs affaires. De leur application aux

Légistes.

Conseillers ; d'où ce nom.

1. *Ces* corrige *ses*.

2. Il y a *la* au singulier et *multiplications* au pluriel, dans le manuscrit.

3. Le manuscrit porte : *au pieds*.

4. Il y a bien *formerent*, dans le manuscrit, par accord avec l'idée collective de *peuple*.

5. Ces trois mots ont été ajoutés en interligne.

lois dont ils se firent un métier, ils furent appelés légistes, et saint Louis en appela aux parlements pour s'asseoir sur le marchepied des bancs des juges, qui étoient tels qu'on l'a expliqué, pour y être à portée de leur donner à l'oreille les éclaircissements sur ce qu'il s'agitoit devant eux, et former leur jugement et leur avis, quand ces seigneurs croyoient en avoir besoin, et se baissoient à eux pour le leur demander ; que, de là les procès se multipliant de plus en plus, et par conséquent ces assemblées pour les juger, qui, de parler ensemble, avoient, comme les grandes assemblées pour les causes majeures et pour les grandes sanctions de l'État, et par même raison de parler ensemble, avoient pris le nom de parlement, les seigneurs, tant pairs qui y étoient de droit[1], que ceux que le Roi y appeloit nommément, s'excusèrent souvent par l'embarras des guerres ou de leurs affaires ; alors, la nécessité de vuider les procès fit donner voix délibérative en leur absence, en nombre suffisant, à ces mêmes légistes, qui, profitant de l'absence des vrais juges auxquels la nécessité les faisoit suppléer, usèrent[2] des temps, et obtinrent voix délibérative avec eux, mais néanmoins toujours séant à leurs pieds sur le marchepied de leurs bancs.

Légistes devenus juges.

Origine et monument des hauts et bas sièges.

Voilà comme de simples souffleurs[3], et consultés à pure volonté, et sans parole qu'à l'oreille des juges seigneurs, ces légistes devinrent juges eux-mêmes avec eux. De là, comme on l'a dit, cette humble séance leur devenant fâcheuse, ils usurpèrent de mettre un dossier entre les pieds des seigneurs et leur dos, puis d'élever un peu ce marchepied du banc des seigneurs qui leur servoit de siège, et d'en former doucement un banc. Telle est l'origine des hauts sièges et des bas sièges de la grand chambre, et, après

1. Le *d* de *droit* corrige un *t*.

2. *Userent* est en interligne, au-dessus de *profiterent,* biffé.

3. « On appelle aussi *souffleur* celui qui, étant derrière une personne qui parle en public, lit en même temps pour lui suggérer les endroits où la mémoire viendroit à lui manquer » (*Académie,* 1718).

elle, des grands chambres des autres parlements formés dans les provinces sur ce premier modèle, qui tous n'eurent d'abord qu'une seule chambre chacun, qui, depuis la multiplication des procès et des légistes juges, ont multiplié les chambres, d'où la première, auparavant unique, a été nommée en toutes la grand chambre, pour la distinguer des autres.

Parlement ; par quels degrés prend la forme présente.

Il faut encore se souvenir que ces parlements dont les juges légistes changeoient à chaque parlement de Pâques, la Toussaint, etc., et les seigneurs aussi qui n'étoient point pairs, et que le Roi y mandoit nommément, seigneurs et légistes, durèrent jusqu'aux troubles des factions d'Orléans et de Bourgogne sous Charles VI. Ses fréquentes et longues rechutes, qui ne lui permettoient pas de choisir les membres de ces[1] parlements, en livroient la nomination à celle des deux factions[2] qui lors avoit le dessus. Les désordres qui en naquirent firent changer l'usage jusqu'alors observé, et, pour ne retomber plus à chaque parlement dans le même inconvénient, il fut réglé que les mêmes membres le demeureroient à vie, et qu'il n'y en seroit mis de nouveaux que par mort de ceux qui s'y trouvoient, et que c'est l'époque qui a[3] rendu les légistes juges uniques de fait, parce que, ne s'agissant plus de donner une quinzaine ou trois semaines en passant à juger des procès, les seigneurs et les nobles, que les Rois y avoient jusque-là nommément appelés à chaque tenue, tantôt les uns, tantôt les autres, ne purent quitter l'exercice des armes, ni leurs affaires domestiques, pour passer leur vie à juger en toutes ces diverses tenues de parlement, se retirèrent[4] presque tous, et laissèrent les légistes remplir leurs places, qui n'avoient rien mieux à faire. Parmi[5] eux, l'Église y con-

1. *Ces* corrige *ses*.
2. *Factions* est en interligne, au-dessus de *cabales*, biffé.
3. Ce verbe, oublié, a été ajouté en interligne.
4. Il y a *retirent*, par inadvertance, dans le manuscrit.
5. Avant *parmi*, Saint-Simon a biffé un *et*.

serva des clercs, d'où sont venus les conseillers clercs[1], pour y veiller à ses intérêts, mais de même étoffe que ces légistes, parce que les évêques et les grands prélats, occupés de leur résidence, souvent des grandes affaires, et même de la guerre, ne purent donner leur temps à ces fréquentes assemblées, et, comme la noblesse, les abandonnèrent.

Ainsi, les légistes, devenus juges, et par le fait seuls juges, juges à vie, s'accréditèrent. Les malheurs de l'État et les pressants besoins[2] d'argent engagèrent nos Rois à en tirer d'eux, pour, d'une fonction à vie, en faire des offices, et finalement des offices héréditaires et vénaux. Voilà donc ces juges devenus des magistrats en titre, et ces magistrats, par les mêmes besoins de finances, ont été accrus et augmentés jusqu'à la foule qu'on en voit aujourd'hui, qui peuplent Paris et les provinces sous différents noms, en divers tribunaux supérieurs et subalternes. Enfin, le Parlement, rendu sédentaire à Paris, agrandit ses membres légistes, et, jugeant non plus par convocations diverses dans l'année, mais tout le long de l'année, acquit une dernière stabilité qui en fit une compagnie de magistrats, modèle sur lequel la commodité des plaideurs éloignés, et le nombre des procès accru à l'infini, fit former les autres parlements les uns après les autres ; et de là, comme on l'a dit, par le besoin de finance[3], vint l'idée et l'exécution de tant de créations de tribunaux partout, supérieurs et inférieurs de tant de sortes, et de cette foule d'offices vénaux et héréditaires de la robe.

Pairs, seuls des nobles, conservent voix et séance

Les légistes, devenus par tous ces divers degrés les seuls qui formèrent le Parlement devenu perpétuel et sédentaire à Paris, et eux officiers en titre vénal et héréditaire, délivrés des nobles qui avoient quitté l'écritoire passagère

1. Ces sept derniers mots sont en interligne, au-dessus de *de mesme estoffe que ces legistes*, qui se retrouve plus loin.

2. Le mot *besoins*, oublié, a été remis en interligne.

3. Ici *finance* est bien au singulier; plus haut, il était au pluriel.

dès qu'elle devint continuelle, et des ecclésiastiques considérables qui, comme les nobles[1], n'y étoient plus appelés par les Rois comme avant Charles VI, n'eurent plus que les pairs avec eux, qui, de droit et sans y être appelés par les Rois, à la différence des[2] hauts barons, des officiers de la couronne, des prélats et des nobles en quelque nombre, et nommément à chaque parlement, et jamais les mêmes, y entroient et y jugeoient toutes les fois qu'il leur plaisoit de s'y trouver. Et c'est de là qu'ils y ont conservé[3] leur entrée et leur voix délibérative toutes les fois qu'ils y veulent prendre séance, tant au parlement de Paris que dans tous les parlements du Royaume, où ils précèdent sans difficulté le gouverneur de la province et l'évêque[4] diocésain, s'ils s'y trouvent avec eux[5]. De là encore, cette différence d'entrer en séance au Parlement avant l'arrivée du Roi, lorsqu'il y vient, tandis que les officiers de la couronne, et tous autres qu'il plaît au Roi de mander pour son accompagnement, ne peuvent entrer en séance qu'à sa suite et après lui, encore que les officiers de la couronne y seoient aux hauts sièges avec voix délibérative, privativement aux gouverneurs et lieutenants généraux des provinces, et aux chevaliers de l'Ordre mandés par le Roi, qui seoient en bas, et n'ont point de voix ; et c'est un reste de ce qui a été dit de ces anciennes assemblées où les pairs seuls assistoient de droit, longtemps seuls, puis ceux des hauts barons que les Rois y mandoient, etc. Et ce qu'il ne faut pas oublier, c'est qu'encore que les officiers de la cou-

au Parlement toutes fois qu'ils veulent en user.

Préséance des pairs en tous parlements ; y entrent seuls de nobles avant le Roi, lorsqu'il y vient, et pourquoi.

1. Les mots *co^e^ les nobles* sont en interligne.

2. Les quatre mots *à la différence des* sont en interligne, au-dessus de *co^e^ les*, biffé, et les trois *des* qui suivent corrigent *les*.

3. Il y a *conservée*, par erreur, dans le manuscrit.

4. La première lettre d'*Evesque* surcharge un *e*.

5. Dans tous les parlements, le gouverneur de la province et l'évêque du diocèse étaient réputés conseillers-nés ; le premier s'y faisait accompagner de ses gardes, et le second de sa croix épiscopale, qui restaient à la porte de la salle des séances, comme Saint-Simon va le dire ci-après, p. 264-265.

Le Chancelier seul des officiers de la couronne aux bas sièges aux lits de justice, et n'y parle au Roi qu'à genoux*; seul d'entre eux non traité par le Roi de cousin; seul** de la robe y parle et y opine assis et couvert. Pourquoi toutes ces choses.

ronne aient leurs séance aux hauts sièges, le seul Chancelier a la sienne en bas, comme il a été dit plus haut, parce qu'encore qu'il soit le second officier de la couronne, et si considérable en tout, et là même en son triomphe de chef de la justice et de présider sous le Roi, il n'est que légiste, et maintenant magistrat, et, comme tel, ne peut avoir séance aux hauts sièges. La même raison le prive du traitement de cousin[1], que nos rois donnent non seulement aux ducs pairs et vérifiés, mais aussi aux ducs non vérifiés, et à tous les autres officiers de la couronne[2].

Origine de la présidence et de sa prétention de représenter le Roi; leur séance en tout temps à gauche de celle des pairs.

Le Parlement ainsi devenu sédentaire et perpétuel toute l'année, les légistes, devenus à vie, puis en titre et héréditaire, furent non seulement juges et magistrats, mais les seuls qui composèrent le Parlement à l'exclusion de tous autres nobles que les pairs, et, comme c'étoit une cour de justice destinée aux jugements des procès devenus sans nombre, les pairs ne s'y trouvèrent guères que pour des cas extraordinaires. Ainsi ces magistrats, seuls maîtres du lieu, montèrent aux hauts sièges, dont l'usage se soutint insensiblement même en la présence des pairs. La forme des procédures se multiplia avec les procès, et la chicane, qui la rendit d'abord nécessaire, se nourrit dans la suite de ses diversités, dont l'une et l'autre se multiplia à l'infini, d'où naquit un langage particulier dans les requêtes et dans les arrêts, qui rendit le prononcé de ces derniers difficile[3] souvent aux magistrats moins experts, et à tous autres impossible. De là, le président de l'assemblée continua d'en faire la fonction en présence des pairs, puis en

1. Voyez à ce propos un curieux passage des *Mémoires de Fontenay-Mareuil,* édition Michaud et Poujoulat, p. 127, qui confirme ce que dit Saint-Simon et qu'on trouvera aux Additions et Corrections.

2. Il a été parlé du traitement de cousin par le Roi dans notre tome XVII, p. 618-619.

3. Il y a *difficle* dans le manuscrit.

* Les huit derniers mots ont été ajoutés en interligne.

** Avant *seul,* Saint-Simon a biffé *et pourquoy.*

titre, comme les légistes, de simples consulteurs, étoient devenus magistrats. De cette présidence en titre, et de ce que la justice se rend au nom du Roi, vint l'idée de le représenter à celui qui exerçoit cet office, puis la prétention, qui, à la[1] longue, s'est consolidée, parce que personne n'a pris garde à ce qui en pouvoit résulter dans des personnes qui savoient user au point qu'on le voit déjà de l'art de s'accroître et de s'élever. Dans la suite, les autres présidents que le besoin de finance fit[2] créer, et qui, du bonnet particulier qu'ils portoient, et qu'ils ont accru jusqu'à ne pouvoir plus le mettre sur leur tête, et se contenter de le tenir à la main, ont été connus sous le nom de présidents à mortier[3], ont prétendu ne faire avec le premier président qu'un seul et même président, ou un seul et même corps de présidence, et, conséquemment à lui, être tous ensemble les représentants du Roi, et avec le même succès. Néanmoins, avec toute cette représentation prétendue, ils n'ont de banc distingué des conseillers qu'en bas[4], où il n'y a qu'eux qui[5] seoient[6] ; car, en haut, les conseillers seoient de suite après eux sur leur même banc, et, tant en haut qu'en bas, ils n'occupent que le côté gauche et les pairs le côté droit. Lorsqu'il n'y a point de pairs séants, les conseillers l'occupent entier, outre ceux qui sont sur le banc des présidents, qui se sont bien gardés de changer de côté, pour

1. Ce *la*, oublié, a été ajouté en interligne.

2. Il y a *firent* dans le manuscrit.

3. Il a été parlé du « mortier » des présidents dans notre tome XXIII, p. 336. D'abord en étoffe molle et de forme basse, ce bonnet de velours noir, assez semblable à une calotte, devint rigide au quinzième siècle, s'accrut en hauteur petit à petit et s'évasa par le haut; à cause de ses dimensions exagérées, on ne le mettait pour ainsi dire jamais sur la tête, et les présidents le tenaient à la main ou le posaient à côté d'eux.

4. C'est-à-dire, lorsqu'on siège aux bas sièges.

5. Le manuscrit porte *qu'ils seoyent*, par mégarde, au lieu de *qui seoyent*.

6. Il veut dire qu'il n'y a que les légistes qui siègent jamais aux bas sièges.

éviter de le céder aux pairs lorsqu'il en vient au Parlement. Ces côtés droit et gauche seront encore expliqués plus bas[1]. Voilà donc les magistrats présidents en titre, et qui exercent la présidence en présence même du Dauphin, du Régent quand il y en a, et qui ne la cèdent qu'au chancelier de France, ou au garde des sceaux, quand il y en a un, et que le Chancelier ne s'y trouve pas. Ce progrès suivit de fort près l'expulsion des prélats et des nobles.

Origine de l'enregistrement des édits, etc., au Parlement, d'y juger les causes majeures, etc., et du titre de cour des pairs affecté par celui de Paris.

L'ancienne forme d'être jugé chacun par ses pairs de fief, etc., étant ainsi changée par l'établissement successif des parlements convoqués par le Roi en divers temps de l'année, puis peu à peu devenus tels par degrés de la manière qui vient d'être expliquée, les édits, ordonnances et déclarations[2] des Rois ne purent plus être promulgués par les grands feudataires, qui ne tenoient plus de cour de fief. Il falloit toutefois qu'elles fussent connues pour être observées ; elles ne le pouvoient donc plus être que par le moyen des assemblées de ces parlements en différents temps[3] de l'année, convoqués par les Rois, et, par leur changement en parlement fixe, sédentaire, continuel, par ce tribunal et, dans la suite, par les autres parlements, chacun pour leur ressort, qui[4] furent érigés à l'instar de celui de Paris dans les différentes provinces, pour le soulagement des plaideurs et l'expédition des procès. De là vint l'usage de juger les causes majeures et de promulguer les grandes sanctions au parlement de Paris, d'abord unique, puis devenu le premier, séant dans la capitale, et le plus à portée des Rois et des grands du Royaume. Les légistes qui le composoient, devenus juges et magistrats, et, comme on l'a vu, juges même en présence des pairs et du Roi même, le demeurèrent dans ces grandes occasions ; et de là, ce parlement, privativement aux autres

1. Ci-après, p. 287.
2. Avant ce mot il a biffé *Delca[rations]*, mal écrit.
3. Le mot *temps*, oublié, est en interligne.
4. *Qui* corrige l'abréviation de *que*.

du Royaume, prit peu à peu le nom et le titre de cour des pairs. Il est vrai qu'ils n'ont jamais prétendu être compétents des causes majeures, ni de connoître des grandes sanctions seuls et sans l'intervention des pairs, en qui seuls, par nature, en réside le droit, mais par concomitance avec eux, et y participant par le bénéfice de leur présence, et c'est ce qui, en ces grandes[1] occasions, a fait charger les arrêts et les enregistrements de ces paroles consacrées, qui leur donnent toute leur force et leur valeur : *la cour suffisamment garnie de pairs,* paroles qui ont assez souvent passé dans les arrêts et les enregistrements communs, lorsqu'il s'y trouvoit des pairs.

Nécessité de la mention de la présence des pairs aux arrêts des causes majeures et enregistrements des sanctions.

De cet envoi des édits, ordonnances, déclarations des Rois, lettres patentes, etc., au Parlement pour qu'elles fussent connues et observées, et que le Parlement y conformât ses jugements dans les affaires qui y auroient trait, les troubles de l'État donnèrent lieu au Parlement de s'enhardir, et de prétendre qu'ils étoient un milieu entre le Roi et son peuple, qu'ils étoient les protecteurs, les gardiens et les conservateurs de ce peuple, et que, lorsqu'il le trouvoit foulé par des édits, c'étoit au Parlement à en faire au Roi des remontrances. L'usage qui s'en étoit introduit sur des matières de règlement purement légales, où le Parlement éclaircissoit et redressoit souvent par ses représentations ce qui n'étoit pas assez clair, ou assez conforme au droit commun ou public dans ces édits, etc., lui donna lieu aux remontrances sur les édits bursaux, à former la prétention que je viens de dire, à la confirmer par l'usage où les Rois avoient eux-mêmes peu à peu mis le Parlement, de faire de son autorité contre les entreprises de la cour de Rome, et quelquefois même contre les entreprises de quelques évêques du Royaume, ce que la politique du temps ne leur permettoit pas de faire par eux-mêmes, d'où le Parlement s'arrogea l'autorité populaire, à laquelle celle de la police le conduisit comme par la

Origine de la prétention des parlements d'ajouter par ses enregistrements un pouvoir nécessaire.

Origine des remontrances, bonnes d'abord, tournées après en abus.

Entreprises de la cour de Rome réprimées par le Parlement ; ne lui

1. Le commencement de *grdes* surcharge *occ*[*asions*].

donne* aucun droit de se mêler d'autres affaires d'État ni de gouvernement.

main. L'abus des favoris, la mauvaise administration des finances, la foiblesse des règnes et des conjonctures, lui donnèrent beau jeu d'en profiter, et de s'acquérir les peuples, pour le soulagement desquels il sembloit[1] combattre en établissant son autorité. De là ils vinrent à prétendre que les édits, etc., ne leur étoient pas simplement envoyés pour être rendus notoires, pour que chacun les connût et les observât, et pour que le Parlement[2] même y conformât ses jugements, ils osèrent prétendre un pouvoir concurrent, et prépondérant à celui du Roi, dans l'effet des édits, ordonnances, déclarations, lettres patentes, etc.[3], qui leur étoient portées à enregistrer[4], d'où ils changèrent ce terme dans l'usage de parler en[5] celui de vérifier, et celui d'enregistrement en vérification, parce que le[6] Parlement ne feignit plus de prétendre que ce n'étoit que par l'autorité de leur enregistrement que ces lois pouvoient avoir lieu, sans quoi elles demeuroient inutiles, caduques et sans exécution, tellement que c'étoient eux qui, par leur enregistrement, les rendoient vraies lois, et, les rendant telles, les rendoient vraies et effectives, par conséquent les vérifioient, et en rendoient l'exécution nécessaire[7], et en mettoient l'inobservation sous les peines de droit, qui, sans cela, ne seroit sujette[8] à aucune peine, et la désobéissance permise et soutenue comme à chose non intervenue ni arrivée. Les édits bursaux furent d'un grand usage au Parlement pour établir cette autorité. En les refusant, ils s'acquirent[9] les peuples, qui trouvèrent une

1. *Sembloient* est corrigé en *sembloit*; mais *ils* est resté au pluriel.
2. Les mots *le Plt* surcharge *eux* et une autre lettre illisible.
3. L'abréviation *etc.* a été ajoutée après coup.
4. Avant *enregistrer*, Saint-Simon a biffé *verifirer* (sic).
5. *En* surcharge *av[ec]*.
6. Cet article surcharge *ils n[e]*, effacé du doigt.
7. Il y a *necessaires*, au pluriel, dans le manuscrit.
8. Saint-Simon a écrit par mégarde *sujet*, au masculin.
9. Écrit *s'aquirent*.

* Il y a bien *donne* au singulier

protection contre les impôts ; ils s'assurèrent les envieux des favoris et des ministres ; ils se dévouèrent les ambitieux qui voulurent brouiller l'État et faire compter avec eux. Quoique les Rois se soient toujours écriés contre ce prétendu concours de puissance, les temps fâcheux la leur ont fait essuyer presque continuellement dans le fait, et tout est plein dans les Histoires de cette lutte où les Rois ne demeuroient vainqueurs que par adresse, par manège, et souvent en gagnant les plus accrédités du Parlement par des grâces pécuniaires.

Cette nouvelle puissance, si hardiment usurpée, quoique sans être consentie, mit les Rois en brassière avec l'appui de tout ce qui craignoit l'abus des favoris et des ministres, et accoutuma les plus grands de l'État à y recourir, quand ils se croyoient lésés, dans les cas les plus majeurs et qui n'avoient aucun trait, je ne dis pas seulement[1] à la compétence du Parlement, mais à ses usurpations. Jamais il n'avoit osé lever[2] les yeux jusqu'[à] s'arroger rien sur les régences. Le duc d'Orléans, depuis roi sous le nom de Louis XII, piqué d'en être exclus quoique le plus prochain mâle du sang royal, et d'en voir une femme revêtue par la volonté de Louis XI mourant et le consentement de ceux à qui il appartenoit de le donner, en faveur de la dame de Beaujeu, sa fille[3], sœur fort aînée de Charles VIII[4] mineur, adressa ses plaintes au Parlement. Il lui répondit, par la bouche du premier président de la Vacquerie[5], ces

Parlement, uniquement compétent que du contentieux entre particuliers,

1. Le mot *seulem^t* a été ajouté en interligne.

2. *Lever,* oublié, a été écrit sur la marge au commencement d'une ligne.

3. Anne de France, dame de Beaujeu : tome IV, p. 42.

4. Née vers 1461, elle n'avait pas dix ans de plus que son frère et seulement vingt-deux ans environ lorsqu'elle prit la régence à la mort de son père.

5. Jean de la Vacquerie, d'abord conseiller pensionnaire de la ville d'Arras, fut nommé par Louis XI premier président du parlement de Paris par provisions du 24 février 1482 à la mort de Jean Boulanger (original aux Archives nationales, carton K 72, n° 65²), et mourut en

l'avoue solennellement sur la régence de Mme de Beaujeu.

célèbres paroles si connues et si exactement transcrites dans toutes les Histoires, que *le Parlement étoit une cour de justice établie seulement pour administrer la justice au nom du Roi à ses sujets, non pour se mêler des affaires d'État et des grandes sanctions du Royaume, si ce n'étoit par très exprès commandement du Roi*[1], par quoi le duc d'Orléans ne put pas seulement se faire écouter, et de là prit les armes avec le triste succès pour lui que chacun sait[2]. Ce témoignage si authentique du premier président de la Vacquerie en plein Parlement, et magistrat illustre par le poids de ses mœurs et de sa doctrine, est

1497. Ce personnage a été l'objet d'une étude de M. Sorbier en 1847 dans les *Mémoires de l'Académie de Caen*, et d'une autre de M. Brassart, en 1885, dans les *Mémoires de la Société centrale du département du Nord*. Saint-Simon pouvait le compter parmi ses ancêtres, puisque sa fille Marie avait épousé Guillaume de Rouvroy, seigneur de Rasse, quatrième aïeul de notre auteur, qui se garde bien de mentionner cette parenté plébéienne.

1. C'est dans l'*Histoire de Charles VIII*, par Godefroy, aux *Observations*, p. 468, que Saint-Simon a dû prendre cette phrase; elle n'est d'ailleurs pas conforme à l'original, extrait par Godefroy des registres du Parlement. Voici ce texte : « Quant à la cour, elle est instituée par le Roi pour administrer justice, et n'ont point ceux de la cour l'administration de guerre, de finances, ni du fait et gouvernement du Roi ni des grands princes, et sont Messieurs de la cour de Parlement gens clercs et lettrés pour vaquer et entendre au fait de la justice, et, quand il plairoit au Roi leur commander plus avant, la cour lui obéiroit; car elle a seulement l'œil et regard au Roi qui en est le chef et sous lequel elle est; et par ainsi venir faire ses remontrances à la cour et faire autres exploits sans le bon plaisir et exprès consentement du Roi, ne se doit pas faire. » Bayle dans son *Dictionnaire* (au mot VAQUERIE) dit seulement que le premier président répondit que « la cour n'entroit point en connoissance de telles affaires », et il cite comme source l'*Histoire de Louis XIII* par Le Grain, parue en 1618. Saint-Simon reviendra encore sur cette même réponse de M. de la Vacquerie, dans la suite des *Mémoires*, tome XI de 1873, p. 319, et il n'en donnera pas un texte plus exact; il y avait déjà fait allusion dans sa Lettre sur l'affaire du bonnet (*Écrits inédits*, tome IV, p. 62).

2. Louis d'Orléans fut vaincu par l'armée royale, le 26 juillet 1488, à la bataille de Saint-Aubin-du-Cormier.

une vérité dont l'évidence et la notoriété de droit et de fait a paru trop pesante à ses successeurs, et à ceux qui, dans les suites, ont succédé aux autres offices du Parlement. Les anciennes usurpations convioient à de nouvelles : aussi trouva-t-il bien mauvais de n'avoir nulle part aux régences de Catherine de Médicis, et cria-t-il[1] aussi haut que vainement de ce qu'elle fit au parlement de Rouen, avec les pairs et les officiers de la couronne, la déclaration de la majorité de Charles IX[2], et avec cette nouveauté que ce prince ne faisoit qu'entrer en sa treizième année, qui fut[3] dès lors, pour toujours à l'avenir, réputée révolue dès qu'elle seroit commencée dans[4] les rois mineurs, ce qui étoit en effet moins une interprétation du règlement de Charles V approuvé[5] et fait avec lui par tous les grands de l'État, qui fixe la majorité à quatorze ans pour les Rois[6], qu'un changement et une nouvelle loi entée sur l'ancienne. Le parlement de Paris députa[7]. Il lui fut répondu que la cour des pairs n'avoit point de lieu, qu'elle étoit partout où il plaisoit au Roi d'assembler les pairs, et, comme il est vrai, le parlement de Paris demeura sans action comme sans réponse[8], et n'a osé renouveler depuis sa prétention,

Cour des pairs en tout lieu où le Roi les assemble.

1. Il y a *cria il* dans le manuscrit.

2. C'est dans un lit de justice tenu à Rouen le 17 août 1563, après la prise du Havre sur les Anglais, que Charles IX fut déclaré majeur, en présence des princes du sang et d'un certain nombre de pairs et de grands officiers. Charles IX avait eu treize ans le 27 juin précédent, puisqu'il était né le 27 juin 1550.

3. Il y a *fust*, au subjonctif, dans le manuscrit.

4. *Dans* corrige *p*r, et il a écrit plus loin *minneurs*.

5. *Apprové*, au manuscrit.

6. La majorité des rois, qui était vingt-un ans, comme pour les particuliers, fut fixée à quatorze ans révolus par lettres de Philippe le Hardi du 2 octobre 1270. Charles V, par ordonnance d'août 1374, enregistrée en lit de justice le 21 mai 1375, la reporta à quatorze ans commencés, c'est-à-dire à treize ans révolus.

7. *Histoire universelle d'Agrippa d'Aubigné*, édition de Ruble, tome II, p. 202-204.

8. Il finit par enregistrer l'édit de majorité le 28 septembre suivant.

lorsqu'il a plu aux Rois[1] de juger des pairs, etc., dans leur cabinet avec les pairs, en quelque part que ç'ait été, avec ceux qu'ils y ont voulu appeler avec eux. Cela est arrivé plusieurs fois. Le[2] jugement du duc de la Valette[3] rendu dans le cabinet de Louis XIII[4], à Saint-Germain-en-Laye, après la levée du siège de Fontarabie, en est un des derniers exemples[5]. Le premier président y fut appelé avec quelque peu de membres du Parlement, et, comme la séance étoit autour de la table du Conseil, les pairs en occupèrent les premières[6] places aux deux côtés, les officiers de la couronne ensuite, et le premier président après eux sans aucune difficulté.

Enregistrements des traités de paix faits en Parlement uniquement pour raison purement judicielle *.

La régence de Marie de Médicis est le premier exemple que le Parlement puisse alléguer d'être entré dans les matières d'État et de gouvernement, si on excepte celles des différends avec Rome, où la politique des Rois a toujours voulu mettre le Parlement entre eux et cette cour, et lui faire faire ce qu'ils ne vouloient pas paroître faire eux-mêmes. L'enregistrement des traités de paix n'est rien, puisque le Parlement ne fut jamais consulté pour les

1. Le mot *lorsqu'* surcharge *et,* et *au* est au singulier, par mégarde, avant *Rois.*

2. Avant *Le,* il a biffé *Je c.*

3. Bernard de Nogaret (notre tome II, p. 93), duc de la Valette, puis d'Épernon après la mort de son père, naquit en 1592, fut colonel général de l'infanterie en 1610, gouverneur de Guyenne, et mourut le 25 juillet 1661.

4. Le chiffre *XII* a été corrigé en *XIII.*

5. Sur ce procès, on peut voir l'*Histoire de Louis XIII* par le P. Griffet, tome III, p. 181-194, les *Lettres de Chapelain,* tome I, p. 388 et 397, l'*Histoire des princes de Condé* par M. le duc d'Aumale, tome III, p. 400-403; les pièces du procès sont à la Bibliothèque nationale, mss. Fr. 10974 et 18462. Le duc, qui s'était réfugié en Angleterre, fut condamné à mort par défaut le 24 mai 1639 et exécuté en effigie (*Gazette,* p. 284).

6. Il y a *p^rs* en abrégé, dans le manuscrit.

* Cet adjectif n'est donné par aucun lexique. Saint-Simon l'a encore employé, à la même occasion, dans sa Table des Mémoires (tome XX de l'édition de 1873, p. 409).

négocier et les conclure. C'est, *ut notum sint*[1], comme des édits, déclarations, ordonnances, lettres patentes, et pour[2] qu'ils règlent leurs jugements dessus entre particuliers, si quelqu'un se plaint de contraventions et de pillage contre d'autres particuliers. Le refus que François Ier lui fit faire[3] d'enregistrer le traité de Madrid[4], ne fut qu'un acte d'obéissance conforme au cri général de la nation, et son enregistrement, quand il l'auroit fait, n'en eût pas servi davantage à Charles V. C'est donc à l'époque de la mort funeste d'Henri IV qu'il faut fixer la première connoissance que le Parlement a pris des affaires d'État et du gouvernement. Cet exécrable événement, du détail duquel toutes les Histoires et les Mémoires de ces temps-là soulageront ceux-ci, remplit[5] toute la cour d'horreur, et d'effroi toute la ville. Le prince de Condé[6] étoit hors du Royaume et premier prince du sang; Monsieur[7] plus jeune que le Roi mineur[8], et nul autre[9] fils de France[10]; les autres[11] princes du sang, et il n'y en avoit que deux, le

Régence de Marie de Médicis est la première qui se soit faite au Parlement, et pourquoi. Époque de sa prétention de se mêler des affaires d'État et de cette chimère

1. Il faudrait *ut notum sit*, ou *ut nota sint*; Saint-Simon dira plus loin, p. 323, plus régulièrement *ut nota fierent*.

2. Ce *pr* a été ajouté en interligne.

3. Avant *faire*, Saint-Simon a biffé un second *fit*.

4. Traité signé le 14 janvier 1526 (nouveau style) entre Charles-Quint et François Ier; il mit fin à la captivité de ce dernier. Le texte en a été donné par Du Mont dans son *Corps diplomatique*, tome IV, première partie, p. 399 et suivantes. Le même jour, le roi de France protesta contre ce traité, comme lui ayant été arraché par force et violence.

5. Il y a *remplirent*, par erreur, dans le manuscrit.

6. Henri II de Bourbon : tome I, p. 165.

7. Gaston d'Orléans. — Avant *Monsieur*, Saint-Simon a biffé *point de fils de France en aage*.

8. Ici, *mieneur*.

9. Il a écrit *nul autres*.

10. C'est une erreur; le second fils de Henri IV, nommé Nicolas, ne mourut qu'en 1611; Gaston n'était que le troisième.

11. Saint-Simon avait d'abord écrit *le Cte de Sois[sons]*; il a biffé les trois derniers mots, corrigé *le* en *les*, et écrit à la suite *d'autres*; puis il a biffé le *d'*.

de tuteurs des Rois, qui les ont continuellement réprimés à tous ces égards.

prince de Conti[1] et le comte de Soissons[2], à craindre pour la Reine par plus d'une circonstance; peu de grands à Paris; tellement que le duc d'Épernon[3], comptant de jouer un grand rôle si la Reine lui avoit l'obligation de toute son autorité, ne pensa qu'à la lui procurer[4] de la manière la plus publique et la plus solemnelle, et à lui assurer le plus de gens qu'il pourroit en les associant en un acte que leur intérêt les engageroit après à soutenir, sans songer dans cet instant subit aux conséquences. Il se servit donc sur-le-champ de l'autorité de son office de colonel général de l'infanterie, fit assembler le Parlement, quoiqu'il fût fête[5], investit le Palais en dehors, et la grand chambre en remplissant la grand salle de milice, tout[6] cela sur-le-champ, et comme on dit, en un tournemain[7], et y fit aller aussitôt tout ce peu qu'il y avoit de pairs et d'officiers de la couronne avec la Reine, laquelle fut à l'instant, du consentement de tous, déclarée régente, et revêtue seule du pouvoir souverain[8]. De là le Parlement

1. François de Bourbon, prince de Conti, second fils du premier mariage de Louis de Bourbon, premier prince de Condé, avec Éléonore de Roye, naquit le 19 août 1558 et mourut le 3 août 1614.

2. Charles de Bourbon, fils aîné du second mariage du même Louis de Bourbon avec Françoise d'Orléans-Longueville, fut la tige de la branche de Soissons; il naquit le 3 novembre 1566 et mourut le 1er novembre 1612.

3. Jean-Louis de Nogaret : tome II, p. 22.

4. *Procurer* est en interligne au-dessus d'*asseurer*, biffé.

5. Henri IV fut assassiné le vendredi 14 mai, et Marie de Médicis proclamé régente le samedi 15, veille du cinquième dimanche après Pâques. On ne sait où Saint-Simon a pris que c'était un jour férié; car ni Pierre de l'Estoile, ni le *Mercure françois*, ni aucun autre récit du temps ne le dit.

6. *Tout* surcharge *ces*.

7. « *En un tournemain*, en aussi peu de temps qu'il en faut pour ourner la main » (*Académie*, 1718). Nous avons déjà rencontré cette locution dans notre tome XIII, p. 460. De nos jours, on dirait plutôt : *en un tour de main*.

8. Voyez les *Mémoires du cardinal de Richelieu*, édition de la Société de l'histoire de France, tome I, p. 57-60. Saint-Simon prend

voulut profiter des troubles qui survinrent pour se mêler du gouvernement, et c'est l'époque de leur chimère de se dire les tuteurs des Rois. Leurs tentatives ne réussirent à leur fournir aucun acte sur lequel ils puissent rien fonder à cet égard, mais à faire voir[1] qu'il n'a pas tenu à eux, et qu'ils ont augmenté ces troubles. Louis XIII, en quantité d'occasions, leur a bien su dire qu'ils ne sont qu'une simple cour de justice pour juger les procès des particuliers, et leur rendre la justice en son nom, sans droit aucun par delà leur jurisdiction contentieuse, et cela en plein Parlement y séant, et d'autres fois à leurs députés, et, pendant son règne, a bien su les contenir dans ces bornes.

Précautions de Louis XIII à sa mort, aussi admirables qu'inutiles, et pourquoi.

Sa mort également héroïque, chrétienne et sainte, qui, pour la France, combla trop tôt sa vaillance, ses exploits, sa justice, et le prodige de tant de vertus dans un prince si expressément mal élevé, et né sur le trône[2], donna un second titre de fait au Parlement pour les régences. Ce prince, qui n'avoit pas lieu de compter sur le bon gouvernement de la Reine son épouse, encore moins sur une sage administration de Monsieur son frère, voulut les balancer l'un par l'autre, et tous les deux par l'autorité qu'il voulut donner à Monsieur le Prince[3] et au conseil de régence qu'il nomma. Se défiant avec raison de la puissance et de l'effet de la volonté des plus grands, des plus sages et des plus justes rois, tel qu'il étoit, après leur mort, il essaya d'y suppléer en[4] persuadant l'équité et la prudence de ses dispositions. Il assembla donc dans sa chambre son sang, les pairs, les officiers de la couronne, les grands officiers de sa maison, ses ministres[5], et les principaux

tous ces détails dans l'*Histoire de Louis XIII* du P. Griffet, tome I, p. 5 et suivantes.

1. Le *v* de *voir* corrige une *f* effacée du doigt.
2. *Trosne* corrigé en *throsne*.
3. C'était encore Henri II, prince de Condé.
4. Le mot *en* est en interligne, au-dessus de *par la*, biffé.
5. Ces deux mots sont en interligne.

d'entre les conseillers d'État et des[1] membres du Parlement, et, en leur présence, fit faire la lecture de son testament par un des secrétaires d'État. Tous le louèrent, l'approuvèrent, l'admirèrent[2]; mais la forme de le passer en sanction[3] y manqua, comme elle avoit manqué à celui de Charles V, qui l'avoit ajoutée au règlement de l'âge de la majorité des Rois. Aussi celui-là[4], si répugnant à la première inspection des choses, si contraire à l'intérêt des régents et des plus puissants de l'État, est-il demeuré loi constante jusqu'à cette heure, et les deux testaments si sages, si prévoyants, si justes, l'un du même Charles V, l'autre de Louis XIII[5], n'ont eu aucune exécution. La Reine[6], dont l'ambition fut excitée par ceux dont l'intérêt étoit qu'elle fût pleinement maîtresse, pour être eux-mêmes les maîtres sous son nom, lui persuadèrent d'imiter Marie de Médicis d'autant plus aisément, que le Parlement étoit informé des dispositions du Roi pour la régence puisqu'il en avoit donné lecture à ses principaux membres; que, s'agissant de dépouiller Monsieur, Monsieur le Prince, et ceux qui étoient nommés du conseil de régence, pour se revêtir seule de leur autorité, elle ne le pouvoit espérer qu'en flattant le Parlement, dont les membres étoient bien plus indépendants de tout intérêt avec ces princes et ces ministres que les grands de l'État, et par un accablement de nombre en voix de gens qui espéreroient plus de grâces d'elle que du concours du Conseil, et dont aucun n'étoit en posture de les arracher comme les grands du Royaume par leur réputation, leurs alliances et leurs emplois. Ce

Régence d'Anne d'Autriche; pourquoi passée au Parlement; avantages dangereux que la Compagnie en usurpe, que Louis XIV réprime durement depuis.

1. *Les* corrigé en *des*.
2. Saint-Simon prend encore tout cela dans l'ouvrage du P. Griffet, tome VI, p. 692 et suivantes.
3. C'est-à-dire de l'approuver, de lui donner la sanction nécessaire pour son exécution : voyez ci-dessus, p. 200.
4. Il veut dire le règlement de la majorité des rois.
5. Le chiffre *XIII* a été ajouté en interligne.
6. La phrase qui va suivre est tout à fait incorrecte; nous nous conformons au texte du manuscrit.

fut ce qui la détermina d'aller faire déclarer sa régence au Parlement, où en effet elle fut revêtue seule de toute l'autorité royale par la pusillanimité des deux princes, à l'exemple desquels ceux du conseil de régence n'osèrent se refuser[1]. Le Parlement, dans la suite et dans les troubles de cette régence, sut bien profiter de son avantage aux dépens de l'État et de l'autorité royale, que Louis XIV eut grand peine à reprendre, et à remettre le Parlement dans ses bornes, qu'il y a bien su contenir après tant qu'il a vécu, jusqu'à être allé une fois en habit gris tenir son lit de justice avec une houssine à la main, dont il menaça le Parlement[2], en lui parlant en termes répondants à ce geste[3].

1. On peut voir, sur ce qui se passa au Parlement, l'*Histoire de France pendant la minorité de Louis XIV,* par Chéruel, tome I, p. 57-66.

2. Les mots *le Plt* ont été ajoutés en interligne, et Saint-Simon a oublié de biffer *le* avant *menaça.*

3. Cette question de la venue de Louis XIV au Parlement en habit insolite a été vivement contestée par divers historiens. C'est Voltaire, dans le *Siècle de Louis XIV* (chapitre xxv), qui, exagérant la donnée primitive, dit en habit de chasse et le fouet à la main. Parmi les contemporains, Monglat (*Mémoires,* p. 306) parle de « justaucorps rouge et de chapeau gris », Mme de Motteville (*Mémoires,* tome IV, p. 46) et Primi Visconti (*Mémoires,* p. 8) de grosses bottes; Loret (*Gazette,* tome II, p. 38) raconte la séance, mais ne dit rien du costume. La réfutation essayée par L. Vian (*Revue des Questions historiques,* octobre 1882) n'est pas péremptoire, parce que les registres du Parlement ne contiennent que ce que le greffier voulait bien y mettre. A bien examiner le pour et le contre, il semble qu'on peut s'en tenir aux conclusions suivantes : 1° la venue du Roi ne fut pas inopinée, puisqu'il avait averti le Parlement la veille par lettre; 2° il portait un costume inusité pour les séances royales; 3° on ignore le motif de ce manquement aux usages, qui ne fut peut-être pas fait de propos délibéré, mais décidé sur le moment même par suite d'une circonstance fortuite, par exemple d'une chasse où le Roi voulait aller. M. Chéruel (*Histoire de France sous le ministère de Mazarin,* tome II, p. 253 et suivantes) a fort bien exposé la question et a adopté les conclusions ci-dessus énoncées; M. Lavisse (*Histoire de France,* tome VII, première partie, p. 63) s'y est également rallié. Saint-Simon fera encore une nouvelle allusion

Régence de M. le duc d'Orléans au Parlement; se traitera en son temps.

La régence de M. le duc d'Orléans est un troisième exemple consécutif en faveur du Parlement pour les régences, dont je me réserve à parler en son temps.

Duc de Guise, qui fait tout pour envahir la couronne, est le premier seigneur qui se fait marguillier et, pour plaire au Parlement, laisse ajouter à son serment de pair le terme de conseiller de cour souveraine.

Les temps fâcheux sont toujours ceux des innovations et des entreprises. Les commencements de la Ligue, qui en produisirent quantité en tout genre, ne furent pas moins avantageux à celles du Parlement. Le duc de Guise[1], qui n'aspiroit à rien moins qu'à mettre la couronne sur sa tête, et de là dans sa maison, s'étoit proposé de gagner tous les cœurs. Il étoit, comme par droit successif de ses pères, l'idole des troupes et du parti catholique, de la cour de Rome, qui ne songeoit qu'à profiter du temps pour étendre son autorité en France et anéantir les libertés de l'Église gallicane, monument de toute antiquité qui la blesse si douloureusement. Il étoit plus que sûr de la maison d'Autriche, qui, jusqu'à sa fin, n'a jamais manqué à la sienne[2], jusqu'à se la substituer en tout ce qu'elle [a] pu, mais qui ne vouloit que la subversion de la France pour profiter de ses débris. Il avoit séduit les ministres par les charges de l'Ordre[3], et le cabinet par les bienfaits[4] et par la crainte; il disposoit des écoles de théologie et des prédicateurs, presque de tous les prélats; il étoit adoré des peuples, et, pour les gagner davantage et se dévouer de plus en plus les curés, il est le premier homme, je ne dis pas de son état, mais je dis de la noblesse la moins distinguée, qui ait été marguillier[5] de sa paroisse[6], et qui en a fait la planche, qui, à la françoise, a été sui-

à cet événement dans la suite des *Mémoires*, tome XIV de 1873, p. 341.

1. Henri Ier : tome VI, p. 418.
2. A sa maison, la maison de Lorraine.
3. Les six derniers mots ont été ajoutés en interligne.
4. Le mot *binfaits* (*sic*) surcharge un mot illisible.
5. Saint-Simon écrit *marguillier* dans le texte, et *marguiller* dans la manchette.
6. Ceci a déjà été dit dans notre tome VI, p. 418; mais, là, Saint-Simon avait dit « marguillier d'honneur ».

vie depuis par les seigneurs les plus distingués. Il n'oublia pas à chercher à gagner le Parlement. Ses pères et lui-même s'étoient élevés par la pairie ; ils en avoient accumulé[1]   dans leur maison. Leur puissance leur fit après franchir toutes bornes, et, cette dignité dont lui-même, dans ses premiers commencements, s'étoit si fort prévalu à l'exemple de ses pères et de ses oncles, il ne se soucia pas de la prostituer pour cheminer vers son grand dessein. Le serment des pairs à leur réception au Parlement est *d'assister le Roi en ses hautes et importantes affaires, de tenir les délibérations de la cour secrètes, et de se comporter en tout comme un bon, vertueux et magnanime duc et pair de France doit faire*[2]. Ce sont les termes consacrés mot pour mot[3], qui ont été en usage depuis l'introduction de la prestation de serment par les pairs, la première fois que chacun d'eux vient prendre séance au Parlement. Il est le même pour les pairs ecclésiastiques : on n'y[4] change que le nom de comte, au lieu de celui de duc, pour les laïques et les ecclésiastiques qui sont comtes-pairs. Dès lors, le Parlement en regardoit la dignité avec jalousie, et, dans l'impossibilité de se défaire d'eux comme des autres prélats et des autres nobles, il cherchoit à les dégoûter et à les écorner, sans toutefois avoir osé le tenter. L'occasion de la réception de M. de Guise se[5] présenta, qui la saisit pour laisser ajouter à ces mots du serment : *comme un bon*[6], *vertueux et magnanime duc et pair*, ceux-ci : *et comme un bon conseiller de cour souveraine doit*

Dessein du Parlement dès lors à l'égard des pairs.

1. Notre auteur a laissé en blanc le nombre qu'il comptait inscrire. Plus haut p. 126, il avait dit dix ou douze, ce qui était exagéré.

2. Ce texte est incomplet ; on en trouvera la formule exacte ci-après, p. 312, note 2.

3. On en a vu un exemple dans la réception du duc du Maine en 1694 : notre tome II, p. 445.

4. *N'y* corrige *y*.

5. Il y a ici *de* et non *se*, par inadvertance, dans le manuscrit.

6. Avant *bon*, Saint-Simon a biffé *magna*[*nime*].

faire. Quelque monstrueux que fût l'accolement[1] de la dignité de pair de France avec la qualité de conseiller de cour souveraine, et qu'il[2] parût à tout le monde, l'indignation publique fut étouffée sous le poids du duc de Guise, et son exemple passa longtemps en loi. Longtemps après, il se trouva des pairs plus difficiles, qui refusèrent cette étrange innovation, et les années coulèrent ainsi parmi plus de soumis que de renitents[3]. A la fin, les pairs n'en voulurent plus entendre parler. Le Parlement sentit que la chose étoit insoutenable, de quelque côté qu'on la prît[4]; les mots ajoutés furent peu à peu supprimés; mais ce ne fut qu'au commencement que le dernier Harlay fut premier président[5] qu'il fut décidé, sans que le Roi y intervînt autrement que de le trouver juste, que jamais plus il n'en seroit parlé. Cette tentative, qui a duré si longtemps, met en évidence l'esprit des magistrats de réduire peu à peu les pairs au Parlement au niveau des conseillers, et on va voir jusqu'où l'audace en a été depuis poussée, et la ténébreuse industrie dont ils ne se sont jamais lassés, ainsi que la négligence et l'incurie incroyable des pairs.

Le terme de conseiller de cour souveraine ôté enfin pour toujours du serment des pairs.

Les princes du sang, si justement pairs nés depuis Henri III[6], et précédant tous autres, ne s'en étoient pas encore distingués comme ils n'ont cessé de faire depuis par tout ce qu'il leur a plu d'entreprendre. Il étoit donc difficile au Parlement d'essayer de ternir les pairs dans

Nécessité d'exposer un ennuyeux détail.

1. Ce substantif n'était pas donné par le *Dictionnaire de l'Académie* de 1718, pas plus que dans la dernière édition.

2. Les mots *et qu'il* ont été ajoutés sur la marge à la fin d'une ligne.

3. Ce participe, tiré du latin *renitentes*, n'est admis par la dernière édition du *Dictionnaire de l'Académie* que comme terme de médecine, au sens de : qui offre de la résistance. Littré en cite deux exemples de Voltaire. — Saint-Simon écrit *renitants*.

4. Il y a *prît* et non *prist*, dans le manuscrit.

5. Achille III de Harlay devint premier président en 1689.

6. Tome XXII, p. 24-25, et ci-dessus, p. 230.

les séances, sans que cela portât aussi sur les princes du sang. Ils l'avoient pu en ajoutant au serment des pairs la qualité de conseillers de cour souveraine, parce que les princes du sang n'y en prêtent point; mais il n'en étoit pas ainsi des autres entreprises qui se couvoient. Ce détail pourra être ennuyeux ; mais il est indispensable pour ce qui doit suivre du complot de M. du Maine, qu'on n'entendroit pas sans cela, et il servira, par un simple exposé de faits, à découvrir l'esprit du tiers état, je n'ose dire la sottise de la noblesse, ni la foiblesse du sang royal, et la conduite des magistrats toujours tendante au même but dans une si longue suite d'années. On donnera à la suite de ce récit un plan de la grand chambre, avec des chiffres qui renverront aux explications, lesquelles, avec l'inspection du plan, rendront clair ce qui le seroit difficilement par le simple discours.

Ordre et formes * de l'entrée et de la sortie de séance aux bas sièges.

Il y a deux manières différentes, en général, d'entrer[1] et de sortir de séance, l'une pour les bas sièges, l'autre pour les hauts. En bas, les magistrats entrent par l'ouverture que laisse le barreau entre le siège de l'interprète et le bureau du greffier[2]. Cette ouverture est vis-à-vis du coin du Roi en biais. En débouchant cette ouverture[3], les présidents traversent le parquet pour gagner leur banc ; les conseillers, au contraire, longent le long des bancs de chaque côté, passent entre les bancs et les petits bureaux répandus au-devant des bancs, et chacun va ainsi gagner sa place. Les princes du sang et les pairs n'entrent point que les magistrats ne soient en place. Ils entrent et gagnent leurs places, les princes du sang en traversant le

1. *D'entrer* corrige *de so*[*rtir*].

2. Voyez sur le plan ci-après, p. 296, les nos 45, 46 et 47.

3. *Déboucher*, au sens de sortir d'un endroit resserré, n'a été employé que par Saint-Simon au sens actif avec un complément direct; nous allons retrouver ci-après, p. 263, 281 et 284, et dans la suite des Mémoires, plusieurs exemples de cet emploi.

* Le signe du pluriel a été ajouté après coup à *forme*.

parquet comme les présidents. On a vu ailleurs[1] que cela n'étoit pas, et l'époque de ce changement. Les pairs font le même chemin que les conseillers[2]. Cette distinction des présidents, dont ils veulent tirer une préférence[3], est en effet nulle, mais en est une pour les princes du sang par la position des bancs. Les présidents seoient seuls sur celui qui est en face de l'entrée ; inutile par conséquent de décrire, pour y aller, les deux côtés d'un carré, puisqu'ils remplissent celui auquel ils vont tout droit chacun vis-à-vis de sa place[4]. Les princes du sang, qui, comme les pairs et les conseillers, ne remplissent qu'un banc de côté, trouvent leurs places en le longeant, et traverseroient vainement le parquet, excepté pour les premières places du banc des pairs qui joint en équerre[5] la place du premier président, tellement que c'étoit une affectation contre eux que de leur faire faire l'équerre le long des bancs pour aller en leurs places, dont Monsieur le Prince le Héros les a affranchis, et, à l'égard de passer entre les bancs et les petits bureaux, qui, en petit nombre, sont devant les bancs pour la commodité des rapporteurs et de leurs papiers, c'est peut-être une affectation nouvelle pour mieux distinguer le traversement du parquet des présidents ; mais je ne l'assurerai pas, parce que j'en ignore l'origine. Pour sortir de séance, la chose a beaucoup varié. Anciennement, les pairs sortoient les premiers à la tête de la magistrature. Depuis, les présidents firent si bien, qu'ils marchèrent de front avec les pairs, qui, de la sorte, avoient la droite sur eux. Depuis que le serment fut changé à la réception du duc de Guise[6], il parut aux présidents que leur dignité étoit blessée de marcher de front avec des gens qui souffroient la qualité de conseillers de cour souveraine. Ils ne laissèrent pas d'être em-

1. Notre tome XXIV, p. 350. — 2. *Cons^rs* corrige *P^ts*.
3. *Preference* est en interligne au-dessus de *distinction*, biffé.
4. Voyez le plan ci-après, p. 296.
5. Saint-Simon écrit *equierre*. — 6. Ci-dessus, p. 259.

barrassés des princes du sang qu'ils ne pouvoient séparer des pairs. A la fin, ils prirent courage : ils osèrent proposer aux princes du sang de marcher à la sortie après le dernier des présidents, et ces princes y consentirent, par quoi les pairs ne purent s'en dispenser. On s'en tiendra au simple récit, et on laissera les réflexions aux lecteurs. On verra dans la suite que ce joug, à la fin, a été secoué, et les deux diverses façons de sortir qui ont été depuis en usage pour les pairs, et une autre à part pour les princes du sang.

Présidents usurpent nettement la préséance sur les princes du sang et les pairs à la sortie de la séance des bas sièges.

Aux hauts sièges, les princes du sang jusqu'à aujourd'hui, et les pairs, sont à la cheminée proche de la lanterne[1], tandis que les magistrats sont à la buvette[2], où les princes du sang et les pairs[3] ont droit d'aller, mais où ils ne vont jamais, pour n'entrer ni sortir avec les magistrats[4], sinon quelqu'un qui leur veut dire un mot, et qui y va lorsqu'ils y sont, et en sort avant qu'ils se mettent en état d'en sortir eux-mêmes. Depuis qu'on a raccommodé la grand chambre, et qu'on en a déplacé la cheminée d'auprès de la lanterne pour l'adosser à la grand salle du Palais[5], les princes du sang et les pairs continuent de se tenir près de la même lanterne pendant la buvette. Ils ont soin d'être avertis quand on en sort[6]. Le premier d'entre eux, suivi un à un de tous les autres en rang d'ancienneté, débouche la lanterne[7] en même temps que le premier président débouche celle de la buvette. Le premier des princes

Ordre et formes d'entrer, de sortir de la séance des hauts sièges.

1. Il a été parlé des deux lanternes de la grand chambre dans notre tome III, p. 6.

2. Tome XIX, p. 109.

3. Ces sept mots ont été écrits en interligne, au-dessus d'*ils*, biffé.

4. *Les magistrats* sont en interligne, au-dessus d'*eux*, biffé, et le *sinon* qui suit surcharge *s'i*, effacé du doigt.

5. C'est en 1721 que ces travaux furent exécutés dans la grand chambre.

6. La préposition *en* est en interligne, et après *sort*, il y a *et que*, biffé.

7. Ci-dessus, p. 261.

du sang ou, s'il n'y [en] a point, le premier des autres pairs mesure sa marche sur celle du premier président, qui est suivi des autres présidents et des conseillers, en telle sorte que, longeant les deux bancs, ils marchent à même hauteur, et arrivent en même temps à leur place près du coin du Roi. On met un banc sans dossier couvert d'un tapis fleurdelisé[1] le long du banc du côté des pairs au bas de leur marchepied, entre ce marchepied et le débord[2] du dossier des bas sièges. Là se mettent les pairs qui, par leur ancienneté, n'auroient pas place sur le banc de derrière, et les conseillers ensuite outre ceux qui sont sur le banc des présidents, et ceux-là font le tour des bas sièges hors le barreau, et entrent par la lanterne de la cheminée après les pairs. Pour sortir, tout se lève à la fois et, debout et découverts comme en entrant, les pairs et les présidents se saluent; le premier président et le premier des princes du sang, ou, en leur absence, le premier[3] des autres pairs se replie sur son banc; car il y a espace; le second de chaque côté de même après que le premier a passé le long de lui; ainsi du troisième et de tous les autres, et sortent[4] ainsi en même rang et par même chemin qu'ils sont entrés. Les pairs passent par la grand porte qui donne immédiatement dans la grand salle, et les présidents, suivis des conseillers, par la petite porte qui donne dans le parquet des huissiers, et de là dans la grand salle[5]. Ce parquet des huissiers est une manière de petite antichambre[6] entre la grand salle et la grand chambre, où les plaideurs attendent quand on plaide à huis-clos, et où la croix de l'archevêque de Paris et les gardes du gouverneur de Pa-

1. Saint-Simon écrit *fleur de lisé*. — C'est de ce tapis que venait l'expression *seoir sur les fleurs de lis* : notre tome XVII, p. 220.

2. Ce mot, qui signifie la partie qui déborde, n'est donné par aucun lexique; Saint-Simon a-t-il voulu mettre *rebord?*

3. Les mots *le p*r ont été ajoutés en interligne.

4. *Sort* corrigé en *sortent*.

5. Voyez sur le plan ci-après, p. 296, les n°s 67 et 68.

6. *Antichambre* corrige *antichabre*.

ris s'arrêtent, lorsque l'archevêque et le gouverneur vont prendre séance au Parlement[1]. Je reviendrai après aux huissiers d'accompagnement.

Séance au lit de justice des pairs en haut, qui opinent assis et couverts, et les officiers de la couronne aussi; des présidents et autres magistrats en bas, qui opinent découverts et à genoux, et du Chancelier en bas, qui ne parle au Roi qu'à genoux, parce qu'il est légiste, mais opine et prononce assis et couvert parce qu'il est

Les présidents étoient bien contents de précéder ainsi paisiblement, en sortant de la séance des bas sièges, les pairs et les princes du sang même, et toute la robe partageoit cette gloire avec satisfaction; mais, plus ils s'y accoutumèrent, plus ils trouvèrent d'amertume dans le changement que la présence du Roi apportoit à leur grandeur. Les bas sièges est alors[2] la séance de toute magistrature, et les présidents à mortier y sont aux pieds des pairs ecclésiastiques. Ils ne se flattoient pas de pouvoir monter en haut, et ils s'en consoloient en voyant le Chancelier, leur chef, en bas comme eux; mais, d'opiner découverts et à genoux, leur étoit un grand crève-cœur[3], tandis qu'ils voyoient les pairs, et même les officiers de la couronne, opiner assis et couverts. Ils avoient[4] bien en cela quelque similitude avec le Chancelier, qui prend l'avis du Roi découvert et à genoux à ses pieds, et ne lui parle point dans une autre posture de toute la séance, tout second officier de la couronne qu'il est, parce qu'il est légiste par état et magistrat; mais, quoique assis au même niveau des autres magistrats dans la place que le[5] greffier occupe aux grandes audiences[6], il y parle et opine assis et couvert, et

1. L'archevêque de Paris et le gouverneur de la ville étaient conseillers d'honneur nés du Parlement; ils pouvaient venir quand ils voulaient aux audiences de la grand'chambre. Le gouverneur de Paris ne venait guère qu'aux séances royales, où tous les gouverneurs de province pouvaient assister; mais, comme il était dans son gouvernement, ses gardes l'accompagnaient jusqu'à la porte de la grand chambre, et il précédait tous les autres gouverneurs.

2. Les mots *est alors* sont en interligne, au-dessus d'*estoit*, biffé. — Saint-Simon a bien mis le singulier, sans doute parce qu'il considérait *les bas sièges* comme une sorte de nom collectif.

3. Saint-Simon écrit *crevecœur*, en un seul mot.

4. *Avoient* corrige *tro*[*uvoient*].

5. Les mots *que le* surchargent *du*.

6. Numéro 4 du plan ci-après, p. 296.

officier de la couronne.

y prononce de même. Les présidents négocièrent, et obtinrent que, dès qu'ils seroient à genoux en commençant de parler, le Chancelier leur commanderoit de la part du Roi de se lever, mais qu'en se levant, ils mettroient un genou sur leur banc, qu'ils opineroient ou parleroient toujours découverts en cette posture, et qu'ils se mettroient à genoux à terre en finissant de parler. C'est ce qui s'observe encore aujourd'hui. Je remarque exprès cette humiliante façon du tiers état de parler devant le Roi et de sa séance en bas, à la différence du baronnage[1], par le contraste inimaginable que les présidents osèrent entreprendre. Ils prétendirent opiner devant[2] les pairs et devant les princes du sang; ils l'emportèrent. Encouragés par ce[t] inespérable succès, ils voulurent opiner avant les fils de France, et ils y réussirent. Enfin, ils se prévalurent si bien de la cassation du testament de Louis XIII, que la Reine souhaitoit si passionnément, et qui se laissa persuader de s'adresser au Parlement, qu'elle consentit, toute reine et régente qu'elle étoit, que les présidents opinassent devant elle, et immédiatement tous après le Roi. Cette énormité dura jusqu'en 1664; les pairs demandèrent enfin justice, ce qui forma un procès, où le Parlement en corps se rendit partie avec toute la robe en croupe. Les pièces en sont entre les mains de tout le monde, et l'arrêt contradictoire et très solennel par lequel le Roi les réduisit au rang d'opiner où ils devoient être, après le dernier de tout ce qui est aux hauts sièges[3] : ce qui s'est

Présidents usurpent d'opiner entre la Reine régente et le Roi; sont remis à opiner après le dernier officier de la couronne en 1664; ce qui a toujours * subsisté depuis.

1. Ce mot, qui signifie le corps des barons, ne se trouve pas dans le *Dictionnaire de l'Académie* de 1718. Littré en cite des exemples de Richelieu et de Voltaire; on le retrouvera ci-après p. 271, et aussi dans les *Écrits inédits*, tome VIII, p. 372.

2. *Devant* au sens d'*avant* a déjà été relevé dans le tome II, p. 366.

3. C'est dans le courant de 1663 que les ducs et pairs en appelèrent au Roi de cette situation anormale; il y a des mémoires écrits à ce sujet par diverses personnes dans les Cinq-cents de Colbert, vol. 212, fol. 312-378, par le P. Lecointe dans le ms. Fr. 10817, fol. 11-68 et 87-

* Le mot *toujours* a été ajouté en interligne.

toujours exécuté depuis jusqu'à aujourd'hui. Ainsi je ne m'y étendrai pas, et laisserai encore une fois le lecteur à ses réflexions.

L'ordre des temps étant[1] préférable dans un récit historique à la suite naturelle du discours, j'interromprai ici celle de l'arrêt de 1664, à laquelle je reviendrai après pour parler du changement entier arrivé aux réceptions des pairs au Parlement.

Changement par entreprise et surprise de la réception des pairs, des hauts sièges, où elle se faisoit, aux bas sièges où elle est demeurée depuis 1643.

Les pairs ont toujours été reçus au Parlement jusqu'à la mort de Louis XIII, à la grande audience à huis ouverts, la séance par conséquent aux hauts sièges, un avocat présentant les lettres par un discours, un avocat général parlant après et concluant. Le pair, après le serment fait comme il se fait aujourd'hui, montoit à sa place. On plaidoit une cause de nature [à] être jugée en cette audience même, pour que le nouveau pair opinât, et, l'audience finie, on se retiroit. M. de Monaco[2], lassé de la domination des Espagnols, fit un traité avec Louis XIII pour se donner à la France, qui fut secrètement ménagé par le dernier duc d'Angoulême, gouverneur de Provence, qui s'y trouvoit alors[3]. On a assez[4] parlé de ces seigneurs de Monaco, à l'occasion du mariage du dernier Monaco Grimaldi avec la fille de Monsieur le Grand[5], pour n'en

109, et d'autres dans le Recueil Thoisy, vol. 66, fol. 136-153, et vol. 364, fol. 109-181. On peut voir aussi l'*Histoire de Louis XIV*, par Bruzen de la Martinière, tome III, p. 133-137, les *Lettres de Colbert*, tome VI, p. 224-229, les *Mémoires de la Rochefoucauld* (tome III des *Œuvres*), p. 144, et aux Archives nationales le registre KK 597, p. 891 et suivantes. L'arrêt du Conseil, rendu en présence du Roi le 26 avril 1664, a été imprimé en note dans le *Journal d'Olivier d'Ormesson*, tome II, p. 125-128, avec des renseignements complémentaires.

1. *Estant* a été ajouté en interligne.

2. Honoré II Grimaldi : tome III, p. 22.

3. Il a été parlé de ce traité et de la part qu'y prit le duc d'Angoulême dans le même tome III, p. 22.

4. *Asséz* a été ajouté en interligne.

5. Antoine Grimaldi et Marie de Lorraine-Armagnac : tomes II, p. 35, note 3, et XV, p. 331, note 4.

pas interrompre ici le fil du discours. Par un des articles du traité, il fut stipulé que M. de Monaco seroit fait duc et pair. Il l'exécuta avec beaucoup d'adresse et de courage, mit la garnison espagnole hors de Monaco, y en reçut une françoise[1], et le Roi, de son côté, l'exécuta aussi de sa part. Ces choses se passèrent en 1642. Dans cette année, l'érection nouvelle du duché de Valentinois avec la pairie fut faite et enregistrée au Parlement[2], et M. de Monaco a été le dernier duc et pair de Louis XIII, et le dernier chevalier du Saint-Esprit aussi, dont il reçut le collier des mains de ce monarque au camp devant Perpignan[3], qui fut son dernier exploit. M. de Monaco retourna de là à Monaco, où il demeura jusqu'après la mort de Louis XIII, quelque temps après laquelle, mais[4] la même année, il vint à Paris, et il y[5] profita de ce voyage pour se faire recevoir au Parlement[6]. C'étoit un temps de foiblesse, d'efferves-

1. On peut ajouter aux références indiquées dans le tome III le *Mercure françois* de 1641, tome XXIV, p. 147-153, les *Mémoires du comte de Souvigny*, tome III, p. 20 et suivantes, les *Lettres de Guy Patin*, nouvelle édition, tome I, p. 220, et la *Gazette* de 1641, p. 955-962 et 970.

2. Les lettres d'érection datées du camp devant Perpignan en mai 1642 ont été publiées dans l'*Histoire généalogique*, tome IV, p. 486-487; elles furent enregistrées au Parlement le 18 juillet suivant. Il y a des pièces sur cette pairie aux Archives nationales, carton K 623, n° 48.

3. Arrivé au camp le 21 mai 1642, M. de Monaco reçut le collier de l'Ordre des mains du Roi dès le lendemain 22 (*Gazette*, p. 512-514; *Mémoires de Monglat*, p. 123). En même temps, il obtint, ainsi que son fils, des lettres de naturalité, qui furent vérifiées au Parlement le 4 juillet.

4. Ce *mais* surcharge *année* effacé du doigt, et, plus loin, au lieu de *vint*, il y a *vit*, par erreur.

5. Cet *y* a été répété deux fois, à la fin de la page 1464 et au commencement de la page 1465 du manuscrit.

6. Saint-Simon fait erreur : M. de Monaco arriva à Paris vers le 27 décembre 1642 (*Gazette* de 1642, p. 1216), et il fut reçu au Parlement le 19 février 1643 (Registres du Parlement, X[1A] 8387; *Journal d'Olivier d'Ormesson*, tome I, p. 6-7; *Gazette*, p. 152), et non pas après la mort de Louis XIII. Toutes les réflexions que va faire Saint-Simon portent donc à faux.

cence, de cantonnement[1]; c'en étoit un de triomphe pour cette compagnie, à qui, pour la seconde fois, on venoit[2] d'avoir recours pour la régence, et de plus, pour casser le testament du Roi et donner toute puissance à la Reine. Le Parlement comptoit sur sa reconnoissance, et plus encore sur sa crainte, et, par conséquent, sur ses ménagements et ceux de ses ministres à l'entrée d'une minorité, dans le cours d'une forte guerre où le[3] besoin d'argent rendroit le concours du Parlement nécessaire pour l'enregistrement des édits dans le pouvoir qu'on venoit de lui reconnoître dans tout ce qui venoit de se passer, et où les grands de l'État, attentifs à leurs intérêts particuliers, étoient presque tous aux frontières ou dans leurs[4] gouvernements; un temps enfin où chacun cherchoit à s'appuyer, et où tout contribuoit à rendre le Parlement considérable, hardi et entreprenant. Cette compagnie n'avoit jamais cessé de travailler à chercher à approcher les pairs du niveau des conseillers depuis que le duc de Guise tué à Blois avoit souffert, et les autres pairs après lui, le changement au serment des pairs qui a été expliqué[5], encore plus depuis que les présidents à mortier étoient parvenus à se faire suivre, en sortant de séance, par les princes du sang et les autres pairs[6], quoiqu'il soit vrai que l'occasion ne s'en présentât guères, parce qu'il étoit fort rare qu'il s'en trouvât aux petites audiences en bas, ou aux procès par écrit qui s'y jugent, toutes les grandes causes et jusqu'alors toutes les[7] réceptions des pairs étant faites et plaidées aux hauts sièges, où[8] chacun entroit et sortoit par son côté

1. Saint-Simon veut dire que c'était un temps où chacun se cantonnait, s'unissait à un parti et s'isolait du reste; ce mot, en ce sens, n'est donné par aucun lexique.

2. *Venoit* corrige *avoit*. — 3. *Ce* corrigé en *le*.

4. Encore ici *leur*, au singulier.

5. Ci-dessus, p. 259 260. — 6. Ci-dessus, p. 263.

7. Il y a *le receptions*, par mégarde, dans le manuscrit.

8. Cet *où* surcharge un *d'*.

comme il a été expliqué[1]. Un temps si favorable aux entreprises du Parlement le devint encore davantage par la personne qui se présenta à faire le serment de pair de France et à en prendre la séance. M. de Monaco étoit un étranger qui avoit passé toute sa vie chez lui parmi des Espagnols et des Italiens, qui n'avoit jamais habité en France, qui en ignoroit tout, et qui n'y avoit ni parents, ni amis, ni connoissances. M. d'Angoulême, [qui], avec son traité et le voisinage, lui en auroit pu donner davantage, n'étoit point pair[2] et n'en savoit pas plus que lui sur les séances du Parlement. Cette compagnie n'en fit donc pas à deux fois : elle le reçut aux sièges bas avant la petite audience du matin, avec un rapporteur qui rapporta ses lettres[3] : ce qui est la forme de recevoir les conseillers. C'étoit une innovation bien hardie et bien étrange, et toutefois l'inapplication, l'ignorance, l'incurie étoit déjà telle, que je ne sais si on s'en aperçut. Du moins, M. de Monaco n'étoit pas pour s'en douter, et, si d'autres purent le remarquer,

1. Ci-dessus, p. 263-264.

2. En effet le duc d'Angoulême avait seulement reçu pour lui et ses hoirs, par lettres patentes de juillet 1619 (*Histoire généalogique*, tome III, p. 115), la jouissance du duché d'Angoulême, qui n'avait pas été érigé en pairie en sa faveur.

3. Les registres du Parlement ont conservé la trace de cette singulière réception, sans cependant mentionner l'innovation que relève Saint-Simon. Il y a d'abord au registre du conseil secret (X^{1A} 8387) un procès-verbal très court de la séance solennelle, avec mention des princes et ducs qui y assistèrent, qui constate que, l'information de vie et mœurs ayant été satisfaisante et la cour ayant donné un avis favorable, M. de Monaco sera reçu lorsqu'il aura fait le serment accoutumé. Puis, dans le registre des audiences de plaidoiries (X^{1A} 5669), est inscrit le procès-verbal de la réception proprement dite et du serment, tout comme si c'était une affaire ordinaire et sans mention qu'il y assistât d'autres personnes que les magistrats, et cela pourrait faire croire que la pièce se joua en deux actes. Au contraire, la *Gazette* (p. 152) donne de la réception un récit détaillé, d'après lequel il n'y eut qu'une seule séance. Saint-Simon est revenu à diverses reprises sur cette innovation (*Écrits inédits*, tomes III, p. 87 et 374, IV, p. 64-65, et VI, p. 91; Addition au *Journal de Dangeau*, dans notre tome III, p. 341).

la foiblesse et l'abandon fut tel aussi[1] qu'on ne le releva pas. Telle est la moderne époque de ce changement total de la réception des pairs au Parlement. Les troubles et l'autorité de cette compagnie, qui s'accroît toujours parmi les désordres, et la même foiblesse des pairs continuèrent sans bruit cette façon nouvelle des réceptions, qui finalement s'est depuis soutenue jusqu'à aujourd'hui.

Contraste de l'état originel des légistes dans les parlements avec leurs usurpations postérieures.

Les conquêtes que les présidents avoient faites devoient leur sembler assez belles pour s'en contenter. Ils avoient fait l'étrange innovation au serment des pairs[2] qui a été expliquée, par laquelle ils s'avouoient conseillers de cour souveraine[3] ; ils les avoient réduits pour leur réception à la parité avec les conseillers ; ils précédoient les princes du sang, par conséquent les pairs, à la sortie de la séance des bas sièges, et l'occasion, rare jusqu'alors, en devenoit plus fréquente et plus solemnelle depuis que les réceptions des pairs s'y faisoient. Enfin, ils opinoient entre le Roi et la Reine régente, par conséquent avant elle, avant les fils de France, les princes du sang et les pairs. C'étoit avoir fait un beau chemin pour des légistes souffleurs[4] du baronnage et assis sur son marchepied pour en être à portée quand il plaisoit à quelqu'un de ces seigneurs de les consulter à l'oreille[5], sans toutefois y être astreints, ni de suivre l'avis qu'ils lui disoient aussi à l'oreille. On a vu que, quant à la dignité et aux fonctions de la pairie, ceux d'aujourd'hui sont en[6] tout les mêmes que dans tous les temps, et les légistes eux-mêmes devenus tels qu'on les voit aujourd'hui[7], ne se peuvent dissimuler, ni[8] à per-

1. *Aussy* est en interligne.
2. Ces quatre mots sont en interligne au-dessus d'*à leur serment*, biffé.
3. Ci-dessus, p. 259-260. — 4. Ci-dessus, p. 240.
5. Ci-dessus, p. 239.
6. Cet *en* a été ajouté en interligne.
7. *Aujourdhuy* semble avoir été ajouté après coup sur la marge à la fin de la ligne.
8. *Ny* est en interligne.

sonne, leur état de légiste, et jusque dans leur triomphe, leur séance[1] aux pieds des pairs, et à ceux des officiers de la couronne, nonobstant tout l'art et le temps qui a fait un banc de ce marchepied, et que, comme[2] tels, ils n'opinent et ne parlent que[3] découverts et à genoux, ainsi que le tiers état dont ils sont membres par leurs offices, quelque nobles que quelques-uns d'eux se voulussent[4] prétendre, et en quelque monstrueux rang qu'ils fussent parvenus à opiner, jusqu'à y précéder la Reine mère de leur roi et régente du Royaume. Quel prodige pour des sujets d'entre le peuple, qui n'auroit[5] pu entrer dans l'esprit des premiers du Royaume d'oser le[6] prétendre, et quel monstre de grandeur sur piédestal d'argile[7] ! Les troubles domestiques[8] et les embarras de la guerre au dehors en maintinrent l'énormité ; mais, après la paix des Pyrénées, les idées revinrent, et la possibilité de remédier aux principaux désordres. Celui-ci, qui parut le plus suprême de tous, et comme on l'a vu[9], fut abrogé en 1664, et le premier président, avec tous les autres, remis en son premier rang d'opinion après le dernier de tout ce qui seoit aux hauts sièges[10].

Efforts et dépit des présidents en 1664 et depuis.

C'étoit tomber de bien haut, après avoir opiné avant une reine régente, de n'opiner plus qu'après le dernier officier

1. Au-dessus de *séance*, Saint-Simon a biffé en interligne un mot illisible.
2. L'abréviation *co^e* surcharge *te*[*ls*].
3. Ce *que* est en interligne, au-dessus de *toujours*, biffé, et plus loin *et* est en interligne.
4. La première lettre de *voulussent* surcharge un *p*.
5. Les mots *qui n'auroit* sont en interligne, au-dessus de *qui ne seroit*, biffé.
6. *Le* est en interligne.
7. Allusion au songe de Daniel (*Daniel*, chap. II, versets 31 et suivants).
8. Le *d* de *domestiques* surcharge un *et*.
9. Ci-dessus, p. 266.
10. A la suite de ce mot, Saint-Simon a effacé du doigt *C'esto*, pour l'écrire, en commençant un paragraphe, à la ligne suivante.

de la couronne, dont le premier, c'est-à-dire le Connétable quand il y en a un, ne seoit[1] et n'opine qu'après le dernier pair de France, ou, s'il l'est lui-même, en son rang d'ancienneté parmi eux. Le procès avoit été contradictoirement instruit, et les mémoires, auxquels le duc de Luynes[2] contribua beaucoup par sa capacité, sont entre les mains de tout le monde, ainsi que ceux des présidents[3]. Ils avoient eu l'adresse d'engager le Parlement en corps à se rendre partie avec eux ; ils avoient épuisé l'art et le crédit pour allonger l'instruction et retarder le jugement du Roi. Plus l'affaire avoit fait de bruit, plus la rage de succomber fut grande, et la passion de s'en venger ; mais ils n'ont osé rien tenter sur le rang d'opiner, qui est demeuré jusqu'à aujourd'hui dans la règle où l'arrêt de 1664 l'a décidé. Ils se sont contentés, à cet égard, de rendre les pièces et les mémoires imprimés en 1664, où on voit les signatures des ducs de Guise[4] et d'Elbeuf en leur rang d'ancienneté : le premier, après les pairs ecclésiastiques, l'autre après le[5] duc d'Uzès[6]. Leur sensibilité a même été si passionnée là-dessus, qu'ils se sont portés jusqu'aux menaces et jusqu'aux violences pour en empêcher la réimpression, et ensuite la[7] distribution et le débit lorsqu'on fit faire une édition pendant la Régence, et qui fut faite et débitée publiquement malgré leurs emportements si peu convenables à l'état de légistes et à la gravité de magistrats.

Leur dépit les tint longtemps à chercher des dédommagements, qu'ils n'osèrent hasarder les premières années

Novion, premier président, ôté

1. Avant *séoit*, l'auteur a biffé *soi*, corrigé en *séoit*.
2. Louis-Charles d'Albert : tome II, p. 92.
3. Voyez ci-dessus, p. 266, note 3.
4. Voyez ci-après aux Additions et Corrections.
5. *Le* surcharge *Uzès*.
6. Ce qui établit que les princes étrangers pairs prenaient le rang de leur pairie, et ne précédaient pas tous les autres pairs comme ils le prétendaient.
7. Ce *la* corrige un *les*, ainsi que *le* avant *débit*.

de place pour ses friponneries ; jaloux de l'élévation des Gesvres.

qui suivirent celles[1] de 1664. Lamoignon, premier président[2], mourut en 1677 ; Novion lui succéda[3], qui fut chassé de cette belle place en 1689, pour ses friponneries et ses falsifications d'arrêts[4], qu'il changeoit en les signant. Les rapporteurs s'en aperçurent longtemps avant que d'oser s'en plaindre ; à la fin, les principaux de la grand chambre lui en parlèrent, et l'obligèrent à souffrir un témoin d'entre les commissaires[5] à le voir signer. Il avoit encore une façon plus hardie pour les arrêts d'audience ; il les prononçoit à son gré. Chaque côté de la séance dont il avoit été prendre les avis admira longtemps comment tout l'autre côté avoit pu être d'un avis différent de celui qui avoit été le plus nombreux du sien, et cela dura longtemps de la sorte. Comme cela arrivoit de plus en plus souvent, leur surprise fit qu'ils se la communiquèrent. Elle augmenta beaucoup quand ils s'apprirent mutuellement qu'elle leur étoit commune depuis longtemps, et que ces arrêts qui l'avoient causée n'étoient[6] l'avis d'aucun des deux côtés. Ils résolurent de lui en parler la première fois qu'ils s'en apercevroient. L'aventure ne tarda pas, et le hasard fit que la cause regardoit un marguillage[7] ; quelques-uns des[8] plus accrédités de la grand chambre lui parlèrent comme ils en étoient convenus entre eux, et,

1. Ce *celles,* dont la dernière lettre a été ajoutée après coup, est peut-être mis pour remplacer *les affaires.*

2. Guillaume de Lamoignon : tome III, p. 326.

3. Nicolas Potier de Novion : tome II, p. 50.

4. Ce mot est au singulier dans le manuscrit.

5. Le manuscrit porte *Com^res^* qu'il faut lire *commissaires,* et non pas *conseillers,* comme cela avait été imprimé dans les éditions précédentes. — Nous avons vu, dans le tome XXI, p. 155, ce que signifiait ce mot au Parlement.

6. Il y a *n'estoit,* par mégarde, dans le manuscrit.

7. Ce mot n'existe dans aucun lexique, et Littré le donne comme étant de la fabrication de Saint-Simon, qui l'avait déjà employé dans les *Ecrits inédits,* tome VIII, p. 274. Nous avons eu *marguillerie,* qui est le vrai terme, dans notre tome VI, p. 419.

8. Il y a *de,* dans le manuscrit, peut-être par inadvertance.

tout modestement, le poussèrent : se trouvant à bout, il se mit à rire et leur répondit qu'il seroit bien malheureux, étant premier président, s'il ne pouvoit pas faire un marguillier quand il en avoit envie. Ces gentillesses furent enfin portées au Roi avec les couleurs[1] qu'elles méritoient, et il étoit chassé honteusement et avec éclat, sans le duc de Gesvres[2], premier gentilhomme de la chambre, et de tout temps fort bien et fort libre avec le Roi, qui en obtint qu'il donneroit sa démission comme un homme qui veut se retirer, et il[3] se chargea de l'apporter au Roi[4]. La chose se passa de la sorte, et Harlay, lors procureur général, fut premier président, et la Briffe[5], simple maître des requêtes, procureur général. Ce préalable étoit nécessaire avant d'aller plus loin, tant pour les dates, que pour faire voir à quels premiers présidents les pairs eurent à faire[6]. Il seroit en effet bien difficile d'en trouver trois de suite en aucun tribunal aussi profondément corrompus que Novion, Harlay et Mesmes, et de genres de corruptions plus divers par leur caractère personnel, sans qu'on pût dire néanmoins lequel des trois a été le plus corrompu, quoique corrompus au dernier excès tous les trois, et chacun différemment aussi, avec tous les talents et les qualités qui pouvoient rendre leur corruption plus dangereuse. Novion laissa un petit-fils[7], que Monsieur le Duc fit premier président presque aussitôt qu'il fut premier ministre[8]. Il n'y put durer longtemps, et quitta[9]. C'étoit un dangereux

Les deux Novions, Harlay et Mesmes premiers présidents ; quels.

1. Ce n'est pas ici le sens de prétextes, mais celui d'expressions convenables pour peindre ce qu'on veut exposer.
2. Léon Potier, de même maison que M. de Novion.
3. Cet *il* corrige d'autres lettres.
4. Tout cela a déjà été raconté, avec moins de détails, dans le tome II, p. 51-53; mais Saint-Simon n'a pas parlé alors de l'intervention du duc de Gesvres.
5. Pierre-Arnaud de la Briffe : tome II, p. 53.
6. Dans leurs différends avec le Parlement.
7. André III Potier : tome II, p. 52. — 8. Le 15 décembre 1723.
9. Il donna sa démission moins d'un an après, le 9 septembre 1724.

maniaque, qui a laissé maints monuments de folie et de l'égarement de son esprit[1].

Ce fut tant de honte pour les ducs, et un honneur si énorme pour les Potiers, d'en voir un fait duc et pair parmi les quatorze de 1663[2], qu'il y avoit lieu de croire que Novion, comblé de l'un, chercheroit par sa conduite à adoucir l'autre. Ce bourgeois ne[3] pensa pas ainsi. Quoique fort bien avec le duc de Gesvres, il étoit piqué de voir un cadet de sa famille[4] au rang des grands seigneurs et d'être demeuré dans celui de son être, et, quoique vivant en amitié avec les Gesvres, et se mettant à tout pour eux, lui et son petit-fils, car son fils[5] est mort jeune et obscur, se sont toujours plu[6] en des respects amers et ironiques pour les Gesvres, et à se dire des bourgeois pour leur faire dépit. Telle fut leur bizarrerie, ou plutôt leur ver rongeur, et la cause intime de leur procédé avec les pairs, dont le petit-fils n'a pu que montrer la même humeur en des occasions momentanées.

Novion, succédant à Lamoignon sans avoir pu remplir sa place, ne songea donc qu'à seconder le dépit du Parlement en suivant le sien particulier. Il fut peu en cette place sans faire des tracasseries qui ne parurent pas d'abord, qui après se firent sentir, et qui, par leur opiniâtre durée, sont devenues des usurpations de la dernière indécence. Comme elles ne furent introduites que peu à peu, en tâtonnant[7], que les pairs ne s'en aperçurent que tard, et que plus tard encore ils s'en plaignirent, je ne puis fixer de date à chacune de ces apparentes ténuités, et je les remets à la fin de cette disgression, pour venir au point

1. Saint-Simon parlera avec plus de détails de ce premier président dans la suite des *Mémoires*, tome XIX de 1873, p. 217-218.

2. Ce Léon Potier dont il vient d'être parlé à la page précédente.

3. Ce *ne* a été répété deux fois, à la fin de la page 1466 et au commencement de la page 1467 du manuscrit.

4. La branche des Potier de Novion était en effet l'aînée.

5. André II Potier : tome II, p. 53.

6. Écrit *plus*. — 7. Avec timidité : tome XVI, p. 243.

capital qui l'a forcément engagée. Ces tracasseries, que je remets à la fin, furent suivies de quelque chose de bien plus sérieux, et qui commença à s'introduire par un air de distraction et par de la variété. Aux audiences, le premier président se lève pour aller prendre les opinions d'un côté, puis de l'autre, par pelotons qui s'assemblent debout autour de lui ; il est découvert du moment qu'il se lève jusqu'à ce qu'il soit retourné à sa place et assis, pour prononcer couvert. Aux procès de rapport[1], qu'on appelle autrement par écrit, où on est à huis clos, ou, comme au rapport de ce qui regarde la réception d'un pair, on est censé y être, le premier président, sans bouger de sa place, prend l'avis de toute la séance ayant le bonnet sur sa tête, qui tous opinent découverts à mesure que le premier président appelle le nom de chacun. Venant aux pairs, il se découvroit en nommant le premier d'eux[2] à opiner de suite; les princes du sang opinoient sans être nommés, puis les présidents, sans l'être non plus ; se couvroit après, puis prononçoit. Il faut dire en passant que cette différence de ne point appeler les princes du sang ni les présidents par leur nom, ne peut venir que de la proximité du premier président d'eux, en sorte qu'il n'a besoin que de les regarder l'un après l'autre pour leur faire entendre à qui c'est d'opiner ; au lieu que son éloignement des autres places l'oblige à nommer le nom de chacun, que ses regards éloignés, et nécessairement peu distingués entre quatre ou cinq voisins assis près les uns des autres, seroient confusément reçus, et ne leur laisseroient pas démêler l'ordre de l'opinion. Cet usage, qui ne peut avoir d'autre origine, est devenu une distinction des princes du sang et des présidents à mortiers[3], qui, en cela comme en d'autres qu'on remarquera à mesure, se sont égalés à eux. Novion commença par mettre négligemment son bonnet sur

Affaire du bonnet.

1. C'est-à-dire rendus sur rapport.
2. Les mots *d'eux* ont été ajoutés en interligne.
3. Il y a bien *mortiers*, au pluriel, dans le manuscrit.

le bureau, tantôt au commencement, tantôt au milieu, quelquefois vers la fin de l'appel des noms des conseillers, et il évita toujours de l'ôter au moment qu'il nommoit le premier à opiner des pairs. De là, il poussa plus loin l'affectation de son inadvertance, y demeura couvert en nommant les premiers des pairs à opiner, puis se découvroit comme ayant oublié de le faire, et achevoit d'appeler le nom des autres. Les pairs furent quelque temps assez simples pour n'y pas prendre garde. Leurs[1] réceptions étoient rares. Après s'en être aperçus, cela s'oublioit jusqu'à la première, qui produisoit la même surprise, et toujours avec la même incurie. Ce prélude auroit néanmoins dû les réveiller, d'autant plus qu'ils ne pouvoient penser que les présidents, ni la compagnie même fût revenue du dépit de l'arrêt de 1664 sur la préopinion, et qu'ils avoient eu depuis une autre occasion de pique dont j'expliquerai le fait après celui-ci. A la fin, l'évêque-comte de Châlons, si connu longtemps depuis sous le nom de cardinal de Noailles, archevêque de Paris, fut reçu au Parlement en 1681, et ce fut à sa réception que Novion, levant le masque, demeura couvert en appelant tous les noms des pairs, et ne se découvrit que lorsqu'il en fut aux princes du sang[2]. Le duc d'Uzès[3] perdit patience, enfonça son chapeau et opina couvert avec un air de menace. Les ducs éclatèrent et se plaignirent au Roi. Le Roi a, tant qu'il a pu, abaissé et diminué le rang des ducs en tout ce qui lui a été possible ; il n'étoit pas fâché des querelles de cette nature, et il aimoit à les faire durer en ne les jugeant point, pour tenir les parties en division[4] et plus dans sa dépendance. Il prit prétexte que le duc d'Uzès s'étoit fait justice lui-même,

1. *Leurs* corrige *les*.

2. Ceci avait déjà été inséré dans le « Mémoire sur les changements arrivés à la dignité de duc et pair » : *Écrits inédits*, tome III, p. 87 et suivantes.

3. Emmanuel de Crussol : tome I, p. 94.

4. *Division* corrige *divisées*; *en* est en interligne, et l'*et* qui suit surcharge un *en*.

et aux pairs avec lui, et ne voulut point s'en mêler. Il ne devoit pas être difficile de le mettre au pied du mur en tout respect, en le suppliant de décider, et il n'étoit pas possible qu'il le fît en faveur d'une indécence si poussée, et en même temps si nouvelle ; ou, s'il persistoit à ne s'en point mêler, lui demander conséquemment la neutralité de part et d'autre, et n'opiner plus aux procès par écrit que couverts. J'aurois peine à comprendre qu'on en fût demeuré là, et que les pairs eussent retourné opiner découverts, le premier président demeurant couvert depuis cette époque, si je n'avois vu de mes yeux de quoi rendre tout croyable des pairs avec le Parlement. Pour ne parler que de ce dont il s'agit ici, et du Parlement avec eux en tout genre d'entreprise, je me contenterai[1] de cette triste remarque et de dire que cette affaire, dont la contestation dure encore au même état, et[2] si connue sous le nom de l'affaire du bonnet, est celle dont M. du Maine s'est servi avec tant de noire profondeur et de fortune, qui donne lieu à cette disgression[3]. Avant de la finir, il faut achever de voir les autres gentillesses des présidents du Parlement, qui ne purent être contents d'avoir égalé les pairs avec les conseillers par le changement de la réception des pairs aux hauts sièges, et par la plus qu'indécence de leur nouvelle manière d'opinion aux procès par écrit.

Les princes du sang et les pairs cessent de suivre les présidents à la sortie de la séance des bas sièges. Nouvelle*

Il faut revenir maintenant à expliquer ce nouveau dépit causé aux présidents par les pairs, dont je viens de parler, et que j'ai remis ici par les queues qu'il a laissées et qui durent encore. Du temps du premier président Lamoignon, les princes du sang se lassèrent enfin de sortir de séance aux bas sièges à la suite des présidents, et Lamoignon avoit trop de sens et d'esprit pour ne pas sentir que cette indécence, pour en parler sobrement, ne pourroit se sou-

1. Il y a *conterai*, par mégarde, dans le manuscrit.
2. *Et* corrige *es[t]*.
3. Il en parlera longuement dans le prochain volume.

* *Nouvelle* surcharge *autre*.

forme pour les princes du sang, et deux autres successives pour les pairs.

tenir que tant qu'il plairoit aux princes du sang de la laisser durer. Il comprit en même temps que les pairs, qui ne pouvoient se plaindre de ce qui leur étoit commun avec les princes du sang, ne s'accommoderoient pas d'une marche qui n'auroit plus ce bouclier, tellement que, sans querelle et sans bruit, Monsieur le Prince[1], dont ce premier président étoit ami, convint avec lui d'une autre façon de sortir de séance aux bas sièges, tant pour les princes du sang que pour les pairs, où les premiers prirent un avantage fort marqué sur les seconds, qui ne témoignèrent seulement pas le sentir. Voici donc ce qu'il fut réglé pour les princes du sang entre Monsieur le Prince et le premier président, et qui s'est toujours pratiqué depuis. La petite audience finie en bas, le premier président ôte son bonnet, demeure assis et regarde les princes du sang ; aussitôt ils se découvrent, se lèvent, et en même temps les pairs et les présidents en font autant. Les princes du sang se tournent à droit et à gauche en s'inclinant, traversent le parquet et s'en vont. Avant qu'ils soient sortis du parquet, les présidents ont soin de se rasseoir ; les pairs en même temps se rasseoient. Les uns et les autres demeurent quelques moments de la sorte, puis toute la séance[2] se lève en même temps ; les présidents s'inclinent aux pairs, les pairs à eux, debout devant[3] leurs places, sans remuer[4] et découverts ; puis le premier des pairs et le premier président se mettent en marche en traversant le parquet, le premier[5] pair en coulant par-devant les pairs debout devant leurs

1. Le Grand Condé.

2. Après *séance,* il y a *de robe,* ajouté en interligne, puis biffé.

3. Saint-Simon avait d'abord écrit *debout devant;* puis il l'a biffé pour mettre en interligne *assis en,* qu'il a également biffé pour écrire de nouveau à la suite, en interligne, *debout devant.*

4. Il y avait d'abord au manuscrit : *sans avoir démarché.* Saint-Simon a biffé les deux derniers mots pour écrire au-dessus en interligne : *se soulever du tout, mais.* Il a encore biffé tout cela et a écrit à la suite : *remuer.*

5. L'abréviation *p*r est en interligne.

places, qui tous le suivent à mesure un à un, tandis que les présidents, suivis des conseillers, débouchent le parquet[1], les conseillers se retirant le long de leurs bancs, et en sortent ainsi un à un[2] par l'ouverture qui est entre la chaire de l'interprète et le bureau du greffier[3]. En débouchant, ils se couvrent et sortent de la grand chambre par le parquet des huissiers. Les pairs débouchent la séance ou le parquet par l'ouverture qui est au barreau joignant la lanterne de la cheminée[4], s'arrêtent quelques pas au delà, l'un après l'autre, pour marcher deux à deux, se couvrent[5] et sortent de la grand chambre par la grand porte qui donne dans la grand salle. C'est ce qui s'observe encore aujourd'hui pour les princes du sang, et que j'ai vu observer longtemps pour les pairs depuis aux[6] réceptions au Parlement. Cette ouverture du barreau, tout proche la lanterne de la cheminée, a une porte de la hauteur du barreau[7], c'est-à-dire à hauteur d'appui quand on est debout, et les avocats qui plaident derrière l'ouvrent et entrent dans l'ouverture pour conclure. Fort peu avant que le premier président Harlay se retirât[8], cette porte se trouva si bien fermée aux pairs sortant de séance, qu'ils ne la purent ouvrir, en sorte qu'ils montèrent par les marches tout joignantes des sièges hauts[9], et passèrent par la lanterne ; je m'y suis trouvé deux fois. Cette affectation fit craindre la clôture de la porte de la lanterne même, ce qui auroit rendu toute autre sortie impossible que celle des présidents et conseillers, tellement que, depuis cela, les pairs demeurent assis lorsque la séance se lève, après

1. Ci-dessus, p. 261. — 2. Il y a *un à un à un* dans le manuscrit.
3. Voyez, sur le plan ci-après, p. 296, les nos 46 et 47.
4. No 56 du plan.
5. Les mots *se couvrent* ont été ajoutés en interligne.
6. *Aux* est en interligne, au-dessus de *ma*, biffé, et le signe du pluriel a été ajouté à *réception* ; après *aux*, en interligne, Saint-Simon a biffé *leurs*.
7. No 57 du plan. — 8. Il démissionna en 1707.
9. No 17 du plan.

que les princes du sang sont partis, demeurent découverts comme les présidents et les conseillers, et les voient tous sortir du parquet jusqu'au dernier, sans se lever de leurs places. Les présidents en passant s'inclinent à eux, et eux aux présidents, mais sans aucune contenance de se soulever ; puis, quand toute la robe, jusqu'au dernier, est hors du parquet, les pairs se lèvent et en sortent il n'importe[1] plus par où. Je l'ai toujours vu faire par la lanterne de la cheminée ; car la porte du barreau est demeurée alors fermée. On sort ainsi tumultuairement[2] de la lanterne, et on se met après deux à deux en ordre d'ancienneté. Un huissier du Parlement les attend au débouché de la séance, et, son bonnet à la main, marche devant eux, et leur fait faire place jusque par delà la grand salle, à certaine distance de la galerie, où il prend congé d'eux. C'est aussi en cet endroit que les pairs se découvrent et se séparent pour aller trouver chacun son carrosse. Les présidents trouvent deux huissiers au sortir du parquet, qui marchent devant eux et leur font faire place jusque près de la Sainte-Chapelle, frappant de leurs baguettes, en traversant la grand salle, sur les boutiques[3]. Quand il n'y auroit qu'un pair en séance, et sans autre occasion que de ce qu'il l'auroit prise, il seroit également conduit par un huissier, et jusqu'aussi loin. Lorsqu'un pair arrive au Parlement pour y être reçu, il trouve un huissier à la descente de son carrosse qui le conduit à la grand chambre, marchant devant lui découvert et faisant faire place. Cela étoit en usage, indépendant de réception, à l'égard de tous les pairs. Ce devoir a disparu sous prétexte du grand nombre, depuis les quatorze érections de 1663, et que les huissiers n'y

Huissiers d'accompagnement. Nouveautés à cet égard et usurpations des présidents.

1. Il y a *n'importent,* par mégarde, au manuscrit.

2. Adverbe déjà rencontré dans nos tomes II, p. 239, et XI, p. 269.

3. Les boutiques de marchands qui encombraient la galerie du Palais et débordaient même dans la grand salle. — Ci-après, p. 305, Saint-Simon dira que les huissiers frappent avec leurs baguettes « sur les bois qu'ils trouvent ».

pourroient suffire. Les princes du sang en trouvent toujours deux à la descente de leur carrosse, et qui les y reconduisent, chaque fois qu'ils vont au Parlement. Les présidents, qui y sont les maîtres, et qui ont ces huissiers dans leur main, s'en font précéder seuls et sans être à la tête de la grand chambre, allant par le Palais. Je ne sais d'où cela a commencé. Pour le frappement de baguettes, je n'y vois d'origine que la foule, et d'avertir plus fortement de faire place, chose qui a depuis tourné en distinction, par des gens si attentifs à y tourner les moindres choses, et d'en faire naître de toute espèce, comme on le va voir. Ils furent fort peinés du peu de succès de la clôture de la porte du barreau joignant la lanterne de la cheminée[1], et se plaignirent que les pairs demeurassent en séance lorsque les magistrats en sortent, et que c'étoit pour voir passer les présidents sans se lever pour eux; je reviendrai après à cet article; mais ils ne purent les en empêcher par eux-mêmes. Ils n'osèrent aussi en faire une plainte au Roi, parce qu'ils sentoient la réponse de la porte fermée si nouvellement; ainsi les choses en sont demeurées là jusqu'à aujourd'hui.

Orgueil des présidents à l'égard des princes du sang.

Les princes du sang trouvèrent leur distinction dans cette façon de sortir seuls de la séance des bas sièges, et les présidents, pour n'en être pas précédés, ont toujours eu grand soin de se rasseoir après les avoir salués, pour montrer, par cette pause après cette sortie, que la cour est toujours en séance, et que les princes du sang se sont retirés[2] avant qu'elle fût levée. Le premier président Harlay donna de son chef une distinction nouvelle aux princes du sang, quelque temps après qu'il fut en place, pour leur sortie des hauts sièges, où ils entrent encore aujourd'hui[3], et sortoient alors, à la tête des pairs : ce fut de leur ouvrir

1. Ci-dessus, p. 281.

2. Il y a *retirée,* par mégarde, dans le manuscrit.

3. L'adverbe *aujourd'huy* a été ajouté sur la marge, et, plus loin, *alors* mis en interligne.

le petit degré du Roi, qui, de son coin, descend à la place du greffier aux grandes audiences, qui est celle que le Chancelier occupe aux lits de justice[1]. Depuis cette invention d'Harlay, lorsque la séance se lève aux hauts sièges, les princes du sang, au lieu de se reployer comme ils faisoient sur les pairs, et comme les pairs font encore, pour sortir le long de leur banc par la lanterne de la cheminée, les princes du sang, dis-je, s'avancent vers le coin du Roi, après avoir salué les pairs à leur droite, saluent les présidents vers ce coin, et descendent le petit degré du Roi, au bas duquel ils trouvent leurs[2] deux huissiers pour marcher devant eux. De cette sortie séparée, Harlay a fait naître une indécence que je m'abstiens de qualifier : c'est qu'à l'instant que le dernier des princes du sang en séance a enfilé le degré qui n'est que de cinq marches, comme ceux des deux lanternes, et par lequel personne ne doit passer[3], [un] huissier escalade aux hauts sièges en montant sur les sièges bas, et en enjambant le dossier vis-à-vis les plus anciens pairs, passe tout de suite devant le premier président, qui l'attend à marcher devant lui, et qui, resté debout avec toute la séance depuis la sortie des princes du sang, ne se met en marche, rebroussant le long de son banc, comme il a été dit ailleurs, que lorsqu'il a cet huissier devant lui. Avant cette sortie des princes du sang par ce petit degré du Roi, cet huissier attendoit avec un autre huissier le premier président au débouché de la lanterne de la buvette, où le second huissier l'attend encore, par où le premier président sort de la séance haute, suivi des présidents et des conseillers qui sont sur ce banc. Les conseillers qui sont du côté des pairs attendent que le dernier pair ait débouché la lanterne de la chemi-

Nouvelle usurpation d'huissier très indécente.

1. N°s 3 et 4 du plan ci-après.

2. Encore ici *leur*, au singulier.

3. Ces sept mots ont été ajoutés en interligne, et Saint-Simon, qui avait biffé *un* après *lanternes* à la fin d'une ligne, a oublié de l'écrire à nouveau avant *huissier*.

née pour aller joindre leurs confrères parmi la grand chambre, sans huissier. On est honteux de décrire ces misères et ces petites inventions de distinctions et d'orgueil ; mais on décrit par là le caractère qui les fait imaginer et exécuter. On en va expliquer d'autres incessamment et encore plus ridicules.

Princes du sang et pairs exclus de la tournelle par la ruse et l'innovation des présidents.

Depuis[1] que les princes du sang, et les pairs après eux, ont cessé de suivre les présidents à la sortie de la séance des bas sièges, le premier président cessa de faire venir la tournelle à la grand chambre aux affaires des ecclésiastiques et des nobles qui sont criminelles et qui exigent l'assemblée des deux chambres, laquelle y venoit auparavant. La morgue de la dignité de la grand chambre a cédé à la malice d'exclure les pairs de cette séance de la tournelle, parce que n'y ayant point deux chemins séparés pour aller de l'une à l'autre, comme pour sortir simplement de séance, il n'y en peut rester pour les pairs seuls qui ne veulent pas suivre les présidents. En cela les princes du sang sont enveloppés dans la même privation, et par même cause, de laquelle il résulte que les princes du sang ni les pairs ne vont plus à la tournelle, par la même cessation d'usage qui les a privés du conseil des parties, où ils avoient droit de séance et d'opinion[2].

Conseillers usurpent de couper la séance des pairs sans toutefois marcher ni opiner parmi eux.

Le premier président de Novion, non content du bonnet[3], voulut pousser plus loin ses entreprises, et y donner aux conseillers une part plus particulière, et ameuter mieux par là le Parlement sur le bonnet. Il imagina de faire demeurer un conseiller sur le banc des pairs, en sorte que, lorsque[4] leur nombre en occupe plus d'un, la dernière place de chaque banc qu'ils remplissent, soit aux bas sièges, soit aux hauts, est remplie par un conseiller, qui

1. Comparez ce que Saint-Simon avait dit à ce sujet dans les « Changements arrivés à la dignité de duc et pair » (*Écrits inédits,* tome III, p. 103), où il a expliqué plus clairement l'origine de ce « changement ».

2. *Écrits inédits,* tome III, p. 137. — 3. Ci-dessus, p. 277.

4. *Lorsque* est en interligne.

se trouve ainsi coupant la séance des pairs et placé au milieu d'eux[1]. Cette entreprise eut le même succès de tant d'autres, et dure jusqu'à aujourd'hui. Il est vrai que le premier président, jusqu'à cette heure aussi, a eu la modestie de ne pas demander l'avis à ces conseillers qui coupent les pairs dans le rang de sa séance parmi eux. Il le passe et revient à lui en son rang, comme s'il y étoit en séance parmi les conseillers. Ils appellent cela garder le banc. Contre qui et pour[2] qui, c'est ce qu'ils ne pourroient expliquer ; mais aux usurpations de fait on voit qu'ils y sont maîtres. Je leur en vis tenter une autre en 1700[3], où il y eut plusieurs réceptions de pairs au Parlement coup sur coup. Je vis un conseiller demeurer à la tête du troisième banc aux bas sièges, les princes du sang et autres pairs en remplissant plus de deux. Je le fis remarquer à mes voisins, qui le trouvèrent aussi mauvais que nouveau, mais qui se contentèrent d'en gronder tout bas. Cette mollesse, qui a tourné toutes ces usurpations en prétention[s] soutenues, me détermina sur-le-champ à en faire un signe très marqué au premier président Harlay, quoique, depuis l'affaire de M. de Luxembourg, je fusse demeuré hors de toute mesure avec lui, résolu de faire un éclat sur-le-champ, et de sortir de séance avec les pairs, s'il eût soutenu la gageure ; mais il n'osa, et dans l'instant fit signe des yeux et de la main à ce conseiller de s'ôter de là, et à moi un d'excuse[4]. Le conseiller

Nouvelle usurpation manquée.

1. *Écrits inédits*, tome III, p. 107.

2. Les mots *et pr* ont été ajoutés sur la marge à la fin d'une ligne, à la suite d'un premier *et pr* surchargé par *est*, puis biffé.

3. Il n'en a pas parlé dans le récit des événements de cette année, non plus que dans le mémoire des « Changements, etc. ».

4. Comment Saint-Simon put-il, en 1700, assister à cette séance parmi les pairs ses collègues et avoir une part active dans l'anecdote qu'il raconte, puisqu'il ne fut reçu au Parlement qu'en 1702 (notre tome X, p. 47 et suivantes), et qu'il n'avait par conséquent pas le droit ni la possibilité d'y siéger avant cette époque? On peut croire qu'il se trompe au moins d'époque.

obéit aussitôt ; mais, si on l'y avoit laissé cette première fois, comme on le laissa à la dernière place lorsqu'il l'usurpa la première fois, la chose seroit demeurée comme l'autre. Ils n'ont pas hasardé celle-ci depuis.

Venons maintenant à deux entreprises qui en tout genre se peuvent dire n'avoir point de nom, et qu'il est aussi nécessaire que honteux de décrire, pour voir jusqu'à quel excès d'orgueil et de vétilles les choses sont poussées par les présidents. Le récit en est aussi curieux qu'il est en soi dégoûtant.

Pairs ont partout à la grand chambre la droite très nettement sur les présidents. Distinction et préférence du barreau de la cheminée sur l'autre.

La grand chambre est vaste et fait un carré plus long que large, et la séance qui la coupe par le dossier des bancs de la séance en équerre[1], comme on le verra mieux sur le plan[2], fait un autre carré. De ce carré particulier, et conséquemment de la totalité de la grand chambre, la droite et la gauche se règlent et se prennent de celles de la place que le Roi prend quand il y vient, qui est dans l'angle du fond et qui s'appelle le coin du Roi. Le banc des pairs, tant en haut qu'en bas, la lanterne de la cheminée, la cheminée qui est hors le barreau et dans la grand chambre près de cette lanterne qui en a pris son nom, sont à la droite du coin du Roi, et le banc des présidents, tant en haut qu'en bas, est à sa gauche, ainsi que la lanterne de la buvette. Outre que par le fait et la simple inspection cela est ainsi, il y en a deux autres preuves : l'une que, le Roi séant, la Reine régente, s'il y en a une, les fils de France, les princes du sang et les autres pairs sont de suite, et sans distinction que la préséance, assis sur ce banc à droit, et les pairs ecclésiastiques de l'autre qui est à gauche ; or les pairs ecclésiastiques ni les cardinaux, lorsqu'ils y venoient, ne l'auroient pas emporté sur la Reine régente et sur les fils de France, ni même en cette séance en haut les pairs ecclésiastiques sur les séculiers, parce que ces deux bancs sont affectés et demeurés

1. Il écrit : *équierre*.
2. Ci-après, p. 296.

suivant l'ancienneté de la séance, et alors les six anciens pairs laïques précédoient comme plus anciens les six ecclésiastiques. Il n'y a donc nulle difficulté pour reconnoître ce banc des pairs pour être à la droite du Roi, et le plus honorable. Alors, comme on l'a dit, toute la magistrature est aux bas sièges, et les présidents ont mieux aimé en ces occasions demeurer sur leur banc ordinaire, qui est aussi à gauche quand la séance est à l'ordinaire en bas, parce que le banc à droit y est aussi pour les pairs, que de changer de place pour se mettre sur ce banc en bas à droit, que nul magistrat ne pourroit leur disputer, et où les pairs, le Roi présent[1], ne peuvent venir parce qu'ils ne peuvent être alors qu'aux hauts sièges; les présidents, dis-je, aiment mieux demeurer en leur place accoutumée en bas que de montrer qu'ils ne se[2] peuvent mettre sur celui de la droite que lorsque les pairs ne seoient point en bas; mais ce choix des présidents ne change pas la droite et la gauche. Une autre preuve encore, c'est qu'entre les avocats contraires de parties inégales, celui de la première en dignité, demandeur ou défenseur[3], prend de droit le barreau de la cheminée. Cela est sans difficulté pour les princes du sang, les pairs, les ducs vérifiés, les officiers de la couronne. C'est ce qui s'appelle le choix du barreau. Et quand il y a dispute de rang reconnu au Parlement, car celui de prince étranger y est constamment ignoré, par exemple entre deux pairs en contestation pour leur ancienneté, c'est un préalable nécessaire de juger cette préférence, et c'est un préjugé favorable à la prétention d'ancienneté de l'un sur l'autre que cette préférence de barreau adjugée à l'un des deux. C'est à ce même barreau encore que[4] les avocats généraux plaident, et que le procureur général

1. Ces trois mots sont en interligne.
2. *Se* corrige *s'y*.
3. Il y a bien *défenseur*, et non *défendeur*, qui était, alors comme maintenant, le terme juridique habituel.
4. Avant ce *que*, Saint-Simon a biffé *et jamais à l'autre*.

parle, et jamais à celui de la buvette qui est de même joignant la lanterne de la buvette. Or[1] il n'y a que ces deux barreaux. Par toutes ces choses il est donc clair qu'en haut et en bas les pairs seoient à droit et les présidents à gauche. Cette gauche déplaît infiniment aux[2] présidents, et voici ce qu'ils ont imaginé pour la masquer tant en haut qu'en bas.

Usurpation aussi singulière qu'indécente du débourrage et surbourrage des places près le coin du Roi.

En[3] haut, le banc des pairs à droit, et celui des présidents à gauche, joignent l'un et l'autre[4] le coin du Roi, tout contre également. Ce coin est juste dans l'angle de la muraille, et y est adossé tout contre, comme y sont aussi adossés les deux bancs à droit et à gauche. Quand le Roi n'y est point, et c'est le temps dont on parle, ce coin est nu, tapissé comme les bancs, sans autre marchepied que celui des deux bancs, qui sont[5] de même hauteur et largeur le long des deux et devant le coin où ils se joignent. Le coin est élevé de deux pieds plus que le siège des bancs ; il est plus profond, d'un[6] peu de saillie devant et derrière à cause de l'encoignure, mais sans déborder la largeur du siège des bancs, et à s'y asseoir sur sa nudité il n'est guères plus large qu'il ne faut ; rien derrière que la tapisserie qui suit les deux pans de muraille, et quoi que ce soit au-dessus. Ainsi le premier des princes du sang ou des pairs du côté droit et le premier président du côté gauche touchent également du coude ce coin du Roi. Cette égalité déplut au premier président de Novion. Il fit débourrer le banc des pairs[7] à huit pieds de long près le coin du Roi, de manière que qui s'y assoieroit seroit si bas, qu'outre l'incommodité de la simple planche sous le mince

1. Les neuf mots de cette phrase ont été ajoutés en interligne.
2. *Aux* surcharge *à la*.
3. Voyez *Écrits inédits*, tome III, p. 104-105.
4. Les mots *l'un et l'autre* sont en interligne.
5. Le verbe *sont* est en interligne, au-dessus d'un premier *sont* surchargé par *est*, puis biffé.
6. Avant *d'un*, il y a *à cause*, biffé.
7. Le *P* de *Pairs* surcharge une autre lettre.

tapis fleurdelisé comme le reste du banc, le haut de sa tête n'atteindroit pas l'épaule, à taille égale, de celui qui seroit sur le bout du même banc qui n'a pas été débourré; d'où il arrive que, tandis que le premier président touche du coude le coin du Roi, le premier des princes du sang en est à huit ou dix pieds. M. le duc de Berry et M. le duc d'Orléans l'éprouvèrent eux-mêmes avec grand scandale à la séance des Renonciations[1]; mais ils se contentèrent d'en parler sans ménagement, et eurent la mollesse d'en demeurer là. Cette même distance, les princes du sang, qui viennent toujours aux réceptions des pairs et qui toujours demeurent après à la grande audience, l'éprouvent toutes les fois qu'ils s'y trouvent. On croiroit peut-être que le premier président de Novion s'en tint là ; mais le moyen d'avoir la grand chambre et des tapissiers à sa disposition, et de n'en pas profiter de toutes les façons? Le banc des pairs et celui des présidents tout semblables, et de même hauteur à s'asseoir, et de même largeur, déplut à Novion. Il voulut un petit trône, et pour cela fit rembourrer d'un pied et demi par-dessus le rembourrage ordinaire[2] des bancs les six premières places les plus proches du coin du Roi. Avec cette invention, les présidents à mortier se trouvent avoir un pied et demi d'élévation de séance au-dessus des princes du sang et des pairs. Ce fut encore une autre indignation de M. le duc de Berry et de M. le duc d'Orléans, qui essuyèrent cette élévation au-dessus d'eux, et que les princes du sang essuient avec l'intervalle toutes les fois qu'ils se trouvent en séance aux grandes audiences[3]. Il faut ajouter que les conseillers qui

1. Tome XXIII, p. 337 et suivantes; il n'avait pas parlé alors du mécontentement des deux princes pour ce banc débourré.

2. L'abréviation *ord*[e] a été ajoutée en interligne, et, plus loin, le chiffre *6* en surcharge un autre.

3. Ici Saint-Simon a biffé la phrase suivante : « Voilà l'industrie pour les sieges hauts; venons maintenant à celle des sieges bas »; et il avait commencé un nouveau paragraphe par ces mots : *Comme en haut le banc des Pairs est à....* Il les a ensuite biffés, de sorte que le

sont tout de suite sur le banc des présidents ne se mettent point sur l'élévation présidentale. C'est un trône nouvellement imaginé qui ne convient qu'aux inventeurs, tellement que, s'il n'y a qu'un président ou deux à la grande audience, le premier des conseillers qui est sur le banc est à six ou sept places de distance de lui, qui demeurent vuides, et, si ce conseiller n'est pas bien grand, il a la commodité de s'appuyer sur cette élévation, comme on fait sur le bras d'un haut fauteuil. Telle est la nouvelle industrie pour relever la majesté de la présidence, paisiblement soufferte de grands et de petits, de princes du sang et de conseillers. Il est vrai qu'il est besoin que la stature des présidents réponde un peu à l'exhaussement de leur siège, et que j'en ai vu quelquefois gambiller[1] de petits qui avoient peine à se tenir, et qui donnoient un peu à[2] rire à la compagnie.

Nouvelle usurpation aux bas sièges d'un couvercle sur le banc des présidents.

En bas, c'est autre chose[3]; les inventions veulent de la variété. Il y a un peu d'air de campement dans celle-ci, qui se donne sous prétexte du vent, mais qui ne laisse pas d'être dans toutes les saisons[4]. Elle fait souvenir de ces anciens tribunaux militaires[5] qu'on tendoit en pleine campagne, où les empereurs recevoient les tributs des nations vaincues, et d'où les chefs des armées haranguoient leurs troupes ou leur[6] partageoient les dépouilles. Il y a des

commencement de la phrase *Il faut ajouter*, etc., se trouve dans le blanc resté à la fin du paragraphe précédent.

1. « *Gambiller*, remuer les jambes de côté et d'autre; cela se dit d'ordinaire des enfants ou de fort jeunes gens, lorsque, étant assis ou couchés, ils portent à tous moments leurs jambes deçà et delà » (*Académie*, 1718).
2. La lettre *à* surcharge *ra*.
3. *Choses* corrigé en *chose*.
4. Tout ce qui précède, depuis *qui se donne*, a été ajouté en interligne et sur la marge.
5. Originairement le tribunal était, chez les Romains, le siège du tribun, militaire ou autre, et par extension celui de tout juge ou magistrat; on le couvrait généralement d'une sorte de dais ou pavillon.
6. *Leur* est en interligne.

tringles et des machines, qui se tendent si subtilement sur le banc des présidents qu'en un clin d'œil il se trouve sous un dais fleurdelisé, qui a un dossier et deux pentes[1] pour les côtés, qui le déborde un peu par devant, et qui est un peu sur eux en berceau. Le banc n'a point été rehaussé de rembourrage comme celui d'en haut. Cela viendra peut-être avec le temps, et alors ce banc deviendra un véritable trône un peu allongé, comme lorsqu'ils étoient plusieurs associés à l'empire. Quoique ce dais ne disparoisse pas devant les princes du sang, à plus forte raison devant les pairs, ils n'osèrent pourtant le produire devant M. le duc[2] de Berry et M. le duc d'Orléans à la séance en bas des Renonciations[3]; mais j'ai vu une fois[4], toutes les chambres assemblées, je ne me souviens plus pourquoi (et alors, comme la place manque en bas où est la séance, les chambres se placent aux hauts sièges), moi étant en place avec les princes du sang et les autres pairs, que ce dais étoit tendu, un murmure aux hauts sièges derrière, à qui ce dais ôtoit la vue de la séance, un message ou deux venir à l'oreille du premier président Harlay, et aussitôt le dais se détendre et disparoître en un instant.

Saluts.

Ce seroit abuser que d'en dire davantage. Il faut laisser ces choses aux réflexions des lecteurs, qui seront sans doute plus fortes et plus justes que ce qui s'en pourroit faire ici avec décence. Mais [il] faut encore[5] dire un mot de l'indécence des saluts. Il est réciproque entre les fils

1. « *Pente* se dit aussi d'une bande qui pend autour du ciel du lit sur le haut des rideaux » (*Académie,* 1718). Il semble qu'ici et plus loin, p. 308, le sens est plutôt une bande d'étoffe descendant de chaque côté du dais jusqu'au banc pour l'encadrer, et cette explication est justifiée par ce que Saint-Simon va en dire ci-après, p. 308.

2. Avant *de Berry,* Saint-Simon a biffé *d'Orleans,* qu'il avait d'abord écrit.

3. Tome XXIII, p. 330. Il n'avait pas alors mentionné ce détail.

4. Les mots *une fois* ont été ajoutés en interligne.

5. Après *encore,* il y a *n'oublier po*[*int*], biffé.

de France, les princes du sang et les pairs. Les fils de France et les princes du sang se découvrent et se lèvent en pied aussitôt qu'un pair paroît à l'angle d'entrée de la séance en bas[1], ou débouchant en haut la lanterne de la cheminée[2], comme il en arrive toujours quelqu'un depuis qu'on est en séance. Les fils de France et les princes du sang leur rendent la révérence qu'ils en reçoivent en allant à leur place, attendent qu'il y soit arrivé, et ne se rasseoient et couvrent qu'en même temps que lui. Il seroit superflu[3] d'ajouter que les pairs en usent de même pour les fils de France et pour les princes du sang. Les fils de France demeurent[4] assis, se découvrent et s'inclinent un peu sans se soulever, pour un président qui arrive en séance ; les princes du sang en usent pour eux comme pour les pairs, et les présidents réciproquement. Ils se découvrent et se lèvent pour un fils de France, et ne se rasseoient et ne se couvrent qu'en même temps que lui. M. le duc d'Orléans en usa comme les fils de France toutes les fois qu'il a été au Parlement, et les présidents de même pour lui, quant au salut, que pour les fils de France.

Le salut est aussi réciproque entre les pairs et les présidents. Dès qu'un pair paroît à l'entrée de la séance en haut ou en bas, comme il vient d'être expliqué, tous les présidents se découvrent, et, quand il arrive à sa place, s'inclinent à lui, mais sans se lever ni même se soulever, et ne se couvrent[5] que lorsqu'il s'est incliné à eux, qu'il s'assit et qu'il se couvre. Les pairs en usent précisément de même pour les présidents. Cela fait un effet un peu étrange de voir en séance les fils de France, les princes du sang et les pairs debout pour un pair qui entre, et toute la robe qui ne fait que se découvrir sans bouger.

1. Ci-dessus, p. 261.
2. Ci-dessus, p. 263.
3. Saint-Simon a écrit ici *superflus.*
4. La première lettre de *demeurent* surcharge une *s.*
5. *Couvre* corrigé en *couvrent.*

C'en est un second[1] de voir aussi les princes du sang debout tous seuls pour un président qui entre, tout le reste de la séance découvert, mais assis sans bouger. Enfin c'en est un troisième de voir les fils de France, les princes du sang, les pairs et les présidents debout pour un prince du sang qui entre, et les conseillers demeurer assis, découverts, car ils ne se lèvent pour qui que ce soit excepté les fils de France, pas même pour la tournelle, qui, aux réceptions des pairs, vient à la grand chambre, ayant ses présidents à sa tête, pour lesquels les princes du sang et les présidents de la grand chambre se lèvent seuls, et de même à la sortie de la tournelle après la réception. Il semble que ce soit un reste de ces légistes assis sur le marchepied du banc des pairs[2], des barons, des prélats, etc., et qui ne se levoient peut-être pas de si bas qu'ils étoient assis pour des nobles qui survenoient, comme si subalternes et si disproportionnés qu'il ne s'agissoit pas d'en être salués. Les présidents ni les conseillers ne remuent en rien pour un conseiller qui entre ou qui sort. Aux hauts sièges et aux bas, c'est même observation pour les saluts. Il faut seulement ajouter que le Chancelier, qui entre en séance avant le Roi, et les pairs aussi, se lèvent, lui pour un pair qui entre, et les pairs réciproquement pour lui. Il n'y peut avoir de remarque à faire sur les autres officiers de la couronne, parce que ceux que le Roi a mandés entrent en séance derrière lui, et qu'il n'est point alors d'occasion de salut.

Venons maintenant à l'explication du plan de la grand chambre, qui est à la page suivante[4], en remarquant qu'elle

1. Ces cinq mots ont été ajoutés en interligne au-dessus d'un *et*, biffé.

2. Ci-dessus, p. 204.

3. Ces cinq mots ont été ajoutés sur la marge à la fin d'une ligne.

4. Ce plan n'est plus au manuscrit original des *Mémoires*; il se trouvait entre les pages 1472 et 1473; il a dû en être enlevé à une époque antérieure à 1873, puisque, dans l'édition des Mémoires donnée cette année-là, il n'a pu être reproduit que d'après les anciennes éditions;

a été fort rajustée en 1720, mais sans aucun autre changement que celui de la cheminée, ôtée d'où elle est marquée sur ce plan et portée près[1] de la grand porte qui entre sans milieu de la grand chambre dans la grand salle du Palais[2], par où les princes du sang et les pairs sortent de séance[3], comme il a été dit[4].

EXPLICATION[5]

DU PLAN CI À CÔTÉ DE LA GRANDE CHAMBRE[6] DU PARLEMENT DE PARIS.

A. Hauts sièges adossés aux murailles.

1. Élévation dans l'angle. C'est la place du Roi quand il vient au Parlement, que personne ne remplit jamais en son absence. Il est couvert de la même tapisserie fleurdelisée qui couvre[7] les murailles, qui est pareille à l'étoffe qui couvre aussi tous les bancs et petits bureaux de la séance. Cette place du Roi s'appelle, de sa situation, le coin du Roi. Il est orné d'autres tapis et de carreaux, couverts d'un dais, et accommodé d'un marchepied de plusieurs marches, lorsqu'il y vient.

il s'en trouve un autre au tome 50 des Papiers de Saint-Simon (vol. *France* 205, au Dépôt des affaires étrangères); voyez ci-après, note 5.

1. Le *p* de *près* corrige un *a*.

2. Il a déjà été parlé de ces modifications ci-dessus, p. 263.

3. *Séance* semble corriger *cour*.

4. Ci-dessus, p. 264.

5. Cette « Explication » est disposée sur deux colonnes dans le manuscrit, où elle occupe les pages 1473 à 1477. Le plan indiqué n'était point paginé et occupait un folio complet, dont le verso était resté blanc. Cette « explication » se trouve déjà, avec une rédaction abrégée et en deux exemplaires, — dont l'un autographe, et l'autre en copie avec un plan, — dans le tome 50 des Papiers de Saint-Simon (aujourd'hui *France* 205), fol. 125 à 132; elle a été publiée par M. Faugère dans le tome III des *Écrits inédits*, p. 463-472.

6. Ici il y a bien au manuscrit *grande chambre*, tandis que Saint-Simon écrit toujours habituellement *grd* (grand) *chambre*.

7. Il y a *couvrent* au pluriel, par mégarde, dans le manuscrit.

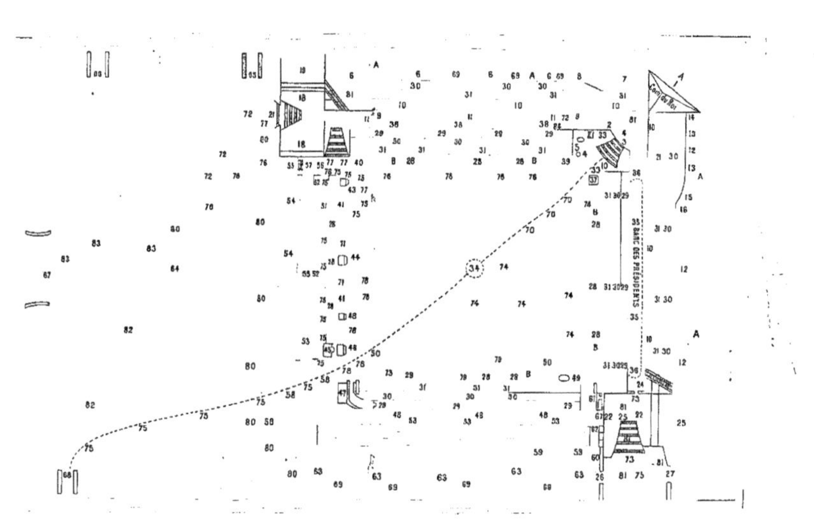

PLAN DE LA GRAND CHAMBRE DU PARLEMENT DE PARIS

Origine de la séance du grand chambellan sur les marches du trône aux lits* de justice.

2. Espace pour les marches du marchepied du Roi lorsqu'il vient au Parlement. Elles sont couvertes du tapis du marchepied. Sur ces marches où on met des carreaux, c'est la séance du grand chambellan, qui y est comme couché. En son absence le premier gentilhomme de la chambre en année la prend. C'est une ancienne nouveauté en faveur de Louis, duc de Longueville[1], qui n'étoit point pair, et qui, dans le grand état où ceux de Longueville s'étoient élevés, se trouvoit peiné de seoir en son rang d'officier de la couronne. Il obtint cette distinction, mais attachée à son office, par le crédit du premier duc de Guise, dont il avoit épousé la fille[2]. Leur fils unique ne vécut pas[3]. Léonor, duc de Longueville[4] après Louis, son cousin germain[5], fut celui qui mit le comble à leur grandeur par tout ce qu'il obtint de Charles IX. Ce Léonor est le grand-père du duc de Longueville[6], père du comte de Saint-Pol[7], tué au passage du Rhin, et du dernier des Longuevilles[8], mort prêtre,

1. Louis II d'Orléans : tome V, p. 200.

2. Louis II, duc de Longueville, épousa le 4 août 1534 Marie, fille de Claude de Lorraine, d'abord baron de Mayenne, né le 20 octobre 1496, naturalisé français en mars 1506, nommé grand veneur de France en 1526, gouverneur de Champagne et de Bourgogne, créé duc et pair de Guise par lettres de janvier 1527, mort le 12 avril 1550. Marie de Lorraine, après la mort de son mari, épousa en secondes noces, le 9 mai 1538, Jacques V Stuart, roi d'Écosse, dont elle eut Marie Stuart, reine de France et d'Écosse, et elle mourut le 10 juin 1560.

3. François III d'Orléans : tome V, p. 200. — 4. *Ibidem,* note 5.

5. Léonor était fils de François d'Orléans, marquis de Rothelin et frère cadet de Louis II, et par conséquent il n'était pas cousin germain de ce dernier, mais son neveu, et il ne succéda pas directement à Louis II, mais à François III, qui était bien son cousin germain.

6. Henri II : tome I, p. 184.

7. Charles-Paris d'Orléans-Longueville : tome II, p. 124. — Saint-Simon écrit *S. Paul,* quoique l'orthographe habituelle soit plutôt *Saint-Pol.*

8. Jean-Louis-Charles d'Orléans, abbé de Longueville : tome II, p. 124.

* Saint-Simon écrit ici *licts.*

fou et enfermé dans l'abbaye de Saint-Georges, près de Rouen[1], en 1696. Ce même Léonor étoit père de la marquise de Belle-Isle-Retz[2], et de la comtesse de Torigny-Matignon[3]. Le sieur de Rothelin[4] étoit son frère bâtard, dont tous les Rothelins sont sortis.

3. Degré de cinq marches, par lequel le Roi monte et descend[5] de séance. Quelquefois les fils de France aussi avec lui, toujours en son absence. On a vu, ci-devant[6], comment le premier président Harlay a ouvert ce degré aux princes du sang. Depuis cette nouveauté, Louis XIV n'a point été au Parlement, et dans la minorité de Louis XV M. le duc d'Orléans, régent, les y a laissés passer avec le Roi. On a vu[7] qu'ils entroient et sortoient de séance auparavant à la tête et par le même chemin des pairs. Ce degré est couvert de la queue du tapis du marchepied du Roi. C'est la séance, mais sans carreaux, du prévôt de Paris[8], qui y est aussi couché avec son bâton de velours blanc à la main[9] ; mais il demeure découvert, n'a point de voix, et se range pour faire

Nouveauté en 1715 du passage des princes du sang par le petit degré du Roi pour monter à sa suite aux hauts sièges * au lit de justice.

1. Saint-Georges-de-Boscherville : tomes II, p. 125, et IV, p. 123.

2. Antoinette d'Orléans-Longueville, marquise de Belle-Isle : tome VI, p. 106.

3. Éléonor d'Orléans-Longueville, comtesse de Torigny : tome II, p. 34.

4. François d'Orléans, fils de François d'Orléans-Longueville, marquis de Rothelin, et de la fille de Jean de Blosset, baron de Torcy, fut baron de Varenguebec et de Neauphle et marquis de Rothelin, gentilhomme de la chambre de Henri III en 1578, capitaine d'une compagnie de gendarmes, gouverneur de Verneuil-au-Perche, et mourut en 1601.

5. Il y avait d'abord *montent et descendent,* au pluriel, que Saint-Simon a corrigé au singulier.

6. Ci-dessus, p. 283-284. — 7. Ci-dessus, p. 264.

8. Il a été parlé de cette charge dans le tome V, p. 137.

9. Un bâton recouvert de velours blanc fleurdelisé était l'insigne de la charge du prévôt de Paris : voyez ci-après aux Additions et Corrections.

* Les mots *p^r monter* et *aux hauts sieges* ont été ajoutés en interligne.

place au Chancelier ou au garde des sceaux, qui monte par ce degré pour aller au Roi, et le redescend pour revenir à sa place.

Siège unique du Chancelier, et du garde des sceaux en son absence, aux Te Deum et aux lits de justice. En ce dernier lieu comment couvert.

4. Séance du Chancelier, ou, en son absence, du garde des sceaux. C'est la place du greffier aux grandes audiences, qui est au bas des marches du petit degré du Roi. Le greffier, en l'absence du Roi, est là sur un tabouret, son petit bureau devant lui dans l'angle, et tourné en angle. Le Roi présent, le Chancelier est tourné de même avec le même petit bureau devant lui. Au lieu du tabouret du greffier, il a un siège à bras, sans aucun dossier, couvert de la même queue du tapis du marchepied du Roi, mais de façon qu'elle vient à fleur de terre devant son siège, et qu'il n'a point les pieds dessus. Cette espèce de siège, unique pour lui, et dont le garde des sceaux use en son absence, et qui sert aussi aux *Te Deum,* est moins une distinction qu'un secours donné à la vieillesse si ordinaire à ces officiers[1]-là de la couronne, qui ne pourroient demeurer longtemps assis sans quelque appui.

5. Petit bureau du greffier devant le Chancelier, qui n'est couvert alors que comme à l'ordinaire. Quoique le Chancelier et son petit bureau soient[2] en bas comme tous les magistrats, on l'a marqué ici de suite, à cause de ses allées vers le Roi, et du tapis du marchepied du Roi, qui couvre son siège.

6. Séance de la Reine régente ou du Régent, s'il y en a, du sang royal, et des pairs. Le Roi présent ou absent, ils sont assis de suite sans intervalle ni autre distinction, en rang d'aînesse et d'ancienneté. Après eux les officiers de la couronne au rang de leurs offices entre eux, excepté le Chancelier et le grand chambellan dont on a marqué la séance[3]. Les officiers de la couronne qui sont pairs siègent en leur rang d'ancienneté parmi les

1. Écrit *offiers,* par mégarde.
2. Il y a *soit* dans le manuscrit. — 3. Ci-dessus, nos 2 et 4.

pairs. Si le grand chambellan est pair, il demeure en la séance de son office et opine seul après tout le côté droit, et avant tout le côté gauche. Le Roi n'étant pas présent, les pairs ecclésiastiques siègent sur ce même banc, après eux[1] tous les pairs, ensuite les conseillers d'honneur, puis quatre maîtres des requêtes et non plus, après eux le doyen du Parlement et les conseillers, et, parmi, les conseillers honoraires. Mais il n'y a jamais place pour ces magistrats.

7. Espace de trois ou quatre places joignant le coin du Roi, entièrement débourré et bien plus bas que les bancs de séance qui sont à droit et à gauche d'égale hauteur, largeur et profondeur, avec un marchepied tout du long des deux côtés, d'égale hauteur et largeur. Ces bancs d'égale façon, couverts de la même étoffe bleue fleurdelisée jusqu'à terre sans traîner et les dossiers de même. Sur ce débourré, dont on a parlé ci-devant[2], personne n'y seoit. C'est du côté droit, ce qui reste vide par respect du Roi quand il est au Parlement, et fait[3] l'espace qu'occupent, en s'élargissant également des deux côtés, les marches du marchepied du Roi, où[4] le débourré paroît alors en espace comme de l'autre côté qui est, en l'absence du Roi, ce plus haut rembourré des présidents dont on a parlé plus haut[5].

8. Lieu de séance du premier de ce banc, soit du sang royal, soit pair s'il n'y a point de princes du sang[6], le Roi présent ou absent, soit magistrat si le Roi n'y est point (car en sa présence nul magistrat n'est aux hauts sièges), s'il[7] n'y a ni prince du sang ni autre pair. Ce

1. *Eux* est en interligne, ainsi que, plus loin, le mot *ensuite*.
2. Ci-dessus, p. 289-290.
3. *Fait* a été ajouté en interligne.
4. Toute cette fin de la phrase a été ajoutée dans le blanc resté à la fin du paragraphe et sur la marge.
5. Ci-dessus, p. 290-291.
6. Le mot *sang* corrige d'autres lettres illisibles.
7. Avant ce *s'il*, il y a un *et* biffé.

même lieu fut celui de la séance de M. le duc de Berry à la séance des Renonciations aux hauts sièges[1], sans distinction aucune de tout le reste du banc.

9. Espace entre le marchepied des hauts sièges et le haut du dossier des bas sièges, où on pousse tout du long un banc sans dossier, mais couvert et fleurdelisé comme les autres, lorsque le banc adossé à la muraille ne suffit pas pour les pairs.

10. Marchepied d'une marche régnant le long des hauts sièges des deux côtés, partout égal en hauteur et largeur sans différence en nul endroit.

[11]. Espace égal partout en largeur entre les hauts sièges et les bas sièges des deux côtés, à la hauteur presque du dossier des bas sièges.

Pairs ecclésiastiques rétablis en leur préséance sur les cardinaux * au Parlement, le Roi présent ou absent, par la décision de Louis XIV, qui n'a

12. Banc des pairs ecclésiastiques, le Roi présent. Les cardinaux s'y mettoient aussi. Ils n'y sont pas venus depuis la décision de la préséance sur eux des pairs ecclésiastiques que M. de Clermont Tonnerre, évêque-comte de Noyon[2], fit prononcer par Louis XIV, allant tenir un lit de justice où les cardinaux de Bouillon et Bonsy[3] prétendoient se trouver, comme il a été dit ailleurs[4]. Le cardinal Dubois, premier ministre tout-puissant, entreprit de se trouver à un lit de justice de Louis XV et en fit grand bruit et menace. M. de Tavannes, évêque-comte de Châlons, depuis archevêque de Rouen[5], qui

1. Tome XXIII, p. 339.

2. Ces quatre mots sont en interligne. — François de Clermont-Tonnerre : tomes I, p. 279, et II, p. 191.

3. Pierre, cardinal de Bonsy : tome III, p. 325.

4. Pas dans les *Mémoires,* mais dans une Addition à Dangeau qui a été insérée dans notre tome I, p. 377-378, et dans l' « État des choses que le Roi a rendues ou accordées à la dignité de duc et pair de France depuis son avènement à la couronne » : *Écrits inédits,* tome III, p. 15-17. C'est à propos du lit de justice de 1673 que se passa cet incident.

5. Nicolas de Saulx-Tavannes : tome XVIII, p. 104.

* Ce mot est écrit *Cad.*

se trouva seul à Paris[1] des pairs ecclésiastiques, lui fit dire qu'il y[2] iroit résolûment, et que, s'il se mettoit en fait de se placer au-dessus de lui, ou d'y demeurer s'il arrivoit avant lui, il le jetteroit des hauts sièges en bas, quoi qu'il en pût arriver, et qu'il y seroit assisté et soutenu des pairs laïques avec qui la résolution étoit prise. Elle l'étoit en effet et avoit passé par moi, et auroit été exécutée, si le cardinal Dubois s'y fût commis. Monsieur de Châlons arriva de bonne heure en séance. Le cardinal Dubois n'y parut point[3]. Le Roi absent, c'est où siègent aux grandes audiences les présidents et les conseillers clercs.

point été enfreinte. Vaine tentative et honteuse du cardinal Dubois.

13. Élévation moderne de surrembourrage[4] fort haute au-dessus des bancs de séance. Elle joint le coin du Roi, et a cinq ou six places, et en auroit bien huit sans l'ampleur des habits des présidents qui seoient dessus. Le même espace[5] étoit de ce côté gauche comme il est encore du côté droit avant cette invention et innovation, et y est encore le Roi présent[6].

14. Lieu où sied le premier[7] président ou le président qui préside en sa place. Je leur ai vu mettre familièrement leur mortier, et leur bonnet quelquefois, sur le coin du Roi.

15. Endroit où le surrembourrage finit, et tout à coup tombe au niveau du rembourrage des bancs de séance

1. *Paris* corrige *Pairs*. — 2. Cet *y* a été ajouté en interligne.

3. C'est à propos du lit de justice du 22 février 1723 que se passa cet incident (comte de Seilhac, *l'Abbé Dubois*, tome II, p. 270-271), dont Saint-Simon avait donné un récit un peu différent dans la « Notice sur la maison de Saint-Simon » (tome XXI et supplémentaire de l'édition des *Mémoires* de 1873, p. 76).

4. Ce mot est inventé par Saint-Simon.

5. Les mots *mesme espace* sont en interligne, au-dessus de *débourré*, biffé.

6. Les sept derniers mots ont été ajoutés après coup à la fin du paragraphe.

7. Les mots *le P^r^* sont répétés deux fois par inadvertance.

sous la même tapisserie fleurdelisée qui couvre tous les bancs.

16. Lieu de séance du premier conseiller clerc, lors même qu'il n'y a qu'un président en place ; alors le reste de l'élévation demeure vuide, parce qu'il n'y a que les présidents qui s'y mettent, et cela arrive très ordinairement. Lorsque tous y sont, ce qui est fort rare, comme à la séance aux hauts sièges des Renonciations, les cinq premiers présidents s'assirent[1] sur cette élévation, les autres au bas de l'élévation à la place des conseillers clercs, lesquels se mirent de suite auprès d'eux et sans intervalle.

17. Degré de cinq marches qui communique les hauts et les bas sièges au bout du banc des pairs près la lanterne de la cheminée.

18. Lanterne de la cheminée.

19. Banc adossé au mur dans la lanterne de la cheminée.

20[2]. Échelle par où on monte dans la tribune de la lanterne de la cheminée.

21. Degré de[3] cinq marches dans la porte qui donne de la lanterne de la cheminée dans la grand chambre, par lequel les pairs entrent et sortent de séance aux hauts sièges, au bas duquel en sortant ils trouvent un huissier pour leur faire faire place et les conduire comme on l'a dit[4]. Le sang royal, à la tête des pairs, entre encore par là en séance aux hauts sièges, mais n'en sort plus par là, comme on l'a dit[5]. Les conseillers laïques y entrent aussi par là ; mais ils en sortent par ailleurs.

22. Lanterne de la buvette.

23. Banc adossé au mur dans la lanterne de la buvette.

1. Écrit *s'asseirent,* au manuscrit.

2. Ce n° *20* corrige *19,* répété par erreur, et les numéros suivants sont de même corrigés jusqu'à *24* inclusivement.

3. *De* corrigé *p[ar]*.

4. Ci-dessus, p. 282.

5. Ci-dessus, p. 279 et 283-284.

24. Degré[1] par où on monte dans la lanterne de la buvette.

25. Degré de cinq marches de la lanterne de la buvette par lequel les pairs ecclésiastiques, le Roi présent seulement, et, absent[2], les présidents et les conseillers clercs, entrent et sortent de séance aux hauts sièges, au bas duquel deux huissiers, avant l'innovation de l'escalade dont on a parlé[3], et maintenant un huissier, attendent les présidents pour marcher devant eux, leur faire faire place avec leurs baguettes frappantes sur les bois qu'ils trouvent, et les conduire comme on l'a dit[4].

26. Porte de la lanterne de la buvette qui donne dans la grand chambre dans laquelle est le degré susdit. Mais cette partie de la grand chambre où cette porte donne est une allée entre la clôture du parquet des bas sièges et la muraille, qui conduit sans séparation dans la partie pleine de la grand chambre, au lieu que la porte de la lanterne de la cheminée, qui est le chemin des pairs, donne immédiatement dans la pleine grand chambre. Les conseillers laïques, qui, en absence du Roi, peuvent avoir place du côté des pairs, attendent en place qu'ils soient tous entrés jusqu'au dernier dans la lanterne de la cheminée, puis longent le banc, passent devant le coin du Roi, et, longeant l'autre banc, atteignent les magistrats par la lanterne de la buvette.

27. Porte de la lanterne de la buvette qui mène à la buvette.

Nouveauté indifférente et consentie pour commodité de la séance des officiers de la couronne

Avant de quitter les hauts sièges, il faut remarquer que le nombre des pairs étant augmenté, les officiers de la couronne qui ne sont pas pairs, et il n'y a plus guère que des maréchaux de France, mais aussi bien plus nombreux qu'ils n'étoient, proposèrent aux pairs de se mettre à gauche aux lits de justice, au-dessous des pairs

1. *Degré* surcharge *Echelle.*
2. Ce qui précède, depuis *les Pairs* a été ajouté en interligne.
3. Ci-dessus, p. 284. — 4. Ci-dessus, p. 282.

au-dessous des pairs ecclésiastiques au lieu d'au-dessous des pairs laïques, au premier lit de justice de Louis XV, qui subsiste depuis. Choix donné des deux côtés au duc de Coislin, évêque de Metz ; pourquoi il préfère le droit.

ecclésiastiques dont le banc, par leur petit nombre, est toujours très peu rempli. Être au-dessous des pairs laïques comme ils étoient, ou au-dessous des pairs ecclésiastiques comme ils le demandoient, parut égal aux pairs, qui y consentirent, et M. le duc d'Orléans le trouva bon. Cela s'exécuta ainsi au premier lit de justice de Louis XV[1], et s'est toujours continué depuis. Le duc de Coislin, évêque de Metz[2], eut le choix des deux côtés ; il préféra le droit comme n'étant point pair par son siège, mais par soi, et y a toujours siégé en son rang d'ancienneté dans l'habit des pairs ecclésiastiques[3].

[B.] Bas sièges.

28. Ils sont sans marchepied, à la différence des hauts sièges, qui est[4] un monument que ces bas sièges le sont, comme on l'a dit, devenus, de marchepied qu'ils étoient[5] des hauts, pour seoir les légistes aux pieds des nobles seuls juges, à portée d'en être consultés tout bas quand il leur plaisoit. Ces bas sièges, depuis qu'ils le sont devenus, ont un dossier, parce qu'ils ne sont pas comme les hauts sièges appuyés à la muraille. Ils ont aussi un bras à chaque bout du banc, parce que, comme les hauts sièges, ils ne joignent pas le coin du Roi d'un côté, et les lanternes[6] de l'autre. Excepté ce qui a été marqué de débourré et surrembourré près du coin du Roi aux hauts sièges, de l'invention des présidents, tous les bancs de la grand chambre sont égaux en hauteur et largeur, sans nulle différence des uns aux autres. Ceux de séance

1. Celui du 12 septembre 1715; mais Saint-Simon ne parlera pas de cette particularité, lorsqu'il le racontera (suite des *Mémoires*, tome XII de 1873, p. 222).
2. Henri-Charles du Cambout : tome IV, p. 121.
3. Notre tome XIX, p. 120-121 et 128-129.
4. Ce qui est.
5. Après *estoient*, il y a une virgule effacée du doigt.
6. Écrit ici *lenternes*.

sont couverts, comme les murailles et les petits bureaux, d'étoffe bleue fleurdelisée sans nombre en jaune. Ces petits bureaux sont portatifs, et sont, comme un prie-Dieu sans marchepied, à appuyer à l'étroit une personne. Il y en a cinq ou six épars devant les bancs aux bas sièges, pour la commodité des rapporteurs. Les bancs hors de séance et leurs dossiers sont nus et de bois, pour asseoir les gens du Roi, les parties, les plaideurs et les avocats qui veulent entendre plaider.

29[1]. Dossier des bas sièges égal à tous.

30[2]. Sièges, ou endroits où on s'assit sur tous les bancs.

31. Hauteur des bancs.

32. Chaires et bureaux du greffier et de[3] son commis, rangés lorsqu'on est aux bas sièges.

33. Rideau à hauteur d'appui, qui, lorsqu'on est aux bas sièges, enferme et cache le degré du coin du Roi, et les chaires et bureaux du greffier[4] et de son commis, qui[5] seyent là, le Roi absent, lorsqu'on est[6] aux hauts sièges. Quand on y doit monter, on ôte ce rideau pendant la buvette[7], et on y place les chaires et bureaux du greffier et de son commis.

34. Parquet.

35. Banc des présidents. Ils l'occupent seuls lorsque la séance est aux bas sièges, n'y eût-il qu'un président, et si, par un cas très rare, il ne se trouvoit aucun président,

1. Le numéro *29* corrige *26*.

2. Ici se trouvent, biffés, les deux paragraphes suivants, que Saint-Simon a reportés avec quelques modifications sous les numéros 32 et 33 : « 30. Chaire et bureau du greffier, rangés lorsqu'on est aux bas sieges. — 31. Rideau à hauteur d'appuy, qui, lorsqu'on est aux bas sieges. »

3. Les mots *et de* surchargent *rangés*, et le signe du pluriel a été ajouté à *chaire* et à *bureau*.

4. Le *G* de *Greffier* corrige un *g*. — 5. Ce *qui* est répété deux fois.

6. Le verbe *est* est en interligne, au-dessus d'un premier *est*, biffé, qui surchargeait *monte*.

7. C'est-à-dire, pendant le temps qu'on est à la buvette.

le conseiller le plus ancien qui présideroit demeureroit à sa place, et laisseroit le banc des présidents vuide. On voit très clairement que c'est une usurpation des présidents sur les conseillers, puisque les conseillers clercs sont, aux hauts sièges, sur le même banc avec les présidents, parce que c'est aux hauts sièges le côté des clercs, qui n'ont aucune distinction sur les conseillers laïques. Aux lits de justice ce banc est encore celui des présidents; en absence du Roi aux grandes audiences, lorsque la séance est aux hauts sièges, ce même banc est celui des gens du Roi, où nul autre ne se met.

36[1]. Surdossier[2] moderne et avancé sur le banc des présidents, en manière de dais postiche, comme en berceau sur leur tête, avec une pente de chaque côté du banc[3]. L'étoffe en est fleurdelisée, pareille à la couverture des bancs et des murailles. Il ne se tend[4] pas encore en plein été; on n'ose le donner encore en distinction; elle s'introduit en attendant, sous prétexte du vent et du froid, comme si ce banc seul y étoit exposé. On a vu ce qui ci-devant[5] a été dit de cette machine, qui avec des tringles se tend et s'ôte en peu de moments. On l'ôte toujours pendant la buvette, lorsqu'on doit monter après aux hauts sièges pour la grande audience. On ne l'a osé hasarder en présence du Roi.

37. Petit bureau derrière lequel sied le premier président, ou le président qui préside en sa place. Si le Chancelier vient au Parlement[6] sans que le Roi y doive venir, il prend cette place, préside, fait toutes les fonc-

1. Le chiffre *36* corrige *35*.

2. Ce mot est aussi de l'invention de Saint-Simon.

3. Voyez ci-dessus, p. 291-292.

4. On a imprimé jusqu'à présent *s'étend,* mais Saint-Simon qui avait d'abord écrit *s'etend,* a effacé l'apostrophe du doigt.

5. Ci-dessus, p. 291-292.

6. Le *P* de *Pl^t^* surcharge le commencement d'une autre lettre.

tions du premier président en sa présence, l'efface totalement ; de même aux hauts sièges, où il le déplace. En haut et en bas, le Roi absent, le premier président est assis à la gauche du Chancelier, et le joignant. Si le Chancelier arrive[1] au Parlement, le Roi y venant, il déplace de même le premier président et l'efface, et ne se met en sa place au bas du petit degré du Roi, qu'après que le Roi est arrivé et placé au coin orné en trône qu'il occupe. Le Chancelier, en bas et en haut, le Roi absent, entre[2] et sort de séance par le même chemin du premier président. Si le Chancelier est[3] absent et privé des sceaux[4], le garde des sceaux fait au Parlement tout ce qu'y[5] fait le Chancelier et en a la séance.

38. Banc du sang royal, des pairs ecclésiastiques et laïques, et des conseillers clercs.

39. Bureau derrière lequel sied le premier du sang royal, ou le plus ancien pair, et, quand il n'y a ni princes du sang ni autres pairs, le premier des magistrats non président à mortier. Ce même lieu fut celui de la séance de M. le duc de Berry aux Renonciations[6], où la séance fut d'abord en bas, puis en haut. Ni en bas ni en haut, il n'y eut ni distance ni distinction aucune de sa place à celle du dernier pair. Ce même lieu est encore où se met le premier huissier aux grandes audiences ordinaires, le Roi absent, mais hors de séance.

40. Dernière place au bout de ce banc, où, par l'usurpation moderne, demeure séant le plus ancien des conseillers clercs, lors même que ce banc ne suffit pas aux pairs.

1. La dernière lettre d'*arrive* surcharge une autre lettre.

2. Avant *entre*, Saint-Simon a biffé un premier *entre*, qui surchargeait peut-être *sort*.

3. Cet *est* est en interligne.

4. Le mot *sceaux*, écrit d'abord sur la marge à la fin d'une ligne, a été biffé, et écrit à nouveau au commencement de la ligne suivante.

5. Il y a *qui*, par inadvertance, dans le manuscrit.

6. Tome XXIII, p. 330.

41. Second banc souvent rempli de pairs à leurs réceptions et autres solennités.

42. Dernière place de ce banc derrière le bureau, où, par l'usurpation moderne, demeure séant le second conseiller clerc, lors même que ce second banc ne suffit pas au nombre des pairs.

43. Bureau, bureau.

Il faut remarquer que tous ces bureaux, tels qu'on les a décrits ci-devant, sont tous égaux entre eux et sans aucune différence. Le premier président n'en a mis aucune au sien jusqu'à cette heure.

44. Bureau du milieu, par devant lequel on ne passe point pour entrer ni sortir de séance. On passe donc entre le banc et ce bureau, autrement ce seroit traverser le parquet. On a ci-devant expliqué ce que c'est que traverser le parquet, et qui sont ceux qui le traversent[1].

45[2]. Chaire nue du greffier au bout du second banc susdit, où il sied lorsque la séance est aux bas sièges.

46. Bureau dudit greffier.

47. Chaire nue de l'interprète[3]; elle tient au bout du troisième banc. Entre elle et celle du greffier est le passage pour entrer et sortir de séance. Toutes deux sont à bras. Le siège et le dossier sont un peu plus élevés que ceux des bancs auxquels elles tiennent, et ces dossiers un peu arrondis au milieu du haut. Les pays étrangers ont assez souvent consulté autrefois le Parlement sur leurs questions, et y faisoient[4] quelquefois juger leurs causes. Comme leurs langues étoient inconnues au

1. Tome XXIV, p. 350, et ci-dessus, p. 261-262.

2. Le nombre *45* corrige *44*, et il en est de même pour tous les nombres suivants, jusqu'au numéro *53* inclusivement.

3. Lorsque la cour avait à juger des procès dans lesquels étaient impliqués des étrangers qui ne parlaient pas le français, elle avait recours à des interprètes jurés; il y en avait un ou deux pour chacune des langues européennes.

4. *Faisoient* surcharge d'autres lettres illisibles.

Parlement, on plaça cette chaire pour celui qui interprétoit les pièces et les écritures produites en langues étrangères. Depuis, cette chaire est demeurée[1] comme en monument de son usage passé, que le Parlement ne veut pas laisser oublier. Cette chaire, non plus que celle du greffier, n'est point réputée de la séance.

48. Troisième banc sur lequel se mettent les pairs lorsque les deux premiers ne suffisent pas à leur nombre. Alors les plus anciens de ceux qui y passent se mettent les plus[2] proches de la chaire de l'interprète, qui est vuide, et les moins anciens les plus près du banc des présidents. A mesure que les pairs remplissent ces bancs, les conseillers en sortent et vont se mettre aux hauts sièges.

49. Bureau au bout de ce troisième banc tout près du banc des présidents. La séance du doyen du Parlement est derrière ce bureau. Depuis l'usurpation moderne, lui ou un autre conseiller laïque y demeure séant, lors même que ce troisième banc ne suffit pas au nombre des pairs, ce que j'ai vu arriver plus d'une fois par la présence de tout le sang royal, légitime et illégitime du feu Roi, et du grand nombre de pairs ecclésiastiques et séculiers. Tout ancien pair que je suis[3], je me trouvai sur ce banc à la séance de l'ouverture du testament de Louis XIV. Il faut remarquer que les pairs y siéent entre eux à rebours de ce que font les conseillers, dont les plus anciens se mettent les plus proches du doyen et ainsi de suite, en sorte que le moins ancien conseiller[4] du banc se trouve joignant la chaire de l'interprète.

1. Il y a *demeuré,* au masculin, dans le manuscrit.

2. *Plus* est répété deux fois.

3. Saint-Simon, dont la pairie remontait à 1635, n'était cependant, en 1715, que le onzième des pairs laïcs, et il avait encore avant lui les six pairs ecclésiastiques, plus M. d'Aubigny, archevêque de Rouen, qui avait conservé son rang de pairie de l'évêché de Noyon.

4. Le mot *cons^r* a été ajouté en interligne.

50. Espace dans le parquet devant ce troisième banc, où se met un banc sans dossier, mais couvert et fleurdelisé comme tous les autres, pour y seoir ce qui reste de pairs, lorsque l'on présume que les trois bancs ne suffiront pas à leur nombre. Sur ce banc ajouté aucun conseiller n'y seoit, encore qu'il y[1] eût peu de pairs dessus, ou qu'il demeurât entièrement vuide, comme je l'ai vu arriver quelquefois. Il faut remarquer que les pairs qui passent sur ce troisième banc ne s'y placent pas comme sur celui qui est derrière ; les plus anciens s'y mettent les plus près du banc des présidents et ainsi de suite.

51. Lieu où, debout et sans chapeau ni épée, les pairs qui n'ont pas encore pris séance prêtent le serment de pair de France prononcé par le premier président de sa place assis et couvert, tous les princes du sang, autres pairs et magistrats assis et couverts en séance. Ce serment, quoique ancien, a été introduit[2] ; les pairs entroient pour la première fois en séance sans information et sans serment, comme font encore les princes du sang. Le premier huissier, qui se tient près du pair qui prête serment, lui rend son chapeau et son épée sitôt que l'arrêt de réception est prononcé, qui n'est autre que dès qu'il a levé la main, et que le premier président lui a dit : *Ainsi le jurez et le promettez,* il ajoute : *Monsieur, montez à votre place* ; et à l'instant il remet son épée à son côté, il entre en séance, et se va seoir

1. Cet *y* est en interligne.

2. On trouvera toutes les formules de la réception des pairs et du serment dans le *Journal d'Olivier d'Ormesson,* tome II, p. 414-416. La formule du serment était « de bien et fidèlement servir, assister et conseiller le Roi en ses très hautes et très importantes affaires, et, prenant séance en la cour, de rendre la justice aux pauvres comme aux riches, garder les ordonnances, tenir les délibérations secrètes, et en tout se comporter comme un bon, sage, vertueux et magnanime pair de France doit faire ». Saint-Simon en a donné ci-dessus, p. 259, un texte incomplet.

en son rang. Ce prononcé : *Montez à votre place,* est l'ancien, qui n'a pas été changé depuis que les réceptions ont été changées des hauts sièges où on monte, aux bas où il n'y a pas une seule marche à monter[1].

52. Banc des gens du Roi lorsque la séance est aux bas sièges, ou que le Roi est présent.

53. Bancs des parties et des spectateurs en absence du Roi. Ceux-ci, le précédent[2], et d'autres redoublés derrière servent aussi de séance aux enquêtes et requêtes, aux assemblées de toutes les chambres et aux lits de justice, à ceux dont le Roi se fait accompagner, comme gouverneurs ou lieutenants généraux de provinces[3], baillis d'épée[4], chevaliers du Saint-Esprit, mais qui n'ont point de voix et qui[5] demeurent découverts.

54. Premier barreau de choix ou de supériorité[6], où plaident les avocats généraux lorsque la séance est aux bas sièges, et où les avocats qui ont ce barreau par la supériorité de leurs parties[7], plaident aussi, soit que la séance soit aux hauts sièges ou aux bas sièges.

55. Lieu où plaide l'avocat.

56. Passage dans lequel l'avocat s'avance pour conclure

1. Ci-dessus, p. 267.

2. On avait imprimé jusqu'à présent *ceux-ci le précédent,* ce qui ne signifie rien. Il faut lire *le précédent,* c'est-à-dire le banc dont il a été question au numéro 52.

3. Saint-Simon avait d'abord écrit *Provices*; il a biffé les trois dernières lettres et mis une virgule après l'*i,* ce qui fait *Provi.*

4. Les baillis ou sénéchaux d'épée étaient, au dix-septième siècle, les successeurs des baillis et sénéchaux des provinces au moyen âge; mais de leurs anciennes et importantes fonctions, ils n'avaient plus conservé que la convocation et le commandement de l'arrière-ban, et le privilège de voir la justice rendue en leur nom par leurs lieutenants dans l'étendue de leur ressort. Il y a dans le registre X[1A] 8690 aux Archives nationales, fol. 230-233, une liste de ceux qui existaient encore en 1696.

5. Les mots *et qui* surchargent *co*[e]. — 6. Ci-dessus, p. 288.

7. C'est-à-dire lorsque leurs clients sont des gens d'une qualité supérieure à celle de leurs adversaires.

à l'entrée du parquet[1], et qui sert aux pairs à sortir de séance aux bas sièges lorsqu'ils la lèvent avec la cour[2].

57. Porte de ce passage à hauteur d'appui debout, où il y a un pas pour l'arrêter. C'est cette porte que les pairs ont trouvée fermée comme on l'a dit, et qui les fait demeurer en séance sans se lever quand la cour se lève[3] et sort, comme il a été expliqué[4].

58. Passage sans porte par lequel la cour entre et sort de séance aux bas sièges, et par lequel les princes du sang et les pairs y entrent aussi, la cour séante, à mesure qu'ils[5] arrivent. Les princes du sang en sortent aussi par là avant que la cour lève la séance, comme on l'a dit[6], et vont à la cheminée de la grand chambre pour l'ordinaire attendre la grande audience où les pairs viennent aussi après[7].

59. Second barreau, et il n'y a que ces deux.

60. Lieu où plaide l'avocat, soit que la séance soit aux bas sièges ou aux hauts.

61[8]. Passage dans lequel l'avocat s'avance pour conclure à l'entrée du parquet, qui n'a point d'autre usage.

62. Porte de ce passage à hauteur d'appui debout, qui a un pas pour l'arrêter.

63. Espace long et étroit entre le second barreau et la muraille, qui conduit de la buvette et de la lanterne de la buvette dans le grand espace de la grand chambre derrière le premier barreau. C'est par cet espace que la cour va de la séance des bas sièges à la buvette et qu'elle sort de séance aux hauts sièges.

64. Vaste espace de la grand chambre entre la muraille

1. Ci-dessus, p. 281. — 2. *Cour* corrige *court*.

3. Ce verbe *lève* corrige *s[ort]*. — 4. Ci-dessus, p. 281.

5. Il y a *qu'il* au singulier dans le manuscrit, et ensuite Saint-Simon a biffé un *y*.

6. Ci-dessus, p. 280. — 7. A la suite d'*après*, il y a un *ces*, biffé.

8. Le nombre *61* corrige *60*, répété par mégarde.

mitoyenne de la grand salle et le premier barreau, et la muraille mitoyenne à la quatrième chambre des enquêtes et le parquet des huissiers.

65. Cheminée de la grand chambre qui, comme[1] on l'a dit[2], a été supprimée et portée contre le mur mitoyen de la grand chambre et de la grand salle, lorsqu'on répara la grand chambre en 1721[3].

66. Porte de la grand chambre qui donne dans la quatrième[4] chambre des enquêtes.

67. Porte de la grand chambre, à deux battants qui s'ouvrent pour les pairs, qui donne immédiatement dans la grand salle, plus grande de beaucoup que les autres.

68. Porte de la grand chambre qui donne dans le parquet des huissiers, par où tout le monde entre d'ordinaire dans la grand chambre, et par où la cour ensemble en sort. Les pairs ensemble sortent par la grand porte dans la grand salle immédiatement, même seuls quand il ne s'y en trouve qu'un.

69. Fenêtres de la grand chambre.

70. Chemin du sang royal, pour sortir de séance des hauts sièges, depuis que le premier président Harlay lui a ouvert le petit degré du Roi[5] ; quelquefois aussi, lorsque le Roi y vient, pour entrer en séance en même temps que lui. Lors des Renonciations, M. le duc de Berry et M. le duc d'Orléans, après la séance aux bas sièges et pendant la buvette, montèrent aux hauts sièges avec les princes du sang et tous les pairs, mais[6] sans ordre, et y demeurèrent en séance et en rang, tous jusqu'à l'arrivée de la cour sortant de la buvette[7]. On a vu ailleurs[8] que ces princes ne se soulevèrent seulement pas,

1. Avant *co^e^*, Saint-Simon a biffé *en 1720 et co^e^ on,* et *1720* corrige *1620*, et au-dessus il avait écrit, puis biffé, *1700.*

2. Ci-dessus, p. 263. — 3. La date *1721* corrige *1621.*

4. Écrit *la 4.* — 5. Ci-dessus, p. 283-284.

6. *Mais* corrige *s[ans]*. — 7. Tome XXIII, p. 337.

8. *Ibidem,* p. 337-339.

et qu'ils ne rendirent aux présidents le salut que par une inclination légère, étant restés découverts en les attendant. Les princes du sang en usèrent cette fois-là de même, et les pairs aussi comme ils font toujours. M. le duc de Berry et M. le duc d'Orléans se trouvèrent fort scandalisés de la longueur de la buvette et du long[1] changement d'habit des présidents, dont ils auroient pu abréger leur toilette au moins ce jour-là[2].

71. Chemin du sang royal pour entrer et sortir de séance aux bas sièges.

72. Chemin des pairs pour entrer et sortir de séance aux hauts sièges. Il est le même des conseillers clercs, le Roi absent, pour entrer, non pour sortir[3].

73. Chemin des présidents pour entrer et sortir de séance aux hauts[4] sièges, et aussi des conseillers clercs.

74. Chemin des présidents pour entrer et sortir de séance aux bas sièges.

75. Chemin ordinaire des pairs pour entrer en séance aux bas sièges, pour ceux qui sont sur le premier banc et sur la première moitié du second.

76. Chemin quelquefois usité par quelques pairs pour entrer en séance aux bas sièges, pour ceux qui sont sur le premier banc et la première moitié du second. C'est le même par lequel les pairs sortent de séance quand ils se lèvent avec la cour.

77. Chemin rarement usité par quelques pairs pour entrer en séance aux bas sièges, pour ceux qui sont sur le premier banc et la première moitié du second.

78. Chemin des pairs pour entrer en séance aux bas sièges, pour ceux qui sont sur la seconde moitié du second banc.

1. *Long* est en interligne. — 2. Tome XXIII, p. 338-339.

3. Cette dernière phrase, depuis *Il est*, est en interligne au-dessus de : « Il est le mesme des Cons^{rs} Clers p^{r} y entrer, non p^{r} sortir, co^{e} on l'a expliqué », phrase qui a été biffée.

4. Il y a *bas*, dans le manuscrit, ce qui est une erreur.

79. Chemin des pairs pour entrer en séance aux bas sièges, pour ceux qui sont sur le troisième banc et sur le banc ajouté.

[80. Chemin des conseillers laïques pour entrer en séance aux hauts sièges[1].]

81. Chemin des conseillers laïques pour sortir de séance aux hauts sièges.

82. Chemin ordinaire des pairs d'entrer en la grand chambre, et d'en sortir ensemble précédés d'un huissier. C'est aussi celui du sang royal, mais presque toujours les pairs arrivent un à un chacun à son gré jusque dans la grand chambre par le parquet des huissiers, et les princes du sang aussi.

83. Chemin par lequel les pairs sortent ensemble de la grand chambre quelquefois, toujours précédés par un huissier.

84. Endroit par où le premier huissier, par une invention et usurpation moderne[2], escalade[3] par-dessus le banc des sièges bas et son dossier, depuis quelque temps, pour grimper aux hauts sièges lorsque la séance s'en lève, pour se mettre au-devant du premier président ou du président qui préside en sa place, lorsqu'il se lève, et marcher devant lui.

Il[4] faut avertir que, lorsqu'on est aux hauts sièges, le Roi absent, tout le monde indifféremment s'assit sur les

1. Dans le manuscrit, le numéro *80* est attribué au paragraphe suivant, et le numéro *81* à celui que nous numérotons *82*; de plus le numéro *82* manque. En se reportant à la rédaction primitive de cette Explication du plan de la grand' chambre (*Écrits inédits,* tome III, p. 472; voyez ci-dessus, p. 295), on voit que Saint-Simon a passé ici le présent paragraphe, que nous rétablissons entre crochets, et qu'il s'est trompé dans le numérotage des deux suivants. Nous remettons les choses dans l'ordre qu'elles doivent avoir.

2. Ci-dessus, p. 284. — 3. Ce mot surcharge *d'e.*

4. Ce paragraphe, qui fait bien partie du texte et n'est pas une note, a été ajouté par Saint-Simon au bas de la page avec un signe de renvoi.

bancs de séance aux bas sièges, plaideurs, auditeurs, en un mot qui veut et peut, excepté sur celui des présidents, qui, comme on l'a dit, est alors pour les gens[1] du Roi. Le reste de la foule s'assit en bas à terre, pêle-mêle dans le parquet, et qui peut sur les petits bureaux, qu'ils couchent. Cela se fait à grand bruit et impétuosité dès que la grande audience en haut ouvre[2].

Il faut, une fois pour toutes, remarquer que, lorsqu'on parle ici des présidents, il ne s'agit que des présidents à mortier, qui sont seuls présidents du Parlement. Les présidents des chambres des enquêtes et des requêtes ne sont que des conseillers avec commission pour présider en telle chambre, si bien qu'en l'assemblée de toutes les chambres dans la grand chambre, ou partout ailleurs où le Parlement est assemblé en entier ou par députés de tout le corps, ils ne précèdent point les conseillers de la grand chambre, et en tout et partout ne sont réputés que conseillers.

Malgré cela, il y a une dispute dont les ministres se sont utilement servis, et qu'on[3] a grand soin d'entretenir sous main; c'est quand il arrive, et cela n'est pas rare, que, dans une assemblée de toutes les chambres, le gros du Parlement est opposé à ce que la cour veut faire passer, et que le premier président n'a pu venir à bout d'y amener la compagnie, il prend plutôt le parti de se retirer que de hasarder d'être tondu[4]. Très ordinairement il est suivi de tous les présidents à mortier, gens qui, ayant à perdre et à gagner, veulent[5] plaire, qui desirent leur survivance pour leurs enfants et d'autres grâces. Alors qui présidera?

1. Le mot *Gens* corrige *gens*.
2. Dans son récit de la séance des Renonciations, il avait déjà parlé du bruit que faisaient tous ces assistants : tome XXIII, p. 339.
3. Cet *on*, oublié, a été ajouté en interligne.
4. On a vu dans le tome XXI, p. 113, ce que signifiait cette locution.
5. Le pronom *qui* est répété une seconde fois avant *veulent*.

Le doyen du Parlement, en son absence le plus ancien conseiller de la grand chambre, de ceux qui demeurent en séance, prétend que c'est à lui ; le plus ancien président des enquêtes le lui dispute ; le premier des présidents de la première chambre des enquêtes allègue la primauté de sa chambre et de sa présidence dans cette chambre. Dans ce conflit[1], où aucun n'a jusqu'à présent voulu céder, personne ne préside, et faute de président, la séance est forcée de se rompre et de lever. Ils sentent bien tout ce qu'ils perdent à cette dispute ; mais l'orgueil l'emporte sur la raison, et sur l'intérêt général de la compagnie.

Courte récapitulation.

Il se trouvera encore en leur ordre d'autres usurpations du Parlement aussi peu fondées, et plus fortes encore, s'il est possible, que celles qui viennent d'être expliquées, qui demandent une[2] récapitulation en très peu de mots, depuis le premier état des légistes, jusqu'à celui où on les voit arrivés[3].

État premier des légistes.

Le peuple conquis, longtemps serf et dans la dernière servitude, ne fut affranchi que longtemps après la conquête, et par parties. De ce qui fut affranchi, les uns demeurèrent colons dans la campagne et laboureurs, soit pour eux-mêmes dans les rotures qu'ils avoient obtenues à certaines conditions, ou pour autrui, comme fermiers ; les autres continuèrent à s'adonner à la profession mécanique, c'est-à-dire aux différents métiers nécessaires à la vie dans les villes, et cela de gens de même espèce de peuple affranchi. Des uns et des autres il s'en fit une autre portion de gens plus aisés par leur travail, qui se mirent à quelque négoce, et dont les seigneurs se servirent pour la direction commune de leurs villes, d'où sont venus les échevins et autres sous divers noms. De ceux-là il y en eut qui s'appliquèrent à l'étude des lois, des coutumes,

1. Écrit *conflict*.
2. Il y a *un* dans le manuscrit, par mégarde.
3. Après *arrivés*, il y a *auj*[*ourd'huy*] effacé du doigt.

des ordonnances, qui multiplièrent avec le partage des fiefs, leurs hypothèques, etc., et les procès qui en naquirent, et ceux-là[1] devinrent le conseil des particuliers dans leurs affaires domestiques ; ils[2] furent connus sous le nom de légistes, qui gagnèrent leur vie à ce métier, comme ils font encore aujourd'hui, qui[3] étoient partie de ce peuple serf, mais affranchi, et qui, au lieu du labourage et des métiers, choisirent[4] celui de l'étude des procès. Tel est le premier état des légistes[5].

Second état des légistes.

Ces légistes furent[6] placés par saint Louis sur le marchepied des nobles et des ecclésiastiques, qui, nommément choisis par les Rois pour rendre la justice entre particuliers, dans les différentes tenues d'assemblées pour cela, qui de parler ensemble s'appelèrent parlements, quoique totalement différents des assemblées majeures, aussi appelées parlement[7], qui avoient succédé aux champs de mars, puis de mai, où le Roi jugeoit les causes majeures des pairs et des grands vassaux, et faisoit avec eux les grandes sanctions du Royaume[8]. Saint Louis, scrupuleux sur l'équité[9], crut devoir soulager celle de ces nobles et de ces ecclésiastiques, juges tantôt les uns tantôt les autres dans ces parlements de la Pentecôte, de la Toussaint, etc., qui duroient[10] peu de jours, en les mettant à portée de s'éclaircir tout bas de leurs doutes dans les jugements qu'ils avoient[11] à rendre sur-le-champ, en consultant tout bas ces légistes assis à leurs pieds, qui ne leur disoient

1. *Ceux là* est en interligne, au-dessus de *qui*, biffé.
2. *Ils* est en interligne, au-dessus de *ceux là*, biffé.
3. Avant *qui*, Saint-Simon a biffé un *et*.
4. Les premières lettres de *choisirent* corrigent *avoi[ent]*.
5. Ci-dessus, p. 194-195 et 203-204.
6. *Furent* est en interligne.
7. Il y a bien ici *Pl^t* au singulier, et plus haut *Pl^ts* au pluriel.
8. Cette phrase est inachevée.
9. *L'équité* corrige *la jus[tice.]*.
10. Le commencement de *duroient* surcharge des lettres illisibles.
11. Avant *avoient*, Saint-Simon a biffé *rendoient*.

leur avis qu'à l'oreille, et lors seulement qu'il leur étoit demandé, avis d'ailleurs qui n'obligeoit en rien celui qui avoit consulté de le suivre, s'il ne lui sembloit bon de le faire. Tel est le second état des légistes, qui dura fort longtemps.

Troisième état des légistes.

La multiplication des affaires et de leurs formes, dont est née la chicane, lèpre devenue si ruineuse et si universelle, multiplia et allongea les tenues des parlements, en dégoûta les nobles et les ecclésiastiques nommés pour chaque tenue, qui s'excusèrent, la plupart occupés de guerres, d'affaires domestiques, de fonctions ecclésiastiques ; plus encore les pairs qui, de droit et sans être nommés, étoient de tous ces parlements toutes fois qu'il leur plaisoit d'y assister, à la différence de tous autres, même des hauts barons, qui n'y pouvoient entrer sans y être expressément et nommément mandés. Cette espèce de désertion et la nécessité de vuider les procès acquit aux légistes la faculté de les juger avec ce peu de nobles et d'ecclésiastiques qui se trouvoient à ces parlements du nombre de ceux qui y étoient mandés et qui envoyoient leurs excuses, mais demeurant toutefois assis sur le même marchepied, et c'est le troisième état des légistes.

Quatrième état des légistes.

Bientôt après, ce peu d'ecclésiastiques et de nobles d'entre les mandés pour composer ces parlements achevèrent de s'en dégoûter. Alors les légistes, devenus d'abord juges avec eux, le demeurèrent sans eux par la même nécessité de vuider les causes ; et c'est le quatrième état des légistes ; mais toujours sur le marchepied, parce qu'il pouvoit venir de ces nobles et de ces ecclésiastiques mandés, dont souvent il s'en[1] trouvoit à quelques séances.

Cinquième état des légistes.

La maladie de Charles VI et le choc continuel des factions d'Orléans et de Bourgogne fit prendre le parti de ne changer plus les membres de ces parlements, qui demeurèrent à vie[2]. Ce fut l'époque de la manumission[3] des lé-

1. *Se* corrigé en *s'en*. — 2. Ci-dessus, p. 206.

3. Expression déjà rencontrée dans le tome XX, p. 25, au sens d'affranchissement.

gistes. Les nobles et les ecclésiastiques choisis pour ces parlements, voyant qu'il falloit désormais assister à tous, ne purent s'y résoudre, trop occupés de leurs guerres, de leurs fonctions, de leurs affaires. Presque tous s'en retirèrent, de sorte que les légistes demeurèrent seuls membres des parlements et seuls juges des procès. C'est leur cinquième état, qui n'a fait que croître depuis à pas de géants.

Sixième état des légistes.

Le Parlement, devenu fixe à Paris et sédentaire toute l'année par la multiplication sans nombre des procès, éleva de plus en plus les légistes, qui fut[1] leur sixième état.

Septième état des légistes ; devenus magistrats. Parlements et autres tribunaux.

Les malheurs de l'État et la nécessité d'argent tourna en offices vénaux, puis héréditaires, leurs commissions devenues à vie, et forma le septième[2] état des légistes, qui alors, juges à titre d'office vénal et héréditaire, devinrent magistrats, firent une compagnie réglée et permanente, tels qu'ils sont demeurés depuis. De là sortit la formation successive des autres parlements du royaume et de tant d'autres sortes de tribunaux partout. C'est le septième[3] état des légistes, qui forme leur consistance jusqu'à aujourd'hui.

Légistes devenus magistrats ne changent point de nature.

Ces gradations néanmoins ne changèrent pas la nature originelle et purement populaire des légistes devenus magistrats, comme on le démontrera bientôt, et ne l'a pas changée jusqu'à présent, quelques efforts que dans la suite ils aient pu faire pour sortir de cette essentielle bassesse, dont l'idée ne leur est venue que longtemps depuis.

Origine* du nom de cour des pairs arrogé à soi par le parlement

Devenu cour de justice, pour juger les causes des particuliers, le parlement de Paris prit occasion de s'arroger le titre de cour des pairs, de ce qu'étant la plus ordinaire à la portée des Rois et de leur accompagnement, les pairs

1. *Leur 6 estat,* dans le manuscrit.

2. Le chiffre 7e corrige 6e. — 3. *Le 7 estat,* dans le manuscrit.

* Écrit *orignine.*

de Paris. Origine des enregistrements.

y prenoient bien plus ordinairement séance, et que, pour[1] les choses que les Rois vouloient rendre notoires par quelque solennité publique, ils alloient avec les pairs les déclarer en[2] Parlement. Cette même raison de rendre notoire ce qui émanoit du Roi, comme édits, ordonnances, déclarations, érections de pairies, lettres patentes, etc., les engagea de les envoyer registrer au Parlement, *ut nota fierent,* et afin que les tribunaux y conformassent leurs jugements. C'est ce qui fit envoyer les mêmes actes aux autres parlements, et aux divers autres tribunaux qui pouvoient avoir à rendre des jugements en conformité[3].

Incroyables abus.

A quelque distance déjà prodigieuse que ces divers degrés aient porté les légistes de leur source et de leur état primitif, mais sans avoir lors, ni jamais depuis, pu[4] changer leur nature originelle, qui d'eux-mêmes, dans l'élévation où on les voit ici, auroit osé[5] imaginer de se parangonner[6] aux pairs, de précéder les pairs nés successibles de droit à la couronne, d'opiner devant une reine régente en lit de justice, malgré la différence immense du lieu et de la posture d'opiner, de parler aux pairs en public comme on ne parle même plus aux valets d'autrui, de n'oublier rien pour les égaler en tout aux légistes et pour oser se former un trône, l'un fort élevé, l'autre sous une sorte de pavillon royal, et de là voir en places communes les pairs, les princes du sang et les fils de France, et que ces entreprises se souffrent depuis tant d'années, et s'augmentent encore au gré de l'orgueil et de l'industrie? Enfin, qui de ces légistes si parvenus au point où [on] les voit arrivés à cette pause, eût pu croire qu'il fût tombé dans l'esprit de leurs successeurs de s'ériger en tuteurs

1. Les mots *que p*^{r} surchargent l'abréviation de *que*.
2. *En* corrige *au*.
3. Après *conformité*, Saint-Simon a biffé les mots suivants : *et co*^{e} *il y eut de ces edits et ord*^{ces}.
4. Le participe *pu* a été ajouté en interligne.
5. Le mot *osé* surcharge des lettres illisibles. — 6. Tome VI, p. 129.

des Rois mineurs, en modérateurs des Rois majeurs, dont l'autorité a besoin de la leur jusqu'à demeurer inutile et sans effet sans son concours, et prétendre faire d'une simple cour de justice le premier corps de l'État, ayant tout pouvoir par soi sur tous les grands actes[1] concernant le Royaume? On a déjà vu la plupart de ces usurpations monstrueuses, dont on a tellement abrégé tout ce qui pouvoit l'être sans en affoiblir la lumière, que la récapitulation en seroit presque aussi longue que l'a été le récit, si on ne se contentoit de ce peu de lignes[2]. Venons, en attendant des détails qui seront fournis par la régence de M. le duc d'Orléans, à cette prétention si moderne d'être le premier corps de l'État, et qui est telle qu'il n'est point de nom qu'on puisse lui donner.

Fausse mais utile équivoque du nom de parlement. Sa protection, son démêlement*.

Le nom de parlement a été d'un grand usage pour éblouir. Les ignorants, qui font plus que jamais le très grand nombre dans tous les États; la magistrature et ses suppôts, qui composent un peuple entier, dont l'intérêt n'a cessé de donner cours aux idées les plus absurdes; les gens foibles et bas, qui ne veulent pas choquer des gens qui peuvent avoir leurs biens entre leurs mains, quelquefois même leur vie, et qui s'en servent avec la dernière hardiesse et liberté pour leurs vengeances; tout ce qu'il[3] y a de gens de condition magistrale[4], ou qui en ont le but en sortant des bas emplois de finance et de plume, qui maintenant inonde tous les parlements; toute la bourgeoisie, qui ne peut avoir que le même[5] pour leurs familles;

1. Après *actes,* il a biffé *de l'Estat.*

2. Les dix derniers mots ont été ajoutés en interligne.

3. Il y a *qui il,* dans le manuscrit.

4. Ce mot n'est donné par aucun lexique au sens de *judiciaire, de magistrat,* comme Saint-Simon l'emploie ici, et l'on n'en connaît aucun exemple.

5. Le même but.

* Ce mot n'était pas dans le *Dictionnaire de l'Académie.* Cependant Littré en cite des exemples de Mme de Sévigné, et de l'Académie elle-même dans les *Sentiments sur le Cid.*

les marchands, ceux qui se sont enrichis dans les métiers mécaniques, pour relever leurs enfants ; tout cela fait un groupe qui ne s'éloigne guère de l'universalité. Ajoutons à ce poids l'idée flatteuse qui en entraîne tant d'autres, que le Parlement est le rempart contre les entreprises des ministres bursaux[1] sur les biens des sujets, et il se trouvera que presque tout ce qui est en France applaudira à toutes les plus folles chimères de grandeur en faveur du Parlement, par crainte, par besoin, par basse politique, par intérêt ou par ignorance. Cette compagnie a bien connu de si favorables dispositions, et bien su s'en prévaloir ; son nom de parlement, le même pour le son que celui de ces anciens parlements de France où se faisoient les grandes sanctions de l'État, le même encore que celui des parlements d'Angleterre, leur a été d'un merveilleux usage pour se mettre dans l'idée publique à l'unisson de ces assemblées, avec qui le Parlement n'a rien de commun que le nom.

Anciens parlements de France.

On a vu[2] quelle est la totale différence de la nature des anciens parlements de France de ceux d'aujourd'hui, et quelle est la distance et la disproportion des matières, des membres, du pouvoir de ces anciennes assemblées, d'avec celles et ceux d'un[3] tribunal qui n'est uniquement qu'une cour de justice pour juger les causes entre particuliers, et dont les membres légistes devenus juges et magistrats, comme on l'a vu, sans avoir changé de nature, n'ont de plus que des offices vénaux à qui en veut, héréditaires, et qui font une portion de leur patrimoine, tant par le sort principal, que par les gages, les taxations de vacations[4], d'épices, et toutes les ordures d'un produit au-

1. Nous avons déjà rencontré cet adjectif s'appliquant aux édits (tome XIV, p. 333); mais il n'y a pas d'autre exemple appliqué à des personnes. — Saint-Simon écrit ici *burseaux*.

2. Ci-dessus, p. 205. — 3. *Une* corrigé en *un*.

4. Après *vacations*, Saint-Simon a biffé *les*, qui surchargeait un *et*, et ensuite *d'épices* est en interligne au-dessus de *d'offices*, biffé.

quel tous, depuis le premier président jusqu'au dernier du Parlement, tendent journellement la main et y reçoivent le salaire de chaque heure de travail ou de prétendu tel. De tels membres sont plus distants, s'il se peut, des pairs et des hauts barons qui[1] composoient seuls les anciens parlements, que le morceau de pré ou de terre, que l'hypothèque sur tel bien et les chicanes mercenaires qui font la matière des jugements des parlements d'aujourd'hui, des jugements des causes majeures des grands feudataires, et des[2] grandes sanctions du Royaume, qui étoient la matière de la décision de ces anciens parlements. Que si on compare à ceux d'aujourd'hui ces parlements tenus en divers temps de l'année[3], il n'y a qu'à comparer les nobles et les ecclésiastiques nommés par le Roi pour les composer, avec les légistes assis sur le marchepied de leurs bancs pour les conseiller[4] quand ils vouloient s'éclaircir tout bas de quelque chose ; et, quant aux matières, si elles se rapprochent un peu plus, il ne se trouvera pas que ces parlements tenus en divers temps de l'année aient imaginé de pouvoir juger les causes majeures, ni de délibérer sur rien de public.

Parlements d'Angleterre.

Si on cherche plus de similitude avec les parlements d'Angleterre, ceux dont il s'agit ici n'y trouveront pas mieux. Le parlement d'Angleterre est l'assemblée de la nation, ou, suivant nos idées, la tenue des États généraux, avec cette différence des nôtres, que ceux-là ont le pouvoir tellement en propre pour faire ou changer les lois et pour tout ce qui est droit et imposition, que le pouvoir des rois d'Angleterre est de droit et de fait nul en ces deux genres sans le leur, et qu'il ne s'y peut rien faire que par

1. Avant *qui* il a biffé *des anciens Plts*.

2. Il y a *les* dans le manuscrit ; mais le sens veut certainement *des*.

3. Après *année*, Saint-Simon a biffé *avec ceux d'aujourd'huy*, et, ensuite, *il* surcharge un *et*.

4. Notre auteur a écrit par mégarde *Consrs* (*conseillers*) au lieu de *conseil er*.

l'autorité du Parlement[1]. Elle est telle, qu'encore que le droit de déclarer la guerre et de faire la paix y soit une des prérogatives royales, on voit néanmoins que les rois veulent avoir l'avis et le consentement de leurs parlements sur ces matières, et qu'ils n'entreprennent rien de considérable au dehors ni au dedans sans le consulter ; ce qui fait voir que subsides, levées de troupes, fortifications, armements et mille autres choses publiques sont sous la main du Parlement autant ou plus que des rois. En seroit-ce là que nos parlements d'aujourd'hui en voudroient venir, après avoir terrassé les grands du royaume, précédé les princes du sang, opiné devant la Reine régente, montré leurs présidents[2] au sang royal, eux sur une sorte de trône, et ces princes sur les bancs communs, cassé les arrêts du Conseil, et s'être faits les tuteurs des Rois mineurs, les modérateurs des Rois majeurs, et les soutiens des droits des peuples contre les édits, du bon ordre contre les lettres patentes, enfin, comme ils se plaisent d'être nommés, le sénat auguste qui tient la balance entre le Roi et ses sujets? Dans de tels desseins, que d'éloignement du parlement d'Angleterre où rien ne peut passer sans le concours des deux chambres, où la basse a plus de gentilshommes et de cadets de seigneurs que d'autres députés, où la haute n'est composée que de pairs, et qui, privativement à la chambre basse, juge tout ce qui se porte de causes contentieuses devant le Parlement, comme la basse, privativement à la haute, se mêle des subsides, des impositions, des comptes et de tout ce qui est commerce et finance, avec cette différence toutefois, qu'elle a

1. Voici comment Louis XIV, dans ses *Mémoires* pour l'instruction du Dauphin (édition Dreyss, tome II, p. 6-7), appréciait la situation des rois d'Angleterre vis-à-vis de leur parlement : « Cet assujettissement qui met le souverain dans la nécessité de prendre la loi de ses peuples est la dernière calamité où puisse tomber un homme de notre rang.... C'est pervertir l'ordre des choses que d'attribuer les résolutions aux sujets et la déférence au souverain.... »

2. Il y a *ses Présidents,* dans le manuscrit.

besoin pour l'exécution de toutes ces choses du consentement de la chambre haute, et que la chambre haute fait exécuter tous les jugements qu'elle rend, sans aucun concours de la chambre basse ! Où trouver là une ombre[1], je ne dis pas de similitude, mais de ressemblance la plus légère avec nos parlements ?

Malgré une disparité si parfaite, si entière, si complète de la nature et des membres de nos parlements d'aujourd'hui, d'avec la nature et les membres de nos anciens parlements, et d'avec ceux d'Angleterre jusqu'à présent, et des matières de chicane et de questions de droit ou de fait à juger entre des particuliers par des magistrats légistes d'origine jusqu'à nos jours, et qui reçoivent eux-mêmes des plaideurs un écu par heure de salaire à la sortie de chaque vacation[2], et les matières publiques et d'État, comme les jugements des grands fiefs et des grand feudataires, et les grandes sanctions du Royaume, réservés au Roi, à tout ce qu'il y a de plus grand et de plus auguste dans l'État avec lui, et quant à l'Angleterre, ce qui vient d'en être expliqué et qui repousse nos parlements à l'état des shérifs[3] et des jurés[4], s'ils veulent toujours une similitude angloise, le Parlement, flatté de ce nom, s'est plu[5]

1. Saint-Simon a écrit *un ombre*, et, après, il a biffé *de similitude*.

2. Notre auteur fait probablement allusion aux épices payées par les parties au rapporteur et aux juges des procès par écrit ; mais il exagère en laissant croire que ces droits étaient payés directement aux juges par les plaideurs à raison d'un écu par heure ; il y avait au Parlement un receveur des épices, qui se chargeait de les recevoir et de les répartir entre les juges pour chaque affaire ; voyez ci-dessus, p. 325, où Saint-Simon a appelé « ordures » ces rémunérations.

3. Le shérif est un officier établi dans chaque comté d'Angleterre pour faire exécuter les ordres du roi, nommer les jurés, faire expédier les affaires civiles et criminelles, prendre soin des revenus, des impôts, des confiscations, et s'occuper de la police.

4. On nomme jurés en Angleterre douze personnes choisies par un accusé sur une liste de trente-six et qui doivent, dans les procès criminels, déclarer si l'accusé est coupable ou non du crime dont il est accusé.

5. Écrit *plus*, dans le manuscrit.

à jouer sur le mot et à tromper le monde par des équivoques, que le monde a reçues par les raisons d'ignorance, d'intérêt et de foiblesse qui en ont été d'abord expliquées. Ces fausses lueurs qui s'évanouissent si précipitamment au plus léger rayon de lumière, appuyées du bruit que la cour a souvent fait faire au Parlement contre celle de Rome, par les raisons qui en ont été dites, et des dernières régences déclarées au Parlement pour les conjonctures et les causes qui en ont été expliquées, ont enhardi le Parlement aux prétentions, et, apprivoisé lui-même par les[1] succès inespérables avec les plus inconcevables absurdités, *accinxit se*[2] pour y accoutumer le monde. C'est ce qui m'a obligé de faire céder la honte à la nécessité de réfuter sérieusement cette prétention si moderne et si absurde du Parlement d'être le premier corps de l'État[3], par un écrit qui se trouvera dans les Pièces[4]; je dis la honte, parce qu'une telle proposition[5] ne peut en elle-même que mériter le silence et le mépris. La pièce que je cite me dispensera de m'étendre ici autant qu'il auroit fallu le faire sans ce renvoi, pour montrer jusqu'où[6] se porte un orgueil heureux, organisé, toujours subsistant et consultant, qui de degré en degré, tous plus étonnants les uns que les autres, arrive enfin à un comble dont le prodigieux ôte la parole et la lumière et se présente comme probable à force d'accablement.

Moderne chimère du Parlement de se prétendre le premier corps de l'État réfutée, et voir aussi les Pièces.

1. *Ses* corrigé en *les*.

2. Il se prépara, se ceignit, c'est-à-dire, s'arma, pour y préparer le monde. C'est peut-être une réminiscence de ce passage du second livre des Rois, chapitre XXII, verset 33 : *Accinxit me fortitudine*.

3. Les huit derniers mots ont été ajoutés en interligne.

4. C'est le mémoire intitulé « Réfutation de l'idée du Parlement d'être le premier corps de l'État nouvellement prise et hasardée » et daté de « février 1716 », qui a été publié par P. Faugère dans le tome III des *Écrits inédits*, p. 401-418, d'après l'original autographe du volume 50 des Papiers de Saint-Simon, aujourd'hui vol. *France* 205 au Dépôt des affaires étrangères, fol. 52-54.

5. *Proposion*, par mégarde, dans le manuscrit.

6. La préposition *jusqu'* surcharge *avec*.

Tout l'État n'est composé que de trois ordres, ainsi qu'on l'a montré au commencement de cette longue mais nécessaire disgression. Nul François qui ne soit membre de l'un de ces trois ordres, par conséquent nul François qui puisse être autre chose qu'ecclésiastique, noble ou du tiers état. Chaque ordre a ses subdivisions ; celui qui est devenu le premier est composé du corps des pasteurs du premier et du second ordre[1], des chapitres du clergé séculier, et du régulier, qui se divise encore en ordres et en communautés différentes. Il en est de même de l'ordre de la noblesse et de celui du tiers état. Avec cette démonstration, comme se peut-il entendre qu'une cour de justice qui, par son essence, n'est ni du premier ni du second ordre, et qui n'est établie que pour juger[2] les causes des particuliers, puisse être le premier corps de l'État? Voilà une[3] exclusion dont l'évidence frappe. On ne peut comprendre comment un corps du tiers état se met au-dessus de ces[4] trois ordres, si on n'a[5] jamais su que la partie ne peut être plus grande que son tout, et que le tiers état, dont le Parlement fait partie, non seulement ne précède pas les deux autres ordres, et que de cela même il est connu sous le nom de tiers état, mais qu'il ne leur est pas égal et leur est inférieur en quantité de choses très marquées. Ce raisonnement seul devroit suffire ; mais la chicane, maîtresse des cavillations[6] et féconde en refuites[7], veut être forcée dans ses retranchements. Je n'en vois ici que deux, l'un que le Parlement ne[8] soit pas du tiers ordre, l'autre qu'il soit autre qu'une simple cour de justice. Ce seroit

1. C'est-à-dire des évêques et des simples prêtres.

2. La première lettre de ce mot surcharge une autre lettre, peut-être une *r*.

3. Encore *un*, ici, dans le manuscrit.

4. Il y a *ses* dans le manuscrit, par erreur.

5. La négation *n'* a été ajoutée après coup.

6. Voyez notre tome XXIII, p. 292. — 7. Tome X, p. 214.

8. Le mot *ne* a été ajouté en interligne, et le *p* de *pas* surcharge une autre lettre.

revenir sur ses pas par une ennuyeuse répétition, que s'étendre ici sur la nature du Parlement, qui a été ci-dessus montrée simple cour de justice, non compétente d'autre chose que de juger les procès entre particuliers. On l'a fait voir par son origine, ses degrés, son aveu même en plein Parlement par la bouche de son premier président la Vacquerie[1], par l'usage constant et reconnu jusqu'aux prétentions modernes, toujours durement réprimées par nos Rois, et aux troubles[2] et aux désordres, protecteurs et appuis de ces mêmes prétentions tombées d'effet avec les troubles et les désordres, quoique demeurées dans le cœur et dans la tête des nouveaux prétendants. On renverra donc sur cet article à ce qui en a été dit plus haut.

Celui que le Parlement est du tiers état pourroit être renvoyé de même aux preuves si claires et si certaines qui s'en trouvent dans cette disgression, si les efforts que les parlements ont essayé de faire à cet égard en divers temps modernes n'obligeoient à quelque nouvel éclaircissement.

Saint Louis, comme on l'a vu[3], est le premier qui, pour éclaircir[4] les prélats et les nobles, qui [venoient[5]] dans les divers parlements convoqués aux principales fêtes de l'année pour juger les procès des particuliers avec les pairs, qui[6] de droit et sans y être appelés s'y trouvoient quand il leur plaisoit, mit des légistes à leurs pieds, assis sur le marche-pied de leurs bancs. On a vu quels étoient ces[7] légistes et quelles étoient alors leurs fonctions sans voix. Il n'y avoit alors que deux corps ou ordres dans le royaume, et le peuple[8], partagé en serfs, en affranchis, et ces affranchis en colons de la campagne, en bourgeois des villes, en gens

1. Ci-dessus, p. 249-250. — 2. Et jusqu'aux troubles.

3. Ci-dessus, p. 203-204. — 4. Ci-dessus, p. 204.

5. Pour rendre cette phrase compréhensible, on est obligé de supposer ce verbe, ou un autre analogue, après *qui*.

6. Ce *qui* se rapporte aux pairs.

7. *Les* corrigé en *ces*. — 8. Le mot *peuple* corrige *tie*[*rs*].

de loi et de métiers, étoit encore éloigné de faire le troisième corps ou ordre du royaume ; ce ne fut que sous Philippe le Bel, petit-fils de saint Louis, qui, après force conquêtes en Flandres et en avoir pris le comte[1] prisonnier, les reperdit toutes à la bataille de Courtray, en 1302[2], et eut besoin d'argent, qu'il chercha dans la bourse de ce peuple affranchi et enrichi, et qui dès lors commença à pointer. Les malheurs du règne de Philippe de Valois, qui, en vertu de la loi salique, succéda aux trois rois fils de Philippe le Bel[3], morts sans postérité masculine, et les guerres des Anglois, dont le roi, gendre de Philippe le Bel[4], prétendit à la couronne, ému par l'infidélité de Robert d'Artois[5], après avoir acquiescé au jugement des pairs rendu en faveur de la loi salique, mirent[6] Philippe de Valois dans la nécessité de faire du peuple un troisième corps ou ordre[7] du royaume pour les secours pécuniaires qu'il y trouva, et ce n'est que depuis ces temps infortunés que ce qui n'est ni ecclésiastique ni noble a été reconnu sous le nom de tiers état, et associé aux deux autres ordres.

Époque du tiers état.

Ce nouvel ordre se trouva, comme les deux prémiers, composé de divers corps, et en plus grand nombre encore que les deux autres. Les corps de justice, les légistes qui les composoient, et qui ne les composoient pas comme les consultants et les suppôts de ces corps, tous alors subalternes à ces parlements convoqués en divers temps de

1. Guy de Dampierre, comte de Flandre, ayant déclaré la guerre à Philippe le Bel, fut fait prisonnier à la bataille de Furnes en 1297, et mourut à Pontoise le 7 mars 1305, âgé de plus de quatre-vingts ans.

2. Livrée le 14 juillet 1302.

3. Louis X, roi de 1314 à 1316, Philippe V de 1316 à 1322, et Charles IV de 1322 à 1328.

4. Édouard II, monté sur le trône en 1307, mort en 1326, avait épousé le 22 janvier 1308 Isabelle de France, fille de Philippe le Bel, née en 1292 et morte le 31 novembre 1357 ; ce n'est pas lui qui prétendit à la couronne de France, mais son fils et successeur Édouard III (1326-1377).

5. Tome XXIII, p. 154. — 6. Avant *mirent*, Saint-Simon a biffé *qui*.

7. La première lettre d'*Ordre* corrige un *o*.

l'année pour juger les causes des particuliers, les corps de villes, les divers corps des marchands, des bourgeois, des métiers, les colons de la campagne, et leurs subdivisions infinies par bailliages et par provinces, composoient ce tiers[1] état que rien n'a changé depuis. Les légistes, devenus par degrés, et par la désertion des ecclésiastiques et des nobles, seuls juges, comme on l'a vu, et magistrats, ne composent au Parlement qu'une cour de justice, pour [ne] juger, comme ces précédents parlements derniers des divers temps de l'année, que les causes des particuliers, non les causes majeures, si ce n'est par la présence des pairs et la volonté du Roi, ni les grandes sanctions de l'État, ainsi qu'on l'a vu du premier président de la Vacquerie le dire nettement en plein Parlement au[2] duc d'Orléans, depuis roi Louis XII, sur sa prétention à la régence contre Mme de Beaujeu[3], qui, sans nul concours du Parlement, en étoit et en demeura en possession. Tel est le droit constant. Voici l'usage.

Parlement uniquement cour de justice pour la rendre aux particuliers, incompétent des choses majeures et des publiques.

On a vu[4] celui qui a toujours subsisté jusqu'à aujourd'hui que le premier président et tous les magistrats du Parlement ne parlent qu'à genoux et découverts dans le Parlement même, lorsque le Roi y est présent, et que, si depuis un temps ils parlent debout, mais toujours découverts, ils commencent tous à genoux, ne se lèvent qu'au commandement du Roi, par la bouche du Chancelier, et concluent leur discours à genoux, pour marquer que cette bonté du Roi de les faire parler debout ne déroge en rien à l'essence du tiers état, dont ils sont, de parler à genoux en présence du Roi et découverts, à la différence des deux premiers ordres, qui parlent assis et couverts.

Parlement ne parle au Roi et dans son plus grand lustre que découvert et à genoux, comme tiers état.

On a vu aussi que le Chancelier, second officier de la couronne et chef de la justice, n'a pu, malgré cet éclat, déposer sa nature originelle de légiste. Il est aux bas

Inhérence de la partie de légiste jusque

1. Le mot *tiers* a été corrigé en *Tiers*.
2. *Au* surcharge *sur*. — 3. Ci-dessus, p. 249.
4. Ci-dessus, p. 272.

dans le Chancelier.

sièges, il ne parle au Roi qu'à genoux : voilà le légiste[1]. Quand il parle de sa place il est assis et couvert : voilà l'officier de la couronne. Il est le seul de ce caractère qui n'ait pas du Roi le traitement de cousin, et voilà le légiste, tandis que tous les autres, et les maréchaux de France venus du plus bas lieu, comme on a vu plusieurs, devenus nobles par leurs fonctions militaires, de roturiers et du tiers état qu'ils étoient nés, ont[2] comme leurs autres confrères le traitement de cousin et néanmoins cèdent au Chancelier, qui a un rang fort distingué comme officier de la couronne. Il est donc évident que rien ne peut dénaturer le légiste ni le tirer du tiers état, puisque, si quelque chose le pouvoit, ce seroit sans doute le second office de la couronne, chef suprême de la justice, et le supérieur né de tous magistrats. On voit néanmoins en lui toute la distinction de son office et toute sa nature de légiste parfaitement distingués[3], et ce qui lui reste de légiste ne l'être en rien du tiers état.

Jamais magistrat du Parlement ni d'ailleurs, député aux États généraux, ne l'a été que pour le tiers état, quand même il seroit d'extraction noble.

Enfin, et ceci tranche tout, c'est que, depuis que les non-ecclésiastiques et non-nobles ont fait un troisième ordre dans l'État, connu sous le nom de tiers état dans l'assemblée des États généraux du Royaume formant et représentant toute la nation, jamais nul magistrat n'y a été député que du tiers ordre. Il y a eu des premiers présidents du parlement[4] de Paris et nombre d'autres magistrats de ce parlement et des autres parlements du royaume ; il y en a eu quantité de tous les autres tribunaux supérieurs, sans qu'il ait jamais été question qu'ils pussent[5] être d'ailleurs que du tiers état, où constamment tous ont été députés. La raison en est évidente, puisque n'étant ni

1. L'article *le* a été ajouté en interligne, et *legiste* corrige *le g[iste]*.
2. *On* corrigé en *ont*.
3. Il y a bien *distingués*, au masculin, dans le manuscrit.
4. Il y a *des Pl^ts de Paris* dans le manuscrit.
5. *Fussent* corrigé en *pussent*.

ecclésiastiques ni nobles, mais étant[1] François, il faut nécessairement qu'ils soient d'un des ordres qui seuls composent la nation, et que, n'étant pas des deux premiers, il faut donc de nécessité qu'ils se trouvent du troisième ; et c'est ce qui s'est vu jusqu'aux derniers États généraux qui aient été assemblés, en 1614.

Mais il y a davantage, c'est qu'un noble et dont l'extraction n'est point douteuse, mais qui se trouve revêtu d'une charge de judicature, quelle qu'elle soit, au Parlement ou ailleurs, est par cela même réputé du tiers état, et ne peut être député aux États généraux qu'au tiers état, tant cette qualité de légiste y est par nature inhérente et n'en peut être arrachée par quelque raison que ce soit, et c'est ce qui s'est vu en plusieurs députés des parlements aux États généraux. Après ces preuves, comment pouvoir révoquer en doute que le Parlement ne soit, par sa nature et par l'usage jamais interrompu, et comme tous autres magistrats, membres nécessaires et par essence du tiers état ?

Exemple d'assemblées où la justice a fait un corps à part, jamais en égalité * avec l'Eglise ni la noblesse, et jamais aux États généraux jusqu'aux derniers inclus de 1614.

Il est vrai, car il ne faut aucune réticence, qu'il y a un exemple ou deux où la justice a fait un corps à part dans les assemblées générales, mais premièrement jamais aux États généraux, et si peu, que[2] ces assemblées où elle a fait corps à part n'ont jamais été, ni passé[3], ni comptées ni réputées être États généraux : secondement[4], c'est qu'antérieurement et postérieurement à ces assemblées, qui ne furent point États généraux et n'ont jamais passé pour tels, les officiers de justice et ceux du parlement de Paris et des autres parlements ont été députés du tiers État sans aucune réclamation. C'est donc une[5] exception singulière faite à l'occasion de la perte de la bataille de

1. *Estant* surcharge des lettres illisibles.
2. L'abréviation de *que* surcharge *en*. — 3. Ni passé pour être.
4. Écrit 2e. — 5. Encore *un*, ici, au manuscrit.

* Écrit *egalié*, par mégarde, dans le manuscrit.

Saint-Quentin[1], où il s'agissoit d'efforts extraordinaires ; la justice fut mise à part, parce qu'elle avoit fourni sa quote-part[2] avant l'assemblée générale qui ne fut convoquée que pour cela, et avec laquelle on n'eût pu la mêler sans l'exposer à payer deux fois. Cette assemblée ne fut point d'États généraux, et si[3] encore la justice, dans ce qu'elle fut avec elle, céda sans difficulté à la noblesse : ainsi rien qui fasse contre ce qui vient d'être expliqué.

Absurdité de la représentation ou de l'abrégé des États généraux dans le Parlement.

Si le Parlement prétendoit participer et représenter même les États généraux comme en contenant les trois ordres en abrégé[4], la réponse seroit facile. Il n'y a qu'à désosser cette composition, et on trouvera qu'elle ne sera pas plus heureuse à imposer que l'équivoque du nom de parlement. L'avantage[5] des propositions fausses est[6] le captieux et l'implicite qu'elles présentent à la paresse ou à l'ignorance qui ne les développent pas. L'artifice sait faire valoir le spécieux ; mais, si on prend quelque soin d'approfondir, on voit bientôt le piège à découvert, et on est plus qu'étonné de la hardiesse qui débite une absurdité avec l'autorité d'une chose de notoriété publique.

On dira donc, si on veut, que les pairs ecclésiastiques[7] et les conseillers clercs, les pairs laïques et les conseillers d'honneur, et les magistrats du Parlement y représentent les trois ordres du royaume. Il est vrai qu'ils sont de ces trois ordres ; mais il ne s'ensuit pas ce qu'on en prétend.

Les pairs, quelques efforts que le Parlement puisse faire, ne sont point du corps du Parlement : autre chose est d'y

1. Le 10 août 1557.

2. « *Quote-part* se dit de la part que chacun doit payer ou recevoir dans la répartition d'une somme totale » (*Académie*, 1718). — Saint-Simon écrit *cotte part*.

3. *Si* affirmatif, au sens d'*ainsi* ou de *cependant*, comme on l'a déjà rencontré plusieurs fois.

4. Voyez ci-après aux Additions et Corrections.

5. Écrit *l'avantages*, par inadvertance. — 6. *Est* surcharge un *et*.

7. La première lettre d'*Eccl.* surcharge une *l*, et, plus loin, *clercs* corrige *cler*.

avoir séance et voix délibérative, autre chose est d'être de cette compagnie. Les pairs ont la même voix et séance dans tous les parlements ; dira-t-on qu'ils sont de tous les parlements, le dira-t-on[1] du Chancelier, qui préside à tous quand il lui plaît, le dira-t-on des maîtres des requêtes, qui y entrent à ce titre ? On a vu quel est celui qui a conservé aux seuls pairs cette séance et voix, lorsque tous les autres nobles et ecclésiastiques en ont été exclus. Cela a-t-il quelque trait à une qualité particulière de membre du Parlement ? Jamais un grand fief de la couronne ayant par nature la majesté d'apanage, et du plus grand office de l'État et du plus ancien, ne ressembla à l'office vénal de judicature qui s'acquiert et se vend par un légiste. Ainsi voilà les deux premiers ordres que les pairs ne sauroient représenter dans le Parlement. On ne sera pas plus heureux à y montrer le premier ordre dans les conseillers clercs. Les prélats des parlements assemblés en divers temps de l'année pour juger les causes des particuliers n'en étoient point par office, encore moins vénal[2], beaucoup moins comme docteurs ès lois et légistes, puisque les légistes y étoient assis à leurs pieds sans voix, et pour les conseiller à l'oreille quand il plaisoit à ces prélats de leur demander quelque éclaircissement. Il en étoit de même des nobles, et les uns et les autres y étoient nommés et mandés par le Roi comme tels, tantôt les uns, tantôt les autres. Rien de plus dissemblable aux conseillers clercs, qui, comme légistes et non autrement, mais aussi comme clercs pour protéger l'Église quand les prélats se furent retirés de ces trop fréquentes et trop longues tenues, ont eu[3] des offices vénaux de conseillers affectés aux clercs : ce sont donc des clercs, mais légistes, et qui sans être légistes ne pourroient pas être conseillers. Ces légistes clercs ne peuvent donc représenter le premier or-

1. Ce *dira t'on* corrige *diron*[*s nous*].
2. La troisième lettre de *venal* surcharge une *l*, biffée.
3. Le participe *eu* a été ajouté en interligne.

dre de l'État au Parlement pour leur argent, et pour leurs examens et leurs degrés en lois.

La noblesse y est aussi peu représentée par les conseillers d'honneur. Jusqu'au tiers du règne de Louis XIV ces places se donnoient à des gens de qualité, même à des maréchaux de France. Mais ces Messieurs entroient au Parlement comme autrefois les ecclésiastiques et les nobles dans ces parlements tenus en divers temps de l'année, sans degrés, sans examen, sans quoi que ce soit qui sentît le légiste, comme font encore les pairs. C'étoit un honneur pour le Parlement, et une distinction pour ces seigneurs, qui, comme les pairs après eux, mais personnellement et dans un seul parlement, avoient voix et séance, sans pouvoir être dits être du Parlement, puisqu'ils n'avoient point d'office que la nomination du Roi. Mais cet argument, tout faux qu'il est, est maintenant[1] tombé, puisqu'il y a tant d'années qu'aucun noble n'a obtenu de ces places de conseiller d'honneur, qui sont devenues[2] la récompense de magistrats recommandables par leur mérite, leur ancienneté ou leur faveur, tellement qu'elles ne sont plus remplies que par des[3] légistes[4]. On voit donc l'absurdité de cette représentation des trois ordres du Royaume dans le Parlement, et d'en faire membres, comme les légistes qui à titre de degrés aux lois et d'argent y sont pourvus d'offices, les pairs, les gouverneurs de province, les évêques diocésains qui entrent, les premiers dans tous les parlements du royaume, et les autres dans celui de leur province ou de leur ville épiscopale, comme le chancelier de France, qui préside à tous, enfin comme les[5] maîtres

1. Avant *est,* Saint-Simon a ajouté, puis biffé, une *l'*; de même il a ajouté ici en interligne les mots *la pretention,* qu'il a ensuite biffés.

2. *Devenus* corrigé en *devenues.*

3. *Par* a été ajouté en interligne, et *des* corrige *de.*

4. En 1715, d'après l'*Almanach royal,* les conseillers d'honneur du Parlement étaient MM. de Marillac, Croiset, Benoise, de Lesseville et le Rebours, tous conseillers d'État ou anciens magistrats.

5. L'article *les* surcharge un *4.*

des requêtes, pour ne rien oublier, qui tous les jours y peuvent aller juger quatre à la fois.

A la suite de ce raisonnement, qui paroît clair et sensible, on doit être surpris de la pensée d'une simple cour de justice qui, toute majestueuse qu'elle soit devenue, n'est toutefois que cela, de prétendre devenir le premier corps de l'État. S'il l'étoit, et dans son plus grand lustre, qui est lorsque le Roi, accompagné de tout ce qu'il y a de plus grand dans l'État, l'honore de sa présence, ce corps entier, qui[1] ne parle que découvert et à genoux aux pieds des pairs et des officiers de la couronne, qui parlent assis et couverts, comment tous les autres corps du royaume pourroient-ils paroître devant le Roi? Il n'y a plus que le prosternement et le visage contre terre qui pût être leur posture, avec ce silence profond des Orientaux d'aujourd'hui. En vérité, le premier corps de l'État, en même temps partie intégrante, essentielle, membre de tous les temps jusqu'à aujourd'hui du tiers état, sont deux extrémités par trop incompatibles.

Court parallèle du Conseil avec le Parlement. [*Add. StS. 1179*]

Que le Parlement se dise le premier de tous les corps qui tous ensemble composent le tiers état, aucun de ceux des deux premiers ordres ne prendra, je crois, le soin de le contester; ce sera alors à cette compagnie à voir comment le Grand Conseil, qui lui dispute la préséance, trouvera cette proposition, et le conseil privé, qui casse ses arrêts[2], dont les conseillers, qui sont connus sous le nom de conseillers d'État, le disputent partout aux présidents à mortier, et leur doyen au premier président, et dont les maîtres des requêtes, qui n'y sont jamais assis, viennent quand il leur plaît, à titre unique de maîtres des requêtes, s'asseoir et juger à la grand chambre, et y précéder le doyen du Parlement.

Conclusion

Enfin, un premier corps de l'État, n'être de nature et

1. *Qui* a été ajouté en interligne.
2. Ces quatre mots ont été ajoutés en interligne.

de toute la longue disgression.

d'effet que des gens du tiers état revêtus d'office de pure judicature pour leur argent et comme légistes, pour juger uniquement les causes des particuliers, et sans compétence par eux-mêmes pour les grandes sanctions de l'État et le jugement des causes majeures, c'est un paradoxe que tout l'art et le pouvoir ne sauroient[1] persuader.

Après[2] une disgression si étendue, mais si nécessaire pour l'intelligence de l'affaire qu'on va raconter et pour beaucoup d'autres suites qui se retrouveront dans le cours des années de la Régence, il est temps de revenir à ce qui y a donné lieu. On se souviendra donc ici de ce qui a été expliqué avant la disgression[3], de la situation suprême du duc du Maine auprès du Roi, de sa frayeur de ce qu'il pouvoit perdre par sa mort, qu'il voyoit peu éloignée, de son projet de s'en mettre à couvert par mettre aux mains d'une manière irréconciliable les ducs et le Parlement, qu'il craignoit également l'un et l'autre ; et plus anciennement ce qu'on a vu de son caractère, de celui de la duchesse du Maine, de leurs profonds artifices, de leur ambition, du comble aussi effrayant que prodigieux où les menées de M. du Maine l'avoient porté, et de tout ce qu'il avoit à perdre. Voyons maintenant la trame qu'il sut ourdir.

1. Il y a *sauroit,* au singulier, dans le manuscrit.

2. Ici l'écriture change, dans le manuscrit, indiquant un arrêt dans le travail.

3. Ci-dessus, p. 190-191.

APPENDICE

PREMIÈRE PARTIE

ADDITIONS DE SAINT-SIMON

AU *JOURNAL DE DANGEAU*

1158. *Le testament de Louis XIV.*
(Page 18.)

27 août 1714. — Au moins ce qui fut public alors se peut-il dire aujourd'hui, en s'abstenant de ce qui ne le fut pas. On sut ce qui va être dit par la reine d'Angleterre ; on l'a su aussi par le premier président et par les gens du Roi, à qui le Roi l'avoit dit en leur remettant son testament, qui fut fait pour les bâtards et contre M. le duc d'Orléans, comme on n'en put douter à sa lecture, lorsqu'après la mort du Roi il fut ouvert. « Madame, » dit-il à la reine d'Angleterre et en homme plein, dès qu'il la vit, « j'ai fait mon testament. On m'a tourmenté pour le faire ; j'ai acheté du repos. J'en connois bien l'impuissance et l'inutilité ; nous pouvons ce que nous voulons tant que nous sommes ; après nous, nous pouvons moins que les particuliers. Il n'y a qu'à voir ce qu'est devenu le testament du Roi mon père, et aussitôt après sa mort, et celui de tant d'autres Rois. Je le sais bien ; malgré cela, on l'a voulu et l'on ne m'a donné ni paix, ni patience, ni repos qu'il ne fût fait. Oh ! bien donc, Madame, il est fait ; il deviendra ce qu'il pourra ; mais au moins on ne m'en tourmentera plus. » Voilà précisément ce qu'il dit, et à ceux à qui il le remit, qui en furent bien étonnés, et à la reine d'Angleterre, qui ne le fut guères moins, quoiqu'elle en sût et en vît davantage, mais de cette plénitude qui faisoit parler le Roi si franchement à elle. Cela fit alors du bruit, qu'on étouffa avec soin. La même cause qui l'avoit fait faire le fit déposer au Parlement, et avec tant de pompe et de précautions pour rendre le Parlement jaloux et protecteur de ce dépôt qui l'honoroit si fort, et si fort contre le goût du Roi à l'égard même du Parlement, que le Roi n'avoit jamais aimé depuis les troubles de sa minorité, qu'il n'avoit songé depuis qu'à abaisser, et dont en dernier lieu il étoit plus que mécontent sur les affaires de la Constitution. Lorsqu'il éleva si prodigieusement ses

bâtards, il dit avec quelque aigreur à MM. du Maine et de Toulouse, adressant la parole au premier : « Vous l'avez voulu ; mais sachez que, quelque grands que je vous fasse et que vous soyez de mon vivant, vous n'êtes rien après moi, et c'est à vous après à faire valoir ce que je fais pour vous, si vous pouvez. » Le testament du Roi fut minuté par le Chancelier[1]. Le Roi, Mme de Maintenon, M. du Maine, le Chancelier et le maréchal de Villeroy furent seuls dans ce secret.

1159. *Le duc de Beauvillier.*

(Page 36.)

31 août 1714. — M. de Beauvillier a été si longtemps un personnage très-principal qu'on ne peut s'empêcher d'en dire quelque chose. Il fut le dernier de cinq frères, dont deux vécurent quelques années dans le monde, et l'aîné fut premier gentilhomme de la chambre en survivance du duc de Saint-Aignan, son père, qui l'avoit achetée en 1649 de M. de Liancourt. M. de Beauvillier avoit été élevé par le suisse de son père et dans sa loge, en proie à tout ce qui y alloit boire, et à cinq ou six ans on l'envoya à Notre-Dame de Cléry en pension chez un chanoine, dont les canonicats étoient à la nomination de son père. Là il apprit ce que put le chanoine ; sa servante le mettoit coucher avec elle et avoit soin de son entretien ; le rare est qu'il y couchoit encore à quatorze ou quinze ans, sous les yeux du chanoine, sans qu'on y trouvât à dire, ni que la servante fort vieille ni le jeune homme y entendissent la moindre chose. Il étoit au désespoir quand quelquefois en familiarité Mme de Beauvillier en faisoit le conte, et souvent même il lui fermoit la bouche dès qu'il se doutoit qu'elle en vouloit parler. La mort de ses aînés le fit rappeler à la maison paternelle ; on lui fit donner la démission de deux abbayes qu'il avoit, le régiment qu'avoit son frère et sa survivance de premier gentilhomme de la chambre du Roi de son père, en 1666.

C'étoit un homme de beaucoup d'esprit et d'un esprit juste, fin, exact, pénétrant, qui ne paroissoit pas dans son étendue, à beaucoup près, par les mesures étroites et continuelles dans lesquelles il se contenoit, par une grande sagesse naturelle, resserrée encore par une piété solide, qui toute sa vie fut son caractère dominant et crût toujours. Ces entraves le raccourcissoient, et la retraite où la dévotion le jetoit, jointe à une grande précision sur la charité, le tenoit dans l'ignorance de beaucoup de choses. Tout cela ensemble formoit un homme fort particulier, et, jusque dans les plus nombreuses compagnies, fort retiré, même dans les conversations familières fort réservé, à quoi le ministère ajouta encore une dose. La prévenance et la politesse grande, mais distinguée et aisée, dont il étoit avec tout le monde n'effaçoit pas je ne sais quoi de contraint qui se présentoit en lui, et

1. Ici, sur le manuscrit une main étrangère a ajouté : *Voysin.*

qui dans le sérieux tiroit[1] volontiers ; mais, en liberté, c'étoit l'homme du monde le plus gai et qui aimoit le mieux qu'on le fût avec lui et mettre le monde à l'aise ; il est vrai qu'il n'étoit pas aisément lui-même dans cette liberté. Il lui falloit une très petite portion d'étroite famille et d'amis particuliers et bien éprouvés. En affaires, il étendoit son esprit, savoit assez et savoit bien ce qu'il savoit et l'appliquoit à l'usage ; il embrassoit tout le vaste et toutes les difficultés de ce qui se proposoit et voyoit avec netteté et lumière tout le pour et le contre ; les raisons de préférence et de parti se présentoient en raisonnant et en comparant avec clarté, et il se décidoit avec discernement et justesse. C'est une qualité qu'il avoit éminemment, et dont on l'auroit d'autant moins soupçonné que sa sagesse se pouvoit, dans le courant ordinaire, sentir de quelque timidité, et que son commerce continuel d'intime confiance avec M. de Chevreuse, auquel il déféroit beaucoup, mais jamais que par conviction, et en affaires moins qu'on ne pensoit, auroit pu faire craindre de contagieux de l'indécision de l'autre. Tout mesuré qu'il étoit, avec une politesse et une douceur extrêmes et la plus grande crainte de blesser le moins du monde, il parloit communément avec quelque mollesse ; mais, dans les affaires où il voyoit la justice ou l'intérêt de l'État, il est surprenant la force et la fermeté qu'il mettoit dans ses avis, et jusque contre M. de Chevreuse, sur qui il lui arriva une fois de tomber fortement en présence de trois hommes, qui, dans une diversité d'avis deux contre deux, étoient venus à lui, qui mit son beau-frère en poudre et hors de moyen de répondre un mot au grand étonnement et embarras même de l'assistance, qui n'en parla jamais. C'étoit un homme né violent, emporté, débauché et sensible à tous les plaisirs, que la grâce avoit changé de fort bonne heure en un autre homme, et tout en opposition de ces défauts-là : uni, simple, doux, modeste, égal, et de suite jusque dans les bagatelles, arrangé, exact jusqu'à un excès où la précision des heures de ses différentes fonctions l'avoit peu à peu amené et dont après il ne s'étoit pu défaire, capable d'amitié et de reconnoissance, mais trop retenu à servir, non par indifférence, mais par entraves et par timidité, trop scrupuleux en beaucoup de choses et pesant trop le devoir précis, attentif à ses affaires domestiques presqu'en avare par l'exemple du désordre de celles de son père et par cette raison de devoir, mais d'ailleurs magnifique en tout jusqu'au faste, parce qu'il croyoit que cet extérieur étoit de ses places, et d'un désintéressement moindre en ce sens qu'en celui d'un entier et parfait détachement de biens, de places, de crédit et de fortune ; n'alloit jamais qu'au bien, dont en lui le mieux, quoiqu'il le cherchât, n'étoit point l'ennemi, et y alloit par les meilleures voies ; toujours juste, toujours simple, toujours droit en tout, ménager de son temps en usurier avare, n'en perdit pas une minute, et tout en bienséances nécessaires, en affaires ou fonctions, et à Dieu tout ce

1. Il y a bien *tiroit*, dans le manuscrit.

qu'il pouvoit dérober au monde et à son délassement. On peut hasarder hardiment d'avancer qu'il ne perdit jamais la présence de Dieu dans toutes les diverses situations de ses journées, et que Dieu étoit l'objet unique auquel il rapportoit ses plus importantes et ses plus petites actions, son travail, ses fonctions, ses bienséances, et jusqu'aux besoins communs du corps et de l'esprit, ses liaisons, ses amitiés, ce qui l'éloignoit ou l'approchoit des gens, mais sans prétendre mesurer à la piété les talents des autres et les usages auxquels il les falloit appliquer. Tel fut en gros cet homme si digne de former un bon, un saint, mais aussi un grand roi, et qui y avoit si parfaitement réussi dans l'éducation de celui du règne duquel nous ne fûmes pas trouvés dignes.

M. de Saint-Aignan, radicalement ruiné, maria ce fils devenu unique à la seconde fille de M. Colbert avec de grands biens ; la femme et le mari se trouvèrent faits l'un pour l'autre et vécurent dans la plus intime amitié et dans la plus étroite confiance. Il n'y eut point de femme à la cour qui eut plus d'esprit que Mme de Beauvillier, ni un esprit plus fin, plus pénétrant, mais plus sage et plus réglé, et dont elle fut plus la maîtresse, sinon qu'elle ne pouvoit faire qu'on ne s'en aperçût aussitôt, quoiqu'elle n'en voulût jamais montrer, et cet esprit paroit si bien son visage que sa laideur en déplaisoit infiniment moins. C'étoit encore la femme du monde la plus noble, la plus magnifique, la mieux faisante, qui pensoit grandement, et qui aimoit le plus tendrement les personnes qu'elle aimoit. Infiniment polie, mais avec discernement et dignité, tenant sa maison avec grandeur, mais avec agrément pour tout ce qui y abondoit, plus volontiers du monde que son mari, mais retirée pour lui plaire, et par une piété en laquelle elle lui céda de fort peu. Quoique infiniment circonspecte et retenue, son esprit, qui brilloit de toutes parts, se laissoit entrevoir quelquefois assez pour beaucoup faire regretter qu'elle en retînt trop les rênes, et pour faire juger qu'elle les tenoit quelquefois aussi à pleines mains. Sa conversation étoit fine et agréable en liberté ; ailleurs il y avoit en elle je ne sais quoi de contraint et de pincé qui ne mettoit pas à l'aise ; mais, quand elle y étoit, elle y mettoit pleinement ce petit nombre choisi avec qui elle s'y mettoit. Sa plus intime union étoit, après son mari, sa sœur et son beau-frère, le duc et la duchesse de Chevreuse, et, au lit près, il se peut dire qu'entre ces quatre personnes tout étoit commun, pensées, vues, opinions, secrets, amis et toutes choses ; aussi passoient-ils leur vie ensemble ; longues années ils mangeoient l'un chez l'autre par semaine, ce qui ne fut interrompu que par les grands emplois du duc de Beauvillier, et depuis il étoit rare qu'ils ne se vissent pas au moins trois fois par jour, et tous les soirs les passoient ensemble avec un nombre très-étroit de famille et plus court encore d'amis les plus intimement familiers.

M. de Beauvillier servit avec réputation de valeur à la tête de son régiment et fut fait brigadier, mais trop retiré pour un homme de guerre, jusque-là que, dans une des campagnes du Roi, marchant seul un peu en avant à une promenade, des gens qui suivoient se mirent à se dire en riant entre eux qu'il faisoit là sa méditation. Le Roi, qui les entendit, prit la parole, et, la leur adressant : « Voilà, leur dit-il, M. de Beauvillier, qui est un des plus sages hommes que je connoisse. » Cela rabattit les propos pour longtemps. Du reste, il faisoit sa charge assidûment et n'usurpoit aucune familiarité avec le Roi. La surprise fut grande lorsqu'à la fin de 1685, presque aussitôt que le maréchal de Villeroy fut mort, le Roi appela M. de Beauvillier dans son cabinet et lui donna la place de chef du conseil des finances ; mais celle du Roi fut bien plus grande de se voir refusé d'une place si flatteuse pour un homme de trente-six ans. Les finances alarmèrent sa conscience de telle sorte que le Roi ne put gagner sur lui que de consulter et de lui faire promettre qu'il le feroit de bonne foi et au moins avec indifférence, et que de bonne foi aussi il accepteroit si la décision l'y conduisoit. Cinq ou six jours après, le Roi lui reparla ; la décision avoit été pour accepter ; il l'avoua, et le Roi ne lui permit plus de refuser et le déclara deux heures après. On[1] a vu, lors de la mort du duc de Créquy, le triste tire-laisse qu'il en essuya et la jalousie du duc de Saint-Aignan même, avec le bon mot que le méchant comte de Gramont lui mena en le complimentant sur son fils[2]. La mort de Louvois laissant le Roi plus libre, il rappela Pomponne dans son conseil, et y mit en même temps le duc de Beauvillier. Ce fut en soixante-douze ans de règne le seul seigneur qui y entra ; car le maréchal de Villeroy père ne fut jamais ministre, et le maréchal de Villeroy fils, qui succéda au duc de Beauvillier, ne le fut pas un an entier sous le Roi, et, par cette brèveté, peut n'être pas compté.

Peu auparavant, c'est-à-dire en août 1689, il avoit été fait gouverneur de Mgr le duc de Bourgogne, et le fut des deux autres princes ses frères, à mesure qu'ils parvinrent à l'âge d'être mis entre les mains des hommes. Le Roi eut la confiance en lui de lui laisser le choix de toutes les personnes qui furent mises auprès d'eux sous toutes sortes de titres, à l'exception de Moreau pour valet de chambre et de deux ou trois valets que le Roi y voulut placer. Cette importante place et, après, celle de ministre d'État lui furent données sans qu'il y eut pensé. Il fit même quelque difficulté sur l'importance de ses fonctions, et le Roi ne se lassoit point d'admirer un homme ou qui refusoit ou qui acceptoit avec peine et répugnance les plus grands, les plus riches, les plus solides, les plus éclatants emplois, qui faisoient les vœux les plus ardents et l'envie la plus cuisante de tout ce qui en pouvoit être à portée. Le précepteur fut de son choix comme tous les autres ; il le prit sur la parole de Messieurs de Saint-Sulpice, à qui Fénelon s'étoit

1. La phrase suivante a été rayée dans le manuscrit par un correcteur postérieur, probablement les éditeurs du *Journal de Dangeau*.

2. Saint-Simon fait allusion à l'Addition qu'il avait mise en regard du 6 décembre 1685, à l'occasion de la mort du duc de Créquy ; on la trouvera ci-après sous le numéro 1161.

enfin dévoué après avoir également frappé sans succès aux portes des jansénistes et des jésuites. Messieurs de Saint-Sulpice avoient la confiance de M. de Beauvillier ; ils lui avoient fait connoître l'abbé de Fénelon ; ils lui en répondirent. Sa piété, son esprit, son insinuation simple, mais si élégante quand il vouloit capter, le capta en effet jusqu'à l'enchaîner, et à l'enchaîner si entièrement qu'il cessa de faire usage de soi-même pour tout emprunter de Fénelon. C'est là peut-être le seul défaut d'un homme en tout si parfait, défaut qui ne doit pas être excusé et qui le conduisit bien loin et jusqu'au bord du précipice, mais défaut après tout qui ne partoit que d'un rare fonds d'humilité et d'amour du bien, de la vertu, et d'une perfection sublime que Fénelon avoit soin de lui montrer en tout, et dont cette âme épurée étoit sublimement[1] éprise. M. de Chevreuse, plus savant et aussi purement pieux, étoit devenu la même conquête, et Fénelon en jouit toute sa vie si complètement que, malgré les désastres et l'éloignement des lieux, il demeura toujours leur âme, leur esprit, leur modérateur en toutes choses. La foudre qui l'écrasa noircit les deux ducs et même les brûla. Jamais Mme de Maintenon, leur amie si intime, n'en revint pour eux ; il ne tint ni à elle ni à la puissante cabale qu'elle suivit, de pousser le Roi à force de scrupules à chasser les deux ducs, et surtout celui-ci par l'importance de ses places. Le successeur étoit résolu. Le Roi, sans décider, avoit montré l'agréer ; c'étoit le maréchal de Noailles, et c'en étoit fait sans le cardinal son frère, dont la candeur abhorra le complot, et un complot en faveur de sa famille. Non-seulement il n'y voulut pas aider ; dans la situation où il étoit alors, un mot de lui eût terminé l'affaire ; mais rien ne put l'empêcher d'aller trouver le Roi et de raffermir le duc de Beauvillier, jusqu'à répondre au Roi de lui en toutes les manières. Faut-il le dire et mettre cette ombre à un si beau portrait ? mais il n'est beau qu'autant qu'il est vrai, et l'exacte vérité le demande. Le cardinal, qui en fut des années brouillé avec son frère et sa belle-sœur, quoique se voyant à l'ordinaire, n'en fut jamais rapproché du duc de Beauvillier, qui voyoit trop en lui le destructeur de Monsieur de Cambray, et, longues années après, quand la Constitution opprima le cardinal de Noailles, qu'il eut défense de voir le Roi, qu'on travailloit à lui ôter la pourpre et son siége, et qu'en attendant on étoit sur le point de le voir enlever et envoyer à Rome, il ne trouva point de retour dans le duc de Beauvillier, qui, donné à Rome, à la Constitution, à Monsieur de Cambray, se dépouilloit d'humanité et de reconnoissance. L'ami si intime et si disproportionné d'âge de ce duc dont on a déjà parlé et dont on parlera encore[2], disputant avec lui dans ces temps-là sur ces matières

1. On lit *oubliment*, dans le manuscrit, probablement par une mauvaise lecture du copiste de Saint-Simon.

2. Cette phrase a été modifiée par un correcteur postérieur de la façon suivante : « Un ami intime et disproportionné d'âge de ce duc, disputant, » etc.

de la Constitution et sur les procédés qu'elle enfantoit, ne put se tenir un jour dans sa chambre à Versailles, où le duc étoit venu l'entretenir de cette affaire, ne put, dis-je, se tenir de lui dire à brûle-pourpoint : « Mais vous, Monsieur, au moins, ne songez-vous jamais que, sans la rare pureté d'âme du cardinal de Noailles, son frère arrivoit en toutes vos places, que lui seul l'empêcha du Roi, et lui, sachant bien leur destination, vous raffermit avec peine en se faisant votre caution ? Et aujourd'hui vous pousseriez un homme à qui vous devez tout et depuis si longtemps, et sans lequel vous seriez depuis tant d'années hors de mesure ! » Le duc demeura sans repartie, rougit, convint par un seul « il est vrai, » après quelque silence, se défendit après sur sa conscience, mais plus mollement, et depuis, conservant tout son feu sur l'affaire, le ralentit sur la personne du cardinal, et fut toujours depuis, à ce dernier égard, très mesuré avec son ami quand ils parloient de ces matières. Ce n'étoit pas assurément défaut de sentiment dans un homme qui en avoit de si délicats, ni encore moins ingratitude; mais telle fut en lui la force de l'abandon divinisé en Monsieur de Cambray et du préjugé de religion. Lors du plus grand fracas de l'affaire de cet archevêque, ce même ami, excessivement jeune encore, mais qui étoit déjà instruit de ce qui se passoit, fut trouver le duc de Beauvillier et l'avertit du péril imminent où il étoit. « Monsieur, « répondit le duc, avec un air de tendresse pour lui, mais de plus que « froideur sur la chose, ce n'est point moi qui me suis mis ici (voulant « parler de ses places); tant que Dieu m'y voudra, il saura bien m'y « maintenir, et d'y demeurer un instant contre son ordre je ne le « voudrois pour rien au monde. Je ferai uniquement ce que ma « conscience demande, et, si je suis chassé, j'en serai plus en repos « et plus en état de bien penser à mon salut. Je ne tiens à rien ici ; la « volonté de Dieu soit faite et sur moi et sur ma famille ». Quelque jeune que fût son ami, dont l'âge ne permit pas une explication plus approfondie alors, il fut saisi d'une telle admiration de cette réponse si sage et si détachée, qu'elle a toujours depuis subsisté en lui et y subsiste encore. Quoique M. de Beauvillier fût enfin sauvé, et par contre-coup le duc de Chevreuse, par ce qui vient d'être raconté du cardinal de Noailles, leur disgrâce fut tellement marquée que la cour les abandonna, et que leurs femmes, plus répandues qu'eux dans le monde, faisoient fuir jusqu'à leurs amis dès qu'elles paroissoient quelque part, elles autour desquelles on s'attroupoit encore la veille. Jamais changement si subit, si marqué, ni supporté avec tant d'égalité d'âme, quoique bien senti ; rien de leur part ne leur rapprocha personne, et, l'écoulement de quelques mois ayant fondu les glaces, la cour servile se modela sur le maître et peu à peu revint à eux. Ce qui a été vraiment extraordinaire, ç'a été de rester en place et ensuite en faveur et en confiance sans avoir foibli le moins du monde à l'égard de Monsieur de Cambray, la bête de Mme de Maintenon, qui l'avoit fait devenir celle du Roi, que le Roi le sut d'autant mieux qu'ils ne s'en cachoient pas, quoiqu'ils évitassent d'en parler, excepté dans leur intimité la plus secrète, et que le prince confié à M. de Beauvillier conservât un attachement de pleine confiance en son précepteur, qu'il lui a tellement gardée toute sa vie que personne n'en a ignoré, et que, dans les dernières années de ce prince, où on commençoit à compter avec lui, il y avoit une cour à Cambray, et que les plus considérables de la cour cherchoient à y avoir commerce. Il est pourtant vrai que Mme de Maintenon ne lâcha prise qu'extérieurement, et qu'elle espéra un moment encore, mais longtemps après, de renverser le duc. La chose étoit si avancée qu'elle ne tenoit plus qu'à l'exécution. Le Roi s'étoit enfin laissé gagner; Harcourt, duc, pair et maréchal de France, prenoit ses places dans le Conseil. Son aventure fut tragique et se trouvera mieux en sa place lorsqu'il sera question de lui[1]. Le même ami, plus âgé ou moins jeune, et plus initié en bien des choses, découvrit toute l'affaire. On arrivoit de Fontainebleau et Harcourt de l'armée d'Allemagne. Le duc de Beauvillier fut prié par son ami de lui venir parler sur l'heure, parce qu'il eut ses raisons de n'aller pas chez lui. Le duc vint, qui ne pensoit à rien moins, [et] ne pouvoit croire ce qu'il apprit; mais, pressé par son ami et accoutumé à ajouter foi à ses paroles, il lui promit d'en parler au Roi le lendemain matin. Il le fit; le Roi à son tour fut étonné de la découverte; l'ancienne estime, l'ancienne amitié, l'ancienne habitude prirent le dessus, et, depuis ce moment, le duc jouit de la faveur et de la confiance du Roi sans lacune, et avec la même paix, la même égalité d'âme qu'il avoit conservée dans tous ses dangers.

Dans le cours de l'éducation des princes, il fit une action bien extraordinaire et qui n'a presque été sue de qui que se soit: chacun des trois lui devoit valoir quarante-huit mille livres d'appointements; il n'en voulut point prendre pour les deux princes cadets; c'étoit un désintéressement [de] quatre-vingt-seize mille livres de rente. Ce n'est pas cela qui a été ignoré. Il vivoit si intimement avec M. de Chevreuse et avoit pour lui une telle estime et une telle confiance, qu'il résolut, sans en dire un seul mot ni à lui ni à qui que ce soit, de se l'associer à sa place de gouverneur; c'étoit encore quarante-huit mille livres de rente que le Roi y gagnoit, puisqu'il en laissoit quatre-vingt-seize mille qu'il ne prenoit point. Le Roi goûtoit et estimoit M. de Chevreuse; il le lui proposa; il dit au Roi qu'il n'y avoit entre eux ni jalousie ni diversité d'avis à craindre, que ce seroit le même esprit pour l'éducation, qu'il y trouveroit son soulagement et les princes un grand avantage. Il ajouta tant de choses qu'il persuada le Roi de nommer M. de Chevreuse gouverneur par indivis avec lui, et qu'il lui dit qu'il le déclareroit le lendemain, et en attendant de n'en parler à personne. M. de Beauvillier, ravi de joie, ne crut pas manquer à un secret qui ne regardoit que son

1. Les treize mots qui précèdent ont été biffés dans le manuscrit par un correcteur postérieur.

beau-frère et qui devoit être public le lendemain matin, de le lui confier le soir; sa surprise fut grande et sa sensibilité aussi, et à la place, et encore plus à une telle marque d'amitié. Le lendemain, point de nouvelles et mot à M. de Chevreuse. M. de Beauvillier en fit souvenir le Roi; mais il lui répondit qu'il avoit fait des réflexions et conclut par ne vouloir plus ce qu'il avoit accordé la veille. La pilule fut amère; mais il n'y parut pas, et, quand M. de Chevreuse l'apprit de son beau-frère, il ne songea qu'à le consoler, et de la meilleure foi du monde.

Jusque-là ç'avoit été des épreuves de cour et de fortune; M. de Beauvillier en essuya d'un genre tout autrement sensible. Il avoit eu neuf filles, et à la fin deux garçons, à l'éducation desquels il avoit mis tous ses soins; ils avoient quinze et seize ans, bien faits, et répondant à souhait à tous les soins qu'on en avoit pris. Le mariage de l'aîné étoit arrêté, lorsque la petite vérole les prit l'un après l'autre, et l'un après l'autre aussi les emporta en six jours. A chaque perte le père et la mère firent leur sacrifice et allèrent communier à l'instant; mais la nature ne relâcha rien de ses droits; la paix avec laquelle cette perte fut reçue acheva d'altérer le tempérament, et la mine, qui agit sans cesse comme sous terre, fit une impression que rien ne put réparer. Ses amis évitoient tout ce qui avoit trait à cette horrible perte[1]; il en parloit quelquefois à quelques-uns de ses plus intimes et les prioit de ne pas détourner un discours qui le soulageoit. Sa maison trouva une ressource dans deux frères que son père lui avoit donnés d'un second lit, comme on l'a vu dans les Mémoires[2], et qu'il éleva comme ses propres enfants. Ils n'avoient rien du tout du côté de leur père et beaucoup moins que rien de celui de leur mère; il suppléa magnifiquement à tout et jusqu'au large et honnête entretien de cette belle-mère, que sa vertu fit respecter. L'aîné s'étoit tourné à l'Église et fut évêque-comte de Beauvais, malgré le duc, qui le trouvoit trop jeune; mais le Roi le voulut. M. de Beauvillier n'avoit que trop raison, sans le savoir; mais il mourut avant d'en avoir eu la douleur. Le cadet étoit à Malte; on le fit revenir, et il devint la ressource de la maison; Mme de Beauvillier y entra avec la plus sensible tendresse pour son mari. Ils le comblèrent de biens, le marièrent; sa femme devint comme la belle-fille de Mme de Beauvillier. Elle l'éleva et la traita avec la même tendresse et les mêmes soins; mais il en coûta toujours cher à son cœur, et ses plus intimes lui en ont souvent vu couler les larmes et les recoigner dès que la duchesse de Saint-Aignan arrivoit, et tout de suite la recevoir avec des grâces et une amitié dont peu d'autres auroient été capables, et qui ne s'est jamais démentie. Mais toutes ces douleurs, de l'aveu souvent réitéré du duc, quelque vives, quelque amères, quelque incurables qu'elles fussent, ne lui parurent rien en comparaison de cel-

1. Il y a *part* dans le manuscrit, sans doute par une inadvertance du copiste.
2. C'est-à-dire dans le *Journal*. — Ces sept mots ont été biffés dans le manuscrit par un correcteur.

les qu'il éprouva à la mort de son incomparable pupille, et qui enfin le tuèrent ; mais, avant d'en parler, on ne peut se refuser trois anecdotes bien curieuses, dont l'une, en apparence assez plate, donnera bien distinctement le caractère servile de cette cour, et les deux autres sont peut-être encore ignorées de tout le monde, excepté d'une ou deux personnes qui vivent encore, de quatre ou cinq au plus en tout, qui les ont sues dans leur temps.

Voici la première : M. de Beauvillier, d'une santé foible et accablé de fonctions, de pas une desquelles il ne se faisoit grâce, sinon de celle de premier gentilhomme de la chambre, lorsqu'il étoit d'année, depuis la sortie du dîner du Roi, par leur incompatibilité avec ses autres fonctions, se trouvoit attaqué d'un dévoiement très opiniâtre et souvent de la fièvre. Lorsque le roi d'Espagne partit avec les princes ses frères, il y avoit très longtemps qu'il dépérissoit sans avoir pu trouver de remèdes ; l'importance du voyage et des instructions à donner par les chemins, engagèrent le Roi à le conjurer de faire l'effort de les suivre, et lui à forcer nature pour y aller ; c'est ce qui engagea Mme de Beauvillier à l'accompagner et le Roi à lui adjoindre M. de Noailles, mais en second et en inférieur en tout, et pour suppléer à son défaut pour la conduite et la représentation, s'il étoit obligé de demeurer en chemin. Fagon, le plus savant et le plus habile médecin qui fût peut-être nulle part de son temps, étoit premier médecin du Roi ; il l'étoit aussi de Mme de Maintenon avec toute sa confiance. Personne n'avoit plus d'esprit ni plus de connoissance de la cour et du monde, personne aussi n'en profitoit mieux, et d'autant plus qu'étant parfaitement désintéressé, tout n'alloit en lui qu'à crédit et à domination dans son art, qu'il poussa jusqu'à la plus parfaite tyrannie. Ses avis étoient des arrêts ; aucun médecin, aucun chirurgien n'osoit montrer qu'une admiration même anticipée ; aucun courtisan n'osoit dérober sa santé à sa pleine juridiction ; la moindre désobéissance à ce qu'il prescrivoit tournoit en crime auprès du Roi. C'étoit l'ennemi et le persécuteur de ce que les médecins appellent des empiriques ; les meilleurs spécifiques de tout ce qui n'étoit pas médecin de la faculté de Paris, encore plus de Montpellier, étoient proscrit ; en un mot, il étoit tellement maître que, sa femme, qui étoit une autre savante fort singulière, s'étant brouillée avec les médecins de Bourbon, personne n'osa plus y aller pour pas un des maux pour lesquels Fagon y envoyoit tout le monde, et qu'il se mit à envoyer à Bourbonne. Toute la cour étoit en respect devant Fagon, qui, arbitre de la santé d'un roi vieux et d'une femme toute-puissante, infirme et encore plus vieille, étoit monté de bien des degrés au-dessus des ministres avec un extérieur respectueux et en rien déplacé ; mais sa colère étoit implacable et cruellement redoutable, et il n'y avoit qui que ce fût qui osât s'y exposer. Du reste homme d'honneur, et qui aimoit et servoit le mérite et la vertu quand ils lui étoient connus, mais entêté à ne revenir d'aucune opinion. M. de Beauvillier, conduit par lui depuis longtemps, n'en étoit pas mieux, et se trouva si mal dans le voyage, qu'il eut toutes les peines du monde à conduire le roi d'Espagne sur la frontière, et qu'après l'avoir vu entrer en Espagne, il laissa le maréchal de Noailles achever le voyage avec les deux autres princes, et se mit à revenir par le plus court. Son mal augmenta si fort qu'il pensa n'arriver jamais chez lui à Saint-Aignan, qui ne l'éloignoit pas de la route ; mais on l'y crut sans ressource, et, sur les nouvelles qu'on en avoit eues souvent auparavant, Fagon l'avoit condamné. Dans cette extrémité, M. de Chevreuse mena Helvétius en poste à Saint-Aignan. Ils le trouvèrent presque sans espérance; Helvétius donna son remède, le traita à son gré et réussit si bien, qu'il le ramena guéri. Cette hardiesse de mener un empirique que Fagon haïssoit sur tous autres fit un fracas qu'on ne peut se représenter ; cela fut regardé comme un acte héroïque, et bien des gens en crurent M. de Chevreuse perdu. Peut-être même eut-il besoin du succès auquel le Roi ne put refuser sa joie, ni Fagon sa modération ; il la poussa même jusqu'à trouver bon qu'Helvétius continuât à conduire la santé de son convalescent. Peut-être l'effort qu'il[1] se fit lui causa-t-il un accident auquel la jeunesse du duc de Saint-Simon ne put résister. C'étoit le jour que M. de Beauvillier arrivoit en droiture à Versailles. Le jeune homme lui étoit intimement attaché. Il étoit piqué contre Fagon qui l'avoit condamné, et transporté de joie d'avoir vu M. de Beauvillier guéri. Revenant de chez lui chez le maréchal de Lorge son beau-père, il trouva une grande émotion et bien des gens les uns sur les autres dans l'antichambre du Roi : c'étoit Fagon qui étoit entre leurs bras sans connoissance. Arrivant chez son beau-père, où il y avoit toujours la meilleure compagnie de la cour, quelqu'un lui demanda d'où il venoit avec l'air si content : « D'où je viens ? dit-il : de voir un mort ressuscité, et le médecin qui l'a condamné mourant pour sa peine. » Ce mot indiscret lui pensa coûter cher ; Fagon, s'il le sut, n'en voulut pas faire semblant; mais d'autres le relevèrent. Helvétius eut grand honneur, et son fils est devenu longtemps depuis premier médecin de la Reine, et, s'il n'avoit voulu qu'être médecin, comme il l'étoit fort bon, il le seroit devenu du Roi.

Venons aux autres anecdotes qui seront plus intéressantes. Cet ami du duc de Beauvillier, dont on a déjà fait mention plus d'une fois et si disproportionné d'âge, vit le manége d'un homme qu'on ne peut désigner, parce qu'il est plein de vie et parvenu depuis à l'éminent état[2]. Cet homme, plein de grâces, d'esprit, d'insinuation et de beaucoup de lettres avec quelque savoir, l'étoit encore plus d'ambition et avoit plus d'une fois manqué sa fortune qu'il tenoit toujours par où il pouvoit ; ses talents l'insinuèrent auprès du duc de Chevreuse, et par lui auprès du duc de Beauvillier. Son ami l'avertit d'y prendre garde ; le duc s'en moqua, puis se fâcha par amour du prochain. Son ami lui prédit que tous ces

1. C'est de Fagon qu'il s'agit, comme la suite va le montrer.
2. Dans les *Mémoires*, il a dit que c'était l'abbé, puis cardinal de Polignac ; voyez nos tomes XIII, p. 217-220, et XIX, p. 11-14, où tout ceci a été raconté avec plus de détails.

manéges ne tendoient qu'à l'insinuer auprès de Mgr le duc de Bourgogne, et que, quand il y seroit initié, il l'excluroit et lui-même et M. de Chevreuse d'auprès du prince, et qu'il le posséderoit seul. Ce fut alors que la colère saisit cet homme si sage et si maître de soi ; il reprocha à son ami ses jugements téméraires, ses idées qui passoient le but, la pensée d'un tel dessein, si monstrueux d'une part et si impossible de l'autre; en un mot il lui défendit de lui en parler davantage. Son ami le laissa dire, lui répondit respectueusement qu'il n'en rabattoit rien, mais lui promit de ne lui en plus rien dire; en effet, il lui tint parole. Fort longtemps après, et tandis que cet homme[1] étoit employé au dehors, on ne dira ni où ni comment pour la même raison de le laisser inconnu, l'ami du duc causant un jour avec lui à Marly dans sa chambre, le duc lui dit tout à coup qu'il vouloit lui faire un aveu, le fit souvenir de ce qui s'étoit passé entre eux sur cette personne, et lui conta qu'il avoit si bien deviné, que lui et M. de Chevreuse avoient été près d'un an entièrement écartés de Mgr le duc de Bourgogne ; qu'il avoit eu soin d'éviter qu'un si étrange changement parût au dehors, qu'il avoit usé de ménagements et de retraite sans aucun fruit pendant longtemps et sans un mot ni d'amitié, ni de confiance, ni le moindre air de liberté du prince à lui ; qu'enfin le bon naturel, les réflexions, le je ne sais quoi, lui avoient peu à peu ramené son pupille ; qu'il y avoit répondu avec mesure, sans empressement; qu'enfin ils s'étoient parlé à cœur ouvert, et que le prince lui avoit avoué tout ce que cet homme avoit gagné sur lui pour l'éloigner et le mettre en garde de tout le monde et singulièrement de lui et de son beau-frère. Le duc lui fit le récit de ce qui s'étoit passé dans ce retour réciproque, et l'assura qu'il étoit mieux que jamais avec le prince. Son ami lui demanda si au moins il avoit bien perdu l'autre, et le duc l'assura qu'il l'avoit mis en tel état qu'il n'en rapprocheroit jamais. En effet, depuis cet unique nuage, les deux ducs rentrèrent dans la confiance la plus intime et presque la plus unique, et, quand on dit presque, c'est qu'elle ne fut partagée que de leur gré et à leur point avec ce même ami dont on parle, et qui étoit un autre eux-mêmes, surtout du duc de Beauvillier. Enfin, voici la dernière, mais elle en sera en deux mots ; il y faut encore passer comme chat sur braise, et se contenter de dire que, se promenant dans les bas de Marly avec ce même ami, lorsqu'on travailloit secrètement aux équipages de Mgr le duc de Bourgogne pour la campagne dans laquelle Lille fut pris par les ennemis, tout ce qui arriva au prince fut prédit au duc, qui se mit en véritable colère, et ferma la bouche à son ami, chez lequel il alla d'abord que[2] la prédiction commença à se vérifier, et y eut depuis une entière confiance.

Le fait étoit que M. de Beauvillier, tout occupé de ses devoirs, de la prière et de la piété, vivoit à la cour comme dans une prison où il ne

1. Il y a *qu'un homme* dans le manuscrit; c'est Polignac.
2. Au sens de *dès que*.

voyoit qu'en apparat, et que ce qu'il voyoit en familiarité n'étoit pas à portée d'oser lui rien apprendre, et lui encore moins de s'informer ni de croire, tant il étoit en brassière sur tout et avoit une religieuse frayeur d'altérer le moins du monde la charité. Ce même ami qui lui parloit hardiment de tout et de qui il le souffroit, quoique impatiemment souvent, lui reprochoit sans cesse qu'il vivoit dans une boîte, et qu'avec cette précision littérale de charité il n'étoit pas possible qu'il sût rien, et qu'il ne donnât dans tous les panneaux du monde, jusque dans ceux qu'on ne lui tendroit pas. Il le sentoit et le voyoit ; l'expérience l'en instruisoit ; mais cette âme si pure, si candide, si élevée, semblable au miroir qui se ternit par la plus légère haleine, ne pouvoit se résoudre qu'au plus sûr, au plus évident, au plus détaché, pour conserver son innocence sans tache et sans ride, et préféroit tout à ce qui en pouvoit avoir la moindre apparence. Jamais il ne vit rien qu'en Dieu et par rapport à Dieu, et, quoiqu'il fût fort éloigné de prêcher même ses plus intimes, il partoit[1] de sa plénitude des traits courts, mais brûlants, qui malgré lui, dans ses entretiens familiers et fort libres, sortoient au dehors, ou plutôt se décochoient de l'abondance de son âme. Avec tant de lumières et de sagesse, il est surprenant que rien ne l'ait pu détacher, ni le duc son beau-frère, de l'admiration et de l'attachement à Mme Guyon, à laquelle Monsieur de Cambray les tenoit enchaînés, ni que la fausseté de ses prophéties ne leur ait jamais ouvert les yeux. Ainsi, le célèbre Louis de Grenade, trompé par une fausse ou folle dévote, n'a pu être canonisé. Ainsi de nos jours M. Duguet, si connu par la sublimité et la délicatesse de son esprit, par la profondeur et la solidité de son vaste savoir, par le nombre et l'excellence de ses divins ouvrages, et M. Boileau, plus caché, mais non moins profond, pur et sublime, ont-ils été infatués d'une sœur Rose, qui fut enfin proscrite de partout, et qui les a captivés toute leur vie de son estime et de son admiration. Ce sont de ces prodiges d'un mélange de force et de foiblesse, de lumières et de ténèbres, que Dieu permet quelquefois pour montrer aux hommes, dans les plus élevés en science et en vertu, quelle est leur misère et leur néant propre, et que tout ce qu'on admire en eux n'est point leur et ne leur vient que de lui, et pour tenir toutes ses créatures dans l'unique adoration qui lui est due et dans le tremblement et le néant qui leur convient.

La mort de M. le duc de Bourgogne fut la dernière épreuve de la vertu du duc de Beauvillier, et le comble de ses sacrifices. Il avoit mis toutes ses complaisances dans un pupille dont il ne pouvoit se dissimuler que Dieu n'eût fait un chef-d'œuvre, et qui répandoit dans son cœur, avec la candeur la plus épurée et la plus intime confiance, tout ce que Dieu versoit dans son âme pour le temps et pour l'éternité. Il bénissoit le Tout-Puissant sans cesse de ce miracle de sa droite, qui avoit fait un homme selon son cœur d'un prince né avec tant de vices, que la grâce

1. Les éditeurs précédents avaient imprimé *parloit*.

avoit tous transformés en les plus sublimes vertus. Il voyoit avec transport toutes ces grandes qualités se former et croître chaque jour pour la ressource de la patrie, et pour en faire un roi sauveur de son peuple et l'exemplaire de tous les rois. Il le voyoit sorti de l'abîme, considéré du Roi, aimé du public, admiré de l'étranger; lui-même participoit à un si grand changement, et il étoit regardé comme l'âme et le cœur du prince, et le modérateur du règne futur, et du présent même, que le Roi ne pouvoit se refuser de partager avec lui en quelque sorte depuis la mort de Monseigneur. Le duc étoit malade à Versailles et hors d'état de sortir de son lit, lorsque la Dauphine tomba malade et mourut, et qu'incontinent après elle fut suivie de l'incomparable Dauphin. Qui pourroit exprimer l'effet d'une telle perte et l'effort avec lequel il la supporta! Les jointures de son âme avec son corps, si on se hasarde ce terme, en furent ébranlées. Il vit d'un coup d'œil les suites qui en résultoient sur l'État; il éprouva les plus horribles effets de la tendresse; entra dans le néant qu'un vuide si affreux laissoit; mais, rempli de Dieu, il en vivifia son sacrifice, et dompta la nature éperdue par un effort en comparaison duquel il a souvent avoué, dans le sein de son intimité la plus resserrée, que le sacrifice de ses enfants ne lui avoit presque rien coûté. Tout fut mis au pied de la croix avec la douleur la plus exquise, la soumission la plus entière, la résignation la plus approfondie, et avec une avarice de souffrir qui ne lui permit pas de s'épargner en la moindre chose. Il subit l'horrible cérémonie de Saint-Denis, et il en porta tout le poids avec une constance, mais avec un déchirement, qui ne se trouvèrent peut-être jamais au comble que dans cette funeste occasion; enfin il acheva de s'acquitter auprès du Roi et envers tout ce qui regardoit le prince de tout ce que lui demandoient ses fonctions, avec une supériorité sur soi-même qui passoit la portée de l'homme. Aussi l'homme animal y succomba-t-il et ne fit-il depuis que dépérir, tandis que l'âme, déprise de tous liens, ne tendoit plus qu'à une meilleure vie et ne se trouvoit plus engagée à partager ses forces. Il n'y eut plus depuis pour lui ni joie passagère, ni léger amusement; tout étoit fonctions d'État pénibles, et le reste une méditation continuelle dans laquelle la nature écrasée exigeoit quelquefois du tribut. La mort de M. de Chevreuse fut la dernière goutte qui comble le vase et qui le fait répandre. Privé de celui en qui il versoit son cœur et son âme et qui le versoit en lui, il éprouva non plus une solitude, mais une espèce de prison. Les infirmités se multiplièrent; la langueur rendit son corps incapable d'être traîné aux fonctions du ministère. Il se retira à sa petite solitude de Vaucresson; ce fut là qu'il s'épura de plus en plus, allant rarement au Conseil, et qu'enfin, arrêté par une augmentation de langueur plutôt que de maladie, et mûr pour l'éternité, il mourut de sacrifices et d'efforts.

Que de choses curieuses et intéressantes qui demeurent supprimées! Que de choses également grandes, magnanimes, saintes, dont sa vie a été un tissu! Mais ce léger crayon est encore trop pour des Additions. Il avoit été longues années fort mal avec Pontchartrain[1]; les matières de Rome surtout, et quelquefois celles des finances, étoient leur pierre d'achoppement; l'ami dont on a parlé les raccommoda sans qu'ils le voulussent, et les surprit tous deux si parfaitement qu'il n'y eut plus moyen de s'en dédire. L'anecdote seroit bien curieuse; mais elle n'a pu acquérir encore le temps de pouvoir être développée[2]; il suffit de dire que le Chancelier d'abord honteux, l'autre d'abord peiné, se rapprochèrent avec la sincérité que la probité seule peut donner, et qu'ils vécurent deux ans dans une union qui leur fit regretter à tous deux qu'elle n'eut pas été plus tôt fondée, et qui les rendit véritablement et tendrement sensibles à leur séparation. Le Chancelier disoit agréablement des deux beaux-frères, que, liés de cœur, d'esprit, de sentiments, d'habitude au point où ils l'étoient, c'étoit une chose incompréhensible et qui ne pouvoit venir que d'une providence très-particulière, que M. de Beauvillier ne différât jamais de M. de Chevreuse que dans tout ce qui étoit ou nuisible ou insupportable, et que dans ceux-là il en différât toujours. En effet, la précision et l'exactitude de M. de Beauvillier le préservoit jusque de la perte d'une minute; jamais il ne faisoit rien attendre un instant, pas même son cocher, et, s'il trouvoit son carrosse un moment avant lui dans la cour, il lui en faisoit excuse. Il se levoit matin et se couchoit de bonne heure; M. de Chevreuse tout au contraire. M. de Beauvillier mangeoit bien, et peut-être trop; mais Fagon le lui avoit persuadé, tandis que M. de Chevreuse se tua par la diète. Enfin M. de Beauvillier eut toujours ses affaires en bon état et les laissa opulentes. Aussi le Chancelier prétendit-il que le même ange qui les inspiroit tous deux également de même en tout, s'étoit réservé ce jeu de préférence pour l'un, et pour confondre la philosophie de l'autre.

Mme de Beauvillier, qui avoit si tendrement et si pieusement tout partagé avec son mari, fut inconsolable de sa perte, mais en femme chrétienne et en femme forte. Sa retraite devint totale en tout genre; comme elle n'avoit plus d'enfants, elle ne se crut pas obligée à vivre comme Mme de Chevreuse; table, jeu, le plus léger amusement de toute espèce, tout fut proscrit, excepté sa plus étroite et intime famille et un nombre bien plus resserré de vrais amis. Elle rompit tout commerce avec le monde, et partagea sa solitude entre ses terres, où elle ne s'appliquoit qu'aux bonnes œuvres, les monastères où ses filles étoient religieuses, et sa maison de Paris, où elle étoit encore plus seule, et toujours, partout, toute occupée de l'autre vie, mais néanmoins occupée aussi avec tendresse du peu de ceux qu'elle s'étoit réservés. Elle but à longs traits le calice de la chute de l'évêque de Beauvais, son beau-frère, qu'elle essaya vainement de soutenir puis de

1. Le chancelier.
2. Dix ans plus tard, lorsqu'il écrivit ses Mémoires, il pensa sans doute que le temps de tout dire était arrivé : notre tome XXII, p. 73 et suivantes.

ramener, avec une patience et des procédés admirables. Son cœur tendre et généreux fut durement éprouvé en d'autres personnes; elle porta tout, elle cacha tout, elle dévora tout, et mit tout en œuvre pour les redresser, même à ses dépens. Un trait d'elle suffira. Elle avoit un cousin germain que M. de Beauvillier tira de la poussière, qu'il mit en place et qui est mort, sa famille nombreuse bien établie, jouissant lui de plus de quatre-vingt mille livres de bienfaits du Roi, sans compter les grâces militaires et ecclésiastiques et les autres emplois qui plurent largement sur ses enfants; d'autre cause que M. de Beauvillier on n'en connoissoit point, et lui-même n'en pouvoit alléguer; toutefois il lui montra plus d'une fois une infâme ingratitude, et en temps jaloux, sans que M. et Mme de Beauvillier, qui le sentoient très-bien et qui ont été souvent en état de le lui faire sentir, aient jamais voulu en faire aucun semblant. Il arriva qu'après la mort de M. de Beauvillier, cet homme-là encore en place[1], un de ses fils, et fort riche, eut une affaire avec Mme de Beauvillier pour le retrait d'une terre, et une affaire piquante et importante aussi pour l'intérêt. Il entendit si bien le sien qu'il avoit mis pour soi tout, hors la vérité et la justice, et poussoit sa pointe, demandant tout haut qui étoit donc cette Mme de Beauvillier qu'il ne connoissoit point et qui prétendoit qu'on eût des égards pour elle? Ce même ami tant cité étoit lors en place et en crédit fort distingués, et toujours lié avec Mme de Beauvillier de l'attachement le plus étroit et le plus tendre. Il ignoroit cette affaire; mais il savoit l'ingratitude du père, du temps de M. de Beauvillier, et ne s'en étoit tu à personne. La duchesse de Beauvillier, à bout de voie, trouva qu'il n'y avoit que cet ami qui pût la tirer d'embarras. Elle balança longtemps; enfin pressée, elle prit son temps que cet ami ne pouvoit pas être chez lui, et vint trouver sa femme, à qui elle expliqua son fait, et ce que le mari pouvoit y faire, puis lui dit que c'étoit à elle à voir si son mari seroit capable de la servir sans éclater contre sa partie; qu'elle se souvînt de la façon dont il en avoit mené le père par rapport à eux; qu'elle craignoit qu'il ne tombât sur le fils, et que, pour peu qu'il ne fût pas maître de soi là-dessus, elle la prioit instamment de ne lui en jamais parler, parce que pour rien elle ne vouloit lui faire offenser Dieu ni le prochain, et aimoit mieux perdre son affaire que d'en être cause. Tant fut procédé, qu'il fallut entrer en négociation avec l'ami pour le service, sans s'en expliquer qu'il ne fût convenu des conditions; il passa tout dans le desir de lui être utile et dans la curiosité de développer de si rares précautions. Il vint à bout de son affaire; il tâcha de venir à bout aussi de soi pour tenir ce qu'il avoit promis; mais ce ne fut ni sans que le pied lui glissât à cet égard, ni sans mérite de s'y être autant contenu. Le récit tout nu fait l'éloge d'une telle action et d'une âme aussi élevée. Il y faut

1. On a vu plus haut, p. 70-74, qu'il s'agit du marquis de Saumery et de son fils M. de Piffonds.

ajouter que la sienne étoit des plus sensibles, et que, sans ses travaux, ou plutôt la grâce, peu d'autres auroient été plus vaines, plus mondaines et plus superbes. C'étoit une femme noble et magnifique, et d'un goût exquis en table, en meubles et sur sa personne, même jusqu'à la fin, tant cela étoit en elle. La solitude la rongea lentement et lui fit faire une cruelle pénitence qu'elle soutint également d'une manière héroïque. La mort du duc de Rochechouart, son petit-fils, qui donnoit les plus grandes espérances, fut son dernier coup de massue. Elle combla le duc de Saint-Aignan de biens jusque par son testament, qui fut également sage et juste, et succomba enfin sous les plus dures épreuves d'une longue paralysie, qu'elle porta avec une patience et une résignation parfaite, et, depuis que la tête commença à s'attaquer, il n'y avoit que les choses de Dieu qui la rappelassent et dont elle pouvoit être occupée. Elle vécut presque vingt ans dans la plus solitaire et la plus pénitente viduité, et mourut en 1733, à soixante-quinze ans, infiniment riche en aumônes et en toutes sortes de bonnes œuvres.

1160. *M. de Marillac, beau-frère du duc de Beauvillier.*

(Page 40.)

27 août 1704. — ....Marillac[1] se formoit fort, étoit le fils unique de Marillac, et sans enfants de la sœur du duc de Beauvillier, et un fort aimable caractère....

1161. *Le duc de Beauvillier est fait chef du conseil des finances.*

(Page 48.)

6 décembre 1685. — Le duc de Créquy, premier gentilhomme de la chambre, demandoit fort la place de chef du conseil royal des finances. Nul des quatre premiers gentilshommes de la chambre, MM. de Saint-Aignan, et de Beauvillier en survivance, de Gesvres, et son fils en survivance, et d'Aumont, n'avoient eu d'ambition, ni été si bien que lui avec le Roi, et fort peu d'autres de la cour; il avoit mis des gens en campagne là-dessus, et on le vint avertir que le chef du conseil étoit choisi et étoit certainement premier gentilhomme de la chambre. Il ne douta plus que ce ne fût lui, et descendit de sa chambre dans cette confiance pour le dîner du Roi, et il apprit que c'étoit le duc de Beauvillier, l'homme de la cour dont il se seroit le moins douté, et qui lui porta au cœur la plus vive plaie. Le duc de Saint-Aignan n'en fut guère moins touché, quoique père de l'heureux, et si peu capable lui-même. Le comte de Gramont, qui ne valoit rien, le rencontrant une heure après, lui fit son compliment de ce que le Roi ne prenoit de chefs que chez lui : celui du carrousel, le père, celui du Conseil, le fils.

1. Le commencement et la fin de cette Addition ont été placés dans notre tome XII, p. 489 et 491, n°s 567 et 570.

1162. *L'abbé de Villeroy fait archevêque de Lyon.*

(Pages 80-81.)

15 août 1714. — Le maréchal de Villeroy partageoit alors la plus intime confiance du Roi, de Mme de Maintenon et de M. du Maine avec le Chancelier. L'abbé de Villeroy, selon les mœurs présentes, se trouvoit bien éloigné d'être évêque; mais la situation et l'intérêt de son père suppléa à tout; il en avoit un grand à faire revivre son oncle à Lyon en la personne de son fils. Il lui en procura en effet l'archevêché et le commandement dans le gouvernement; mais il ne put lui en donner les qualités. Il remplit tristement et peu utilement ces places, et y mourut bien jeune, sans réputation et ruiné.

1163. *Disgrâce du cardinal del Giudice.*

(Pages 86-88.)

5 octobre 1714. — Le cardinal del Giudice avoit pris en Espagne un trop grand vol pour Mme des Ursins, et sa disgrâce, qui l'égaloit à elle, les rendoit trop pareils. Il étoit du conseil secret; il étoit grand inquisiteur; sa souplesse sous Mme des Ursins l'avoit élevé sur les ruines du duc de Medina-Cœli. Elle se servit de lui pour venir plaider sa cause contre le marquis de Brancas, notre ambassadeur, parce qu'elle s'étoit aperçue que son crédit étoit fort tombé en notre cour, et par l'affaire de sa souveraineté, que le Roi avoit toujours improuvée et quelque chose de plus, et à la fin sabrée, et par le mariage de Parme sans la participation du Roi; mais il y avoit bien plus. Il fut question du testament du Roi, de la régence, des Renonciations. Tant que la santé du Roi s'étoit soutenue, tant que M. le duc de Berry avoit vécu, tant qu'on ne vit point en Espagne de mesures prises pour l'avenir, on s'y étoit tenu en plein silence; mais le roi d'Espagne, qui aimoit son frère, avoit été soigneusement aigri contre M. le duc d'Orléans par la princesse des Ursins son ennemie, qui le voulut poursuivre dans ce qui l'intéressoit le plus grandement. Elle craignoit donc que les dispositions du Roi n'eussent pour bases celles de la paix; elle mit en tête au roi d'Espagne que ce qu'il avoit bien voulu faire pour un frère qu'il aimoit et dans un temps de nécessité, n'étoit plus la même chose dans un temps où chacun avoit repris haleine de la guerre, et où il se trouvoit affermi sur son trône; qu'il ne s'agissoit plus d'un frère, mais de M. le duc d'Orléans, après tout ce qui s'étoit passé. Le cardinal del Giudice fut donc chargé précisément de demander la régence par une expresse disposition du Roi en faveur du roi d'Espagne, et d'annuler les Renonciations. La commission étoit trop délicate et trop importante pour passer ni par Brancas, qu'elle haïssoit et dont elle craignoit quelque liaison avec M. le duc d'Orléans, ni par aucun Espagnol, auxquels elle ne se fioit point, et moins encore d'une affaire de cette

conséquence, qui, si elle eût réussi, pouvoit aller à leur faire changer de maître avec de nouvelles et peut-être de fâcheuses révolutions, ce que pas un d'eux n'auroit voulu. Elle espéra donc mieux du secret d'un Italien sans aucuns biens en Espagne, ou bien peu en comparaison de ce qu'ils en avoient sous la domination de l'Empereur, et d'un homme aussi délié, aussi versé en affaires, et décoré d'une dignité qui le feroit écouter; mais elle se trompa de point en point et ne fit, par cette démarche, qu'assurer sa perte de plus en plus. Giudice fit part en arrivant de ce secret de sa commission à Torcy, qui en fut très surpris, et qui tout aussitôt en alla rendre compte au Roi. Le Roi en fut si choqué, qu'il se fâcha contre Torcy, et d'avoir écouté le cardinal et de s'être chargé de lui en rendre compte, et il le chargea de plus d'en parler au cardinal si durement de sa part, qu'il lui ôtât l'envie d'oser lui en parler à lui-même. En effet, le cardinal en fut effrayé et vit bien qu'il ne gagneroit rien à en parler au Roi, sinon de commettre et lui et le roi d'Espagne à quelque chose de fâcheux. Il n'en parla donc jamais au Roi, et cessa dès lors d'en plus rien dire à Torcy; c'est ce qui acheva d'outrer Mme des Ursins contre le cardinal, et de lui faire résoudre sa disgrâce, et ce fut ce qui mit en notre cour le sceau à la résolution de la catastrophe de Mme des Ursins. Le Roi vouloit sincèrement entretenir la paix; il voyoit l'épuisement de la France, et il ne vouloit pas lui laisser de nouvelles guerres au dehors et des troubles au-dedans par ceux de sa famille; il jugea donc combien il étoit dangereux d'arracher d'Espagne, et de son vivant, une femme si hardie, si vindicative, si puissante, qui n'oublieroit rien pour rallumer tous ces feux et pour venir régner en France avec Philippe V, régent et successeur présomptif, comme elle avoit fait en Espagne, et peut-être futce là l'époque de la résolution dernière qui la fit précipiter du faîte de la grandeur. Le cardinal avoit fort réussi personnellement à notre cour; mais elle ne s'en trouvoit pas assez bien servie, parce qu'il n'avoit pu la remettre comme elle étoit auparavant; ou elle lui imputa d'y avoir agi mollement par des vues pour lui-même, ou elle craignit son retour après avoir acquis l'appui de notre cour, où il ne l'avoit pas pleinement raccommodée; elle saisit donc un prétexte de s'ôter cette épine du pied. Macañaz étoit un savant magistrat et fort versé dans les matières ecclésiastiques, par rapport à la puissance temporelle. Du temps qu'à l'occasion de la reconnoissance de l'Archiduc pour roi d'Espagne par le Pape, Rome et Madrid s'étoient brouillés jusqu'à avoir fait fermer la nonciature dans cette dernière ville, la cour s'étoit adressée à Macañaz pour écrire en sa faveur; il avoit fait un livre plein d'érudition, de faits, de maximes, et d'une grande exactitude, qui attaquoit les plus dures prétentions de Rome et en sapoit les plus précieux abus en Espagne. Le livre fut examiné et fort goûté; mais on jugea à propos de le suspendre. Dans ce mécontentement de Mme des Ursins, elle s'en servit pour tendre un piège au cardinal del Giudice, et fit publier le livre. Le nonce en frémit, et l'Inquisition procéda avec sa violence accoutumée. Le roi d'Espagne protégea ouvertement le livre et l'auteur, et cela fit grand bruit en Espagne. Le cardinal del Giudice pouvoit aisément laisser démêler cette fusée en son absence; mais il craignit son propre tribunal, qui avoit eu recours à lui; il eut peur de se brouiller à Rome en n'agissant pas, et peut-être encore plus l'embarras de son retour, si, n'ayant rien fait, il se trouvoit entre l'Inquisition et la cour. Il donna donc un mandement, daté de Marly, contre la personne de Macañaz et son livre, tout des plus forts, le fit publier en Espagne, et, ce qui parut le plus extraordinaire, le fit afficher à Paris, où l'on ne connoît point l'Inquisition, encore moins celle d'Espagne, avec qui cette affaire étoit entièrement étrangère. On le trouva mauvais; mais ce fut tout. On étoit d'ailleurs content de ce cardinal devenu à la mode, que l'influence de la Constitution protégea encore en cette occasion. C'étoit celle que Mme des Ursins avoit voulu faire naître, et sous le prétexte de laquelle elle lui fit défendre d'entrer en Espagne. Nous verrons qu'elle ne différa pas à le perdre, ni lui à s'en trouver vengé.

1164. *M. de Béthune envoyé en Espagne.*

(Pages 122-123.)

17 juillet 1714. — ....Cette[1] même raison[2] fit préférer M. de Béthune à M. de Saint-Aignan pour reporter le collier de la Toison d'or de M. le duc de Berry en Espagne, que le Roi, par le crédit de Desmaretz son beau-père, lui fit donner. On le verra dans la suite, et qu'en dédommagement cela valut l'ambassade d'Espagne au duc de Saint-Aignan, et M. de Béthune succéda depuis à la dignité de duc de Sully.

1165. *Le prince de Rohan est fait duc et pair.*

(Pages 124-125.)

20 octobre 1714. — Mme de Soubise, avant sa mort, avoit tiré parole du Roi de faire son fils duc et pair. Toute princesse qu'elle avoit su se faire, elle avouoit librement que cela ne tenoit qu'à un bouton, et qu'il n'y avoit en France de solide grandeur pour les maisons que le duché-pairie. Celle de Lorraine, à qui la principauté véritablement ne pouvoit être disputée, l'avoit pensé ainsi dans sa plus haute puissance; elle en accumula jusqu'à dix ou douze à la fois, et ce fut par ce degré qu'elle monta depuis à tout ce qu'elle osa entreprendre en matière de rang, qui lui servit bien utilement pour des choses plus hautes et plus solides, et dont pour le rang il lui est resté ce qu'elle en escalada de dessus ce naturel échafaud pour bien des distinctions que,

1. Le commencement de cette Addition a été placé dans le précédent volume, sous le nº 1153, en regard de la page 324.
2. D'être en année comme premier gentilhomme de la chambre.

dans la chute de la Ligue, elle a su se conserver jusqu'à présent. La Constitution acheva ce que Mme de Soubise avoit comme assuré. Le cardinal de Rohan, devenu avec le P. le Tellier une seule et même chose pour la ruine du cardinal de Noailles, à laquelle il s'étoit enfin abandonné, ne laissa pas échapper une conjoncture si favorable pour sa maison, et voulut en même temps profiter de son appui pour le prince d'Espinoy, qui venoit d'épouser sa nièce; lui et Mme d'Espinoy et Madame de Remiremont n'étoient qu'un, depuis longues années. Mme de Soubise, pour s'appuyer dans le règne de Monseigneur, avoit de longue main formé cette union, pour laquelle elle avoit saisi la conjoncture du mariage de Mme d'Espinoy avec le fils de sa sœur. Mme d'Espinoy avoit de plus avec Mme de Maintenon d'invisibles et d'étranges liaisons, mais si fortes et si intimes, qu'il étoit difficile qu'elle ne la servît pas à souhait, tellement que cette complication de choses fit ces deux nouveaux ducs et pairs. On en verra bientôt un troisième de la façon de cette féconde Constitution en la personne de Tallard[1]. M. d'Espinoy prit le nom de duc de Melun, de sa maison, au lieu de celui de son duché; mais le prince de Rohan, transporté du solide qu'il avoit si longuement poursuivi, voulut faire plus que pas un de la maison de Lorraine ni des autres vrais princes étrangers qui avoient été ducs, si l'on en excepte le comte de Soissons, mari de cette toute-puissante nièce alors du cardinal Mazarin; il voulut continuer à s'appeler le prince de Rohan, et pour réussir imperceptiblement, il fit ériger sa terre de Frontenay en duché-pairie, sous le bizarre nom de Rohan-Rohan, pour qu'il portât son nom, et qu'il fût en même temps distingué du duché-pairie de Rohan passé de sa maison en celle de Chabot. Moyennant cela et un autre duc de Rohan existant, il ne pouvoit sans cacophonie porter le nom de duc de Rohan-Rohan; ainsi avec adresse il demeura avec son nom de prince de Rohan, et laissa croire aux sots qu'il n'avoit daigné porter un titre après lequel il avoit si ardemment et si longuement soupiré.

1166. *L'ordre de l'Annonciade.*

(Page 130.)

9 janvier 1697. — L'ordre de l'Annonciade, sous le nom simple du Collier, fut institué en 1362 pour quinze chevaliers par le comte de Savoie Amé VI, dit le Vert de ses couleurs en un tournoi, et qui mourut de peste en 1383. Charles III, duc de Savoie, dit le Bon, le trouva fort tombé et négligé; il le rétablit en 1518 pour quinze ou vingt chevaliers, le changea en plusieurs choses, et lui donna le nom et les marques de l'Annonciade, c'est-à-dire du mystère de l'Annonciation. Ce duc gouverna quarante-neuf ans et mourut à soixante-six, en 1553. Cet ordre a reçu depuis divers changements légers par les

1. Toute cette phrase a été biffée dans le manuscrit par un correcteur.

ducs de Savoie, et quelques décorations. Leur grandeur, peu proportionnée à celle des chefs des ordres de la Jarretière, de la Toison et de l'Éléphant, jointe à leur religion, ne leur a pas permis de donner cet ordre hors de leur État, excepté à un très-petit nombre de personnes, et bien rarement, encore moins à des rois et à d'autres souverains; mais ils ont eu grand soin de n'en décorer que leur première noblesse, et d'en maintenir le choix et la pureté. Il a même cette distinction unique parmi les ordres, c'est que les chevaliers sont les premiers des États des ducs de Savoie et comme les grands du pays, qui par leur ordre y précèdent tous ceux qui ne l'ont pas, et qui seuls ont l'honneur de se couvrir devant leur souverain, comme les grands d'Espagne devant leur roi. Cet ordre, qui n'a point de preuves, comme aussi tous les grands ordres, excepté celui du Saint-Esprit, n'a qu'un seul officier qui le porte, qui est toujours ecclésiastique, et d'ordinaire évêque ou archevêque, et qui s'appelle le prélat de l'ordre. L'Annonciade est resté le seul ordre qui ne se porte qu'avec une chaîne d'or pendue au col. On fut étonné de le voir, à la fin du dernier siècle, au marquis de Prié, dont les grands emplois suppléèrent à la naissance; ce qui montre qu'il avoit été fort conservé.

1167. *Ambassade d'Amelot à Rome.*

(Pages 133-134.)

29 octobre 1714. — On vouloit un concile national pour recevoir la Constitution d'une manière uniforme; ce fut pour engager le Pape à y consentir qu'Amelot fut envoyé à Rome. C'étoit ce qu'on avoit de meilleur pour les négociations, où il avoit passé une partie de sa vie, en Suisse, à Venise, à Madrid, à Lisbonne, et toujours parfaitement réussi. C'étoit un homme extrêmement sage et plein de probité. Il étoit conseiller d'État.

1168. *Brûlart de Sillery, évêque de Soissons.*

(Page 137.)

20 novembre 1714. — Ce Brûlart, frère de Puyzieulx chevalier de l'Ordre, et de Sillery longtemps écuyer de M. le prince de Conti, étoit un homme pétri d'orgueil et d'ambition. Il fut longtemps évêque d'Avranches, où il étoit outré de se voir, comme disoit Monsieur de Noyon, un évêque du second ordre et reculé de tous moyens de se faire valoir. M. Huet, si célèbre par son rare savoir, et qui avoit été sous-précepteur de Monseigneur, étoit évêque de Soissons et ne faisoit cas que de ses livres; Monsieur d'Avranches lui proposa de troquer d'évêché et lui montra du retour. Huet y consentit, et l'autre crut avoir fait sa fortune de s'être rapproché de Paris, des terres de sa famille, et de l'église de Reims, dont en qualité de suffragant il muguetoit la translation. Pour y arriver, il se donna à la cour et aux jésuites,

leur sacrifia les meilleurs livres et le repos des communautés de son nouveau diocèse; mais la rage le surmonta quand il vit ses espérances frustrées, après s'être vanté tout haut et avoir publiquement compté succéder à l'archevêché de Reims. Il fut assez vain pour en montrer sa douleur à Mailly, qui y fut transféré d'Arles, pour ne la cacher à personne, et en même temps assez bas pour ne s'en attacher pas moins de plus en plus à la cour et aux jésuites. Il leur bouilloit du lait; ils le méprisèrent et trouvèrent en lui ce qu'ils cherchent avec le plus d'empressement, un valet à tout faire par l'espoir d'une récompense qui n'arrive jamais, parce que l'avidité est telle qu'on n'ose se fâcher de rien de peur de perdre les services passés. C'étoit un homme qui avoit beaucoup d'esprit, mais un esprit désagréable par un air de transcendance, de mépris des autres, de préférence de soi, de domination, de pédanterie dans ce qu'il savoit; de ces hommes enfin qui ont le don de déplaire et d'aliéner sitôt qu'on les aperçoit, et à qui, sur quoi qu'ils disent, on a envie de dire que non. Il joignoit l'arrogance des la Rochefoucauld, dont étoit sa mère, à la fatuité des fils de ministres en place, quoique son père ne fût que le fils d'un ministre chassé. Il se piquoit d'esprit, de science, de beau monde; enfin il étoit de l'Académie françoise. La Constitution lui parut propre à faire une grande fortune; il se livra à tout, et eut la douleur de n'y être pas des premiers. Les réflexions de fortune et de son aveuglement à son égard lui ouvrirent celles de son aveuglement pour elle; de là les remords, de là la maladie, de là les regrets, de là les gémissements, les hurlements et les horreurs qui le firent enfermer par sa tremblante famille, qui n'osa laisser ébruiter ses repentirs qu'il professoit tout haut. Il ne voulut voir aucun de ceux de la séduction commune, protesta sans cesse contre la Constitution et d'avoir agi en sa faveur contre ses lumières et sa conscience, et mourut ainsi dans les frayeurs, dans les angoisses publiques dans sa chambre, et dans les éclats de repentir et de terreur des jugements de Dieu. Quelque soin que sa famille prît de cacher une fin si parlante, on n'en put venir si bien à bout que la chose ne devînt bientôt publique; mais on mit bon ordre que le Roi n'en sût rien, et avec cela tout fut gagné. Ce déplorable évêque fut la première victime de la Constitution, qui s'en immola bien d'autres.

1169. *M. de Pompadour désigné pour l'ambassade d'Espagne.*

(Pages 147-148.)

14 novembre 1714. — Pompadour s'étoit dévoué à Mme des Ursins pour tâcher de faire fortune, et ne souhaitoit rien plus que l'ambassade d'Espagne pour se mêler, et beaucoup plus pour être grand d'Espagne. Le Roi, qui méditoit ce qui éclata bientôt après, et qui ne vouloit pas tout à fait effaroucher Mme des Ursins, déjà bien en peine du changement qu'elle sentoit de sa position en notre cour, fut bien

aise de nommer un ambassadeur qui lui fût aussi agréable, en faveur duquel elle travailloit depuis longtemps. Sa chute, qui ne tarda pas, fit avorter l'ambassade, et celle de d'Alègre n'eut pas plus de lieu par des circonstances différentes.

1170. *La maison de la reine d'Espagne.*

(Page 158.)

17 décembre 1714. — Ce marquis de Santa-Cruz, car il n'y a que Dangeau qui ait francisé son nom, est encore majordome-major de la même reine, fort bien et en grande considération auprès du roi d'Espagne et d'elle [1].... Pour Gastanaga, [il] n'a rien laissé qui me l'ait fait connoître ; c'étoit apparemment le fils ou le gendre de celui qui a été gouverneur des Pays-Bas. Les dames du palais étoient toutes créatures de Mme des Ursins. La princesse de Robecque est Mlle de Solre, dont il a été parlé ci-dessus. La marquise de Crèvecœur étoit fille du prince de Santo-Buono Carraccioli, ambassadeur d'Espagne à Venise, fait grand d'Espagne ensuite et conseiller d'État, puis gouverneur du Pérou, où il trouva une herbe qui le guérit pour toujours de la goutte, sans lui en laisser d'autres suites que l'estropiement où elle l'avoit réduit depuis longtemps ; c'étoit un des hommes du monde qui avoit le plus d'esprit, de grâces, de tour, de noblesse dans les manières, et l'esprit le plus orné, le plus agréable. Il perdit sa femme au Pérou ; c'est apparemment une erreur que son nom parmi les dames du palais, où on n'auroit pas pu mettre une morte. La fille étoit aimable au dernier point ; mais elle ne vécut que peu d'années. Son mari étoit Ferreiro, sujet de M. de Savoie ; sa mère étoit une bâtarde de Savoie, et le père étoit le prince de Masseran. C'étoit un homme bien fait et qui en avoit fait d'ambitieux et d'heureux usages, plein d'esprit, de grâces, d'ambition, à qui rien ne coûtoit et qui prenoit comme naturellement toutes sortes de formes, qui lui valurent la Toison fort jeune et enfin la grandesse. Il fut ensuite capitaine des hallebardiers de la garde et capitaine général d'armée ; en un mot un homme souple, maître de soi, ne faisant pas la plus petite chose sans vue, et l'homme du monde le plus propre dans une cour. La duchesse d'Havré et la princesse de Lanti étoient belles-sœurs. Le prince Lanti étoit fils d'une sœur de Mme des Ursins ; elle trouva un vieil avare et veuf, homme d'esprit et adroit, qui se disoit Cordova et que peu d'autres en avouoient. Il s'appeloit le comte de Priego. Il avoit une fille unique vertueuse et fort bien faite. Mme des Ursins la trouva assez riche pour faire la fortune du prince de Lanti, qu'elle avoit attiré et attaché en Espagne. Le bonhomme se fit tirer l'oreille, et pour conclusion voulut être grand ; c'étoit bien le compte

1. Ce qui suit dans l'Addition trouvera place en regard de la page 72 du tome XVIII de 1873, et les détails que va donner Saint-Simon sur Carraccioli, le prince de Masseran et le mariage du prince Lanti se retrouveront dans le même volume, p. 51, 56-57 et 102-104.

de Mme des Ursins pour faire tomber la grandesse au prince de Lanti, fils de sa sœur. Le comte de Priego fut donc grand, et le mariage de sa fille fut fait avec le prince de Lanti, lequel se trouva de beaucoup moins riche qu'on n'avoit cru. La sœur du duc de Lanti avoit épousé le duc d'Havré, qui étoit Croÿ; ainsi les deux belles-sœurs furent dames du palais. Cellamare, neveu du cardinal del Giudice, et qui l'accompagna en France, succéda bientôt après à Gastanaga dans la charge de grand écuyer de la reine. Il y aura lieu ailleurs de parler de lui.

1171. *Le financier Van Holt.*

(Pages 160-161.)

11 décembre 1714. — Van Holt, ou, comme on l'a francisé, Vanolles, étoit un Hollandois, qui fit sa fortune dans les partis, et qui devint trésorier de la marine. C'étoit un homme de plaisir, de jeu, de bonne chère et de fêtes, qui s'y ruina. La banqueroute, à ce que l'on prétendit, lui fit peur, et sa mort vraie ou supposée le délivra de cet opprobre et de ses suites; les uns ont dit qu'il se tua, et les autres qu'il s'enfuit et qu'on enterra en sa place une bûche. Cela fut étouffé principalement par le crédit du prince et du cardinal de Rohan, à qui il s'étoit fort attaché et qui ne l'avoient que trop poussé dans le grand monde; ils protégèrent son fils, tout jeune alors, qui s'est depuis un peu remplumé par un mariage, s'est fait maître des requêtes, et qui a acquis de la réputation et de l'estime dans les intendances, où il sert encore très-bien.

1172. *La comtesse de Brionne, née d'Espinay.*

(Page 162.)

12 décembre 1714. — Il n'y a guères eu de femmes plus à plaindre que cette comtesse de Brionne, qui, avec un grand bien et de la naissance, mais peu d'esprit et de santé, de la laideur et une grande vertu, fut toute sa vie indignement traitée de beau-père, de belle-mère et de toute leur maison, et le souffrit avec une douceur et une patience qui ont peu d'exemples. Il n'y avoit que son mari qui en usât bien avec elle; mais il étoit lui-même si méprisé et si mal traité dans sa famille que cette ressource n'étoit que pour le cœur. Depuis la mort de Mme d'Armagnac, elle étoit un peu moins malheureuse, et depuis qu'elle fut veuve elle vécut dans une grande retraite. Elle étoit héritière et sans aucuns proches parents. Sa mère étoit morte il y avoit bien des années, et son père n'avoit guères demeuré ici après l'avoir mariée : il ne put souffrir d'injustes mépris, et s'en retourna en Bretagne, où il mourut. Cette maison d'Espinay de Bretagne, qui n'est pas des Saint-Luc, y est ancienne et fort bien alliée, et a possédé de grandes terres.

1173. *Le cardinal d'Estrées.*

(Page 163.)

19 décembre 1714. — On ne peut passer en silence un homme tel que le cardinal d'Estrées. Il étoit petit-fils de M. d'Estrées, chevalier du Saint-Esprit et grand maître de l'artillerie, avant que cette charge fût office de la couronne pour M. de Rosny puis duc de Sully, qui lui succéda immédiatement; fils du premier maréchal-duc d'Estrées, par conséquent propre neveu de la belle Gabrielle d'Estrées, maîtresse d'Henri IV et mère de César, duc de Vendôme; frère du duc d'Estrées, mort ambassadeur à Rome, et du second maréchal d'Estrées, vice-amiral; oncle et grand-oncle des deux derniers ducs d'Estrées; oncle de l'évêque-duc de Laon, et oncle aussi du maréchal-duc d'Estrées d'aujourd'hui et de son frère l'abbé d'Estrées, commandeur du Saint-Esprit et mort attendant ses bulles de l'archevêché de Cambray, et de ses sœurs Mme de Courtenvaux et Mlle de Tourbes. Il perdit sa mère en 1628, l'année même qu'il naquit, et son père en 1670; sa mère étoit fille de M. de Béthune, ambassadeur à Rome, frère du premier duc de Sully, et elle étoit sœur de M. de Béthune, chevalier d'honneur de la Reine, qui a enrichi la bibliothèque du Roi de tant de précieux manuscrits, et du comte de Charost, depuis duc à brevet, grand-père du gouverneur de Louis XV. Comme tout cela est maintenant ancien, il a fallu faire connoître la plus proche famille du cardinal d'Estrées. C'étoit ce qui se pouvoit véritablement dire un bel esprit, mais sans le vouloir être et sans s'en apercevoir lui-même, et un esprit aisé et agréable, une grande érudition, solide, exacte, nette, précise et sans vouloir jamais être savant, mais se moquant librement de ceux qui, sans l'être, le vouloient paroître; profond théologien, débarrassé des épines et des chicanes des questions et allant toujours au vrai par le plus droit; thomiste et peut-être quelque chose de plus; éloquent avec grâce et toujours éloquent naturellement jusque dans les moindres discours, avec cela l'homme du monde de la meilleure et de la plus agréable compagnie, et avec qui il y avoit toujours à apprendre, magnifique et noble en tout, extrêmement désintéressé, infiniment capable d'amitié et de services, par conséquent du contraire avec une entière liberté; ambitieux pour arriver au but, tranquille ensuite, mais impétueux en affaires et y payant quelquefois trop de supériorité d'esprit; souvent distrait, et des traits souvent fort plaisants et toujours naturels; homme poli, affable, mais haut, quelquefois colère et qu'il ne faisoit pas bon tâter, quel qu'on fût; grand courtisan, mais toutefois avec dignité, plein d'honneur, de probité, de vertu et même de piété, qui lui vint avec l'âge; car, étant plus jeune, il étoit aimable et galant; il en avoit encore conservé les manières, mais avec une grande bienséance; et pour la figure il avoit été très bien fait. C'étoit encore un grand homme droit et très bien fait, avec un beau

et vénérable visage lorsqu'il mourut, et toujours d'une santé parfaite et d'une grande égalité d'humeur. Il fut évêque-duc de Laon à vingt-cinq ans, et sacré à vingt-sept. Tôt après, il brilla dans une assemblée du clergé en 1660, où sa capacité et son talent pour la négociation lui firent honneur; il en eut beaucoup dans l'accommodement de la célèbre affaire des quatre évêques, et à la paix de Clément IX, que plût à Dieu qu'on n'eût pas enfin altérée ou plutôt anéantie. Il entra fort dans l'affaire de la préopinion aux lits de justice, ce que les pairs emportèrent sur les présidents à mortier en 1664. Il étoit cousin germain du duc de Vendôme, bâtard d'Henri IV, qui, avec ses enfants, avoit toujours eu la plus intime liaison et confiance avec le maréchal d'Estrées, son père, qui continua sur le même pied tant qu'il vécut. Cela donna lieu à Monsieur de Laon d'entrer dans les mariages des deux filles que M. de Nemours laissa de sa femme, fille de César de Vendôme, et ce fut cet évêque qui les conclut tous deux, en 1665 avec le père du premier roi de Sardaigne, et en 1666 avec Alphonse, roi de Portugal. Il en conduisit la princesse à Lisbonne, et en eut la nomination au chapeau; les malins l'accusèrent de l'avoir eu en vue uniquement pour le mariage de son neveu, qu'il fit en 1670 avec la fille de M. de Lionne, ministre et secrétaire d'État des affaires étrangères, et les chansons ne manquèrent pas. Ce chapeau traîna et lui donna force inquiétudes. L'abbé de la Victoire, qui avoit beaucoup d'esprit et qui étoit extrêmement du grand monde, étoit fort de ses amis; un soir qu'il arrivoit fort tard dans une maison où il étoit attendu, et où il y avoit fort bonne compagnie, et la plupart en liaison avec le prélat, on lui demanda avec impatience d'où il venoit et qui pouvoit l'avoir retardé si longtemps : « Hélas, répondit l'abbé d'un ton pitoyable, d'où je viens? J'ai « tout aujourd'hui accompagné le corps du pauvre Monsieur de « Laon! » — « Comment, Monsieur de Laon? s'écria tout le monde; « Monsieur de Laon est mort! Il se portoit bien hier; cela est pitoyable; dites donc, qu'est-il arrivé? » — « Il est arrivé, répliqua l'abbé « toujours sur le même ton, qu'il m'est venu prendre pour faire des « visites, que son corps a toujours été avec moi et son esprit à Rome, « et que je ne fais que le quitter et fort ennuyé. » Alors la frayeur et la douleur se changea en risée; il étoit fort sujet à ces distractions. Enfin le chapeau arriva en 1671; mais il ne fut déclaré qu'en 1672. Il fut protecteur de Portugal, et alla à Rome, où son frère étoit ambassadeur, dès le commencement de 1672, après l'élection d'Innocent XI Odescalchi. Il revint en France et fut incontinent après à Munich traiter le mariage de Monseigneur. Il se démit ensuite de son évêché en faveur de son neveu, et desira beaucoup, tout cardinal qu'il étoit, un brevet de conservation des rang et honneurs d'évêque-duc de Laon; il l'obtint; et, quoique ce fût bien des années avant M. d'Aubigny, lorsqu'il passa de Noyon à Rouen, on a dit que celui-ci fut le premier à qui cette grâce fut accordée, parce que, n'étant pas cardinal, elle étoit plus remarquable. Retourné à Rome, il y vécut six ans avec le duc son frère, qui étoit toujours ambassadeur, partageant les affaires, la dépense, la même table et la même maison dans l'union la plus parfaite. Ce fut là où il eut à lutter sur la régale et les libertés de l'église gallicane, et à déployer une érudition, une force et des vérités qui déplaisoient fort à une cour si attentive à usurper toute domination, si impatiente de règles et d'antiquité, et dominée par un pape dévoué aux ennemis de la France. Ayant perdu son frère en 1687, qui fut pour lui une grande affliction, il se trouva seul chargé de toutes les affaires. Il les traitoit souvent avec don Livio Odescalchi, neveu du pape, fort inepte, sinon à amasser, comme il fit, des biens immenses, et on reprochoit au cardinal, qu'on entendoit crier des antichambres, qu'il négocioit à coups de poing. Il eut à porter tout le faix de l'étrange et triste ambassade de M. de Lavardin, et à soutenir toutes les fureurs du Pape; il s'en démêla toujours avec grande dignité, conservant toute sa considération personnelle, tandis qu'on se faisoit un devoir à Rome d'en manquer en tout au Roi. Il vit enfin mourir cet étrange pape, à qui l'empereur Léopold dut tant et l'Angleterre sa révolution. Alexandre VIII Ottobon fut élu en 1689, et le cardinal d'Estrées revint à la cour après une si longue absence; mais il fallut bientôt après retourner à Rome pour l'élection d'Innocent XII Pignatelli, en 1691, le plus digne pape de bien loin qui ait rempli le saint-siège, longtemps avant lui et après lui, et y demeurer deux ans pour finir les affaires du clergé, dont pourtant le cardinal de Janson avoit la principale conduite, et dont le flegme se marioit admirablement bien avec la vivacité, le feu et les traits du cardinal d'Estrées. Ils les finirent en 1692 au gré du Roi, qui avoit fort molli sur tout ce qui s'étoit fait à l'assemblée du clergé de 1682, et qui éprouva depuis que, quand on commence à mollir avec Rome, on est après conduit bien loin; mais les jésuites, en cela d'accord avec le séminaire de Saint-Sulpice, qui, par Monsieur de Chartres, avoit pris et conservé un grand crédit sur Mme de Maintenon, l'emportèrent sur ces deux cardinaux et sur toutes sortes de raisons. En 1700, la mort du Pape rappela le nôtre à Rome pour l'élection de Clément XI Albani, d'où il alla négocier à Venise, puis passa en Espagne, comme on l'a vu dans les Mémoires. Ce fut dans ces premiers voyages qu'il maria Mme des Ursins, qu'il avoit trouvée veuve et errante à Rome, et qu'il lia avec elle cette amitié plus qu'intime qui eut tant de part à le faire choisir pour aller en Espagne. On a vu aussi dans ces Mémoires combien on fut trompé dans ces vues, et comme la dominante princesse se défit des cardinaux d'Estrées et Portocarrero, ses anciens amis, pour gouverner seule et à son gré. De retour d'Espagne et pourvu de la belle abbaye de Saint-Germain-des-Prés, le cardinal d'Estrées ne songea plus qu'à vivre avec ses amis et sa famille avec décence et amusement. L'affaire de la Constitution se traita un moment chez lui; mais les chefs de ce parti, qui n'avoient pu éviter que le Roi ne cédât en ce renvoi à son estime pour le cardinal d'Estrées et à son desir de la paix, s'aperçurent bientôt qu'il savoit trop de théologie et trop aussi d'affaires du monde pour eux, et que celui qui avoit fait la paix de Clément IX dans son premier âge n'étoit pas dans son dernier, et avec l'expérience et l'autorité qu'il avoit acquises, l'homme qu'il leur falloit. Ils vinrent donc bientôt à bout de rompre les conférences, auxquelles le cardinal d'Estrées n'avoit garde de prendre goût, parce qu'il voyoit trop clairement la droiture et la vérité, d'une part, le parti, la fascination et la violence, de l'autre. Ce fut dans le temps court de ces conférences que le P. Lallemant, un des principaux boute-feux des jésuites et qui alloit écumer ce qui se passoit à l'abbaye Saint-Germain, s'y trouvant un jour avec le maréchal d'Estrées, tandis que le cardinal travailloit, et parlant tous deux des matières qui étoient sur le tapis, le P. Lallemant se mit à vanter l'Inquisition et la nécessité de l'établir en France. Le maréchal le laissa dire quelque temps; puis, le feu lui montant au visage, il lui répondit vigoureusement sur cette horrible proposition, et finit par lui dire que, sans le respect de la maison où ils se trouvoient l'un et l'autre, il le feroit jeter par les fenêtres. Ce projet, qui est depuis longtemps le projet favori des jésuites et de leurs principaux amis, comme celui qui mettroit le comble à leur puissance deçà et delà les monts, est celui à l'avancement duquel ils n'ont cessé de travailler depuis les espérances et les moyens que leur en a fourni l'affaire de la Constitution, qui a établi une inquisition effective, par la conduite qu'on y tient, et de plus en plus tous les jours depuis sa naissance, et c'est un bon préparatif pour accoutumer le monde. Leur P. Contancin, revenu pour leurs affaires de la Chine, où il a été un des grands ouvriers, et y retournant en 1729, ne put s'empêcher de dire, en s'embarquant à Port-Louis pour retourner, que dans peu on verroit l'Inquisition reçue et établie en France ou tous les jésuites chassés, ce qui fit grand bruit et vint jusqu'à Paris; et, en 1732, le P. du Halde, qui a donné les relations de leurs diverses missions sous le titre de *Lettres édifiantes et curieuses,* et depuis une Histoire et les cartes de la Chine, étant venu voir le duc de Saint-Simon, qu'il avoit connu étant secrétaire du P. Tellier, lui tint les mêmes propos que, quinze ans auparavant, le P. Lallemant avoit tenus au maréchal d'Estrées, et l'assura que rien n'étoit meilleur ni plus nécessaire que d'établir l'Inquisition en France; mais, comme cette proposition fut mal reçue, il n'en a plus parlé depuis. C'est ainsi qu'ils sondent et qu'ils sèment sans se rebuter jamais, jusqu'à ce que, la force en main, ils y parviennent par l'aveuglement du gouvernement, à quelque prix que ce soit. Pour revenir au cardinal d'Estrées, il avoit des distractions, des dits et des faits rares. Le grand-duc de Toscane d'aujourd'hui, qui étoit le prince Gaston, étoit venu faire un tour en France et voir Madame sa mère incognito; on étoit à Fontainebleau, où chacun se piquoit de le festiner; le cardinal voulut aussi lui donner à dîner. Il pria la fleur de la cour et sa famille pour faire les honneurs d'un repas splendide. Le matin de ce repas, un de ses gentilshommes s'avisa de lui demander à son lever qui il avoit envoyé au prince Gaston, parce qu'il ne se souvenoit point qu'il y eût envoyé personne; le cardinal assura qu'il y avoit envoyé; mais, quand ce fut à trouver qui, cela fut impossible, et, en effet, il l'avoit oublié. Sur-le-champ il y envoya; mais le prince Gaston étoit engagé pour plusieurs jours, et je me souviens que nous mangeâmes le repas avec force plaisanteries au cardinal, qui y fut de la plus gaie et de la plus excellente compagnie et qui se divertit le premier de ce rare oubli. Le Roi le traitoit avec grande distinction, et, le voyant un jour à son petit couvert, et cherchant à lui parler, il se plaignit à lui de l'incommodité de n'avoir plus de dents : « Des dents, Sire, répondit tranquillement le cardinal, eh ! qui est-ce qui en a? » Le bon étoit qu'il avait presque toutes les siennes, et belles et blanches par devant à surprendre, et que sa bouche encore, qui étoit grande, mais agréable, étoit faite de façon qu'il les montroit beaucoup en parlant; toute l'assistance, et le Roi aussi, se mit à rire. Mme de Courcillon, belle-fille de l'auteur de ces Mémoires[1], étoit d'une rare beauté, grande et parfaitement bien faite, l'air fort noble et l'esprit ne lui manquant pas, mais étoit encore plus dédaigneuse que réservée. Sa beauté, qui faisoit grand bruit, et dont elle conserve encore de précieux restes, donna curiosité au cardinal de la voir; on la lui amena, et il se mit en pièces de politesses, de louanges et de galanteries sans en pouvoir tirer un mot; à la fin le dépit lui en prit: « Madame, lui dit-il tout à coup, c'est par trop prodiguer vos dédains, » et la laissa là. Véritablement il en fut piqué, et il ne lui a jamais pardonné. Il avoit loué l'hôtel de Richelieu, qui étoit fort orné, à la Place Royale, avant qu'il eût Saint-Germain-des-Prés. Il s'en dégoûta bientôt et en sortit, et quand on lui demanda pourquoi, il répondit qu'il n'avoit pu supporter de voir toujours un vieux cardinal; miroirs devant, glaces derrière, glaces de tous côtés, partout ce vieux cardinal, sans jamais pouvoir s'empêcher de le voir, et de le voir répété plusieurs fois de suite de quelque côté qu'il se tournât, et que l'ennui de toujours voir ce vieux cardinal l'avoit chassé de cette maison pour se mettre dans une autre où il n'eût plus l'importunité de se voir. Parmi tant de grandeurs dans sa plus proche famille, il savoit ce qu'il étoit, et y étoit si modeste qu'il ne se contraignoit point de dire quelquefois plaisamment entre ses amis : « MM. d'Estrées feront ce qu'ils voudront; mais le premier de nous que je connoisse est un page de la reine Anne de Bretagne ; s'ils veulent chercher plus haut, ils n'y trouveront rien. » Avec cela les mésalliances lui déplaisoient. Il se moquoit volontiers de son cousin de Charost, qui, depuis qu'il fut pair, alloit souvent juger, et pour n'être pas seul menoit le duc d'Estrées, et disoit qu'il y avoit là beaucoup de Lescalopier, qui étoit le nom de la mère de Charost, riche héritière, fille d'un président à mortier. Il étoit merveilleux encore avec la maréchale sa belle-sœur, qui étoit fille de Morin le juif, et qui

1. C'est-à-dire du *Journal de Dangeau*.

avec tout son esprit, car elle en avoit infiniment et fort du grand monde, étoit toujours empêtrée avec lui, et remboursoit souvent des plaisanteries dont il ne se pouvoit tenir et qui la démontoient. Et, sur l'abbé d'Estrées, il disoit qu'il étoit sorti de Portugal sans y être entré; c'est qu'ayant été assez longtemps ambassadeur à Lisbonne, il avoit trouvé le moyen, pour épargner, de n'y jamais faire son entrée. Mais où il étoit excellent, c'étoit sur Mme des Ursins; il ne s'en contraignoit point et ne tarissoit point sur elle. Il vivoit partout avec splendeur et avec la compagnie la plus choisie. Ses gens d'affaires le pressoient fort, avant son dernier voyage à Rome, de voir ses comptes et d'entrer dans ses affaires; il y résista tant qu'il put. Vaincu enfin par leur importunité, il y consentit; mais il traîna longtemps à leur donner un jour. A la fin il y fallut venir; mais ils lui représentèrent que, s'il ne défendoit sa porte sans exception, ce n'étoit pas la peine. Ce point l'embarrassa beaucoup; toutefois il le leur céda encore; mais il leur fit entendre qu'il y avoit peut-être trois ou quatre personnes dans Paris qu'il ne pouvoit refuser s'ils s'avisoient de le venir voir, comme entre autres le cardinal Bonsy, son confrère et son ancien ami, mais que ce seroit merveille s'ils venoient justement ce jour-là. Capitulation faite, il leur donna un jour et défendit sa porte suivant la convention. Les voilà donc papiers sur table : le premier mémoire fut du boucher; le cardinal se récria que ce malheureux se ruinoit et que la viande valoit pour le moins vingt sols la livre; ses gens à se moquer de lui; ainsi de deux ou trois autres articles qui se présentèrent. Au bout d'une demi-heure entre un carrosse dans la cour; le cardinal se refrogne et ses gens pestent : « Vous verrez, leur dit-il, que ce sera ce cardinal Bonsy qui vient justement le jour qu'on a « affaire et qu'on ne peut le refuser; il est vrai que cela est insuppor- « table. » Là-dessus voilà Bonsy, qui, voyant l'étalage, sourit et propose de s'en aller; Estrées aussi à rire, qui le prend par le manteau et proteste qu'il veut profiter de sa visite, et éconduit ses gens qui faisoient un peu la sourde oreille, mais qui enfin ploient bagages. Dès qu'ils furent sortis, voilà les deux cardinaux à rire à leur aise. Le fait étoit que, dès le matin, Estrées avoit mandé à Bonsy en cachette, qu'il le prioit au nom de Dieu de le venir voir à quatre heures précises, mais de n'y pas manquer; qu'il lui diroit pourquoi et ce qui l'empêchoit d'aller chez lui. Bonsy, qui le connoissoit, mais qui ne pouvoit imaginer ce qu'il lui vouloit, n'y manqua pas, et se douta du fait dès qu'il vit la table et les papiers, et l'autre le remercia bien fort de l'avoir délivré d'oppression. Elle lui avoit paru si dure qu'onques depuis ses gens ne l'y purent rattraper, et qu'il n'a pas ouï parler de ses affaires depuis. Avec cela il falloit qu'il eût affaire à d'honnêtes gens; car à sa mort il ne parut ni désordre ni dettes, et il étoit un des moins riches des cardinaux, et néanmoins sa table, ses équipages et sa suite lui avoient toujours fait grand honneur partout où il étoit. Quand il fut établi dans ce beau logement des abbés de Saint-Germain, où il vivoit en véritable père avec ses moines, il se retiroit les soirs de bonne heure, et, comme il étoit véritablement profond en théologie et en lecture des Pères, et savant en toutes sortes d'histoires, avec une mémoire excellente et fort nette, et beaucoup de facilité à bien parler et à s'énoncer avec éloquence et justesse, il faisoit venir deux ou trois religieux, tantôt les uns, tantôt les autres, du petit nombre de leurs savants et qui étoient à Paris pour les ouvrages que la congrégation de Saint-Maur a donnés au public, et conversoit avec eux, cherchant moins encore à s'amuser qu'à s'éclaircir et à apprendre encore à son âge, et les charmoit par la modestie, la gaieté et l'abondance de son entretien, qui leur apprenoit à eux-mêmes beaucoup sur leurs propres études. Comme ces travailleurs n'alloient jamais à matines, il les retenoit souvent jusqu'à minuit, et il s'étoit fait par là et à eux des soirées pleines et fort agréables. Il étoit doux, bon, généreux et poli, et conservoit avec cela, mais très naturellement, un air de grandeur, et une supériorité d'esprit que ses manières adoucissoient assez pour qu'on lui en sût bon gré et pour qu'il n'en naquît nulle contrainte. Il conserva sa santé et toute sa tête jusqu'au bout de sa vie, et n'eut d'incommodité que les deux ou trois dernières années, qu'une chute qu'il fit le retint plus souvent chez lui et lui laissa quelque peu de peine à marcher. C'est ce qui s'appelle vivre et user agréablement et dignement de la vie ; car il songea fort à lui longtemps avant de mourir, et fit une mort heureuse et fort chrétienne à plus de quatre-vingt-sept ans.

1174. *Le maréchal de Balagny.*

(Page 166.)

23 janvier 1695. — M. de Balagny étoit bâtard du célèbre Jean de Monluc, évêque de Valence, frère du maréchal de Monluc, et de la demoiselle Martin. Son père, si savant, si grand homme de cabinet et de négociations, et qui a tant figuré dans les grandes ambassades et dans les plus importantes affaires sous Catherine de Médicis, le fit légitimer bravement en 1567 et mourut en 1579. Balagny fut employé en Pologne aux négociations pour en faire roi le duc d'Anjou, puis s'attacha au duc d'Alençon, qui le fit gouverneur de Cambray. Après sa mort il s'attacha à la Ligue, pour laquelle il commandoit l'avant-garde à la bataille de Senlis, qu'elle perdit en 1589, se trouva l'année d'après au combat d'Arques, qu'elle perdit encore, puis à la levée des sièges de Paris et de Rouen par Henri IV, avec lequel il fit son accommodement ensuite, qui le fit souverain de Cambray et maréchal de France en 1594. Mais il y fut surpris par les Espagnols et obligé de leur rendre la place, 9 octobre 1595. Sa femme, sœur du brave et célèbre Bussy d'Amboise, qui y étoit avec lui, fut si outrée de retourner à la condition privée, que, sans être en façon du monde incommodée, elle se pâma en sortant à pied, à dix pas des palissades, et y mourut sans que rien la pût se-

courir. S'il fut bien marié pour un bâtard d'évêque, qui n'étoit lui-même qu'un bon gentilhomme, les filles qu'il eut de cette surprenante alliance ne le furent pas moins bien : l'aînée à René Aux-Épaules, marquis de Nesle ; la seconde à M. de Rambures, chevalier du Saint-Esprit ; la troisième à son cousin Bussy, chevalier de Clermont d'Amboise, qui se remaria après à M. de Mesmes, président à mortier au parlement de Paris. Le maréchal de Balagny se remaria pour se consoler à Diane, sœur aînée de la belle Gabrielle et du premier maréchal duc d'Estrées, et toute sa postérité masculine finit à la troisième génération, qui n'alla pas à l'année 1650. Quoique hors de nos temps, la singularité du personnage mérite bien cette explication. Il mourut en 1603.

1175. *La marquise de Cœuvres, née de Lionne.*

(Page 174.)

11 septembre 1684. — La marquise de Cœuvres étoit fille de Lionne, ministre et secrétaire d'État des affaires étrangères, et l'on disoit que l'évêque de Laon, depuis le cardinal d'Estrées, lui avoit fait épouser son neveu pour faciliter et hâter son cardinalat. Le marquis de Cœuvres en eut des enfants, fut depuis duc d'Estrées par la mort de son père, ambassadeur à Rome, et n'eut point d'enfants de son second mariage. On prétendit en vers et en prose que le prélat avoit préféré la pourpre à son neveu.

1176. *L'abbé de la Victoire.*

(Page 174.)

25 septembre 1692. — Cet abbé de la Victoire[1] étoit attaché à Monsieur le Prince, comme on le voit par les Mémoires de son frère[2], et fut son agent en Espagne jusqu'à la paix des Pyrénées. C'étoit un fort bon et honnête homme, d'une grosseur monstrueuse, plein d'esprit et d'agrément, d'excellente compagnie, qui avoit passé sa vie avec la meilleure en tout pays où il avoit été, d'une mémoire charmante, et qui connoissoit bien son monde et ses gens, admirable sur le ministère de France et d'Espagne, et qui tourmenta bien aux Pyrénées M. de Lionne et le cardinal Mazarin. Il vécut et mourut dans l'hôtel de Condé.

1. Cet abbé de la Victoire n'est pas celui auquel Saint-Simon a attribué (ci-dessus, p. 174-175) le bon mot sur le chapeau du cardinal d'Estrées, mais bien son successeur, frère de Lenet. Comme il n'en a pas été parlé dans les *Mémoires*, nous croyons devoir néanmoins placer ici l'Addition que Saint-Simon fit en 1692 lors de la mort de Lenet, abbé de la Victoire.

2. Pierre Lenet, procureur général au parlement de Dijon, et chargé des affaires du prince de Condé.

1177. *Le rang de pairie du duc de Melun.*

(Page 188.)

13 décembre 1714. — Depuis l'édit de 1711, les pairs, par un article de cet édit, n'étoient plus reçus qu'à vingt-cinq ans. L'aventure de M. de Bouillon, dont le père fait duc et pair mourut incontinent après, sans avoir pu être reçu au milieu des guerres civiles, et qui, étant enfant, vit M. Chabot devenir duc de Rohan, être reçu et le précéder, et l'affaire récente de MM. de Saint-Simon et de la Rochefoucauld, furent l'occasion de cette grâce pour assurer le rang d'ancienneté du duc de Melun, qui fut reçu et opina avec voix délibérative, mais avec défense de plus prendre sa séance qu'il n'eût vingt-cinq ans. Les Mémoires se trompent ici dans un fait grossier, puisqu'il prit dès lors le nom de duc de Melun, et quitta tout à fait celui de prince d'Espinoy. Ils ne se trompent pas moins quand ils disent qu'il n'opina point le jour de sa réception.

1178. *Le Parlement et les ducs et pairs.*

(Page 190.)

6 décembre 1714. — Le Roi baissoit et étoit de plus en plus entre les mains de Mme de Maintenon et de M. du Maine. Celui-ci en avoit tiré au-delà des plus hautes espérances ; mais il falloit conserver après lui ce qu'il en avoit obtenu. Il craignoit les princes du sang, à qui en tout il avoit fait égaler les bâtards, jusqu'à la succession à la couronne ; il craignoit le Parlement, qui n'avoit pu dissimuler son dépit de la violation de toutes choses pour leur intérêt, et, quoique maître du premier président, ce magistrat étoit trop décrié par son ignorance et trop déshonoré par ses mœurs pour compter tenir le Parlement par lui ; il craignoit enfin jusqu'aux ducs et pairs, tant l'injustice et la tyrannie sont timides. Pour armer tout cela l'un contre l'autre, dans la frayeur d'une réunion qui le perdît, il réveilla une querelle de longue main assoupie, et le fit avec une adresse et une autorité dont les ducs ne purent se défendre, quoiqu'ils en sentissent toute la malignité. On n'en dira que ce qui est absolument nécessaire pour faire entendre de quoi il s'agit ici. On a si souvent vu et lu le Parlement abuser du même nom commun avec celui d'Angleterre pour se faire accroire, et aux autres, que c'est en deux pays la même chose, et lutter pour borner ou pour ajouter à l'autorité des Rois, dont ils se prétendent les tuteurs en minorité, et en majorité les modérateurs, qu'il n'est pas surprenant que, parvenus à ce point, de simples légistes consultants qu'ils étoient, et seulement encore ceux de justice uniquement, ils aient prétendu tant de choses contre les pairs, seuls ayant de droit voix délibérative avec la haute noblesse appelée par le Roi, et seuls assis, tandis que les lé-

gistes qu'ils consultoient et qui n'opinoient point, étoient assis par terre à leurs pieds. C'est l'origine de ce qui s'appelle encore les siéges hauts et bas, et de ce qu'aux lits de justice nul magistrat, pas même le Chancelier, n'est assis aux hauts siéges. Anciennement les pairs seyoient au Parlement sans âge, sans information de vie et mœurs, sans prêter aucun serment, et la façon dont les princes du sang, pairs nés depuis la juste et sage déclaration d'Henri III, entrent pour la première fois au Parlement, est la façon dont tous les pairs y entroient aussi pour la première fois. Les désordres de l'État, qui, en avilissant la magistrature par la vénalité, lui donnèrent plus de pouvoir par celui des affaires de toute la noblesse, introduisirent les formes dont on vient de parler et qui en effet avoient une apparence, puisqu'elles étoient dès lors établies pour les officiers de la couronne, qui, hors la présence du Roi et son ordre de le suivre, n'ont pas même séance ni voix au Parlement. C'est encore un reste et un monument de la même origine que la manière d'opiner au Parlement devant le Roi, où les pairs et les officiers de la couronne opinent assis et couverts, se levant et se découvrant un instant avant et après avoir parlé, et s'asseyant et se couvrant sans aucun commandement, tandis que tous les magistrats commencent et finissent d'opiner à genoux, ne se lèvent que par la voix du Chancelier qui le leur ordonne de la part du Roi, et qui opinent tout du long debout et découverts, le premier président comme les autres; le Chancelier même prend l'ordre du Roi à genoux (et il a pris les opinions un à un tout bas), lui en rend compte et ajoute le sien aussi à genoux. Malgré un cérémonial si marqué et jamais contesté, les présidents à mortier entreprirent peu à peu d'opiner entre le Roi et les pairs, puis entre le Roi et les princes du sang, ensuite entre le Roi et les fils de France, finalement entre le feu Roi et la reine sa mère. Un tel progrès les encouragea, et les usurpations sur les pairs devinrent innombrables. C'est une matière trop vaste pour être traitée ici, quelque curieuse qu'elle soit; il faut se renfermer dans les bornes les plus étroites qu'il est possible, et ne se livrer à la curiosité que sur celles dont il s'agit ici. En 1669 un célèbre arrêt contradictoire entre les pairs et Messieurs du Parlement, rendu par le Roi, assisté des princes du sang et des ministres et secrétaires d'État, mit fin à cette étrange indécence, et depuis les pairs, nés et non nés, et les officiers de la couronne ont constamment et sans difficulté opiné entre le Roi et tout magistrat; mais il en resta d'autres moindres, et il en naquit tous les jours une infinité depuis. Cela fut aisé à des gens qui ont eu cela un même esprit, un même intérêt, qui tous les jours s'assemblent et qui sont maîtres de leur tripot et de leurs subalternes, contre des seigneurs dissipés, divisés, ignorants, jamais ensemble, toujours surpris, toujours déconcertés, à qui on donne à usure, qu'on paye de compliments et qu'on rebute de lenteurs, de poids et de mesures, qui pour leurs affaires et leurs biens sont dans la dépendance du Parlement, et dont pas un n'est en capacité, en volonté et en crédit tout à la fois de rien suivre. Jusques en

1643, les réceptions des pairs se faisoient dans les hauts siéges ; un avocat rapportoit leurs lettres, et un avocat général qui parloit après et concluoit ; puis le pair prêtoit serment et montoit à sa place. L'autorité que prit le Parlement à la mort de Louis XIII, en se mêlant pour la seconde fois de la régence et en cassant le sage testament de ce prince, dont on eut tout lieu de se repentir, le mit en état d'entreprendre de plus en plus. M. de Monaco fait duc et pair de Valentinois et chevalier du Saint-Esprit, en chassant les Espagnols de chez lui et en y recevant des troupes françoises en 1642, y étoit demeuré sans en sortir jusqu'après la mort de Louis XIII, qu'il vint faire un court voyage à Paris, et voulut se faire recevoir au Parlement. Il s'adressa aux subalternes de la Compagnie pour cela, qui, le voyant étranger et entièrement ignorant de ces choses, le conduisirent comme les magistrats dont ils avoient l'ordre, tellement que, sans s'en apercevoir, il fut reçu aux bas siéges à l'heure et à la manière des magistrats, un conseiller à huis clos rapportant ses lettres et les conclusions du procureur général ; puis il fit serment, prit séance aux bas siéges, les portes aussitôt ouvertes et la petite audience appelée. Il y avoit trop de bruit dans l'Etat pour en faire de cette innovation, qui depuis a fait règle tacite, et nul pair depuis n'a été reçu autrement. De là, les magistrats ont suivi leur projet de réduire en tout ce qu'ils ont pu les pairs à l'état des conseillers, et avec gens tels que les pairs ils n'y ont eu aucune peine.

Il y a à la petite audience, et c'est ainsi qu'on appelle celles qui se tiennent aux bas siéges, deux façons d'opiner : l'une, qui est l'ordinaire aux hauts siéges, où celui qui préside va, le bonnet à la main, demander les avis à un côté, puis à l'autre ; l'autre façon est de faire opiner tout haut chacun, sans que personne bouge de sa place, et alors celui qui préside ne se découvre point en nommant les conseillers, eux ôtant leur bonnet, et celui du président demeure toujours sur sa tête ; en nommant les présidents à mortier il se découvre, aux princes du sang aussi, mais sans nommer, et ne fait que les regarder les uns après les autres. Question fut de cesser de se découvrir en nommant les pairs ; on l'entreprit ; ils le souffrirent, et, malgré des moments où cela a pensé être réformé, cela subsiste encore aujourd'hui. Ainsi, à cet égard, les pairs sont traités comme les conseillers ; tous conviennent de l'indéconvenue ; mais on en jouit et on s'en applaudit, et l'intérêt des princes du sang et des bâtards qui sont salués, tandis que les pairs ne le sont point, assure cette jouissance. De là, autre nouveauté. Lorsqu'on est en place, et qu'un prince du sang arrive, les présidents à mortier et le premier président se lèvent, et réciproquement les princes du sang pour eux ; il en étoit de même des pairs ; mais, les présidents ayant cessé de se lever pour eux, les pairs, chose surprenante, ont cessé aussi de se lever pour les présidents, et à cet égard sont encore comme les conseillers pour qui les présidents ne se lèvent point, et qui aussi ne se lèvent point pour les présidents, et c'est peut-être ce qui a encouragé les pairs à en user de même. A la vérité, fils de France et princes du sang en place se lèvent tout debout pour un pair qui arrive, et il n'est pas douteux que les pairs ne se lèvent pour eux. De tout cela il résulte d'autres indécences : c'est que les présidents, qui prétendent faire un seul avec le premier président ou celui qui préside, et qui, bien que séants à la gauche du banc en haut et [en] bas au bout des princes du sang et des pairs, ne leur veulent point céder dans la marche. Ainsi, quand la séance lève, chacun sort de son côté et à même hauteur, les présidents suivis des conseillers du côté ordinaire du greffier, les princes du sang et les pairs du côté de la cheminée ; mais, depuis peu d'années, on a affecté de tenir cette entrée fermée, de manière que, pour ne pas sortir par la même, celui qui préside fait signe aux princes du sang, qui sortent seuls, et l'on ne voit pas pourquoi les pairs ne les suivent pas comme ils faisoient par l'autre sortie. Le dernier prince du sang en marche, les présidents à mortier se rasseyent pour montrer par un intervalle qu'ils ne suivent pas les princes du sang ; puis ils se lèvent et sortent, pendant quoi les pairs restent assis sans bouger, leur chapeau bas et inclinant la tête aux révérences qu'ils reçoivent des présidents en passant ; puis, étant restés encore un moment après la sortie du dernier des conseillers, ils se lèvent et sortent. Cela produit encore la même incivilité lorsque la tournelle est mandée, comme elle l'est toujours à la réception des pairs. On est en séance en bas ; la tournelle arrive avec les présidents à mortier qui en sont à la tête ; les princes du sang et les présidents qui sont de la grande chambre se lèvent dès que ceux de la tournelle paroissent au passage et ne se rasseyent qu'en même temps qu'eux, sans que, pendant tout ce temps-là, les pairs remuent de leurs places. Pour aux hauts siéges, les princes du sang et les pairs, ou seuls, ou à la suite des princes du sang, entrent en séance et en sortent par la lanterne de la cheminée, de front et en même temps que les présidents par celle de la buvette, le premier observant, entrant ou sortant, de marcher de façon qu'il arrive, ou en place ou à la lanterne, en même temps que le premier président.

Mais voici encore une autre invention que les fils de France essuyèrent aux Renonciations et dont ils furent fort choqués, sans qu'il en fût autre chose. Les présidents ont si bien fait rembourrer la partie du banc, à la gauche et joignant le coin du Roi, sur lequel ils s'asseyent, qu'elle est plus haute de plus d'un pied que le reste du même banc où seoient les conseillers, qui jamais ne s'oseroient avancer sur ce rembourré, quand même il n'y auroit qu'un seul président en place, et en laissent tout l'intervalle vuide ; au contraire, au banc à droite, ils ont fait débourrer joignant le coin du Roi trois ou quatre places, en sorte qu'on ne s'y peut asseoir, et que tout cet intervalle est vuide entre le coin du Roi et le premier seyant sur ce banc, soit fils de France, soit prince du sang, soit pair, tandis que celui qui préside touche[1] du

1. On lit plutôt *tombe* dans le manuscrit.

coude au coin du Roi, que les présidents ont plus d'un pied d'élévation au-dessus de toute la séance, sans marchepied différent toutefois, et que les bancs des fils de France, princes du sang, pairs et conseillers, sont pareils et de même niveau. On seroit honteux de rapporter ces misères, si elles ne présentoient en même temps une fécondité d'imaginations qui se fait des distinctions si aisées, et qui deviennent après des réalités par l'usage et l'opiniâtreté. Avec un tapissier à soi on fait toutes ces choses, et tel est le titre des présidents ; mais il falloit bien donner aussi quelque avantage aux conseillers, outre celui de ne se lever ni pour les pairs ni pour les princes du sang qui arrivent, parce qu'ils ne se lèvent pas pour les présidents.

Or, voici ce qui s'est introduit avec la subtilité du reste. Le nombre des pairs s'étant accru, tous n'ont pu tenir sur un seul banc, ils ont donc rempli le second en face des présidents aux bas siéges, et quelquefois le troisième ; aux hauts siéges, on redouble un banc le long de celui qui est adossé au mur, et les hauts siéges sont assez larges pour cet ajoutage ; alors un conseiller se met à la dernière place de chaque bout et se mêle ainsi avec les pairs ; cela s'appelle garder le banc ; on ne sait contre qui ni pourquoi ; mais cela est de la sorte. A la vérité, ces conseillers, qui sont toujours les plus anciens, n'ont pas encore entrepris de marcher ni d'opiner parmi les pairs ; mais, aux progrès qu'on a vus, il y a lieu de s'étonner d'une si longue réserve. Il y a encore mille choses ou ridicules ou indécentes et plusieurs même importantes dont on omet les usurpations ; mais il falloit expliquer celles-ci, puisque c'est d'elles dont il s'agit ici dans nos Mémoires. M. du Maine avoit été reçu au Parlement comme un autre pair, et s'étoit contenté de les précéder et d'être nommé comme eux, mais salué du bonnet ; ensuite il eut le traitement entier des princes du sang, et comme eux traversa le parquet. Or, voici ce que c'est que traverser le parquet. Devant le banc qui est en face de celui des présidents en bas, il y a un petit bureau au milieu, un peu plus avancé que ceux des deux bouts du même banc, dont celui à l'entrée est pour le greffier et les deux autres pour les papiers des rapporteurs, et ces bureaux sont petits et aisés à approcher ou reculer. Entrant par le chemin ordinaire de tout ce qui a séance, on rase le bureau du greffier, on longe le banc en face de celui des présidents, et on prend garde de passer entre le banc et le bureau du milieu ; arrivé au bout du banc, on longe l'autre jusqu'à la place où l'on se doit mettre quand nos anciens ne le remplissent pas ; ainsi en usent les pairs et les conseillers. Traverser le parquet est entrer aussi par le bureau du greffier, mais aller droit par le milieu de la place et par le plus court à l'endroit du banc où l'on voit qu'on doit avoir place, et c'est ce que font les présidents à mortier et les princes du sang. Monsieur le Prince le Héros est le premier qui le fit pendant la minorité de Louis XIV ; c'étoit un droit réservé au seul premier prince du sang. Monsieur son père, qu'il suivoit et qu'il n'avoit point averti, le sentant sur ses pas, s'arrêta et en se tournant lui dit qu'il prît l'autre chemin : « Allez toujours, lui répondit le jeune prince, et laissez-moi faire; qui est-ce qui m'en empêchera ? » En effet, ses lauriers et une minorité lui laissèrent le champ libre, et depuis cela tous les princes du sang ont traversé le parquet. Les bâtards le traversèrent aussi lorsqu'ils furent déclarés princes du sang et capables de succéder à la couronne, et, comme ils ne le traversent plus depuis qu'ils ont perdu cette qualité et cette faculté de succéder, ils ne vont plus au Parlement en aucune occasion. Aux hauts siéges, les princes du sang entrent par le bureau du greffier à l'ordinaire aux bas siéges, les traversent et montent aux hauts siéges par le degré qui est au pied du coin du Roi ; les autres viennent des deux côtés par les deux lanternes, et les princes du sang y viennent de même pour la grande audience et les pairs à leur suite, en même temps que les présidents arrivent de leur côté ; car il n'est question de traverser le parquet ou non que lorsque tout est en séance, ou la plus grande partie, et qu'on y arrive alors. Il faut maintenant revenir à ce qui a causé cette ennuyeuse narration[1]....

1179. *Compétition des présidents à mortier et des conseillers d'État.*

(Page 339.)

4 octobre 1716. — Les présidents à mortier du parlement de Paris, qui ne sont autres pourtant que les présidents à mortier des autres parlements, seroient indignés de faire comparaison avec eux, quelque haut que depuis quelque temps ces magistrats le portent dans leur province, qui n'y regardent aucun homme de qualité comme pouvant approcher d'eux, chose dont on ne peut assez s'étonner, et qui cependant a tellement prévalu depuis quelques années, qu'elle a soumis toute la plus haute noblesse des provinces. Il n'a pas tenu à ceux de Paris de s'y élever de même, et on a vu dans les démêlés des pairs avec le Parlement dans cette régence, ces présidents proposer pour accommodement modeste la housse et le tabouret pour leurs femmes, et n'y être pas contredits par les gens de qualité, quoique la règle des rangs ne soit plus que dans la robe, où les présidents à mortier dominent pour le moins autant que les princes du sang font à la cour. Ils n'ont pas laissé de trouver les conseillers d'État, qui leur disputent et qui ont osé ne leur céder nulle part. Les uns, fiers de leur présidence, qu'ils assurent ne faire qu'une en plusieurs et ne pouvoir être présidée que par le Chancelier, comme les conseillers d'État le sont eux-mêmes, prétendent être au-dessus de magistrats qui ne font que la fonction de conseiller. Ceux-ci, orgueilleux de casser les arrêts rendus par les autres, disent qu'ils jugent toutes les justices ; donc[2] les officiers, quels qu'ils

1. La suite de cette Addition sera placée dans le prochain volume, sous le numéro 1181.

2. Une main étrangère a biffé ce *donc* sur le manuscrit et mis en interligne et *conséquem*t *que*.

soient, leur sont subalternes, puisqu'on en appelle à eux, mais en cela pareils aux maîtres des requêtes, qui ne s'égalent pas aux mortiers; ils ajoutent d'autres raisons tirées de l'histoire et des exemples, et se sont maintenus dans la possession de ne point céder comme membres[1] principaux du tribunal suprême de tous les autres, et où ils sont assis dans des fauteuils, le Roi censé présent, pour réformer les jugements du parlement de Paris et de tous les autres, toutes les fois qu'on s'en plaint et qu'il y a lieu de le faire. Il est pourtant vrai qu'il n'est point de conseiller d'État qui ne voulût troquer sa place contre un mortier de Paris, ni de ceux-ci qui y voulût consentir. L'une est plus personnellement flatteuse, parce que c'est une dernière récompense du mérite, qui ne s'achète point; l'autre, ruineuse par son prix, soutient mieux les familles par la facilité moderne d'y faire succéder les enfants à leurs pères, et par la considération qui, sans fondement aucun, s'y trouve attachée ; on dit sans fondement, parce qu'il n'est point de conseiller, de ceux qui ont réputation d'être ce qu'ils appellent forts, ni de premier président de chambre particulière, dont on n'ait cent fois plus de besoin que d'un président à mortier, qui ne distribue, ne donne d'audience, ni ne rapporte, et dont la voix le plus ordinairement ne se peut donner que lorsque l'arrêt est fait. Mais *ad populum phaleras*[2], qu'ils soutiennent avec une morgue, un concert et un artifice extraordinaires, et qui leur réussit à souhait.

1. Après ce mot les anciens éditeurs ont ajouté *du Parlement*, ce qui est un contresens, puisqu'il s'agit des conseillers d'Etat.
2. Expression empruntée à la troisième satire de Perse, vers 21, et qui signifie : au peuple le clinquant ; il n'y a que le peuple qui soit ébloui par un faux éclat.

APPENDICE

SECONDE PARTIE

I

LE DÉPÔT DU TESTAMENT DE LOUIS XIV AU PARLEMENT[1]

On trouvera ci-dessous les procès-verbaux des séances du parlement de Paris qui sont relatifs au dépôt du testament de Louis XIV et à sa conservation dans le local spécial aménagé au greffe de la cour. Ces documents sont conservés aux Archives nationales, en minutes originales dans le carton X1B 8896, en copie dans le registre X1A 8430. Ils confirment presque complètement le récit de Saint-Simon, et ils y ajoutent des détails précis et en partie inédits.

La *Gazette d'Amsterdam* de 1714 avait donné dans son Extraordinaire LXXXII le texte des procès-verbaux des séances des 29 et 30 août, et Saint-Simon avait dans le volume 37 de ses Papiers (aujourd'hui *France* 192) le procès-verbal de celle du 29 août, et celui de la visite et de la fermeture de la cellule; voyez aussi le *Mercure* d'octobre, p. 169-177.

Extraits des registres du Parlement.

I

Du mercredi 29 août 1714, du matin.

Ce jour, toutes les chambres assemblées, M. le premier président a dit à la Compagnie que, suivant l'ordre du Roi, s'étant rendu dimanche dernier à Versailles avec le procureur général dudit seigneur Roi, ils furent introduits dans son cabinet; qu'il leur fit l'honneur de leur dire que, quoique, grâces à Dieu ! il se sentît encore assez de force pour soutenir le poids des affaires de l'État, néanmoins, faisant réflexion à son âge et à celui du Dauphin son arrière-petit-fils, héritier présomptif de la couronne, il avoit crû être obligé de pourvoir à sa garde et à

1. Ci-dessus, p. 19.

sa tutelle et en même temps au gouvernement du Royaume, en cas qu'il vînt à décéder avant que le Dauphin fût parvenu à l'âge de quatorze ans commencés, qui est celui de sa majorité ; que, dans cette vue, il avoit fait dresser un édit, sous le contre-scel duquel il avoit fait attacher un paquet cacheté de ses armes, où l'on trouveroit écrit et signé de sa main l'ordre qu'il vouloit être établi, tant pour la tutelle du Roi mineur que pour la régence du Royaume ; mais, comme il ne jugeoit pas pour de bonnes raisons que sa volonté fût connue avant son décès, il ordonnoit par son édit que le paquet cacheté soit déposé au greffe de la cour, pour être ensuite ouvert et exécuté aussitôt qu'il auroit plû à Dieu de disposer de lui ; que M. le Chancelier nous feroit voir l'édit qui nous seroit envoyé incessamment, nous assurant qu'il nous donnoit bien volontiers cette marque de sa confiance, et qu'il étoit bien persuadé que la cour y répondroit par une fidélité exacte à l'exécution de ses ordres ; que, après avoir remercié le Roi le plus humblement et le plus respectueusement qu'il avoit été possible, ils allèrent chez M. le Chancelier qui leur fit voir l'édit, qui a été depuis envoyé aux gens du Roi ; que, sans prévenir le jugement de la Compagnie, il la pouvoit assurer qu'elle y trouveroit des marques très touchantes de la bonté et de l'affection du meilleur prince du monde, mais que la lecture de l'édit lui en apprendroit plus qu'il ne pouvoit faire par ses paroles.

Et ensuite, les gens du Roi mandés, Me Guillaume-François Joly de Fleury, avocat dudit seigneur, portant la parole, ont dit :

« Messieurs,

« L'objet de l'édit que nous apportons à la cour est d'affermir par le caractère le plus solennel de l'autorité publique les dispositions attachées sous le contre-scel de cet édit, que le Roi a jugé à propos de faire pour pourvoir à la garde et à la tutelle du prince destiné par sa naissance à être notre roi, et pour établir un conseil de régence pendant sa minorité. Ces dispositions, que le Roi a cru devoir tenir secrètes et dont il vous rend aujourd'hui les dépositaires, doivent être regardées comme un ouvrage vraiment digne de la sagesse d'un prince qui, plein de la santé la plus parfaite, sait envisager avec courage ce moment fatal auquel nous ne pouvons penser qu'avec frayeur, et qui, pénétré d'une tendre affection pour ses peuples et assuré de la fidélité inviolable de son Parlement, veut donner à ses sujets le témoignage le plus solide de son amour et à vous, Messieurs, la marque de sa plus intime confiance.

« Heureux si la durée d'une vie qui nous est si précieuse pouvoit suspendre l'exécution de ces dispositions pendant une si longue suite d'années que nous n'eussions pas besoin d'y avoir recours ! si, Dieu répandant ses bénédictions sur la vie du bisaïeul et du petit-fils, nous pouvions voir un jour ce jeune prince capable d'apprendre du Roi même l'art de gouverner, de s'instruire par sa bouche des règles de sa conduite, de se former sur ses exemples ! si le Roi pouvoit avoir la consolation de le voir en état de tenir par lui-même les rênes du gouvernement, et, après avoir joui longtemps de tout le mérite d'une si sage prévoyance, goûter enfin cette joie parfaite de voir sa prévoyance même devenir inutile par la maturité de l'âme et la sagesse de ce prince !

« Mais, comme ces espérances ne doivent rien diminuer du zèle que nous devons avoir pour concourir aux sages précautions que le Roi a prises en cette occasion, nous avons cru devoir, en venant vous demander l'enregistrement de l'édit que nous vous apportons, vous proposer en même temps par nos conclusions les moyens les plus convenables pour la sûreté, le secret et la solennité du dépot qui est confié à vos soins.

« C'est l'objet des conclusions par écrit que nous avons prises et que nous laissons à la cour avec l'édit et la lettre de cachet du Roi, et nous ne doutons pas que, dans une conjoncture si importante, vous ne vous portiez avec votre zèle ordinaire à rendre au Roi les très humbles actions de grâces que méritent sa bonté et la confiance particulière qu'il a eue en son Parlement. » — Et ils se sont retirés.

Lecture faite par Me Jean Lenain, doyen des conseillers de ladite cour, de la lettre de cachet du Roi, dudit édit et des conclusions par écrit du procureur général du Roi, la matière mise en délibération,

Ladite cour, toutes les chambres d'icelle assemblées, a arrêté et ordonné que ledit édit, qui est entièrement transcrit dans l'arrêt particulier qui en a été dressé, sera enregistré au greffe de la cour pour être exécuté selon sa forme et teneur, et tant ledit édit que ledit paquet cacheté attaché sous le contre-scel d'icelui, déposés au greffe de ladite cour dans le lieu le plus sûr, et mis dans une armoire fermant à trois clefs de différentes serrures : l'une desquelles sera remise entre les mains de Messire Jean-Antoine de Mesmes, chevalier, premier président en la cour, l'autre entre les mains du procureur général du Roi, et l'autre en celles de Me Nicolas Dongois, greffier en chef de ladite cour, procès-verbal préalablement dressé par ledit Messire Jean-Antoine de Mesmes, premier président, en présence du procureur général du Roi, tant de l'état du paquet cacheté que du lieu où ledit édit et ledit paquet seront déposés.

Suit la lettre de cachet du Roi.

« Nos amés et féaux, nous vous envoyons notre édit par lequel nous voulons que l'acte écrit et signé de notre propre main renfermé dans un paquet cacheté de nos armes y attaché sous le contre-scel de notre chancellerie, soit regardé comme notre testament et ordonnance de dernière volonté, et conservé en dépôt au greffe de notre cour de Parlement jusqu'à la fin de notre vie, sans que, sous quelque prétexte que ce soit, il puisse être ouvert avant notre décès, à l'enregistrement duquel édit nous vous mandons de procéder ; si n'y faites faute, car tel est notre plaisir. — Donné à Versailles le 27 août 1714. — Signé : Louis, et plus bas : Phélypeaux. Et sur la suscription : A nos amés et féaux conseillers les gens tenant notre cour de Parlement à Paris. »

Ensuite M. le premier président a été prié de savoir du Roi s'il aura agréable que la cour, pénétrée de reconnoissance pour sa bonté et sa prévoyance paternelle pour ses peuples, ait l'honneur de lui en rendre ses très humbles grâces au nom de tout le Royaume par une nombreuse députation, et en particulier pour la Compagnie de marquer audit seigneur Roi combien elle est sensible à la confiance dont il lui a plu de l'honorer en une si importante occasion, l'assurant qu'elle y répondra par le plus profond respect pour l'exécution de ses ordres et une inviolable fidélité pour la conservation d'un dépôt si précieux.

Et si le Roi, à cause de son voyage à Fontainebleau, et pour d'autres raisons, dispense la Compagnie de ce devoir, M. le premier président a été aussi prié de s'en acquiter en son nom par les termes qu'il jugera les plus propres à bien exprimer ses tendres et respectueux sentiments pour sa personne sacrée.

De Mesmes.

II

Du mercredi 29 août 1714, du matin.

Monsieur le Premier Président,

Ce jour, toutes les chambres assemblées, après avoir vu l'édit du Roi donné à Versailles au présent mois d'août 1714, signé : Louis ; Par le Roi : Phélypeaux, et plus bas : Visa : Voysin, et scellé du grand sceau de cire verte, apporté à la cour par les gens du Roi, dont la teneur suit :

Louis, par la grâce de Dieu roi de France et de Navarre, à tous présents et à venir, salut. Après les grâces infinies que nous avons reçues de Dieu pendant la durée de notre règne, ce nous auroit été une grande consolation sur la fin de nos jours de savoir qu'après nous notre couronne auroit passé au Dauphin notre fils, ou au Dauphin notre petit-fils, qui, par leurs vertus et leurs grandes qualités, auroient fait concevoir à tous nos sujets de justes espérances d'un gouvernement sage et heureux ; mais, comme par l'ordre et l'effet d'une Providence dont nous adorons avec une entière soumission les décrets impénétrables, nous avons été affligés presque en même temps de la perte de ces deux princes, et que le Dauphin, notre arrière-petit-fils, qui est l'héritier présomptif de notre couronne, est dans un âge si peu avancé qu'il est fort incertain que nous puissions le voir parvenir à l'âge de quatorze ans commencés, qui est celui de sa majorité, nous croyons être indispensablement obligés de prévenir le désordre et la confusion qui pourroient arriver dans le Royaume, si, au jour qu'il plaira à Dieu de nous appeler à Lui, nous n'avions pas pourvu à la garde et tutelle de la personne du Roi mineur et au choix d'un conseil de régence tel que nous le jugeons nécessaire pour la bonne administration des affaires de l'État pendant la minorité du Roi. Nous croyons néanmoins, par bonnes et justes considérations, ne devoir pas rendre public avant ce temps-là le choix que nous faisons de personnes que nous jugeons capables de remplir de si grands et si importants emplois, et devoir prendre pour l'exécution de notre dessein toutes les précautions que la prudence exige de nous. Persuadés que toutes nos vues ne tendant qu'à maintenir la tranquillité dans notre royaume, tous nos sujets se porteront d'eux-mêmes, et avec zèle, comme ils le doivent, à exécuter ce qui est en cela de notre volonté. A ces causes, de notre certaine science, pleine puissance et autorité royale, nous avons, par le présent édit perpétuel et irrévocable, dit, statué et ordonné, disons, statuons et ordonnons, voulons et nous plaît que l'acte écrit et signé de notre propre main renfermé dans un paquet cacheté des armes de France ci-attaché sous le contre-scel de notre chancellerie soit regardé comme notre testament et ordonnance de dernière volonté, et qu'il soit conservé en dépôt au greffe de notre cour de parlement de Paris jusqu'à la fin de notre vie. Voulons que, dans le moment qu'il aura plu à Dieu de nous retirer de ce monde, toutes les chambres du Parlement soient assemblées avec les princes de notre maison royale et les ducs et pairs du Royaume qui pourront s'y trouver, pour être fait publiquement ouverture dudit paquet, et, après la lecture de l'acte, en être les dispositions rendues publiques et exécutées sans qu'il soit permis à personne d'y contrevenir; et, à cet effet, seront immédiatement après les duplicata ou copies dudit acte envoyés par les ordres du conseil de la régence dans tous les parlements ou autres cours du Royaume pour y être enregistrés en la forme ordinaire. Si donnons en mandement à nos amés et féaux les gens tenant notre cour de Parlement à Paris que notre présent édit ils aient à faire lire et registrer et conserver ledit acte cacheté ci-attaché dans le dépôt du greffe dudit Parlement, sans que, sous quelque prétexte que ce soit, il puisse être ouvert avant notre décès, et que le contenu en ce présent édit et dans ledit acte ils aient à garder et observer selon leur forme et teneur, sans souffrir qu'il y soit contrevenu en quelque sorte et manière que ce soit; car tel est notre plaisir, et, afin que ce soit chose ferme et stable à toujours, nous y avons fait mettre notre sceau.

Donné à Versailles au mois d'août l'an de grâce 1714 et de notre règne le soixante-douzième — Signé : LOUIS; par le Roi : PHÉLYPEAUX, et, plus bas : Visa : VOYSIN, et scellé du grand sceau de cire verte, ledit paquet cacheté de sept cachets des armes de France attaché sous le contre-scel dudit édit, au dos duquel sont écrits ces mots : « Ceci est mon testament » — Signé : « LOUIS ». Vu les conclusions du procureur général du Roi, ouï le rapport de Me Jean Lenain, conseiller, la matière mise en délibération,

La cour, toutes les chambres d'icelle assemblées, a arrêté et ordonné que ledit édit sera registré, etc... (*comme ci-dessus*).

III

Du jeudi trentième août 1714, du matin.

Monsieur le Premier Président.

Ce jour, toutes les chambres assemblées, M. le premier président a dit qu'en exécution de l'arrêté du jour d'hier, il avoit rendu compte au Roi des vœux de la Compagnie de lui porter ses très humbles grâces par une nombreuse députation, conformément audit arrêté et dans les termes qu'il avoit pu trouver les plus forts pour exprimer sa reconnoissance dans toute son étendue ; que le Roi lui avoit fait l'honneur de lui dire que, sans son voyage et quelques autres empêchements, il auroit volontiers reçu les respects de la Compagnie en la manière qu'elle le souhaitoit, mais qu'il le chargeoit de l'assurer qu'il en étoit très content, et qu'il avoit cru que la garde et le dépôt de sa dernière volonté étoit le témoignage le plus éclatant et le plus honorable qu'il pût donner à la Compagnie de son affection et de sa confiance.

IV

Procès-verbal de visite.

Aujourd'hui jeudi trentième août 1714, dix heures du matin, au Palais, à la levée de la cour, nous, Jean-Antoine de Mesmes, chevalier, conseiller du Roi en son conseil d'État, commandeur de ses ordres, premier président en sa cour de Parlement, en présence du procureur général dudit seigneur, en exécutant l'arrêt de ladite cour du 29 août dernier, par lequel il avoit été ordonné que l'édit du Roi donné à Versailles audit mois d'août seroit enregistré au greffe de la cour pour être exécuté selon sa forme et teneur, et tant ledit édit que le paquet cacheté attaché sous le contre-scel d'icelui, que ledit seigneur déclare contenir ce qu'il veut être fait pour la garde et la tutelle du Dauphin, son arrière-petit-fils, héritier présomptif de la couronne, en cas que ledit seigneur Roi décède avant que le Dauphin soit parvenu à l'âge de quatorze ans commencés, qui est celui de sa majorité, déposés au greffe de ladite cour dans le lieu le plus sûr et mis dans une armoire fermant à trois clefs de différentes serrures ; l'une desquelles seroit remise entre les mains de nous premier président, l'autre en celles du procureur général du Roi et la troisième en celles de Me Nicolas Dongois, greffier en chef de ladite cour, procès-verbal préalablement dressé par nous, en présence du procureur général du Roi de l'état dudit paquet cacheté et du lieu où ledit édit et ledit paquet seroient déposés, nous nous sommes fait représenter par ledit Me Nicolas Dongois ledit édit, sous le contre-scel duquel est ledit paquet, d'un pied de haut sur huit pouces de large ou environ, cacheté de sept cachets aux armes de France sur cire rouge empreints sur les jointures de l'enveloppe, trois d'un côté, trois de l'autre, et la septième empreinte au milieu sur la pointe qui ferme entièrement le paquet; sur lequel, du côté où il n'y a point de cachets, sont écrits ces mots : « Ceci est notre testament », et au-dessous « LOUIS ». Nous avons remarqué que le mot de « notre » est en interligne et que l'on avoit mis à la ligne d'en-bas un mot commençant vraisemblablement par « mon », depuis rayé.

Après avoir fait la présente description et remis ledit édit et le paquet entre les mains dudit Dongois, nous nous sommes transportés au greffe de la cour avec le procureur général du Roi, où nous avons mandé Germain Boffrand, architecte des bâtiments dudit seigneur, et, en notre présence, nous avons fait examiner tous les endroits où ledit dépôt pourroit être fait avec le plus de sûreté et de décence, et, ayant remarqué qu'attenant le cabinet des greffiers en chef, il y avoit un lieu duquel, s'il étoit bouché de pierres de taille à l'endroit où il aboutissoit au greffe du petit criminel, les murs, le plafond et le pavé seroient de pierre de taille, en sorte qu'en fermant de la même manière quelques ouvertures qui y étoient, on le pouvoit disposer avec une entière décence et sûreté pour y placer ledit dépôt, et qu'en perçant dans le mur de devant une baie de porte on y entreroit du cabinet desdits greffiers, nous nous sommes déterminés à choisir ledit endroit, après avoir fait sonder les murs de tous les côtés pour en connoître l'épaisseur et la solidité; et nous avons ordonné audit Boffrand de faire boucher le côté du greffe du petit criminel d'un mur de pierres de taille au moins de six pieds d'épaisseur, et au surplus de faire travailler en diligence à tout ce qui étoit nécessaire pour la garde d'un dépôt de cette conséquence et pour le respect qui lui est dû.

DE MESMES,
DONGOIS, DAGUESSEAU, BOFFRAND.

V

Du vendredi matin septième septembre 1714.

Ce jour, toutes les chambres assemblées, M. le premier président a dit que, suivant l'arrêt du 29 août dernier et les ordres qui lui avoient été donnés par la Compagnie, il avoit été plusieurs fois au greffe de la cour avec le procureur général du Roi, où ils avoient appelé Germain Boffrand, architecte des bâtiments du Roi, pour marquer un lieu propre pour déposer l'édit du Roi et le paquet contenant sa dernière volonté, avec la sûreté et la décence requises pour un dépôt si précieux :

Qu'ils s'étoient fixés à un endroit près la porte du cabinet des greffiers en chef où, en faisant une entrée dans le gros mur on avoit trouvé un lieu bien voûté d'environ six pieds de tous sens, très facile à être disposé suivant l'intention de la Compagnie; qu'il y avoit été travaillé avec assiduité, en sorte qu'il y avoit lieu d'espérer que, dans quatre jours au plus tard, le dépôt pourroit être fait. Mais, comme le Parlement finissoit ce jourd'hui, il avoit cru être de son devoir d'en rendre compte à la Compagnie et de prendre encore ses ordres sur ce sujet.

Sur quoi, la matière mise en délibération, M. le premier président a été prié de continuer ses soins pour l'exécution de l'arrêt, la cour l'autorisant, même en vacations, de faire le dépôt en présence du procureur général du Roi, lorsqu'il jugera le lieu destiné à cet effet convenable et pour la sûreté et pour le respect qui lui est dû.

M. le premier président a remercié la Compagnie de l'honneur qu'elle lui faisoit de lui confier une affaire si importante, et a dit qu'il ne manqueroit pas de lui rendre compte au lendemain de la Saint-Martin de ce qui auroit été fait pour l'exécution de l'arrêt.

VI

Du mercredi douzième septembre 1714, à onze heures du matin.

Ce jour, nous Jean-Antoine de Mesmes, chevalier, conseiller du Roi en son conseil d'État, commandeur des ordres de Sa Majesté, premier président en sa cour de Parlement, ayant appris que, suivant les soins que nous avions apportés pour l'exécution de l'arrêt du vingt-neuf août dernier, le lieu destiné pour le dépôt de l'édit du Roi et du paquet cacheté attaché sous le contre-scel d'icelui, que ledit seigneur avoit déclaré être sa dernière volonté de ce qu'il vouloit être fait tant pour la garde et tutelle du Dauphin, son arrière-petit-fils, héritier présomptif de la couronne, que pour la régence du Royaume, en cas que ledit seigneur vînt à décéder avant que le Dauphin eût atteint l'âge de quatorze ans, étoit en état de recevoir ledit dépôt, sommes transportés au greffe de la cour avec le procureur général du Roi, Me Nicolas Dongois, greffier en chef de ladite cour, et Germain Boffrand, architecte des bâtiments du Roi, où, ayant examiné ledit lieu, nous avons reconnu par nous-mêmes que les murs en sont de pierres de taille au pourtour, avec dalles de pierre qui en font le pavé et autres dalles de pierres de taille qui en forment le plafond ; qu'à l'entrée qui communique au greffe en chef, il y a une baie de porte ouverte dans le mur de pierre de taille, à laquelle il y a une porte de fer maillé, laquelle entre en feuillure dans ledit mur de son épaisseur, ferrée par le haut et bas sur un chassis de fer enclavé dans le seuil et dans le linteau de pierre avec des tourillons haut et bas et deux pentures, ladite porte fermant à trois serrures différentes, battant sur un chassis de fer enclavé dans la pierre et portant les trois gâches des serrures ; qu'à la même baie il y a une seconde porte de bois de chêne recouverte de plaques de fer, ferrée de trois pentures et fermant aussi de trois serrures différentes ; qu'au fond de ladite pièce, sur une estrade de pierre de taille, est l'armoire destinée pour le dépôt, adossée contre le gros mur, isolée néanmoins de trois pouces par derrière et appuyée contre trois barres de fer qui forment l'épaisseur dudit isolement; que ladite armoire est de bois de chêne de trois pieds quatre pouces de haut sur deux pieds quatorze pouces de large, posée dans le milieu de la largeur de ladite pièce, retenue par le dessus, par les côtés, par le dessous et le devant avec un chassis de fer scellé dans le gros mur, ladite armoire garnie de fer en dedans et dont le guichet qui est par-devant est ferré par une double charnière dans toute la hauteur et fermé à trois différentes serrures recouvertes par le-dessus de trois barres de fer, ferrées sur le chassis de fer qui renferme l'armoire, et qui cachent les entrées desdites trois serrures, lesquelles trois barres de fer ferment sur le chassis avec trois cadenas différents : que dans la dite armoire est un petit coffret de la grandeur nécessaire pour contenir ledit paquet, doublé de velours bleu, garni d'équerres de fer en dehors et retenu au fond de ladite armoire avec quatre vis dans la hauteur du coffre et en dedans, dans lequel petit coffre est un porte-feuille de maroquin noir propre à mettre l'édit et le paquet cacheté ; et d'ailleurs que les deux fenêtres du cabinet du greffe en chef ont été grillées de fer;

En sorte que, le tout étant en état de faire le dépôt en exécution de l'arrêt, nous, en présence du procureur général du Roi, nous sommes fait représenter ledit édit et ledit paquet par ledit Dongois, entre les mains duquel ils étoient demeurés pendant que l'on préparoit le lieu destiné pour les garder, et, ayant reconnu que ledit édit et ledit paquet étoient sains et entiers, conformément à la description que nous en avons faite par notre procès-verbal du trentième août dernier, nous avons fait mettre l'édit et le paquet cacheté étant sous le contre-scel d'icelui dans ledit portefeuille de maroquin noir étant dans le petit coffret doublé de velours bleu ; puis nous avons fait fermer ledit petit coffre et ensuite l'armoire de bois de chêne et les trois cadenas des trois barres de fer fermant le chassis, la porte de bois et la grille de fer maillé.

Nous avons retenu pour nous cinq clefs enchaînées d'une chaîne de fer, savoir : la clef numérotée 1 qui ouvre la serrure d'en bas de la grille de fer, première fermeture du dépôt ; la clef numérotée 4 qui ouvre la serrure d'en bas de la porte de bois de chêne couverte de fer, à l'entrée du dépôt en-dedans ; la clef numérotée 7, qui ouvre le cadenas d'en bas, première fermeture de l'armoire; la clef numérotée 10, qui ouvre la serrure d'en bas de l'armoire ; et enfin une petite clef sans numéro qui ouvre le coffre où est le testament.

Nous avons laissé au procureur général du Roi quatre clefs enchaînées d'une pareille chaîne de fer, savoir : la clef numérotée 2 qui ouvre la serrure du milieu de la grille de fer, première fermeture du dépôt ; la clef numérotée 5 qui ouvre la serrure du milieu de la porte de bois de chêne couverte de fer, à l'entrée du dépôt en dedans; la clef numérotée 8 qui ouvre le cadenas du milieu, première fermeture de l'armoire ; la clef numérotée 11 qui ouvre la serrure du milieu de l'armoire.

Et audit Dongois quatre clefs aussi enchaînées par une chaîne de fer, savoir : la clef numérotée 3 qui ouvre la serrure d'en haut de la grille de fer, première fermeture du dépôt ; la clef numérotée 6 qui ouvre la serrure d'en haut de la porte de bois de chêne couverte de fer, à l'entrée du dépôt en dedans ; la clef numérotée 9 qui ouvre le cadenas d'en haut, première fermeture de l'armoire ; et la clef numérotée 12 qui ouvre la serrure du haut de l'armoire.

Nous avons enjoint à tous les commis du greffe qui y travaillent journellement de prendre garde qu'il ne soit touché ni aux portes, ni autour dudit lieu, et de nous donner avis soigneusement de ce qui y pourroit arriver. Nous avons signé le présent procès-verbal, qui l'a aussi été par le procureur général du Roi, ledit Dongois et ledit Boffrand, et nous nous sommes retirés.

De Mesmes,
Daguesseau, Dongois, Boffrand.

II

LETTRES DU DUC DE SAINT-AIGNAN[1].

On trouvera ci-après sept lettres écrites par le comte, puis duc de Saint-Aignan, qu'il a semblé intéressant de réunir ici, pour les opposer au portrait que Saint-Simon a tracé dans ses *Mémoires* du « romanesque » père du duc de Beauvillier.

Ces sept lettres, qui ont appartenu à la collection Loménie (nº 174 du Catalogue de vente), sont d'une tout autre allure que les deux lettres adressées à Mlle de Scudéry, dont il a été parlé ci-dessus, p. 37, note 2. C'est l'œuvre d'un Saint-Aignan vieilli, devenu dévot, toujours mêlé cependant à la vie de la cour, mais semblant aspirer à une existence plus calme et plus retirée. C'est là un point de vue tout à fait nouveau pour qui voudrait étudier la carrière mouvementée de M. de Saint-Aignan. Saint-Simon lui-même n'a point parlé de cette conversion « intérieure » du vieux courtisan, à qui l'habitude invétérée, et aussi sa charge de premier gentilhomme de la chambre, ne permettaient pas de s'éloigner de la cour, quoiqu'il semble y avoir sincèrement aspiré. Ces lettres sont adressées au maréchal de Bellefonds, l'ami et le confident de Louise de la Vallière au couvent, et l'on y trouve bien des passages qui se rapportent à la célèbre duchesse.

I

Au maréchal de Bellefonds.

Ce mardi, 28e novembre 1673, à 8 heures du matin.

« J'étois hier à Paris et ne reçus votre lettre, à mon retour, qu'après le coucher du Roi. Ainsi vous pouvez juger qu'il ne m'est pas possible à l'heure qu'il est d'avoir rendu celle que vous m'avez adressée et d'en avoir tiré réponse pour vous l'envoyer par votre courrier, qui attend ce billet pour partir. Si ce que vous écrivez est fort et pressant, cela viendra très à propos, non que l'on paroisse, à ce que je crois, balancer dans la résolution; mais, l'affaire s'étant divulguée, et certaines gens, fort à craindre pour elle, témoignant ne s'y pas opposer, mais demander qu'elle se diffère, cela pourroit porter au retardement, ce qui seroit très fâcheux, comme vous le jugerez aisément[2].

« Pour moi qui, de mon côté ai eu des affaires assez fortes à soute-

1. Ci-dessus, p. 37.
2. Cela fait évidemment allusion aux projets de retraite de Mlle de la Vallière.

nir, dont vous avez vu les commencements avant votre départ, je ne peux, après ce qui a couru sur moi-même, paroître, dans la conjoncture présente, avoir un commerce avec cette personne sans m'attirer assez inutilement peut-être des choses fâcheuses à un homme réduit à demeurer ici présentement. Le public est abreuvé du dessein de cette personne, et hier même elle en parla encore à ma belle-mère[1]. Aussitôt que j'aurai la réponse, j'y mettrai une enveloppe et l'enverrai à la mère Agnès, pour vous la faire tenir sûrement.

« Je me suis toujours bien douté des distractions et de la dissipation où vous vous trouvez à présent. Dieu ne fait pas tous les jours des miracles, et c'en seroit un fort grand si vous vous trouviez dans d'autres dispositions. Il ne m'appartient pas d'oser vous donner des avis là-dessus; mais je suis persuadé que, tant qu'il plaira à Dieu nous laisser beaucoup craindre sans perdre l'espérance, et que de votre côté vous gémirez devant lui, lui ne fasse que, par une élévation de cœur, chaque jour, et que vous ferez dans sa vue le mieux qu'il vous sera possible, sa grâce vous soutiendra où son ordre vous a mis. Je m'en vais m'habiller promptement pour le lever[2], ce qui m'oblige à finir plus tôt que je ne finirois sans cela. Je crois que vous ne désirez pas que je fasse avec vous toutes les cérémonies que je devrois; défendez-le moi encore par votre première lettre, je vous en supplie. »

II

Au maréchal de Bellefonds.

« A Saint-Germain, le 20 décembre 1673.

« J'ai reçu votre lettre du 12 décembre, et ai fait rendre par M. de Duras celle de Mme la duchesse[3]. Elle continue toujours dans sa résolution, et les grâces que Dieu lui a faites sont inconcevables. J'espère qu'un jour elle ira bien loin, et que nous irons nous fortifier auprès d'elle et recevoir des leçons pour avancer dans l'amour divin. J'ai bien de la joie de l'état où vous étiez lorsque vous m'avez écrit, et rien, ce me semble, ne marque mieux la fidélité de Dieu à secourir ceux qui l'aiment que ces faveurs qu'il leur fait dans leurs pressants besoins et dans des temps où tout semble s'y opposer. Je vous remercie des prières que vous avez obtenues de Monsieur de la Trappe. Je lui écrirai moi-même pour lui en demander la continuation et le supplier de se souvenir pendant quelques jours d'une personne qui m'est fort proche et à qui Dieu fait sentir de bons mouvements. Je crois que, du côté où vous êtes, il y a des personnes fort pieuses. Comme

1. Marie Groulart de la Cour, veuve de Nicolas Servien et mère d'Antoinette Servien, duchesse de Saint-Aignan.
2. Le lever du Roi.
3. La duchesse de la Vallière.

ce n'est pas le seul voyage que vous y avez fait, peut-être en connoissez-vous. Si cela est, je vous supplie, Monsieur, de leur recommander cette conversion, que j'ai bien des sujets de desirer. Je vous mande cela avec liberté, dans la pensée que vous ne le trouverez pas mauvais, et qu'en pareille occasion vous ne feriez pas difficulté de me demander la même chose. Ce sont des secours que je crois qu'on se doit les uns aux autres, et il est agréable à Dieu qu'on se les rende en esprit d'union et de charité. Je peux vous assurer, quoique mes prières ne soient rien, que j'obéis tous les jours à l'ordre que vous m'avez donné. Rendez-moi la pareille, Monsieur; j'en ai un très grand besoin. Mme de Saint-Aignan vous fait des compliments; elle est plus de vos amies que vous ne pensez. »

III

Au maréchal de Bellefonds.

« Le 11e avril 1674.

« J'ai dîné aujourd'hui aux Carmélites, où j'ai entretenu longtemps la mère Agnès. Vous n'y avez pas été oublié, je vous assure, et, quoiqu'il y ait longtemps que je ne me sois donné l'honneur de vous écrire, je n'ai pas été un seul jour, je crois, sans me souvenir de ce que vous m'avez ordonné. Voici le temps de la conclusion d'une grande affaire pour Mme de la Vallière. Elle est fort gaie et paroît très résolue. Cependant il y a quelque petite chose où vous nous pourriez bien servir si vous étiez ici. Je ne vous mande point cela en détail; car, avant que l'on puisse avoir de vos nouvelles, tout sera, j'espère, en état. Oserois-je vous recommander, et vous recommander très pressamment, un neveu de M. de Fénelon qui a l'honneur de servir sous vous et commande le régiment de Conti? Je vous supplie d'avoir quelque bonté pour lui. La mère Agnès se joint à moi pour vous demander la même grâce. Demandez pour moi au Seigneur les secours qui me sont nécessaires dans les dissipations où je me trouve. J'en ai, en vérité, grand besoin. Je m'accoutumerois si aisément à oublier tout ce que le monde prescrit de cérémonies et formalités inutiles, qu'à peine me souviens-je de vous dire à la fin de ma lettre que je suis votre très humble et très obéissant serviteur.

SAINT-AIGNAN. »

IV

Au maréchal de Bellefonds.

Au camp de Neufchâteau, le 21 juin 1675.

« Trouvez bon, Monsieur, que je vous fasse un peu souvenir de moi; car, en vérité, il ne seroit pas juste que vous m'oubliassiez. M. de

Saint-Géran, avec qui je parle souvent de vous, seroit bien ma caution là-dessus. J'espère que je n'aurai que faire de recourir à lui, et que vous croirez bien sur ma parole que votre absence n'a fait jusqu'à présent qu'augmenter mon respect et ma tendresse pour vous. Je souhaite que ma constance ne soit pas mise à une plus longue épreuve, supposé la volonté de Dieu, et que ce soit votre véritable avantage. Ayez la bonté de me mander de vos nouvelles. Je le mérite assurément par l'intérêt que j'y prends, d'une manière fort différente de celle qui n'a que l'amitié du monde pour principe. Souvenez-vous un peu de moi devant Dieu. J'en ai grand besoin dans la dissipation où je me trouve. Dispensez-moi de vous rendre tout ce que je vous dois ; c'est une cérémonie que j'aurois peine à faire avec vous. »

V

Au maréchal de Bellefonds.

« Au camp de Brugelan (?) près Ath, le 21 août 1675.

« J'ai eu un extrême plaisir à lire la lettre que vous m'avez fait l'honneur de m'écrire du 18 juillet. Elle a été assez longtemps en chemin, et, si notre correspondance continue, celle-ci sera de vieille date quand vous la recevrez. Vous m'obligerez sensiblement de m'envoyer les sept passages de l'Écriture que vous avez rassemblés. Je me plains un peu de ce que vous m'en avez privé si longtemps ; vous pouviez aisément juger qu'étant tirés de si bon lieu, ils n'auroient rien perdu de leur prix pour m'être adressés par vous, et qu'au contraire cela me pourroit encourager pour tâcher d'en faire usage. Je loue Dieu de tout mon cœur des grâces qu'il vous fait, et le supplie de vous les continuer et d'augmenter sans cesse votre tranquillité. Ce qui s'est passé depuis quelques jours peut y contribuer, et je crois que vous n'avez pas manqué d'y faire bien des réflexions. Je ne saurois vous dissimuler la joie que j'ai eu en voyant la situation d'esprit où vous êtes. Souvenez-vous de moi devant le Seigneur, je vous supplie, et me croyez à vous avec tout le respect et la tendresse possibles. »

VI

Au maréchal de Bellefonds.

« A Saint-Germain, le 30 octobre 1675.

« J'ai lu avec bien du plaisir, Monsieur, la lettre que vous m'avez fait l'honneur de m'écrire. Je vous plains un peu de la peine qu'elle vous a donnée, étant fort longue ; mais Dieu vous en tiendra compte, puisque c'est la charité qui en est la cause et que, pour mon instruction, vous avez voulu m'accorder la grâce que je vous avois demandée si instamment. Il ne reste plus qu'à en faire l'usage que je dois. C'est ce qui n'est pas possible à ma foiblesse, si Dieu, tout de bon, ne m'aide de son secours. Demandez-le pour moi, je vous en supplie ; il est juste que vos amis, dans le trouble et l'agitation de la cour, se ressentent un peu du repos que vous goûtez. Mon régiment est en quartier d'hiver en basse Bretagne; si il avoit été en votre voisinage, et que j'eusse pu me dérober pour y aller, ce m'auroit été un plaisir très sensible de vous rendre mes devoirs. Je n'aurois pas pris de rendez-vous avec vous : car il auroit été juste que j'eusse fait tout le chemin. Si vous allez à Val-Rocher quelque jour, informez-vous, je vous supplie, de M. l'abbé, si il est content de deux garçons que nous lui avons envoyés, dont l'un a été à Mme de Saint-Aignan et l'autre à la gouvernante de Mlle de Blois. J'agis simplement avec vous ; c'est pourquoi je ne vous ferai point d'excuse ; soyez toujours bien persuadé que ma franchise ne me fera point oublier le respect que je reconnois vous devoir par beaucoup d'endroits ; après cette assurance, je ne vous en parlerai plus et me contenterai de vous faire les compliments de Mme de Saint-Aignan, qui m'en a chargé. »

VII

Au maréchal de Bellefonds.

« A Versailles, le 10 juin 1677.

« J'ai reçu, Monsieur, la lettre que vous m'avez fait l'honneur de m'écrire et que vous avez adressée à M. de Sébeville. J'ai bien de la joie de ce que vous voulez me permettre d'entretenir encore quelque commerce avec vous. Ce secours peut être fort utile à un homme engagé par l'ordre de Dieu à vivre dans le lieu où je suis, et je crois que la charité demande de vous que quelquefois vous réveilliez ma foi, qui s'assoupit au milieu des occupations distrayantes que je ne peux éviter. L'état où je vous vois me paroît le plus tranquille du monde, et, Dieu ayant disposé les choses pour vous en faire jouir, vous êtes, ce me semble, payé dès à présent des services que vous avez eu intention de lui rendre. Mais avec cela, Monsieur, je ne crois pas qu'il me soit permis de vous porter envie, et, puisque la même main qui vous a tiré d'ici est celle qui m'y retient, il faut s'abandonner à sa conduite avec courage et fidélité, sans s'inquiéter de la vue des misères qui me mettent incessamment sur le bord du précipice. Le Seigneur est fidèle, et il n'abandonne jamais celui qui mettra sa confiance en lui seul. Demandez-lui pour moi ces dispositions, je vous supplie, et qu'il me fasse la grâce de ne le pas perdre de vue dans les actions nécessaires de mon état, qui paroissent les plus éloignées de lui en apparence, mais où on peut le trouver en y voyant son divin ordre qui les exige de moi. Il n'y a personne qui ait tant besoin que moi de tâcher à joindre les dispositions intérieures à ce qui se fait extérieurement; car sans ce remède toute ma journée ne sera qu'un tissu de choses mauvaises ou d'inutilités. Mme de Saint-Aignan a plus d'envie que jamais de contenter Dieu, et il me semble qu'elle ne recule pas. Vous jugez aisément que c'est la plus grande joie que je puisse avoir et un grand soutien dans mes foiblesses. Elle n'est pas ici au moment que je vous écris; mais je peux hardiment vous faire de sa part mille compliments, qu'elle ne désavouera pas. Pour moi, Monsieur, je suis résolu à ne vous en faire de ma vie, quoique je vous respecte comme je dois. »

A ces lettres, ajoutons la lettre de la main que Louis XIV écrivit à M. de Saint-Aignan, du camp devant Cambray, le 27 mars 1677, et qui est conservée en minute dans le recueil de Rose, n° CCLXIV :

« Mon cousin, vous avez un art admirable pour me témoigner votre joie dans la prospérité de mes armes : c'étoit autrefois par des éloges, maintenant c'est par des frayeurs du péril et des fatigues où vous dites que je me suis exposé pour me rendre maître de Valenciennes; mais je n'ai pas de peine à démêler ces différents mouvements de votre cœur; je les réunis tous dans le seul principe de votre zèle pour ma personne, et je les reçois avec un agrément dont vous devez être satisfait. Cependant je prie Dieu, etc. Au camp devant Cambray. »

III

LE DUC DE BEAUVILLIER[1]

Le manuscrit Nouv. acq. franç. 4208, à la Bibliothèque nationale, renferme trois notices de gens que leur « bonne fortune n'a point gâtés » écrites par Bussy-Rabutin pour l'instruction de ses enfants, probablement à la fin de l'année 1692, Bussy étant mort le 9 avril 1693. Elles sont suivies d'un abrégé de l'histoire du règne de Louis XIV jusqu'en 1692 inclusivement. L'une de ces trois notices (fol. 13 et suivants) est consacrée au duc de Beauvillier; nous la reproduisons ci-dessous. Bussy-Rabutin y a ajouté quelques lignes sur le duc de Saint-Aignan.

La vie en abrégé de [Paul] duc de Beauvillier.

« Quand nous voyons des gens de bien dans l'adversité, il n'en faut pas murmurer, mes enfants ; la Providence a ses raisons ; mais il la faut bénir à jamais quand nous les voyons heureux, et c'est ce que je fais aujourd'hui en vous parlant du duc de Beauvillier.

« Il fut le troisième fils de François de Beauvillier, duc de Saint-Aignan, et comme tel destiné à l'Église. Ayant perdu ses deux frères aînés, en 1666, il prit l'épée, et il fut reçu en survivance de la charge de premier gentilhomme de la chambre du Roi.

« S. M. lui ayant donné ensuite un régiment de cavalerie, il fit voir dans cet emploi qu'il étoit un aussi brave soldat qu'il avoit été un bon ecclésiastique.

« Il épousa quelque temps après une des filles de Colbert, ministre d'État et contrôleur général des finances, femme de mérite et de vertu, et digne d'un tel époux.

« Il eut alors la survivance du gouvernement du Havre de Grâce, et le duc de Saint-Aignan, son père, lui céda bientôt après sa duché.

« A la mort du maréchal-duc de Villeroy, il fut chef du conseil royal des finances, qu'il n'avoit guère plus de trente ans.

« En 1688, le Roi, envoyant Monseigneur le Dauphin prendre Philipsbourg, mit auprès de lui le duc de Beauvillier pour lui servir de premier gentilhomme de sa chambre, marque de la confiance que S. M. avoit en sa conduite et en sa sagesse, et, au retour de cette campagne, il le fit gouverneur des enfants de France.

« Le marquis de Louvois étant mort en 1692, le Roi fit le duc de Beauvillier ministre d'État, et, lorsqu'il fut près de toucher les vingt mille livres de pension affectées à ces places, il remontra très hum-

1. Ci-dessus, p. 42.

blement à S. M. qu'il étoit comblé de ses bienfaits et qu'elle ayant alors une grande guerre sur les bras et de grandes dépenses à faire, ces vingt mille livres, distribuées à quelques pauvres officiers, leur pourroient donner moyen de la servir plus commodément qu'ils ne faisoient, et que, si S. M. les lui vouloit redonner à la paix, il les recevroit avec toute la reconnoissance imaginable.

« Je ne doute pas que le Roi n'estimât à son prix le désintéressement du duc et l'amitié qu'il lui témoignoit en cette rencontre. Il faut dire la vérité, mes enfants, c'est là une belle action du duc de Beauvillier, et dont il ne me paroît pas qu'il y ait eu d'exemple.

« Voilà ce qu'est à quarante-cinq ans le duc de Beauvillier, et ce que vraisemblablement il sera au moins le reste de sa vie.

« Je vous ai parlé de sa fortune, mes enfants ; je vous veux dire quelque chose de sa vertu. Elle a été grande dès son commencement ; elle se soutient de même force. Bien loin d'avoir été jeune un peu trop longtemps, comme il y en a ; il ne l'a jamais été.

« J'admire que tous ses emplois ne l'empêchent pas de servir Dieu régulièrement, qu'en soutenant ses honneurs et son rang avec dignité, il ait l'air doux et honnête, et qu'il ne laisse pas d'être plus respecté que les ministres qui ont l'abord dur et farouche.

« Quoique le mérite du duc de Saint-Aignan, père du duc de Beauvillier, ne rende pas la vie de son fils plus éclatante, j'en veux parler ici, mes enfants ; car je suis si rempli de reconnoissance de toutes les marques d'amitié que j'ai reçues toute ma vie du père, et surtout dans ma disgrâce, que je ne puis m'empêcher de vous dire quel homme c'étoit.

« Il n'étoit pas fort grand ; mais il étoit bien pris dans sa taille. Il avoit l'esprit vif et gai ; il étoit poli et fort honnête ; il étoit propre ; il avait l'air galant; il étoit d'une valeur singulière, et, s'il y avoit quelque chose à dire là-dessus, c'étoit que les dignités et le grand âge ne lui avoient rien rabattu de sa chaleur.

« Jamais homme n'a plus aimé le Roi son maître que lui. Il eut volontiers fait plaisir à tout le monde ; mais, pour ses bons amis, sa bourse étoit toujours ouverte, et ses bons offices toujours prêts. Personne ne le sait mieux que moi, mes enfants ; personne aussi n'honorera jamais et ne tiendra plus chère la mémoire de quelqu'un que je ferai celle du duc de Saint-Aignan tout le reste de ma vie. »

La lettre suivante écrite par Clairambault à un secrétaire à ses gages, deux ans avant la mort du duc de Beauvillier, montre que celui-ci s'occupait alors de faire dresser une généalogie de sa famille, qu'il en avait chargé Clairambault, et que celui-ci faisait fouiller les chartriers de l'Orléanais et du Dunois. Il est probable que ce travail fut interrompu par la mort du duc ; mais nous ne savons ce que sont devenus les documents et renseignements recueillis alors ; peut-être font-ils partie de ceux conservés aujourd'hui dans le volume 225 des Pièces originales au Cabinet des titres.

Le généalogiste Clairambault à M. ***[1].

A Paris, le 29 mai 1712.

Pendant que vous parcourez, Monsieur, le pays de Beauce, je me promène dans notre petite campagne de Châtenay. Je reçus, quelques jours après vous avoir écrit, votre lettre et le mémoire du 16. J'écrivis à M. le duc de Beauvillier pour lui demander une lettre pour M. Guerry et, hier, à mon retour de Châtenay, je trouvai la lettre pour M. Guerry et la vôtre du 21. Je vais vous adresser le tout à Blois. Il y a aussi un petit billet de Mgr le duc de Chevreuse. Il faut espérer qu'avec votre exactitude et votre capacité, vous trouverez plus de choses, soit à Blois, soit dans la Sologne de delà la Loire que vous avez jugé être le séjour des Beauvilliers que nous cherchons, qu'ailleurs. Je persévère toujours à ne pas désemparer de ces lieux que vous n'ayez épuisé les sources. M. Guerry vous sera d'un excellent conseil par ses connoissances et par son propre crédit. Surtout essayez de trouver la femme d'Hervé, qui, comme je vous ai dit, s'appeloit Philippe. Ce que vous n'avez pas trouvé à Châteaudun, doit être à Blois ou à Orléans. Si dans votre route, vous trouvez des lieux où il puisse y avoir quelque chose et qui vous soient inaccessibles, prenez-en toutes les instructions et demandez du secours. S'il y avoit quelque bénéfice à Baugency ou Boisgency qui fût un peu ancien et où il y eût des papiers, vous y pourrez trouver des Beauvilliers. En un mot, je vous connois assez pour juger toutes les instructions que je pourrois vous donner, inutiles, et, en tout cas, M. Guerry vous sera d'un plus grand secours que qui que soit. N'oubliez pas aussi de voir M. Guerry et lui faites bien des amitiés pour moi. Je ne sais si son projet de l'histoire de son pays est avancé.

Je suis, Monsieur, de tout mon cœur,

Votre très humble et très obéissant serviteur,

CLAIRAMBAULT.

1. Catalogue de la vente de la collection Baylé, 23 décembre 1885, n° 37.

IV

LA DISGRÂCE DU CARDINAL DEL GIUDICE[1]

La *Gazette d'Amsterdam* de 1714, Extraordinaire LXXXIII, donna une traduction française du décret rédigé en espagnol que le cardinal del Giudice signa comme grand inquisiteur et data de Marly. On y verra que l'écrit de Macanaz n'y est pas nommément désigné ; c'est évidemment le « papier écrit à la main » qui est l'objet du troisième paragraphe. Par contre, le même décret condamnait un livre de Jean Barclay, édité en 1612, et un autre de Denis Talon, avocat général au parlement de Paris, paru en 1700 ; Macanaz s'était appuyé sur ces ouvrages.

Décret du grand inquisiteur d'Espagne.

Don François del Giudice, par la divine miséricorde prêtre cardinal du titre de Sainte-Sabine, archevêque de Montréal, protecteur du royaume de Sicile, inquisiteur général de tous les royaumes et seigneuries de S. M., et de son conseil d'État, etc.

Par la teneur de la présente nous ordonnons que l'on retire et défende en entier, un livre in-4°, imprimé à Paris en 1612 ayant pour titre : *Johannis Barklaii de potestate papæ pro Guillelmo Parente vindiciæ adversus Roberti sanctæ romanæ ecclesiæ cardinalis Bellarmini tractatum de potestate summi pontificis in rebus temporalibus* ;

D'autant qu'il contient des propositions et une doctrine erronées, tenant de l'hérésie, impies, injurieuses au saint-siège apostolique et à quelques pontifes de glorieuse mémoire et contre l'immunité ecclésiastique ; que ce livre est la défense d'un autre condamné et qu'il cite plusieurs livres défendus pour le même sujet ;

Un livre in-8°, écrit en françois, *Traité de l'autorité des Rois en ce qui regarde l'administration de l'Église*, imprimé à Amsterdam en 1700, ayant pour auteur M. Talon, ci-devant avocat général et ensuite président du parlement de Paris, parce qu'il contient des propositions scandaleuses, téméraires, erronées, abusives de l'Écriture sainte, injurieuses au sacré concile, méprisant l'autorité du saint-siège, la puissance, l'immunité et la juridiction apostolique, tenant de l'hérésie, schismatiques et hérétiques ;

Un papier écrit à la main qui commence par ces mots : *Le Fiscal général* ; et finit : *Madrid 10 décembre 1713*, sans signature, avec une addition qui commence par ces mots : *se pondero*, et finit par ceux-ci : *se consulo vestra mata* contenant cinquante-cinq paragraphes ; d'autant

1. Ci-dessus, p. 88.

qu'il contient des propositions séditieuses, scandaleuses, téméraires, injurieuses, avilissant toute la religion et tout l'état ecclésiastique, illusoires et renversant toute l'immunité, la juridiction ecclésiastique et la puissance apostolique, offensant les chastes oreilles, tenant de l'hérésie, schismatiques, erronées et hérétiques.

Nous voulons qu'aucunes personnes, de quelque qualité, état, dignité et condition qu'elles puissent être, ne gardent, lisent ou vendent les livres susdits et n'en conservent des manuscrits ou les impriment de nouveau sous peine d'excommunication majeure et de deux cents ducats au profit du saint office. A l'effet de quoi nous procèderons contre les désobéissants, et ordonnons que, depuis le jour que notre présent décret sera lu, et dans les neuf jours ensuivants, on apporte et nous présente aux tribunaux du saint office, ou à ses commissaires qui résident dans les lieux de son étendue, les susdits livres ou manuscrits, et qu'on déclare les personnes qui les gardent ou cachent; et, après le terme expiré, ceux qui n'obéiront pas seront traités comme rebelles, en encourant les peines usitées en pareil cas. Nous prononçons contre eux à présent et dans la suite la sentence d'excommunication majeure, et nous les déclarons avoir encouru lesdites censures, et que nous procèderons contre eux à leur exécution.

En témoignage de quoi, nous avons rendu le présent décret signé de notre nom, scellé de notre sceau, contresigné par le soussigné secrétaire de notre roi et de son Conseil.

A Marly le 30 juillet 1714.

Signé : CARDINAL DEL GIUDICE, inquisiteur général, et plus bas : DON ANTONIO ALVARES DE LA FUENTE, secrétaire du roi et de son Conseil.

Les correspondances qui vont suivre sont extraites du Dépôt des affaires étrangères; elles compléteront utilement le commentaire du récit de Saint-Simon sur la disgrâce du cardinal del Giudice.

Philippe V à Louis XIV[1].

« Au Pardo, 20 août 1714.

« Des raisons dont j'informerai dans quelques jours Votre Majesté m'engageant à ordonner au cardinal del Giudice de se rendre à Madrid avec la même diligence qu'il a faite pour passer auprès de vous, je vous prie de l'agréer et que je remette quant à présent à vous en dire les motifs, et je profite de cette occasion pour renouveler encore à Votre Majesté les assurances de ma tendresse et de ma reconnoissance.... »

1. Vol. *Espagne* 231, fol. 33. Cette lettre a déjà été donnée dans notre tome XXIV, p. 449; mais nous croyons utile de la reproduire de nouveau ici.

Le secrétaire Pachau au marquis de Torcy[1].

Madrid, 20 août 1714.

« .... Dans le mois de décembre dernier, M. de Macanas, fiscal ou procureur général du conseil de Castille, fit un mémoire qu'il présenta au roi d'Espagne et dont il distribua ensuite des copies par ordre de S. M. Cath. à tous les président et conseillers de ce conseil. Ce mémoire roule sur la nécessité et sur les moyens de remédier aux abus qui se sont introduits en Espagne et aux préjudices qu'apportent au roi et à l'État les droits excessifs du saint-siège et les privilèges trop étendus des ecclésiastiques. Il vient d'être condamné, comme tendant à l'hérésie et contenant plusieurs propositions hérétiques, par un décret de l'inquisition d'Espagne que l'on a affiché aux portes des églises et qui ordonne, sous peine d'excommunication, à ceux qui en auront des copies de les porter aux inquisiteurs dans un terme fort court. M. de Macanas n'est point nommé dans le décret, qui est daté de Marly et signé du cardinal del Giudice. Cette affaire fait grand bruit, et l'on est surpris que M. le Cardinal, qui ne signe pas ordinairement les décrets de l'Inquisition, ait signé celui-ci par préférence, surtout étant en France et le décret dont il s'agit condamnant aussi le livre de M. Talon, sur l'autorité duquel M. de Macanas s'étoit apparemment appuyé dans son mémoire.... »

Le marquis de Torcy à M. Pachau[2].

Versailles, 22 août 1714.

« .... Comme la reine de la Grande Bretagne avant sa mort avoit témoigné beaucoup d'inquiétudes des bruits répandus au sujet du long séjour de M. le cardinal del Giudice en France, et qu'elle commençoit à croire que le roi et la reine d'Espagne vouloient effectivement révoquer les Renonciations, S. M. demande au roi son petit-fils de rappeler ce cardinal à Madrid pour faire cesser ces bruits et ôter en même temps tout prétexte aux malintentionnés de décrier la bonne foi de S. M. Gardez, s'il vous plaît, ce que je vous écris pour votre instruction sans en parler, à moins qu'on ne vous en parle, et vous m'informerez en ce cas de ce qu'on vous aura dit.... »

M. Pachau au marquis de Torcy[3].

Madrid, 27 août 1714.

« .... Il paroît que le roi d'Espagne veut soutenir M. de Macanas et

1. Vol. *Espagne* 231, fol. 57-58.
2. *Ibidem*, fol. 63 v°.
3. *Ibidem*, fol. 68 v°.

son mémoire. On m'avoit même assuré que, S. M. Cath. ayant ordonné aux inquisiteurs de faire ôter les affiches qui avoient été mises aux portes des églises de Madrid et de supprimer celles que ces Messieurs avoient déjà préparées pour les envoyer dans les provinces, ils avoient pris le parti d'obéir après avoir fait quelques façons. Mais, s'il est vrai qu'ils aient obéi, ils n'ont pas obéi exactement; car j'ai vu encore aujourd'hui à la porte d'une église une de ces affiches aussi entière que le premier jour. Le conseil de Castille délibéra hier pendant huit heures sur le mémoire de M. de Macanas. On ne sait point quel fut le résultat de cette longue délibération.... »

Philippe V à Louis XIV[1].

« Au Pardo, le 31 août 1714.

« ....Je n'ai différé de vous mander par quelle raison j'ai rappelé si précipitamment le cardinal del Giudice que parce que je n'étois point encore alors fixé au parti que je devois prendre sur une condamnation qu'il a rendue à Marly le 30 juillet dernier, qui a été affichée par son ordre le 15 de ce mois aux portes de quatre églises de Madrid et qui devoit l'être ensuite dans toute l'étendue de cette monarchie, par laquelle il condamne, en qualité de grand inquisiteur, non seulement un recueil présenté au conseil de Castille par mon procureur général pour établir l'étendue de ma régale, selon les lois de ce royaume, et même suivant les conseils et décrets des Pères de l'Église, mais encore le livre du président Talon qui traite de l'autorité des rois en ce qui concerne la jurisdiction ecclésiastique. Mon premier mouvement contre un si mauvais procédé à mon égard se bornoit à l'obliger, lorsqu'il seroit ici, à réparer l'insulte qu'il m'a faite en la personne de mon procureur général; mais les suites qu'on m'a fait voir que pouvoit avoir la témérité du cardinal, si, revenant ici grand inquisiteur, il vouloit soutenir sa sentence, m'a déterminé à l'obliger de me donner sa démission de sa charge de grand inquisiteur avant que de rentrer en Espagne, ayant des soupçons, outre cela, qu'il a eu dessein d'empêcher l'accommodement que j'étois prêt de conclure avec la cour de Rome et qu'il a en cela des vues très préjudiciables à mon État, et d'autant plus condamnables que la confiance que j'avois en lui devoit l'engager à tenir une conduite toute différente. Je suis fort sensible à la bonté que Votre Majesté veut bien avoir de me laisser les troupes que je lui avois demandées, et je la prie de croire que je mérite la continuation de son amitié par les sentiments tendres, respectueux et pleins de reconnoissance que j'ai pour elle. »

1. Vol. *Espagne* 231, fol. 119, lettre de la main.

M. Pachau au marquis de Torcy[1].

Madrid, 3 septembre 1714.

« .... Le roi d'Espagne est fort mal content de M. le cardinal del Giudice. Les honnêtetés que ce cardinal a reçues à son arrivée en France ont d'abord fait plaisir par rapport à M. le marquis de Brancas et à M. Orry ; mais, depuis, elles sont devenues suspectes, et la condamnation du mémoire de M. de Macanas a achevé de faire perdre à S. Ém. la confiance qu'on avoit en elle. On seroit charmé que la cour de France se ressentît de la condamnation du livre de feu M. Talon. S. M. Cath. est aussi très mal satisfaite des inquisiteurs, qui, après avoir promis d'obéir à l'ordre qui leur a été donné de faire ôter les affiches qui avoient été mises aux portes des églises de Madrid, les ont laissées et se sont contentés de représenter qu'il ne leur étoit pas possible de s'opposer au grand inquisiteur. Le conseil de Castille a approuvé leurs remontrances, qui lui ont été communiquées, et doit travailler à examiner tout le mémoire de M. de Macanas. Le Père confesseur soutient qu'il n'y a rien dans ce mémoire que de très orthodoxe et fait ce qu'il peut pour exciter le roi d'Espagne à protéger et à mettre en exécution les maximes de M. de Macanas. Il y a des gens qui soupçonnent le P. Robinet d'avoir en vue de faire chasser, s'il est possible, les Dominicains de l'Inquisition, pour y placer les Jésuites à l'exclusion de tous les autres religieux.... »

Philippe V à Louis XIV[2].

Du Pardo, 5 septembre 1714.

« Quoique je n'aie pas rappelé le cardinal del Giudice par les raisons contenues dans la lettre que Votre Majesté m'a fait l'honneur de m'écrire le 23 du mois dernier[3], l'ordre que je lui ai envoyé dès le 20 du même mois devant être exécuté, il sera sans doute parti présentement ; ainsi sa présence en France ne donnera plus lieu aux inquiétudes des Anglois. Je vous ai depuis mandé les raisons qui m'avoient engagé à le rappeler et même à lui demander la démission de sa charge de grand inquisiteur avant que de rentrer en Espagne. J'ai choisi le prince Pio pour l'aller attendre à Bayonne et tâcher, avant que d'en venir à cette extrémité, de l'engager à réparer le tort qu'il semble qu'il m'ait voulu faire, et en éviter les suites. Le prince Pio est de ses amis ; il a beaucoup d'esprit, et il lui fera mieux comprendre qu'un autre la faute qu'il a faite et que je suis cependant prêt d'oublier, s'il en veut prévenir les conséquences. Cette marque de ma bonté pour lui le tou-

1. Vol. *Espagne* 231, fol. 130.
2. Vol. *Espagne* 236, fol. 148.
3. Voyez ci-dessus la lettre de Torcy du 22 août.

chera peut-être ; je l'espère et je le souhaite ; car d'ailleurs je fais cas du cardinal ; mais je me dois, et à mon État, une attention toute particulière contre les entreprises des inquisiteurs, qui n'ont déjà que trop empiété sur l'autorité des rois d'Espagne, quoiqu'ils n'eussent encore jamais attaqué, comme le cardinal vient de le faire, la liberté des fiscaux des conseils de représenter à leurs tribunaux les lois et les pragmatiques du royaume, quand il s'est agi de défendre les régales de leurs rois. Je profite avec bien du plaisir de cette nouvelle occasion pour renouveler à Votre Majesté les assurances de la tendresse respectueuse et pleine de reconnoissance que j'ai pour elle et de lui demander instamment la continuation de sa précieuse amitié. »

M. Orry au marquis de Torcy[1].

Au Pardo, le 5 septembre 1714.

« J'ai eu l'honneur de vous informer, par ma lettre du 27 août, du mauvais effet de la sentence que M. le cardinal del Giudice a rendue à Marly le 30 juillet dernier, et de la résolution prise par le roi d'Espagne d'obliger S. Ém. à se démettre de la charge de grand inquisiteur. Comme ce n'est qu'en cas de refus d'entrer dans les expédients capables de prévenir les suites de l'entreprise qu'on prétend qu'a fait S. Ém. sur la liberté des procureurs généraux des conseils et sur l'autorité de ces tribunaux en tout ce qui concerne le maintien de la régale de leurs rois, S. M., qui estime d'ailleurs M. le Cardinal et qui, par cette raison, seroit bien aise que S. Ém. s'y portât d'elle-même, a jugé à propos d'envoyer M. le prince Pio à cet effet l'attendre à Bayonne. On espère que cette marque de bonté de la part du roi d'Espagne touchera S. Ém. C'est, Monsieur, ce qui est à souhaiter ; car il seroit très fâcheux que S. M. Cath. soit obligée de prendre une autre voie.... »

Le marquis de Torcy à M. Orry[2].

Versailles, 10 septembre 1714.

« J'ai reçu, Monsieur, par le R. P. Orry les deux lettres que vous avez pris la peine de m'écrire, l'une au sujet des affaires entre la cour de Rome et celle d'Espagne, et l'autre qui regarde le décret signé par M. le cardinal del Giudice, comme grand inquisiteur, daté de Marly et affiché par son ordre aux portes des quatre principales églises de Madrid.

« Je diffère de répondre à votre première lettre jusqu'à ce que j'aie vu M. Aldovrandi et conféré avec lui sur ce qu'elle contient. Il est averti que je dois l'en entretenir, et je l'attends ici tous les jours. Quant à la seconde qui regarde le décret de M. le cardinal del Giudice,

1. Vol. *Espagne* 231, fol. 132-133.
2. Vol. *Espagne* 236, fol. 137-140.

le Roi apprit, dès l'ordinaire précédent, le bruit que cet acte causoit à Madrid, et ce ne fut pas sans peine que S. M. vit qu'on ne pouvoit pas croire en Espagne qu'une telle expédition datée de Marly eût été faite sans sa participation. Toutefois rien n'étoit plus éloigné de la vérité. J'eus l'honneur d'en écrire il y a huit jours à Mme la princesse des Ursins et de lui marquer quels étoient sur ce sujet les sentiments de S. M.

« M. le cardinal del Giudice a depuis eu l'honneur de prendre congé du Roi. Dans l'audience, S. M. lui parla du décret; il parut surpris qu'une chose, qu'il croyoit toute simple, fût relevée comme elle l'étoit à Madrid, et dit qu'il ne croyoit pas que le roi d'Espagne fût mécontent de sa conduite. Il n'entra dans aucun détail pour la justifier auprès du Roi; mais depuis, m'étant venu voir, il m'expliqua les raisons de ce qu'il avoit fait.

« Il pose pour fondement que le tribunal de l'Inquisition, ayant en Espagne l'autorité que les évêques ont dans les autres pays de censurer les livres et les écrits qui contiennent des propositions contraires à la religion, oblige les fidèles à lui déférer tout écrit de cette espèce dont ils ont connoissance;

« Que l'écrit du procureur fiscal du conseil de Castille a été dénoncé au tribunal par une infinité de canaux différents;

« Que les conseillers, qui sont au nombre de huit, ont été obligés de délibérer, de donner leurs vœux et d'y souscrire;

« Que, cette délibération étant faite pendant l'absence du cardinal, le décret lui a été envoyé en forme pour le signer, et que, ne pouvant refuser sa signature à un décret formé par le suffrage unanime de tous les inquisiteurs, il a satisfait en le signant au devoir indispensable de sa charge;

« Que le roi d'Espagne ne peut trouver mauvais qu'il ait fait ce qu'il ne pouvoit refuser comme grand inquisiteur; qu'il ne voit donc pas quel pourroit être le sujet du mécontentement de S. M. Cath., à moins qu'il ne soit fondé sur ce qu'elle n'a point eu part d'un décret fait contre un de ses officiers avant qu'il fût publié.

« A cela le cardinal del Giudice répond que, s'il est d'usage que ces sortes de décrets soient communiqués avant que d'être publiés, il doit supposer que les conseillers de l'Inquisition, qui le lui envoyèrent pour le signer, auront satisfait à l'usage;

« Que, si ce n'est pas la coutume de les communiquer, le roi son maître n'a pas lieu d'être mécontent.

« Voilà sommairement ses raisons, qu'il étendra et qu'il appuyera davantage à son arrivée à Madrid; mais je crois qu'il est à propos que le roi d'Espagne en soit informé; S. M. Cath. jugera mieux que personne si elles sont bonnes ou mauvaises. Quant à la résolution qu'elle prend d'ôter au cardinal la charge de grand inquisiteur, je ne manquerai pas de rendre compte au Roi de ce que vous prenez la peine de m'en écrire; mais je ne puis m'en acquitter avant le départ de l'ordinaire ; ainsi ce que je vous dirai est seulement de moi et le seul effet de mon zèle pour le service du roi d'Espagne.

« Je crois donc, Monsieur, que, croyant punir le cardinal del Giudice, on lui donnera un nouveau crédit en Espagne et à Rome en lui ôtant la charge de grand inquisiteur. Si la démarche qu'il a faite a été trop précipitée, on ne doit point en inférer que ses intentions soient mauvaises ; il paroît fort attaché au roi d'Espagne et la correction qu'il recevra le rendra plus attentif encore à ne pas déplaire. Un nouvel inquisiteur sera peut-être beaucoup plus à craindre, s'il est espagnol, et, s'il est étranger, c'est un nouveau dégoût pour la nation. Il n'y a nulle apparence que la démarche du cardinal ait été faite de concert avec Rome. Cette cour n'y gagneroit rien, et M. Aldovrandi a trop d'esprit pour ne pas connoître que ce seroit un nouvel obstacle à sa réception en Espagne, où il desire avec empressement d'être admis.

« Il me semble aussi que S. M. Cath. doit considérer le peu de cardinaux qu'elle a présentement en état de la servir à Rome, qu'il est par conséquent de sa prudence de ne pas perdre un homme qui certainement est capable de la servir et dans cette cour et en Espagne.

« Ces réflexions, comme je vous le marque, ne sont que de moi ; je vous marquerai par l'ordinaire prochain si le Roi les approuve. S. M. a fait peu d'attention à la condamnation du plaidoyer de M. Talon dont il est parlé dans le décret, parce que ces actes de l'Inquisition ne sont point connus en France, et ne peuvent être considérés tout au plus que comme des nouvelles de gazette.

« Quoique M. le cardinal del Giudice soit parti hier à midi, je crois que vous pourrez recevoir ma lettre avant son arrivée à Madrid. »

Louis XIV à Philippe V[1].

Versailles, 17 septembre 1714.

« .... J'étois en peine de la résolution que vous aviez prise à l'égard du cardinal del Giudice, et j'apprends avec plaisir par votre dernière lettre que vous cherchez des expédients pour lui faciliter les moyens de réparer ce qui vous a déplu dans sa conduite. Je suis persuadé qu'il vous est personnellement attaché ; mais d'ailleurs plus l'autorité de l'Inquisition s'est étendue en Espagne, plus la prudence est nécessaire quand il s'agit de l'attaquer, et ce n'est que dans des conjonctures et des temps plus tranquilles qu'on peut songer à la renfermer dans ses justes bornes.... »

M. Pachau au marquis de Torcy[2].

Madrid, 17 septembre 1714.

« .... Le retour de M. le cardinal del Giudice est présentement pu-

1. Vol. *Espagne* 231, fol. 110 v°.
2. Vol. *Espagne* 231, fol. 156.

blic. On doute fort qu'il retrouve à la cour d'Espagne les mêmes agréments et la même confiance qu'il avoit avant son voyage en France. Il y a même des gens qui prétendent que M. le prince Pio, qu'on croit être allé à Paris, porte à S. Em. une défense de revenir en Espagne.... Il seroit aisé de détruire l'opinion qu'on pourroit avoir que le décret de M. le cardinal del Giudice a été fait de concert avec le Roi ; mais je ne vois personne ici qui ait un pareil soupçon. J'ai cependant répondu à tous ceux qui m'ont demandé ce que l'on pensoit en France du décret de M. le cardinal del Giudice qu'on y avoit trouvé fort singulier que S. Em. eût choisi Marly pour y signer une telle expédition et qu'elle se fût avisée de censurer sous les yeux du Roi l'ouvrage qu'un de ses avocats généraux avoit fait autrefois pour soutenir les droits de sa couronne.... »

Le marquis de Torcy à M. Orry[1].

Versailles, 17 septembre 1714.

« Je vous promis, Monsieur, par ma dernière lettre, de répondre à celle que vous aviez pris la peine de m'écrire le 13 août, lorsque j'aurois vu M. Aldovrandi et conféré avec lui sur les mémoires que vous m'aviez envoyés au sujet des différends existant actuellement entre la cour de Rome et celle d'Espagne. Il vint me trouver il y a deux jours, et je ne puis mieux vous instruire de ce qui s'est passé de principal dans notre conférence qu'en vous envoyant le mémoire qu'il m'a donné contenant ses réponses aux dix chefs de plaintes et de demandes faites par le roi d'Espagne à S. S.

« J'ai rendu compte au Roi de ces réponses, qui véritablement ne sont pas conformes aux représentations faites par les fiscaux du conseil de Castille, mais qui facilitent cependant les moyens de terminer les différends entre le Pape et le roi d'Espagne assez avantageusement pour S. M. Cath. ; car il paroît que, dans le fonds, le Pape accorde tout ce qu'elle demande, et que ce qui peut rester de difficultés n'est que dans la forme. Par exemple, quand S. S. refuse de déclarer que les communautés ecclésiastiques ne pourront acquérir aucun bien fixe sans la permission du roi d'Espagne, elle consent, dans le fonds, à ce que S. M. Cath. desire, en remettant à la conscience de ce prince d'ordonner et de faire ce qu'il jugera le plus à propos, sans s'adresser au saint-siège pour obtenir une permission que le Pape ne croit pas qu'il puisse accorder.

« Il en est à peu près de même sur les autres points où S. S. promet de donner par des indults, qu'elle s'oblige de renouveler lorsque le temps en sera expiré, les grâces que le roi d'Espagne voudroit obtenir pour toujours et sans être obligé à demander ces renouvellements.

« Le consentement que M. Aldovrandi avoit donné à la demande con-

1. Vol. *Espagne* 236, fol. 155-158.

tenue dans le sixième article est un nouveau titre au roi d'Espagne pour insister sur cette demande et pour l'obtenir ; mais il paroît que le Pape, en la refusant, travaille pour le maintien des droits de la couronne d'Espagne ; car il ne convient guère aux intérêts de S. M. Cath. de reconnoître que l'autorité de S. S. s'étende à priver les évêques de son royaume d'une partie de leur jurisdiction et à la transférer en la personne d'un évêque qu'elle autoriseroit à exercer dans leurs diocèses cette même partie de jurisdiction dont ils auroient été privés.

« Mais enfin, Monsieur, sans entrer dans la discussion des articles du mémoire, dont le Roi croit devoir laisser la décision aux lumières et à la sagesse du roi son petit-fils, comme vous demandez les avis de S. M. sur l'affaire en général, elle estime que le roi d'Espagne, conservant les droits de sa couronne, qui ne paroissent pas recevoir d'atteinte par les réponses de Rome, ne doit rien oublier pour terminer au plus tôt ses différends avec cette cour ; car il n'y a jamais nulle utilité à retirer en les prolongeant. L'objet principal de S. M. Cath. doit être présentement de régner tranquillement, et son règne sera difficilement paisible, si elle est brouillée avec le saint-siège, ayant à gouverner un royaume dont les peuples ont toujours eu beaucoup de vénération pour les papes et d'attachement à la cour de Rome.

Toutes les lettres de M. le cardinal de la Trémoïlle font voir au Roi que le Pape desire sincèrement de terminer au plus tôt ces différends ; le ministre que S. S. emploie à les accommoder est homme d'esprit et de bonnes intentions, et je crois que S. M. Cath. ne trouvera jamais de conjoncture plus favorable que celle d'aujourd'hui pour sortir d'affaire avec satisfaction pour elle. Car il faut encore considérer que la santé du Pape est mauvaise, qu'on craint pour sa vie toutes les fois que l'hiver approche. Il peut avoir un successeur plus ferme et plus difficile que lui, lorsqu'il s'agira d'accommodements. Il peut même arriver bien des incidents, avant qu'une négociation commencée sous un pontificat soit reprise sous le pontificat suivant, et, pendant cet intervalle, on regrette quelquefois d'avoir perdu les moments de finir une affaire dont les embarras peuvent devenir plus grands suivant la disposition des peuples d'un royaume et les événements étrangers.

« Aucune de ces réflexions n'aura échappé aux lumières du roi Catholique ; ainsi, sans ajouter de nouvelles considérations, je me renferme à ce que je vous ai marqué de l'avis du Roi sur l'importance dont il est pour le roi son petit-fils de terminer au plus tôt ses différends avec le Pape.

« J'ai rendu compte aussi à S. M. de ce que je vous écrivis l'ordinaire dernier au sujet de M. le cardinal del Giudice et de la lettre que vous avez pris la peine de m'écrire le 5 de ce mois et que j'ai reçue depuis. Comme S. M. voulut bien approuver ce que je vous écrivis de moi-même il y a huit jours, elle a été bien aise de voir, et par la lettre que le roi d'Espagne lui a écrite et par la vôtre, que S. M. Cath. cherchoit des expédients pour éviter, autant qu'il lui seroit possible, d'user de rigueur envers le cardinal del Giudice. Outre son mérite personnel, son attachement pour le roi son maître et ses bonnes intentions, le Roi croit que, dans un État où la domination du prince n'est pas aussi parfaitement affermie qu'elle le sera, s'il plaît à Dieu, dans la suite, il faut user de beaucoup de circonspection, de sagesse et de modération, quand il s'agit d'attaquer un tribunal aussi respecté et aussi autorisé que l'est en Espagne celui de l'Inquisition. »

M. Orry au marquis de Torcy[1].

Au Pardo, le 25 septembre 1714.

« ....Le roi d'Espagne a bien voulu qu'on proposât des tempéraments pour ménager par M. le prince Pio un retour de la part du cardinal del Giudice, qui, sans le compromettre, pût dispenser S. M. Cath. de prendre aucun parti de rigueur contre la sentence de S. Ém. Ce parti lui est plus favorable que les raisons alléguées de sa part pour sa justification, et, quoique vous ayez bien voulu prendre la peine de les rapporter dans votre lettre avec tout le bon tour qu'on y peut donner, S. M. Cath., à qui j'ai eu l'honneur d'en rendre compte, ne les a nullement admises. Ainsi il faut attendre de la négociation de M. le prince Pio un meilleur succès.

« Au reste, je crois pouvoir avoir l'honneur de vous dire qu'il n'est rien moins que ce que l'on pense des impressions que cette sentence a fait. Il est vrai que les mouvements que se sont d'abord donnés certains émissaires bien instruits et peut-être partisans du mal qu'on avoit proposé de faire ont répandu quelques mauvais discours ; mais tous les honnêtes gens, réfléchissant depuis sur la nouveauté de voir censurer le procureur général du conseil de Castille pour avoir entrepris de soutenir les droits de la couronne et les lois fondamentales du royaume, se sont tellement récriés sur l'attentat commis contre l'autorité du roi, que l'exemple seul du bannissement du conseiller qui a trahi les secrets du conseil de Castille et d'un moine portugais qu'on a découvert avoir été introduit dans un des couvents de cette ville pour jouer un personnage peu convenable à sa robe, a fait tourner en pasquinade ce qu'on croyoit qui se traiteroit sérieusement ; d'où l'on doit juger que les Espagnols raisonnent comme d'autres sur leur abus de l'hypocrisie et qu'ils en savent très bien démêler le faux d'avec les vrais principes du christianisme.

« Tout cela se remédiera dès que la cour de Rome voudra bien entrer dans les moyens de bannir les désordres que la licence de l'état ecclésiastique a introduits en Espagne, qui, si on n'y remédioit pas, achèveroient de détruire les restes de cette monarchie. L'État en corps le demande ; les tribunaux en particulier en prouvent la nécessité, et le

1. Vol. *Espagne* 231, fol. 179-183.

roi, bien instruit de la justice des plaintes de ses peuples, paroît très résolu à les protéger.

« Le fâcheux est que la cour de Rome se flatte d'obliger le roi d'Espagne à lui tout accorder par le refus des bulles qu'elle affecte depuis plusieurs années et qui privent S. M. d'un revenu de plus de deux millions, mais c'est une erreur qui, en faisant prendre à la cour de Rome des résolutions si éloignées de tout accommodement, oblige le roi d'Espagne à en prendre de sa part qui le mettront tellement en état de se passer de ses bulles que, quand Rome voudra dans la suite revenir à en tirer les mêmes avantages qu'elle peut se ménager aujourd'hui, on les lui refusera.

« Je ne prends la liberté de vous parler si affirmativement sur ce qui concerne les différences entre la cour de Rome et celle-ci, que parce que je vois les esprits des conseils s'aigrir de plus en plus, et je crois devoir vous dire que celui d'État a nouvellement fait une consulte qui a été rapportée devant le roi d'Espagne sur de nouveaux avis que don Joseph Molinès donne de ce qui se passe à Rome au préjudice de S. M. Catholique, sur laquelle la pluralité des voix a été de rompre toute négociation avec M. Aldovrandi, et de laisser agir les conseils dans l'étendue de leurs lois et de leur pragmatiques, ce que S. M. Cath. a rejeté, espérant que, si la cour de Rome convient enfin des dix articles auxquels les préliminaires se sont réduits, et qui avoient été réputés convenus, tout ce feu se ralentira, et M. Aldovrandi pourra venir ici pour achever ce qui restera encore à régler. C'est, je crois, le meilleur parti qu'on puisse prendre.... »

La princesse des Ursins à M. de Torcy[1].

Au Pardo, le 30 septembre 1714.

« .... Je serois très aise qu'on pût trouver quelque expédient pour ajuster ce qu'a fait M. le cardinal del Giudice, et je ne suis pas la seule qui le souhaite. M. le prince de Cellamare est revenu hier avec M. le prince Pio, ayant laissé Monsieur son oncle à Bayonne, d'où il m'a écrit, content de l'amitié que je lui témoigne et qui est établie entre nous depuis longues années. Elle me rend très sensible à ce qui le regarde ; mais je la suis encore davantage à l'autorité du roi son maître et vous le comprendrez aisément.... »

M. Orry au marquis de Torcy[2].

Madrid, le 1er octobre 1714.

« ....M. le cardinal del Giudice a préféré d'envoyer à S. M. Cath. sa démission de sa charge de grand inquisiteur à la révocation de sa sen-

1. Vol. *Espagne* 231, fol. 195.
2. Vol. *Espagne* 232, fol. 24 v°-26 v°.

tence. Comme il a en même temps fait représenter au roi que son refus n'est fondé sur aucune répugnance de sa part pour cette révocation si elle est révocable, mais seulement sur ce qu'il ignoroit les motifs qu'avoient eus les membres de son conseil pour lui faire signer cette sentence, et qu'il étoit prêt, en cas que le livre de M. Talon et l'écrit de M. le procureur général du conseil de Castille ne continssent rien contre la foi, non seulement de la révoquer, mais même d'autoriser l'un et l'autre, déclarant que tout ce qui est matière à contestation entre les deux cours, soit pour jurisdiction, soit pour droits respectifs, ne sont pas même matière à inquisition, S. M. Cath. a jugé à propos de ne pas user de la démission de M. le Cardinal, et a permis à MM. les princes Pio et de Cellamare de lui faire savoir à Bayonne, où il a jugé à propos de rester, qu'il seroit très agréable à S. M. qu'il se fît instruire des motifs de cette condamnation, qu'à cet effet les membres de l'Inquisition lui envoyassent toutes les pièces, S. M. aimant beaucoup mieux la révocation de la sentence que la démission de la charge, souhaitant même de le voir reprendre sa place et dans ses conseils et dans sa confiance.

« Voilà, Monsieur, à quoi cette affaire en est, d'où vous jugerez aisément que les intentions du roi sont de faciliter à M. le Cardinal les moyens les plus convenables à faire cesser les mauvais effets que la malignité de quelques méchants esprits ont causés, dans la vue d'attaquer personnellement M. le procureur général, sans considérer qu'ils compromettoient l'autorité du roi et abusoient de la crédulité des peuples. En effet, Monsieur, l'écrit de ce magistrat est fondé sur le livre de M. Talon ; ils en étoient instruits, et ils l'avoient communiqué à ceux mêmes qui se sont rendus dénonciateurs contre lui, et comme ils ne pouvoient pas attaquer son écrit, tant que ce livre subsisteroit, ils l'ont compris dans leur dénonciation, et ont eu le crédit par le moyen d'un des présidents du Conseil, qui est aussi membre de l'Inquisition et ennemi du procureur général, de le faire comprendre dans la condamnation ; mais, Monsieur, je vous le répète, comme dans ma précédente, qu'excepté quelques moines qui se donnent du mouvement pour abuser les gens crédules, tout le monde est instruit du vrai, et ce qu'il y a de particulier, c'est qu'il se dit, pour opinion générale, que le Roi Très-Chrétien et tous ses sujets ne sont sûrement pas hérétiques, et que l'on peut bien s'en tenir en Espagne à ce que l'on pense en France du livre de M. Talon.... »

Le marquis de Torcy au prince de Cellamare[1].

« Versailles, le 13 octobre 1714.

« J'apprends, Monsieur, avec beaucoup de plaisir, par la lettre que Votre Excellence m'a fait l'honneur de m'écrire le 1er de ce mois, son

1. Vol. *Espagne* 232, fol. 44.

heureuse arrivée à Madrid, et ma seule peine est de voir que M. le cardinal del Giudice n'ait pas continué le même voyage et de savoir les motifs de son séjour à Bayonne. Personne ne souhaite plus que moi, Monsieur, qu'il finisse bientôt avec toute la satisfaction que M. le Cardinal peut desirer, et que le roi d'Espagne connoisse parfaitement la pureté de son zèle et la vérité de son attachement à la personne de S. M. Cath. Le Roi est bien persuadé de l'un et de l'autre, et S. M. donne une attention très particulière à ce qui vous regarde et M. le Cardinal. C'est avec ces sentiments d'estime et d'affection qu'elle a vu ce que j'ai eu l'honneur de lui dire lorsque je lui ai rendu compte de la lettre que Votre Excellence m'a écrite, et je la supplie de croire qu'en toutes occasions je n'oublierai rien pour vous faire connoître que je suis très véritablement, etc.... »

Le frère Jean de Santo-Domingo au marquis de Torcy[1].

De Madrid, ce 15 octobre 1714.

« Je vous écrivis, le courrier passé, que le véritable sujet de la détention du cardinal del Giudice à Bayonne étoit inconnu et réservé comme un mystère à ceux qui en sont les auteurs. Comme je n'ai pu le pénétrer positivement jusqu'à cette heure[2], je vous confirme la même chose, ayant toujours tâché dans tout ce que je vous ai écrit de vous assurer des vérités constantes sans m'en rapporter aux raisonnements du peuple. Je crois même que, comme le cardinal n'a pas le même intérêt de le tenir secret que les régnants, vous pourrez mieux en être informé à votre cour que nous ici. Ce qu'il y a de vrai c'est que, quoique lesdits régnants veuillent faire accroire qu'ils se désistent de leur dessein sur l'Inquisition, ils persistent, selon tous indices, pourtant dans le dessein de réformer le clergé, sans faire d'autres réflexions sur l'importance de sa matière.

« Le roi a donné le gouvernement du comté de Catalogne au prince de Tserclaes, qui l'étoit d'Aragon. Comme ce seigneur est fort vieux et qu'il aime d'être longtemps à table, on ne le croit guère propre pour gouverner une province belliqueuse et nouvellement conquise comme la Catalogne. Les Espagnols sont fort mortifiés de ce choix ; ils auroient beaucoup mieux aimé M. de Berwick.

« Je vous dis, le dernier courrier, que Madame la princesse[3] marie don Alexandre Lanti, son neveu, avec la fille aînée du comte de Priego, qui est riche et cadet de la maison de Cordoue, en faisant le gendre et le beau-père grands d'Espagne. J'ajoute dans celui-ci qu'elle marie l'autre fille de ce comte avec le comte de Chalais, neveu de son premier mari, qui est déjà fait grand, et que, par ces deux mariages, elle

1. Vol. *Espagne* 232, fol. 110-112.
2. Écrit *jusqu'asteure.*
3. La princesse des Ursins.

fait, de trois petits trois grands, et deux dames de la reine, pour faire éclater davantage son crédit et augmenter ses créatures ; mais, comme, si ladite princesse mouroit, ces grands ne prendroient pas racine en Espagne, on peut préparer à votre cour des tabourets à leurs femmes. L'Espagne est ravie de ce que la reine d'Espagne vient par terre, espérant qu'elle pourra recevoir des instructions contre les régnants, à Bayonne, de la reine douairière, sa tante, avant que de venir ici. Ce seroit achever la fête si votre cour envoyoit M. le marquis de Brancas pour la complimenter dans son passage en Provence.

« Le prédicateur qui a prêché aujourd'hui le panégyrique de sainte Thérèse a fait prier Dieu pour l'Inquisition et la gloire de la sainte foi, pour le pape, ses ministres et adhérents en Espagne ; après quoi, il a dit que, s'il y avoit quelqu'un dans son auditoire qui fût d'un sentiment contraire, qu'il osât se présenter et dire ses raisons, qu'il le confondroit bien vite. Insensiblement les esprits se rempliront de ces discours et croiront faire une œuvre très agréable à Dieu en s'opposant aux nouveautés présentes.

« J'ai l'honneur d'être, avec beaucoup de respect,

« Monsieur,

« Votre très humble et très obéissant serviteur,

« Frère Jean de Santo Domingo.

« Ma lettre écrite j'apprends que les régnants ont des griefs contre le cardinal beaucoup plus considérables que la condamnation du papier de Macanas. »

M. Druillet, évêque de Bayonne au marquis de Torcy[1].

Bayonne, 20 octobre 1714.

« .... Vous savez, Monsieur, les raisons du séjour à Bayonne du cardinal del Giudice ; mais vous pouvez ignorer quelques circonstances de cette affaire que j'ai apprises de lui et que vous ne désapprouverez pas peut-être que je vous raconte.

« Dans le mois de décembre dernier, don Macanas, fiscal général de Madrid, répandit un manuscrit anonyme dont il étoit l'auteur. Ce manuscrit, composé en espagnol sur le livre qui a paru sur la régale sous le nom de M. Talon, traitoit de la même matière et ajoutoit beaucoup à l'original. Un ouvrage de cette nature, auquel on n'étoit pas préparé en Espagne, surprit par sa nouveauté et fit un grand éclat ; il y eut des personnes qualifiées qui s'en rendirent les dénonciateurs à M. le Cardinal et à son tribunal. Il leur fit signer leur dénonciation, reçut leurs mémoires et les remit au conseil d'inquisition pour en faire l'examen. Les choses étoient dans cet état lorsque le roi d'Espagne lui ordonna de venir en France. Pendant qu'il y étoit, les juges de l'Inquisition

1. Vol. *Espagne* 232, fol. 137-138.

firent leur examen, déterminèrent unanimement que ce manuscrit étoit censurable et donnèrent l'extrait des propositions mauvaises qu'ils avoient trouvées et qu'ils envoyèrent à M. le Cardinal. En voici une entre autres : Que le roi d'Espagne, étant le maître absolu de tous les biens ecclésiastiques, pouvoit se les approprier, et chasser de son royaume toutes les communautés régulières à la réserve de celle de Saint-Jean de Jérusalem ou Hospitaliers et celle des Jésuites. Sur cet exposé du tribunal de l'Inquisition, et, sans prétendre intéresser les droits du roi dans la condamnation de ce manuscrit, M. le Cardinal approuva, étant à Marly, celle que les inquisiteurs avoient portée, parce que tout s'étoit passé de leur part dans les formes ordinaires, et qu'il ne faisoit d'autre fonction que celle d'un premier président qui prononce un arrêt rendu par sa chambre.

« Le roi d'Espagne, désapprouvant cette conduite de M. le Cardinal, le rappela et fit venir ici à sa rencontre M. le prince Pio pour lui demander la démission de sa charge de grand inquisiteur. Il l'envoya sur-le-champ à S. M. Cath., la pria d'écouter les raisons que lui diroit de sa part M. le prince Pio pour sa justification, et d'agréer que, ne lui étant permis de s'absenter de son église que pendant qu'il seroit grand inquisiteur, il eût la liberté d'y retourner, s'il cessoit de l'être. Le roi d'Espagne, après le compte que lui eut rendu M. le prince Pio, témoigna qu'il étoit satisfait des raisons de M. le Cardinal et qu'il ne vouloit point faire usage de sa démission. Peu de jours après, le conseil de S. M. Cath. fut d'avis de proposer quelques expédients à M. le Cardinal pour assoupir cette affaire. Ces expédients ne lui ayant pas paru praticables, il en a proposé un autre qui lui a semblé le meilleur ; c'est que le fiscal général de Madrid, ou autre personne, représentât à l'Inquisition qu'il y a dans ce manuscrit plusieurs propositions qui, établissant les droits légitimes du roi, paroissent néanmoins condamnées et confondues avec d'autres qui peuvent être mauvaises et hérétiques ; qu'ainsi on demande que le tout soit revu et examiné, afin qu'on en sépare ce qu'il y a de digne des censures de ce qui ne l'est pas.

« Par cet expédient, l'intention de M. le Cardinal est qu'on mette à couvert non seulement les droits de régale anciens et reconnus du roi d'Espagne, mais encore ceux qu'on peut probablement lui attribuer et qui ne sont pas directement contre les lois ecclésiastiques du pays, en sorte que la condamnation ne tombera que sur ce qu'il y a de manifestement condamnable et qui peut révolter les esprits par sa nouveauté et sa singularité ; et, afin que, si cet expédient est goûté, il ait un plus prompt effet, M. le Cardinal donne ordre de le suivre à son tribunal et de concerter tout avec le roi. Je ne puis douter de ce que contient cet ordre, parce que M. le Cardinal m'en a fait la lecture.

« Il attend la résolution de S. M. Cath., et il ne doute pas qu'elle ne fût favorable, s'il n'avoit auprès d'elle des ennemis qui appréhendent plus son retour qu'ils ne le desirent. Il me paroît que, si le roi d'Espagne se privoit de ses services, il se priveroit d'un ministre des plus sages, des plus désintéressés et des plus affectionnés qu'on puisse avoir. On ne sauroit exprimer combien M. le Cardinal est pénétré des marques distinguées qu'il a reçues des bontés du Roi par les éloges qu'il lui donne ; il ne nous apprend rien de nouveau, rien qui nous surprenne ; nous avons seulement le plaisir de les entendre de sa bouche ; mais ce qui a redoublé infiniment ce plaisir c'est qu'il nous a assuré qu'à la santé dont S. M. jouissoit, à la force de son tempérament, on pouvoit compter certainement sur quinze ans de vie ; après quoi on feroit un pronostic sur le reste.... »

M. Orry au cardinal del Giudice[1].

Madrid, 9 novembre 1714.

« Monseigneur,

« J'ai été jusqu'à Xadraque pour y joindre M. le maréchal de Berwick sur des lettres importantes que le roi reçut dimanche du Roi son grand père. Si j'avois pu y trouver des chevaux de poste, je jure à Votre Éminence que, tout vieux que je suis, j'aurois risqué de passer jusqu'à Bayonne pour dissiper les ombrages que Votre Éminence peut avoir pris sur ce qui s'est passé. Comptez, Monseigneur, qu'il n'y a ni prévention, ni mauvaise volonté et que tout se doit attribuer à raison d'État. C'est une résolution prise depuis longtemps par le roi, et bien avant que je fusse revenu en Espagne, comme votre Éminence le sait, de remédier aux abus que produit l'extension des privilèges et des grâces dont se prévalent les ecclésiastiques. S. M. ne le veut point tolérer. Elle ordonne à son procureur général d'exposer les faits au conseil de Castille pour établir le maintien des droits de la couronne ; ce tribunal est à la veille de faire des représentations qui tendent à aigrir les esprits; on cherche à Paris les tempéraments convenables aux deux cours ; on parvient à convenir des principaux points, et on remet de concert le reste ici avec le ministre du Pape. A peine se croit-on d'accord qu'il revient de la cour de Rome que tout est changé, qu'on y révoque ce que son ministre a accordé. On voit en même temps apparoître une sentence que vous prononcez de Marly, par laquelle vous condamnez d'anathème non seulement ce que le procureur général a exposé au Conseil par ordre du roi, mais même ce que M. Talon, étant avocat général au parlement de Paris, et d'autres ont écrit en pareil cas pour défendre la régale des rois. Ce coup, qui renverse un accommodement tant desiré et qu'on croyoit consommé, attaque l'autorité royale non seulement dans la personne du roi votre maître, mais même dans celle du Roi son grand père, et rend cette insulte d'autant plus vive que c'est dans le palais même de ce grand

1. Vol. *Espagne* 237, fol. 34-36.

prince, et où Votre Éminence a été si bénignement reçue, d'où vous lancez vos foudres.

« Que vouliez-vous que S. M. Cath. fît dans une telle conjoncture ? Votre excommunication tend à anéantir l'autorité royale, à intimider les conseils pour les empêcher d'en soutenir les droits, à protéger les abus qu'on veut réformer, et enfin à faire naître un schisme en Espagne sur des questions qui ne sont que temporelles, et que vous traitez comme spirituelles.

« Votre Éminence, à qui le roi a eu la bonté de faire faire ces représentations par M. le prince Pio, qu'elle a envoyé exprès à Bayonne au-devant de vous, a représenté qu'elle n'avoit aucune part à tous ces maux; qu'elle avoit signé sa sentence à la relation du conseil de l'Inquisition, qui la lui avoit envoyée toute dressée et prête à signer, que vous ignoriez les motifs des qualificateurs et qu'enfin vous étiez également prêt à entrer dans les expédients, si le roi le jugeoit à propos, ou à faire démission de la charge de grand inquisiteur, si le roi le desiroit, et, pour mettre S. M. en état de choisir celui des deux partis qui conviendroit le mieux, Votre Éminence a remis à M. le prince Pio, non seulement un mémoire pour sa justification contenant ce que dessus, mais encore la démission de cette charge.

« Il a donc dès lors dépendu du roi de se servir de cette démission. Au lieu de quoi, S. M., conservant pour Votre Éminence une bonté cordiale, a préféré l'autre parti, et, voulant tenir de vous-même le remède au mal que votre sentence a fait, a chargé le même prince Pio de vous l'écrire.

« Votre Éminence, au lieu d'y concourir, a envoyé un premier ordre et proposé des moyens qui auroient augmenté le mal, si on s'en étoit servi. On vous les a renvoyés, et on vous a mandé les raisons. Vous faites une nouvelle proposition, et vous envoyez en conformité des ordres au conseil de l'Inquisition, par lesquels non seulement vous confirmez que l'exposé de M. le procureur général mérite des anathèmes, mais vous prescrivez à ce tribunal que, en procédant au nouvel examen de cet écrit, il donne cours à ce qui regarde l'autorité du roi dans la manière que ses prédécesseurs en ont joui.

« Permettez-moi, Monseigneur, de vous représenter, avec le respect et l'attachement que je vous ai voué, que, si le roi n'étoit pas prévenu en votre faveur, il auroit lieu de s'offenser de l'une et de l'autre de ces deux circonstances.

« Premièrement, on soutient que tout l'exposé dans l'écrit de M. le procureur général ne contient aucune matière de foi ;

« En second lieu qu'il n'appartient pas au tribunal de l'Inquisition ni à aucun autre de donner des bornes à l'autorité royale. Si les rois prédécesseurs du roi qui règne ont eu des facilités, si leurs ministres les ont trompés, et si enfin il s'est glissé des abus sous leurs règnes qu'ils aient tolérés, le roi est le maître d'y remédier.

« Voilà, Monseigneur, ce qui a engagé M. le prince de Cellamare,

M. le prince Pio et moi de ne point donner part au roi de votre dernière dépêche, et ce qui m'a fait desirer de pouvoir aller en poste à Bayonne, où je crois que j'aurois convaincu Votre Éminence de la justice et de la bonté du roi, qui, en voulant maintenir les droits de sa couronne, cherche lui-même à vous procurer les moyens de sortir de l'engagement où le tribunal de l'Inquisition vous a mis de le disputer.

« Prenez, Monseigneur, en bonne part tout ce que je prends la liberté de vous écrire ; personne ne vous parlera si naturellement, mais aussi personne ne s'intéresse tant à votre gloire que moi qui serai, etc....

« ORRY. »

Le marquis de Torcy à M. Orry[1].

Marly, 19 novembre 1714.

« ....J'apprends le peu de succès de vos soins pour terminer les différends entre la cour de Rome et celle de Madrid. Le Pape comptoit que les grâces qu'il vient d'accorder au roi d'Espagne en renouvelant différentes bulles dont le temps étoit expiré, feroit voir sa bonne volonté et pourroit aplanir plusieurs difficultés qu'il y a longtemps que le Roi souhaite qu'on puisse trouver les expédients nécessaires pour les régler, étant persuadé qu'il est de l'intérêt du roi Catholique de finir ces contestations, dont la prolongation alarme ses peuples et produira difficilement aucun avantage pour le bien de son service. Elle a entendu la lecture de la lettre que vous avez écrite à M. le cardinal del Giudice par ordre du roi d'Espagne. On ne pouvoit mieux mettre dans leur jour les droits et les bonnes raisons de S. M. Cath. ; mais ce n'est pas toujours ce qui persuade.... »

1. Vol. *Espagne* 237, fol 39.

V

LE MARIAGE DE LA PRINCESSE DE PARME AVEC LE ROI D'ESPAGNE PHILIPPE V[1]

Le cardinal de la Trémoïlle au Roi[2].

Rome, 24 juillet 1714.

« .... J'ai eu l'honneur de faire savoir à Votre Majesté par le dernier ordinaire de mardi que M. le cardinal Acquaviva avoit reçu ce même jour deux courriers, un par la voie de France, l'autre en droiture de Madrid, par lequel il avoit reçu les derniers ordres du roi Catholique pour aller à Parme conclure le mariage de S. M. avec la princesse de Parme ; il eut audience du Pape mercredi au matin, et lui rendit une lettre du roi son maître, par laquelle il en donnoit part à S. S., et partit la nuit du jeudi au vendredi. Il rendit à Mme la princesse de Piombino une autre lettre du roi Catholique, par laquelle il lui fait l'honneur de lui mander qu'il l'a choisie pour conduire cette princesse jusques au lieu où elle débarquera en Espagne, qui doit être Alicante ou Valence, et elle se dispose à partir, selon les avis que M. le cardinal Acquaviva lui envoiera de Parme. M. le marquis de los Balbasès a aussi été choisi par le roi Catholique pour avoir l'honneur de conduire cette princesse en Espagne.

« On m'a dit que les ministres de la maison d'Autriche témoignoient du chagrin de ce mariage, et, soit qu'ils aient montré au Pape qu'ils le soupçonnoient d'y avoir eu part, soit que S. S. craigne qu'ils ne la soupçonnent, on m'a assuré qu'elle avoit fait écrire à M. Passionei de bien assurer les ministres de l'Empereur à Baden qu'elle n'en avoit eu aucune connoissance, et qu'elle avoit fait mander la même chose à son nonce à Vienne, afin qu'il en assurât l'Empereur.... »

Nouvelles de Rome du 24 juillet 1714[3].

« Le cardinal Acquaviva reçut mardi encore deux courriers de la cour d'Espagne, et ceux-ci ont enfin parlé pour tous ceux qui les avoient précédés. L'on a donc su qu'il s'agissoit de marier le roi d'Espagne et que le choix de ce monarque étoit tombé sur la princesse de Parme, fille du feu duc et de la duchesse régnante. On dit que cette dame a vingt et un ans, qu'elle est très bien, et que, sans quelques vestiges

1. Ci-dessus, p. 94.
2. Vol. *Rome* 538, fol. 147 v°.
3. *Ibidem*, fol. 134.

de la petite vérole, elle n'auroit pas moins de perfection du côté de la beauté qu'elle en a du côté de la taille et de l'esprit.

« Le cardinal Acquaviva fut, le mercredi, prendre congé du Pape et partit jeudi au soir pour Bologne, d'où il règlera toutes choses avec la cour de Parme, en attendant que ses équipages, qui partent tous les jours pour le suivre, l'aient joint.

« Le Pape a témoigné un sensible chagrin de ce que cette affaire s'est commencée et terminée sans sa participation et s'en prend au duc de Parme. S. S. prétend que, comme son feudataire, il ne pouvoit prendre un engagement sans sa participation, et marque surtout craindre que l'Empereur ne s'en plaigne et ne l'accuse d'avoir su la chose sans la lui avoir communiquée.... »

Le cardinal de la Trémoïlle au Roi[1].

Rome, 7 août 1714.

« .... M. le cardinal Acquaviva m'a écrit de Parme par un courrier qu'il y avoit été reçu avec toutes les démonstrations de joie de la part du duc de Parme, et de reconnoissance de l'honneur que sa maison reçoit, et que toute sa négociation avoit été terminée dans la première entrevue. Ce prince a regardé comme une chose très essentielle pour lui que le mariage se fît à Parme avant le départ de la princesse, et montroit tant de peine de se voir privé de cet honneur et de cette satisfaction, que M. le cardinal Acquaviva, qui avoit le pouvoir du roi Catholique d'y consentir si le duc de Parme le desiroit absolument, y a donné les mains. Je crois que l'émulation qui est entre la maison de Parme et celle de Modène a été un des principaux motifs de cette instance du duc de Parme, le mariage de l'Impératrice, femme de l'empereur Joseph, ayant été fait à Modène avant son départ.

« Cela supposé, cette princesse prenant la qualité de reine avant de sortir d'Italie, le Pape se trouve dans la nécessité de lui envoyer un cardinal légat jusques à Parme, et même de le faire partir de Rome, n'y en ayant point dans le voisinage qui puisse faire cette fonction, les cardinaux légats, comme pourroit être celui de Bologne, ne quittant point leurs légations pour en aller faire d'autres, sans compter qu'il est Milanois, comme le cardinal Buoncompagni Napolitain. Il n'y auroit que le cardinal Fieschi qui pourroit la faire ; mais, en partant de Gênes, il faudroit qu'il passât par l'État de Milan, où il ne seroit point reconnu pour légat. Ainsi il faudra que le légat parte de Rome, et c'est ce que M. le cardinal Acquaviva a écrit à S. S. par le courrier dépêché de Parme, qui est aussi venu pour la dispense de parenté qui est entre le roi Catholique et la princesse.... »

« Le cardinal ajoute que ce mariage inquiète la maison d'Autriche, principalement par rapport à la succession de la maison de Médicis,

1. Vol. *Rome* 538, fol. 233 v° et suivants.

à laquelle cette princesse est appelée naturellement sans avoir besoin d'investiture. Une personne m'a dit d'ailleurs qu'on lui écrivoit de Vienne que cette cour y avoit été fort surprise en apprenant ce mariage, et qu'aussitôt après l'Empereur avoit tenu un conseil de quatre heures pour délibérer sur les mesures qu'il y avoit à prendre, soupçonnant ou voulant soupçonner que les Médicis y avoient eu part, et qu'il ne seroit pas impossible que ce prince ne fît approcher des troupes de l'État de Toscane au préjudice de la neutralité d'Italie.... »

Le cardinal de la Trémoïlle au Roi[1].

Rome, 21 août 1714.

« .... S. S. s'est pressée, nonobstant son incommodité, de tenir ce consistoire pour y déclarer le légat qu'elle a destiné pour envoyer à Parme, d'où M. le cardinal Acquaviva a écrit que la cérémonie du mariage s'y devoit faire le jour de la Notre-Dame de septembre, et que la princesse comptoit d'en partir le même jour, si les bâtiments qui la doivent transporter en Espagne sont prêts. S. S. me dit dans ce consistoire que son dessein avoit été d'y envoyer M. le cardinal Albano et de donner cette marque de considération au roi Catholique en envoyant son propre neveu, mais que sa santé ne lui permettoit pas, étant menacé d'une fistule, et souffrant souvent de grandes douleurs, comme il est vrai; qu'elle avoit même fait faire la veille une consultation de médecins et de chirurgiens pour voir s'il pourroit supporter le voyage sans danger, et qu'ils avoient conclu qu'il ne le devoit pas faire; qu'elle avoit cependant fait parler à plusieurs cardinaux, à savoir, MM. les cardinaux Pamfili, San-Vitale, Corsini, Ottoboni, Gualterio, Altieri et Prioli, dont pas un n'avoit accepté sous prétexte des frais de la légation, pour lesquels S. S. prétend que la chambre n'a pas coutume de contribuer, et répondant à l'exemple du cardinal Imperiale, qui fut envoyé légat à l'Empereur quand il passa à Milan pour aller de Barcelone à Francfort, que ce qu'il avoit reçu lui avoit été donné à titre d'aller aussi traiter des affaires du saint-siège par commission particulière; et que, cela étant, et n'y ayant point de temps à perdre, elle avoit jeté les yeux sur M. le cardinal Gozzadini, qui, étant sur la route et Bolonois, trouveroit plus de facilité qu'un autre pour être plus tôt prêt à faire cette fonction et trouver à Bologne ce qui lui seroit nécessaire, ce qui est vrai, et je crois qu'il n'y a rien à dire à ce choix. S. S., avant que de le nommer, fit un petit discours obligeant pour le roi Catholique. Il est légat de la Romagne, et je ne crois pas qu'il y ait d'exemple que ceux qui sont déjà légats dans les légations du saint-siège aient quité leurs légations pour être employés dans une autre; mais S. S. a passé par-dessus cette considération.... »

1. Vol. *Rome* 538, fol. 331.

Louis XIV au duc de Parme [1].

Versailles, le 21 août 1714.

Mon cousin,

En même temps que j'ai reçu par le comte de Rivasso, votre envoyé extraordinaire auprès de moi, la lettre que vous m'avez écrite le 4 de ce mois, il n'a rien oublié pour me faire connoître combien vous étiez sensible à l'honneur et à l'avantage que la princesse de Parme, votre nièce et votre belle-fille, et votre maison trouvent dans l'accomplissement du mariage de cette princesse avec le roi mon petit-fils. J'y ai donné mon consentement avec beaucoup de plaisir par le desir que j'ai de faire connoître combien je suis satisfait de vos sentiments et de contribuer aux avantages de votre maison. Vous ne devez pas douter aussi que je ne sois bien aise de vous marquer en toutes occasions l'estime et l'affection que j'ai pour vous. Sur ce, etc.

Louis.

Le cardinal de la Trémoïlle au Roi [2].

Rome, 28 août 1714.

« .... Un courrier dépêché par le duc de Parme arriva ici samedi au matin. Ce n'étoit que pour presser le Pape de déclarer et d'envoyer le légat que S. S. doit envoyer pour complimenter la nouvelle reine d'Espagne. Mais, comme cela fut fait dans le consistoire que le Pape tint le 20e de ce mois, et qu'on a eu depuis réponse de M. le cardinal Gozzadini qu'il s'estimoit fort honoré de cette légation, et qu'il s'en aquitteroit avec joie, cela ne retardera pas le voyage de cette princesse. M. le cardinal Acquaviva m'a écrit par ce courrier que les articles du mariage devoient être souscrits le jour de Saint-Louis. M. le duc de Parme m'a aussi fait l'honneur de m'écrire pour me donner part de ce mariage. Mme la princesse de Piombino attend des nouvelles de M. le cardinal Acquaviva sur le jour auquel elle doit partir d'ici, et, comme il a été réglé à Parme qu'elle n'ira point jusque dans cette ville pour prendre la conduite de la nouvelle reine, Mme la duchesse de Parme devant la conduire elle-même jusque sur les confins de l'État, mais qu'elle se doit seulement rendre au lieu où elle se doit embarquer, d'où elle pourra aller, s'il est nécessaire jusques aux confins de l'État de Parme par le même chemin qu'on a fait accommoder pour le passage de la princesse, M. Molinès, par la direction de M. le cardinal Acquaviva, a écrit au Grand Duc pour le prier d'accorder à Mme la princesse de Piombino une galère pour la conduire jusqu'au lieu de l'embarquement, qu'on suppose devoir être Sestri di Levante.... »

1. Vol. *Parme* 5, fol. 410.
2. Vol. *Rome* 538, fol. 361 v°.

Nouvelles de Rome du 28 août 1714[1].

« On ne parle ici que des belles qualités de la reine d'Espagne, comme de sa belle éducation, de la magnificence du duc de Parme. On a su, par les derniers courriers, que cette princesse sera conduite par la duchesse sa mère jusqu'à l'embarquement, qui se fera à Sestri di Levante et que la princesse de Piombino ira d'ici à Livourne à droiture, où le Grand Duc lui donnera une de ses galères pour la porter au lieu de l'embarquement.

La princesse fut si sensible à la nouvelle de sa bonne fortune, lorsque son oncle la lui annonça, qu'elle tomba en défaillance ; elle fit ensuite de sa main un portrait du roi d'Espagne qui lui fut envoyé par un courrier exprès. Le pape apprit par une voie semblable que le cardinal Gozzadini se disposoit avec toute la diligence possible pour sa nouvelle légation. Ce n'a pas été une petite affaire de convenir d'un sujet pour cette belle commission. Le Pape, au lieu d'être recherché, a dû rechercher et souffrir les refus de tous ceux à qui il l'a fait proposer, jusqu'au cardinal Altieri, que l'on regarde ici comme le vrai héritier du feu cardinal Maidalchini, qui cependant répondit sur ce fait avec autant de fierté que s'il avoit été le premier esprit de la cour. Le Pape en parut si touché, qu'il s'écria à la présence du cardinal Paulucci : « A quel point de malheur sommes-nous arrivés ! » Le cardinal Paulucci alors s'offrit généreusement pour cette fonction et de la faire à ses frais. Alors le Pape rentra dans des nouveaux embarras ; ce fut à ce propos que ses réflexions le portèrent à penser à son neveu et l'y envoyer plutôt que Paulucci, dont la charge auroit dû naturellement être exercée par le cardinal Albani à l'absence de l'autre, et celui-ci ne pouvant la lui recéder à son retour de la légation, cela mettoit le Pape dans la nécessité de la lui continuer. D'ailleurs S. S. ayant fait consulter si son neveu pouvoit entreprendre cette affaire, où il faut paroître à cheval, nonobstant la fistule dont il est attaqué, les médecins furent d'avis négatif. »

Le comte Albergotti à M. de Torcy[2].

A Parme, ce 6 septembre 1714.

« ....Je ne doute pas, Monseigneur, que vous ne sachiez le retardement qu'il y a pour la célébration du mariage de la princesse, que le cardinal Acquaviva, qui est ici depuis quelques jours, doit faire au nom de Sa Majesté Catholique. Cependant je vous dirai que c'est à cause que les vaisseaux destinés à escorter les dix galères qui sont

1. Vol. *Rome* 538, fol. 376.
2. Vol. *Parme* 5, fol. 423.

à Gênes, sur lesquelles doit s'embarquer cette reine à Sestri pour passer à Alicante, sont les mêmes qui sont devant Barcelone et qui, par le retardement de la prise de cette place, pourront aussi retarder à se mettre en marche et à arriver à Sestri, et qu'on ne doit point célébrer ici la cérémonie du mariage qu'on ne les y sache arrivés. Comme la saison s'avance et qu'il y auroit à appréhender que la mer ne devînt mauvaise, surtout passé l'équinoxe, cette cour paroît dans quelque inquiétude de faire le trajet en pleine mer avec des galères, des côtes d'Italie à celles d'Espagne, et le seul remède qu'on pourroit y rapporter seroit d'avoir la permission et les ordres du Roi pour que la nouvelle reine débarquât à Marseille et, de là, allât par le Languedoc et Bayonne en Espagne. Si vous jugez à propos de le proposer au Roi et d'en envoyer les ordres à cette cour-ci, je suis sûr que vous la tirerez d'une belle inquiétude! Je crois même que six galères du Roi d'augmentation aux dix qui sont à Gênes, dont sept du duc de Tursi et trois d'Espagne, suffiroient pour le trajet de Sestri et de Gênes à Marseille, allant le long des côtes, sans qu'il fût besoin d'attendre les vaisseaux de Barcelone, qu'on ne sait plus quand ils arriveront... »

La princesse des Ursins à M. de Torcy.

« Au Pardo, 10 septembre 1714.

« .... Il vient d'arriver un courrier dépêché par M. le cardinal Acquaviva, qui apprend que le contrat a été signé le jour de la Saint-Louis à la grande satisfaction de toute la maison Farnèse. Cette Éminence me fait un éloge merveilleux de Mme la princesse de Parme, soit de son esprit et de son savoir, de sa figure noble, soit de la douceur de son humeur, et ce cardinal conclut qu'il la croit telle qu'il la faut pour rendre un mari heureux. Je ne doute pas, Monsieur, que vous n'ayez appris tout le détail de cette affaire par d'autres que par moi, puisqu'en Italie on n'y parle d'autre chose.... »

M. de la Chaussée à M. de Torcy[1].

« Rome, le 11 septembre 1714.

« .... Le bruit est que les Allemands ont saisi les biens que M. le duc de Parme a dans le royaume, et que l'Empereur lui a fait signifier un ordre de se rendre à Vienne pour rendre compte des motifs du mariage de la princesse sa nièce avec le roi d'Espagne.... »

1. Vol. *Rome* 539, fol. 88.

Le comte Albergotti à M. de Torcy [1].

Parme, le 14 septembre 1714.

« Je me donne l'honneur de vous envoyer ci-joint la réponse de la princesse de Parme à la lettre du Roi. La cérémonie du mariage se fera après-demain dimanche 16. Le lundi ensuite elle recevra les visites, et partira pour Sestri de Levant, destiné à l'embarquement, le mardi 18. Je me contenterai d'avoir vu toute cette cérémonie sans l'accompagner plus loin, d'autant que l'on n'a pas d'autre entretien avec elle que dans des audiences publiques et en présence des autres princesses toutes fois et quantes on leur en fait demande. Et, quoique je n'aie pas eu occasion de pénétrer ses véritables sentiments dans ces sortes d'entretiens, je n'ai pas laissé d'en démêler à peu près le caractère, qui me paroît d'une personne douce, modérée, et fort attentive à tous ses devoirs et à tout ce qui peut la conduire à faire un personnage. Élevée par une mère fort glorieuse, mais ayant passé une grande partie de sa vie avec la duchesse de Modène la veuve et la princesse Élisabeth, ses tantes, et sœurs de ces deux princes Farnèse, et qui ne sont pas plus de génie allemand que leurs dits frères, ainsi il y a toute apparence qu'elle n'innovera rien dans la cour d'Espagne ni ne produira nul changement dans les sentiments du roi.

L'on paroît fort prévenu à cette cour pour Mme des Ursins et l'on trouve qu'elle se gouverne fort bien. Je n'ai pas laissé de faire entendre qu'il étoit fort à propos de se servir d'elle et de ceux qui étoient les plus capables et en même temps caresser les gens du pays par l'honorifique, à quoi la nation espagnole est fort sensible, et j'ai trouvé bien des gens du même avis ; ce qui me fait juger qu'en France comme en Espagne on sera fort content de la manière dont on se gouvernera à cette dernière cour... »

Portrait de la Reine d'Espagne par le prince de Monaco [2].

« Cette reine n'est ni grande ni petite ; mais sa taille m'a paru très belle. Son visage est plutôt long qu'ovale ; la petite vérole en a grossi les traits. Il y a plus : elle n'en est pas seulement marquée ; mais on y découvre quelques cicatrices ou espèces de coûture. Tout cela n'est pourtant point choquant en elle et ne forme rien moins qu'un visage déplaisant. Le tout, selon moi, est réparé, savoir, par une grâce infinie dans sa tête noblement plantée (elle n'en a pas moins dans sa marche et dans ses autres actions), par des yeux bleus qui, sans être

1. Vol. *Parme* 5, fol. 434.
2. Vol. *Espagne* 236, fol. 352-355. Cette pièce était jointe à une lettre adressée à Torcy par le prince de Monaco le 19 octobre 1714.

fort grands, jettent tout le feu possible, et avec lesquels certainement elle sauroit même dire tout ce qu'elle voudroit faire entendre.

« Sa bouche est assez grande ; elle lui sert, quand elle rit, à laisser voir qu'elle a de très jolies dents, et c'est toujours avec le plus aimable sourire que j'aie jamais vu. Ce n'est pas là le seul agrément de sa bouche : il en sort un son de voix charmant et des discours remplis d'une politesse infinie. On m'assure que son cœur les dicte, et on prétend qu'il n'en fut jamais un si bon en Lombardie. Vous savez, Monsieur, que c'est une partie de l'Italie où l'on dit ordinairement qu'ils sont meilleurs qu'en nulle autre part. S'il est vrai qu'elle en a le cœur, ainsi que je le crois et autant qu'on en peut juger par sa physionomie, il n'est pas moins sûr, selon mes foibles connoissances, qu'il s'en faut bien qu'elle en ait l'esprit, et de ce côté-là on la prendroit pour une Florentine.

« J'ai déjà eu l'honneur de vous dire ci-devant qu'elle aimoit passionnément la musique. Je dois y ajouter qu'elle la sait à merveille et qu'elle accompagne parfaitement du clavecin. Elle chante peu, parce qu'elle m'a fait l'honneur de me dire elle-même *che la voce era troppo debole*.

« L'espagnol est la seule langue qu'elle ne sait pas. Elle me faisoit l'honneur de me dire aussi « *Ho gran genio per la lingua francese; è vero che l'intendo; la scrivo anche un' pocchettin'; la lego volentieri; mai non m'avanzo a parlarla : temo troppo di dire spropositi.* » Cependant on m'a dit qu'elle le parloit plus que passablement bien, à un peu de prononciation lombarde près.

« Vous savez qu'elle joint à tous ses autres talents, celui de peindre très joliment, et je crois qu'elle auroit assez l'esprit de peindre aussi d'après nature le ridicule où elle se trouveroit si elle ne se retenoit là-dessus.

« Elle paroît avoir beaucoup de gaieté dans l'humeur ; elle aime, dit-on, à monter à cheval et s'en sert hardiment. La chasse fait un de ses plaisirs, et on m'assure qu'elle tire passablement bien en volant.

« Quelques Espagnols et autres de sa suite voudroient déjà en elle tout le *sociego* ou étiquette de la nation. Pour moi, je crois que ce ne sera pas sans peine si elle se rend totalement là-dessus à leur volonté ; car on dit que, avec une humeur fort douce, elle veut pourtant très fortement, sans s'émouvoir, ce qu'elle veut. Elle en a donné un échantillon, à la vérité, dans le parti qu'elle a pris de continuer son voyage par terre ; mais elle m'a fait l'honneur de me dire sur cela : « *Ho tanto voglia di portarmi ai piedi di Sua Maestà che veramente non ho potuto obedire. È certo che, se non fossi morta in mare, che sarebbe un miracolo, almeno sarei arrivata cosi male che di piu d'un mese non mi sara potuta rimettere.* »

« Enfin, Monsieur, j'ai l'honneur de vous assurer de la meilleure foi du monde que cette reine me paroît en tout charmante, et qu'il y a lieu de croire qu'elle saura parfaitement gagner l'estime et la confiance du roi Catholique, si elle use pendant quelque temps des attentions nécessaires pour n'être pas traversée par Mme la princesse des Ursins.

« Oserai-vous dire, Monsieur, que la princesse de Piombino m'a paru une assez pauvre espèce de femme, soit par ses manières, soit par son esprit. On m'a dit que la reine aussi ne la goûtoit pas infiniment, en telle sorte que, Sa Majesté devant monter à Antibes dans une chaise de poste à la romaine, où peuvent tenir deux personnes, elle s'étoit déclarée qu'elle vouloit être seule dans la sienne. Franchement, elle n'a pas grand tort, si elle craint, comme je le crois, avec la *signora cameriera maggiore* une conversation très ennuyeuse. »

VI

LE VOYAGE DE LA REINE D'ESPAGNE[1]

RELATION DU VOYAGE DE LA REINE D'ESPAGNE A TRAVERS LA FRANCE PAR M. DESGRANGES, MAÎTRE DES CÉRÉMONIES[2].

Cette princesse, qui avoit été embarquée à Sestri pour passer par mer en Espagne, n'ayant pu supporter la fatigue de la mer, débarqua à Gênes et prit la résolution de faire son voyage par terre. Le Roi, en ayant été averti, m'ordonna, le 16 octobre 1714, de me rendre en diligence à Antibes pour lui faire compliment de sa part, la suivre et lui faire rendre dans tout le royaume les honneurs dûs à son rang, si elle vouloit bien les recevoir, et avertir en même temps les gouverneurs et les intendants des provinces de faciliter en tout ce qu'ils pourroient le passage de cette princesse. S. M. me fit expédier par M. de Torcy, secrétaire d'État, les ordres dont la tenenr ensuit.

Mémoire pour servir au sieur Desgranges, maître des cérémonies, allant par ordre du Roi auprès de la reine d'Espagne.

Le Roi ayant été informé de la résolution que la reine d'Espagne a prise de passer en France pour se rendre en Espagne par la Provence et par le Languedoc, son intention auroit été de faire rendre à cette princesse tous les honneurs dûs à son rang et de ne rien oublier pour lui faire connoître en cette occasion ce qu'une princesse aussi accomplie, et qui a présentement l'honneur de lui appartenir, peut attendre de sa part en des choses encore plus essentielles; mais, S. M. instruite de la résolution que la reine d'Espagne a prise de garder un entier incognito dans son passage dans le royaume pour éviter les embarras et la fatigue du cérémonial, elle veut donner ses ordres conformément à ce que cette princesse desire, et, comme il est à propos, pour donner des bornes au zèle de ses sujets en cette occasion et en même temps pour régler et pour faire trouver les choses qui sont nécessaires pour la facilité du voyage, d'envoyer auprès de la reine d'Espagne une personne qui puisse, étant chargée des ordres de S. M., les faire exécuter, elle a cru qu'elle ne pouvoit faire pour cet effet un meilleur choix que de la personne du sieur Desgranges, maître des cé-

1. Ci-dessus, p. 122.
2. Bibl. Mazarine, ms. 2747, fol. 100-180.

rémonies. Son zèle et son expérience lui répondent également de son attention à remplir tout ce qu'elle attend de lui en cette occasion et du succès de ses soins. Elle veut qu'il parte incessamment pour se rendre en toute diligence à Antibes ou en tel autre lieu de la Provence où se trouvera cette princesse. Lorsqu'il arrivera dans la province, il aura l'honneur de lui dire qu'aussitôt que le Roi a été instruit de la résolution qu'elle a prise de faire son voyage par terre, S. M. a voulu lui faire rendre dans tous les lieux de son obéissance les honneurs dûs à sa personne et à son rang, qu'elle lui a commandé pour cet effet de suivre la reine Catholique dans sa route, mais, avant que d'avertir ceux qui doivent lui rendre leurs devoirs, de savoir de cette princesse si elle veut les recevoir ou bien éviter l'embarras que les cérémonies ajouteroient aux fatigues d'un si long voyage, qu'il se conformera donc à ce qu'elle voudra bien lui prescrire, et qu'il exécutera ponctuellement les ordres dont elle l'honorera.

Le marquis de los Balbasès étant chargé de conduire la reine d'Espagne à Madrid, le sieur Desgranges saura de lui et de la princesse de Piombino, qui fait les fonctions de dame d'honneur, les choses qui pourront être les plus agréables à la reine leur maîtresse; il aura soin d'en avertir les gouverneurs, commandants et autres officiers, soit des troupes, soit de justice, et les intendants dans les lieux où elle passera, en sorte que ce ne soit jamais que suivant les intentions de cette princesse qu'on lui rende ou qu'on supprime les honneurs qui lui sont dûs, comme salut de canon, harangues, présents de ville et généralement toutes cérémonies qui pourroient l'embarrasser.

Il avertira pareillement les gouverneurs, lieutenants-généraux et intendants de province du nombre des voitures, chevaux et autres choses qui pourroient être nécessaires tant à la reine d'Espagne qu'à ceux de sa suite. Et, comme ceux qui commanderont pour le Roi dans les provinces où cette princesse passera, voudront avoir l'honneur de la suivre dans l'étendue de leur commandement, ce sera à elle de leur défendre de le faire, supposé qu'elle le veuille, sans que le sieur Desgranges lui insinue rien de lui-même sur ce sujet. Eux de leur côté règleront ce qu'ils jugeront être le plus à propos pour la garde de cette princesse et pour le logement des dames, officiers de sa suite et domestiques dans les villes et lieux où elle s'arrêtera.

Il aura soin aussi d'avertir les archevêques, évêques, et généralement le clergé des lieux où elle passera, de la manière dont il lui plaira être reçue en allant aux églises, en sorte que les honneurs soient conformes à son rang si elle le veut, et, si elle ne veut pas, qu'on se conduise à son égard précisément comme elle le souhaitera.

Au surplus le Roi compte que le sieur Desgranges aura une attention particulière à ce que la reine d'Espagne soit contente en tout ce qui pourra concerner le cérémonial.

Fait à Fontainebleau le 16 octobre 1714.

Signé : Louis, et plus bas : Colbert.

Ordre de Sa Majesté.

De par le Roi.

S. M. envoyant auprès de la reine d'Espagne le sieur Desgranges, maître des cérémonies, instruit des intentions de S. M. sur tout ce qui a rapport aux cérémonies qui doivent être observées ou supprimées à l'occasion du passage de la reine d'Espagne dans les provinces du royaume, S. M. mande et ordonne aux gouverneurs et ses lieutenants-généraux en ses provinces et armées, intendants et commissaires départis dans ses provinces, magistrats, maires, consuls, capitouls et à tous autres ses officiers et sujets, tant ecclésiastiques que séculiers, qu'il appartiendra, d'ajouter foi à ce que ledit sieur Desgranges leur dira sur la forme de réception à faire à cette princesse.

Fait à Fontainebleau le 16 octobre 1714.

Signé : Louis, et plus bas : Colbert.

Suivant ces ordres, je suis parti en poste de Paris le 18, et le Roi a trouvé bon que j'aie mené avec moi mon fils, aide des cérémonies, sur ce que j'ai représenté à S. M. que cela ne dérangeroit point le service qu'il devoit comme colonel des dragons, parce qu'il ne devoit servir qu'au mois de juin prochain et qu'il pourroit m'être utile pour ce voyage-ci.

J'ai joint la reine à Brignoles en Provence le 25 ; elle étoit arrivée à Antibes le 20 octobre, après avoir traversé en chaise à porteurs les montagnes de Gènes, Monaco et Nice. Elle fut saluée à Antibes de trois décharges d'artillerie à boulets. Le comte de Grignan, lieutenant-général de la province n'ayant pu s'y trouver à cause de son âge et de ses indispositions, y avoit envoyé ses gardes, avec Saint-Bonnet leur capitaine, pour la suivre, et Anfossy, son secrétaire, pour pourvoir à tout. On y avoit fait avancer des litières, chevaux de selle, mulets et autres voitures, suivant le mémoire que M. de los Balbasès en avoit envoyé à M. le comte de Grignan.

Comme ce voyage étoit entièrement imprévu, cette cour s'est trouvée manquer de bien des choses. Pour y suppléer, Anfossy, secrétaire de M. de Grignan, commit un homme pour pourvoir à la subsistance de la maison de la reine pour les tables, et on fit une liste de tous les domestiques, gardes et autres qui n'ont point de table, qui se sont trouvés au nombre de cent quarante. On donna des routes signées de M. de Grignan comme pour cent quarante places de gardes du Roi, parce qu'ils ont place et demie d'étape, lesquelles routes un homme de la maison de la reine préposé à cet effet convertissoit en argent pour le distribuer à ces cent quarante personnes ; cela s'est passé de cette manière jusques à Marseille, où la maison a été remise en règle par ordre du roi d'Espagne, qui a envoyé du fonds à M. de Vauvré, intendant de la marine à Toulon.

La reine a donc séjourné le 21 à Antibes. Le 22 elle a dîné à l'Esterel et couché à Cannes, éloigné de quatre lieues d'Antibes. Le 23 à Fréjus, cinq lieues, où l'évêque n'étoit point. Le 24, dîné au Muy, couché au Luc, six lieues. Le 25, dîné à Tourves, couché à Brignoles, quatre lieues. C'est là où je l'ai trouvée et où j'ai eu l'honneur de lui faire compliment de la part du Roi.

Je me suis adressé à M. le marquis de los Balbasès, qui m'a reçu dans sa chambre, me donnant un fauteuil et la main. Il a pris l'ordre de la reine, et, une heure après, il m'a envoyé un gentilhomme me dire que la reine m'attendoit. Je m'y suis rendu avec mon fils; j'ai été présenté à S. M. par le marquis de los Balbasès. Elle étoit debout dans sa chambre, accompagnée de la princesse de Piombino et de la comtesse de Sommaglia, sa dame d'honneur. Je lui ai fait un compliment très court que je ne mets point ici parce qu'il est dans la lettre que j'ai écrite à M. le marquis de Torcy pour rendre compte au Roi de l'audience que j'ai eue.

Lettre à M. de Torcy.

De Brignoles, le 25 octobre 1714.

Je suis arrivé à midi au Luc; mais la reine d'Espagne étoit déjà dans sa chaise pour venir ici, où j'ai eu l'honneur de la saluer une heure après son arrivée. Je lui ai dit que le Roi m'avoit ordonné de l'assurer de toute sa tendresse, qu'il eût eu une grande joie de se trouver à portée de voir et d'embrasser une princesse qui lui devient si chère et qui va faire le bonheur du roi son petit-fils; que le Roi étoit inquiété des suites que pourroit avoir eu l'indisposition dans laquelle elle s'étoit trouvée à Gênes, et m'avoit ordonné de lui en faire savoir des nouvelles le plus tôt qu'il se pourroit; que, s'il avoit été possible de faire avancer assez à temps de ses équipages, elle auroit trouvé des carrosses du Roi, de ses gardes et bon nombre de ses meilleurs officiers pour la servir; que, ces choses manquant, S. M. avoit ordonné aux gouverneurs et intendants de faire trouver tout ce qui seroit nécessaire pour son passage, ce que j'avois ordre de leur dire encore de vive voix, en sorte que ce voyage lui fût le moins pénible et le moins ennuyeux qu'il seroit possible; que je tâcherois d'apprendre tout ce qui pourroit lui faire plaisir, afin qu'on la pût prévenir en tout; que le Roi m'avoit ordonné de lui faire rendre partout les honneurs dûs à son rang, en observant cependant de savoir plus précisément ses volontés sur ce sujet, parce qu'elle s'étoit expliquée vouloir passer incognito. Elle m'a répondu à tout cela avec beaucoup de respect et de reconnoissance pour le Roi, me disant que, pour les cérémonies, elle seroit bien aise de les retrancher, à cause de l'état auquel elle se trouve, et que, pour les autres choses, on s'adresseroit à moi et qu'on seroit le moins incommode qu'il se pourroit. M. le marquis de los Balbasès, à qui j'avois parlé auparavant, m'a dit la même chose sur les cérémonies.

On a tiré le canon à Antibes, et cela a paru faire plaisir à M. de los Balbasès; on n'a pas fait d'autres démonstrations de joie. J'ai aussi vu Mme la princesse de Piombino, à qui j'ai fait des honnêtetés de la part du Roi, lui recommandant de prendre soin de la santé de la reine et de la sienne propre. Voici, Monseigneur, l'état auquel est cette cour.

La reine est arrivée à Antibes le 20. M. de Grignan y avoit envoyé son secrétaire et son capitaine des gardes; les chaises, les chevaux et mulets, que M. de los Balbasès avoit demandés, y attendoient depuis huit jours, et il en a été content.

La reine marche seule dans une chaise à l'italienne assez propre, que M. de los Balbasès avoit fait embarquer pour lui. Mme la princesse de Piombino et M. de los Balbasès dans une autre chaise, et les autres dames, femmes et officiers dans des chaises à deux de celles qu'on leur a fournies. Dès le lendemain de l'arrivée à Antibes, M. de los Balbasès n'a pas dissimulé au secrétaire de M. de Grignan qu'ils étoient tous sans argent. On a pris l'expédient de faire donner le fourrage aux équipages loués par la province, et un entrepreneur fournit, pour la table de la reine et les autres tables, les viandes, le pain, le vin et les autres choses nécessaires pour la subsistance de cette principale partie de la maison. A l'égard de tous les autres gens de la suite qui n'ont point de table, on en a fait le dénombrement, et il se trouve cent quarante personnes. On leur fournit l'étape sur le pied de garde du Roi, c'est-à-dire ration et demie, en sorte que les places valent quarante-cinq sous. En Provence, on leur donne des routes signées de M. de Grignan, qu'ils convertissent en argent, et voilà de quoi ils vivent en Provence; ainsi on peut dire que la reine d'Espagne passe par étapes dans le royaume. Je ne sais encore ce que l'on fera en Languedoc; il faut croire que M. de Bàville fera pour le mieux.

On doit aller demain 26 à Auriol, le 27 à Marseille, le 28 séjour, le 29 à Aix, le 30 à Lambesc, le 31 à Saint-Remy, le 1er novembre à Tarascon. On va à Marseille par simple curiosité de la reine, à qui on a dit que c'étoit un lieu à voir. Elle y prendra le séjour qu'elle devoit faire à Aix, et on ne se détournera que de deux ou trois lieues.

A M. de Torcy.

Le 28 octobre, de Marseille.

La reine d'Espagne arriva ici hier au soir; je me tins à la porte de la ville avec les échevins; ils lui firent une simple revérence pour lui marquer leurs respects sans l'arrêter ni la complimenter, ainsi que j'en étois convenu avec M. le marquis de los Balbasès, et, après qu'elle fut à son logis, elle fut saluée trois fois du canon de la ville, de la citadelle et du fort. Elle doit demain entendre la messe dans sa chambre, quoique ce soit dimanche; elle ira l'après-dîné à l'opéra, qu'elle se propose de voir depuis quatre jours. Le lendemain, elle se promènera à l'Arsenal, où M. Arnoul lui donnera la comédie avec les salves et quelques illuminations qu'on lui prépare sur les galères, le tout du consentement de M. de los Balbasès, et ainsi il semble que le retranchement du cérémonial se réduit aux compliments qu'elle ne veut point recevoir. Je dois demain mener M. de los Balbasès dîner chez M. Arnoul avec les gens qu'il voudra faire venir avec lui. On séjournera ici trois jours et non deux, comme je vous l'avois mandé; une petite indisposition de dame est cause de ce séjour. On entrera en Languedoc par Arles et non par Tarascon, comme on l'avoit résolu, de manière qu'on ira le 30 à Aix, le 31 à Salon, où on séjournera le jour de la Toussaint, le 2 novembre à Arles et le 3 à Nîmes, où se trouveront M. le duc de Roquelaure et M. de Bâville. M. de los Balbasès n'a pas encore reçu le courrier qu'il a dépêché de Gênes à Madrid, en sorte qu'il ne sait par quel endroit la reine entrera en Espagne.

Je vous mandai de Brignoles en quel état on étoit à cette cour et comment on la faisoit subsister. Aujourd'hui, étant à la porte de la ville avec les échevins, un d'eux m'a dit qu'il avoit reçu ordre de son correspondant de Gênes de faire compter quarante mille écus à M. de los Balbasès à Marseille, à Montpellier ou à Bayonne à son choix. J'ai dit à cet échevin que, n'y ayant pas eu assez de temps pour faire venir cet ordre de Madrid, c'étoit apparemment M. de los Balbasès qui avoit pris cette précaution de son chef à Gênes; il m'a répondu que oui. Le négociant est donc venu, pendant que j'étois chez la reine, annoncer à M. de los Balbasès qu'il avoit cet argent prêt; il lui a répondu que cela étoit bien, qu'il n'en auroit peut-être pas besoin et que, s'il en avoit besoin, il l'en avertiroit. Comme je ne sais de quelle manière les Espagnols se gouvernent avec le Roi sur les choses d'intérêt, je ne puis juger si c'est que M. de los Balbasès seroit bien aise de faire ce passage aux dépens du Roi et par ce moyen ne se pas mettre en avance pour le roi d'Espagne, ou pour quelques autres raisons. Les choses en cet état, il m'est venu en pensée que le Roi, touché de cette misère dont je vous écrivis il y a trois jours, pourroit bien prendre le parti d'envoyer quelque secours d'argent et que vous me feriez l'honneur de m'adresser les ordres pour cela. En ce cas, comme il ne tient qu'à M. de los Balbasès d'avoir de l'argent, sans se reposer sur les bontés du Roi à cet égard, si, sur ma première lettre, vous preniez le parti d'en envoyer, je croirois bien faire de ne le point donner pendant quatre jours, jusqu'à ce que j'eusse un second ordre de vous en réponse à celle-ci; ainsi, quoique le temps soit précieux, si vous en envoyez, je surseoirai ces quatre jours, de manière que, si j'ai mal pensé, il faudra, s'il vous plaît, que vous me redressiez promptement par votre réponse à celle-ci.

Voici, Monseigneur, une autre réflexion que je vous prie de me pardonner si vous trouvez que je raisonne mal. Ma réflexion est donc que le Roi ne devroit pas laisser passer sa petite-fille à travers son royaume sans lui faire quelque galanterie. A Antibes elle s'est expliquée en termes de joie et de respect en voyant le portrait du Roi. Je voudrois que le Roi lui envoyât son portrait en un bracelet bien orné de quelques diamants qui en valussent la peine, et qu'un tel présent pût la faire souvenir en tout temps de son passage en France. Le roi d'Espagne ne seroit point jaloux de la voir arriver avec un tel ornement à son bras, qui, ce me semble, auroit bon air en France, en entrant en Espagne, où elle trouvera sa maison, et en arrivant à Madrid. Il ne faut que deux ou trois jours pour ajuster un tel portrait et trois jours pour l'envoyer par un de vos courriers, qui ne la trouveroit pas encore fort avancée vers la frontière.

J'ajouterois à ce présent capital quelques bijoux, comme tabatières, boîtes, étuis et autres choses semblables de celles qui ne se trouvent point en Espagne. Si elle est libérale, elle en fera part à ses dames; si elle aime à garder, cela lui feroit plaisir d'une autre manière. Pardonnez encore une fois, Monseigneur, les réflexions d'un homme qui n'est au fait de rien à cet égard et qui raisonne selon des vues fort bornées.

Mme la princesse Pio, qui passe à Madrid avec la reine, et qui étoit demeurée derrière, a joint aujourd'hui.

Nous devions trouver ici M. le comte de Grignan; mais un rhume l'a empêché d'y venir, et nous ne le verrons qu'à Arles ou à Aix, si sa santé lui permet de s'y avancer. Je vous assure qu'il peut bien y être tenu présent : il y a son capitaine des gardes et son secrétaire, qui sont deux excellents hommes, qui ne quittent point et qui lui font honneur. La reine d'Espagne est logée dans sa maison, ainsi que M. de los Balbasès, Mme la princesse de Piombino et la dame d'honneur; la table de S. M. et les autres tables sont servies à ses dépens, et généralement tout roulera sur son compte à Marseille.

A M. de Torcy.

Le 28 octobre.

Depuis ma première lettre que j'ai envoyée aujourd'hui à la poste, j'ai appris que M. de Vauvré a reçu des lettres de change pour cent mille livres, que M. Orry lui a fait tenir de Madrid pour la dépense de la reine; ainsi cela diminue beaucoup l'inquiétude que j'avois de voir cette cour si mal à son aise.

En continuant ma relation je dois remarquer que j'ai inséré au commencement ces trois lettres que j'ai écrites à M. le marquis de Torcy, parce que ce qu'elles contiennent est cause de la résolution que le Roi a prise d'envoyer un présent à la reine.

La reine avoit à sa suite les dames et officiers dont le mémoire est ci-après transcrit. Un garde du roi d'Espagne qui étoit de cette suite faisoit les logements avec les maires et échevins des villes auxquels Messieurs les gouverneurs ou intendants donnoient leurs ordres; pour moi je n'étois point logé par les soins de ces officiers, mais par les maires et échevins, auxquels j'envoyois mon valet de chambre, lui recommandant de ne prendre aucun logement qui pût convenir aux principaux officiers de la reine, auxquels j'étois bien aise de rendre honneur et de marquer toute l'attention possible à ce qui pourroit leur plaire; cela n'a pas empêché qu'on ne m'ait donné partout un des principaux logements, tant pour moi que pour mon fils.

J'ai eu soin d'écrire aux évêques ou archevêques, gouverneurs, officiers de justice, maires et échevins ce qu'ils avoient à faire et ce dont ils devoient s'abstenir pour la réception de la reine. La règle générale a donc été que ni les évêques, ni les magistrats, ni les officiers de ville ne lui feroient aucun compliment, que les maires et les échevins se tiendroient seulement à la porte de leur ville pour lui faire de profondes révérences sans la haranguer, afin de lui marquer qu'ils se mettoient à cet égard en leur devoir;

Qu'étant arrivée à son logis, ces mêmes officiers de ville lui apporteroient leurs présents de ville, le même jour si elle ne séjournoit point, ou le lendemain si elle séjournoit; qu'ils feroient pareillement leurs présents proportionnés à M. le marquis de los Balbasès et Mme la princesse de Piombino; ce qu'ils ont exécuté. Ils m'ont aussi fait des présents suivant qu'il est de coutume pour ceux qui ont l'honneur de remplir la charge que j'ai.

Dans les villes et lieux où il y avoit des troupes, les commandants mettoient une garde à sa porte proportionnée au nombre de troupes, et, dans les lieux où il n'y en avoit point, on mettoit une garde de bourgeois. Les commandants de ces gardes avoient l'honneur de recevoir l'ordre de la reine, à laquelle ils étoient présentés par M. le marquis de los Balbasès ou par moi.

A l'égard des petits lieux, je mandois aux maires ou syndics de ne faire aucune cérémonie ni démonstration de joie, mais seulement de bien recevoir ceux de la suite qui seroient logés chez eux, et, en mettant une garde des habitants à la porte du logis de S. M., d'observer de la proportionner au nombre, en sorte que les habitants ne fussent point détournés des soins qu'ils devoient donner chez eux; nonobstant ces ordres, ils faisoient dans tous les lieux des illuminations au logis de la reine.

La reine pendant toute sa route, quelques courtes que fussent les journées, a toujours voulu dîner en chemin; ainsi, partant le plus ordinairement à onze heures ou midi, et dînant en chemin, elle arrivoit tard aux flambeaux, et presque dans toutes les villes les maires et échevins avoient soin d'en envoyer au-devant d'elle et de les faire distribuer à ses coureurs.

Pendant tout le voyage, S. M. a toujours entendu la messe dans sa chambre, dite par son aumônier, même les jours qu'elle communioit, auquel jour il étoit dit deux messes ; ainsi elle n'a été dans aucune église.

Le 26 octobre, la reine a été de Brignoles dîner à Rougiers et coucher à Auriol, éloigné de six lieues.

Le 27, dîné à Aubagne et couché à Marseille; cinq lieues. Elle logea dans la maison de M. le comte de Grignan, où elle fut défrayée à ses dépens pendant tout son séjour avec une profusion surprenante.

Les échevins de Marseille, à la porte de la ville, lui firent une révérence. Le gouverneur de Marseille mit une garde à son logis, et les consuls lui firent leurs présents, ce que je ne répéterai point parce que je l'ai dit ci-dessus et que cela a été observé dans toutes les villes ; elle fut saluée de trois salves de l'artillerie de la ville, de la citadelle et du fort.

Le 28, elle fut à l'hôtel de ville et, passant sur le quai, elle fut saluée des chiourmes des galères, et de l'artillerie lorsqu'elle fut dans l'hôtel de ville, d'où elle alla à l'opéra. Le 29, elle fut à l'Arsenal voir la salle d'armes, d'où elle passa à l'appartement de M. Arnoul, intendant, qui lui donna la comédie dans une salle où l'on avoit préparé exprès un théâtre, et ensuite une collation servie par M. Arnoul et sa femme et les commissaires des galères. M. le bailli de Rancé, commandant des galères, et M. le chevalier de la Pailleterie donnèrent chacun un grand dîner à M. de los Balbasès et autres de la cour que je leur avois menés.

Le 31, dîné à Notre-Dame et couché à Aix, cinq lieues. Elle logea dans la maison de l'intendant.

Le 1er novembre, jour de la Toussaint, dîné aux Quatre-Termes et couché à Salon, cinq lieues.

Le 2, dîné à Saint-Martin, couché à Arles, cinq lieues ; le 3 et le 4, séjour.

La reine logea dans la maison de l'archevêque ; les gentilshommes du pays, qui disent être en usage de garder le Roi, m'avoient fait faire par l'archevêque la même demande qu'ils me firent lors du passage du roi d'Espagne, il y a quatorze ans, qui étoit que personne qu'eux ne gardât la reine. Je leur fis voir ce qui s'étoit passé à l'égard du roi d'Espagne, que ses gardes avoient toujours servi, laissant aux gentilshommes la porte et la première salle du palais. Je leur fis comprendre que la reine avoit un officier et douze gardes du duc de Parme qui lui rendoient un service très assidu et très nécessaire, en ce qu'ils étoient toujours deux postés à la porte de l'antichambre et de la chambre, où il n'y avoit point d'autre huissier ; et, après bien des contestations, il fut convenu que les gentilshommes seroient dans les salles sous les armes à l'arrivée de la reine pour y faire une garde de parade, qu'elle les remercieroit et qu'ils se retireroient ; ce qu'ils firent.

M. le comte de Grignan, lieutenant général de la province, qui avoit à ses ordres deux régiments de cavalerie, mit à sa porte une garde ; il lui fit passer ces deux régiments en revue sous la fenêtre ; le même jour 3, le vice-légat d'Avignon vint la complimenter de la part du Pape.

Les voitures qui avoient servi depuis Antibes furent congédiées à l'arrivée de celles de Languedoc envoyées par M. de Bâville, intendant.

Je ne dois pas oublier que M. de Grignan fit tenir pendant tout le séjour d'Arles des tables bien servies à son ordinaire.

La reine, tant à Arles que dans toutes les autres villes où il y a eu des dames de considération, a trouvé bon qu'elles entrassent dans sa chambre après sa messe et qu'elles eussent l'honneur de lui baiser la main. On entroit difficilement à sa messe, parce que, outre que ce n'est point la coutume, elle me dit que le monde lui donnoit de la distraction. Elle trouvoit bon néanmoins, qu'étant à sa suite de la part du Roi, j'eusse cet honneur et mon fils aussi. Elle faisoit la même grâce aux prélats. M. l'archevêque d'Arles voulut en profiter ; mais il fut arrêté par une difficulté : sans me communiquer sa pensée, un moment avant la messe, il fit entendre à M. de los Balbasès qu'il devoit avoir un carreau en présence de la reine. Pour appuyer sa prétention, il lui dit qu'en France les évêques dans les diocèses desquels étoient le Roi avoient cet honneur, et lui cita pour exemple l'archevêque de Sens qui en jouissoit lorsque le Roi étoit à Fontainebleau. M. de los Balbasès lui dit contre sa prétention que lui, grand d'Espagne, n'avoit point cet honneur. Cela fit que l'archevêque s'abstint d'être à la messe, après laquelle m'ayant dit ce qui s'étoit passé, je lui fis connoître l'erreur dans laquelle il étoit sur M. l'archevêque de Sens, qui n'est point distingué à Fontainebleau des autres évêques.

Le 5, la reine partit d'Arles et passa le Rhône dans le bateau de l'archevêque, qui avoit été meublé et accommodé par ses ordres, et on se servit de plusieurs autres bateaux pour le passage de la suite. Le comte de Grignan vint l'accompagner jusqu'au bord du Rhône avec les deux régiments de cavalerie et passa dans le bateau de la reine.

Elle trouva à l'autre bord le duc de Roquelaure, commandant de la province, accompagné du marquis de Maillebois, lieutenant-général, et de MM. de Polignac, Chambonas, Mérinville et la Fare, barons de la province. Elle dîna à Bellegarde, où M. de Bâville lui avoit fait apprêter à dîner, et arriva à Nîmes, cinq lieues. Elle logea dans la maison de l'évêque, où M. de Bâville néanmoins la traita à ses dépens. Les Etats y étoient assemblés ; je fis ranger dans la salle MM. les prélats à droite et MM. les barons à gauche pour la saluer en passant ; et le lendemain les mêmes députés la vinrent voir après la messe, l'archevêque de Narbonne seul lui ayant baisé la main pour tous les députés. Je ne dois pas oublier les politesses du marquis de los Balbasès, qui, ayant accoutumé de donner la main à la reine et ne devant la céder à personne, affecta néanmoins de s'éloigner à Arles à la descente du bateau et à Nîmes, pour donner à M. de Grignan, à M. de Roquelaure et à M. de Maillebois l'occasion d'avoir l'honneur de lui présenter la main, qu'elle recevoit avec beaucoup de bonté.

Le 6, dîné à Uchaud, couché à Lunel, quatre lieues, où M. de Roquelaure vint accompagner la reine et y tenir une grande table. Mme de Piombino avoit deux petits pages, habillés non de livrée mais de gris, et un précepteur qui les conduisoit; il les amena indiscrètement à la table de M. de Roquelaure, qui, les croyant enfants ou parents de la princesse, leur fit des honnêtetés. Le lendemain, ayant fait servir à Montpellier une table pour quatre pages du duc de Parme qui servoient la reine, ils firent difficulté de s'y mettre, prétendant qu'ils devoient avoir le même honneur que les pages de Mme la princesse de Piombino. J'eus assez de peine à leur faire comprendre qu'en France les pages, de quelque naissance qu'ils soient, ne mangeoient point à telles tables, et ils me crurent.

Le 7, dîné à Colombiers et couché à Montpellier, quatre lieues. Elle logea dans la maison de M. le duc de Roquelaure et y séjourna le 8. Elle fut parfaitement traitée aux dépens de ce duc, de même que les principales personnes de sa suite, avec des illuminations.

Le 9, après avoir dîné à Montpellier, elle alla coucher à Sigean, trois lieues.

Le 10, dîné à Loupian, couché à Pezénas, cinq lieues.

Le 11, dîné à Valros, couché à Béziers, quatre lieues; elle logea dans la maison de l'évêque, qui étoit aux États.

Le 12, après avoir dîné à Béziers, elle alla coucher à Capestang; en partant de Béziers, je menai le duc del Sesto, fils du marquis de los Balbasès et quelques autres de la cour aux écluses du canal, où nous nous embarquâmes pour les passer et aller ensuite jusqu'au Malpas.

Le 13, dîné à Pouzolles, couché à Azille, cinq lieues.

Le 14, dîné à Marseillette, couché à Carcassonne, cinq lieues; le 15, séjour.

Le 16, dîné à Alzonne, couché à Castelnaudary, six lieues.

Le 17, dîné à la Bastide-d'Anjou, couché à Villefranche, quatre lieues. Ce même jour, la femme d'un bourgeois y étoit accouchée d'une fille; le père vint me prier que la reine en fût la marraine; elle le voulut bien, et elle commit pour cette cérémonie le duc del Sesto et Mme la comtesse de Sommaglia, sa dame d'honneur.

Le 18, dîné à Montgiscard, couché à Toulouse; le 19, 20 et 21, séjour. Elle visita les reliques de saint Sernin le lendemain de son arrivée, et celles qui sont aux Jacobins. Les bourgeois de cette ville avoient pris mal à propos des impressions fausses contre les gens de la suite de la reine; en sorte qu'ils cachoient leur vaisselle d'argent et autres meubles, et même ils refusoient de recevoir ceux qui leur étoient envoyés avec des billets des capitouls; cela dura peu, et chacun fit dans cette ville son devoir comme dans les autres. La reine fut gardée par les archers de la ville à la porte du palais de l'archevêque.

La reine, étant à Toulouse, se donna une entorse au pied, dont elle fut incommodée jusqu'à Saint-Jean-Pied-de-Port.

Le 22, dîné à Léguevin, couché à l'Isle-Jourdain, quatre lieues.

Le 23, dîné à l'Isle-Jourdain, couché à Gimont, trois lieues.

Le 24, dîné à Gimont, couché à Auch. Elle logea dans la maison de l'archevêque, qui est absent.

Le 25, dîné à Miramont, couché à Mirande, quatre lieues.

Le 26, après avoir dîné à Mirande, couché à Miélan, quatre lieues.

Le 27, dîné à Villecomtal, couché à Tarbes, quatre lieues. C'est là où le duc de Saint-Aignan, dont M. de Torcy m'avoit ci-devant écrit, arriva pour lui faire compliment et lui faire un présent de la part du Roi. Ce présent étoit le portrait de S. M. en bracelet avec quatre beaux diamants brillants aux quatre coins, et une cassette pleine de tout ce qu'il y avoit de bijoux plus curieux à Paris, comme tabatières d'or, flacons, tasses, étuis, couverts et autres choses semblables des mieux travaillées. Je menai le duc à l'audience de la reine, précédé de cinq ou six de ses domestiques; elle reçut son compliment debout et le fit couvrir comme duc.

Le 28, couché aux Bordes-d'Espouey, trois lieues.

Le 29, à Pau, trois lieues. M. de Harlay, intendant de la province, qui étoit venu à Tarbes et qui avoit commencé à tenir table aux Bordes-d'Espouey, avoit fait monter la noblesse du pays à cheval pour venir au-devant d'elle.

La reine douairière d'Espagne, s'étant rendue de Bayonne à Pau quelques jours auparavant, vint au-devant d'elle à un quart de lieue de la ville. La reine douairière étoit dans son carrosse avec sa camarera-major et sa dame d'honneur. Lorsque ce carrosse fut près de la chaise de la reine, elles descendirent toutes deux et s'embrassèrent tendrement sans se parler; elles montèrent dans un carrosse de la reine douairière à deux places, appelé communément carrosse du roi, parce qu'il n'est pas de deuil, dans lequel je remarquai qu'elles se faisoient de grandes démonstrations d'amitié, la jeune reine prenant les mains de la douairière pour les baiser. La princesse de Piombino et Mme de Sommaglia entrèrent dans le grand carrosse de la douairière avec sa camarera-major et sa dame d'honneur; M. le marquis de los Balbasès entra dans celui de M. le marquis de.....[1], où l'on m'avoit donné place pour être à cette entrevue.

Avant de parler de l'entrée dans Pau, je dois dire l'incident qui étoit arrivé à l'occasion de quelques jeunes gens de Bayonne qui suivoient la reine douairière d'Espagne. Cette princesse, qui est fort aimée à Bayonne, ayant pris la résolution de venir à Pau attendre la reine, trente jeunes gens des bonnes familles de Bayonne résolurent de l'y suivre à cheval habillés tous d'un justaucorps rouge uniforme, et faisoient auprès d'elle comme s'ils avoient été ses gardes.

1. Le nom est en blanc dans le manuscrit.

Lorsqu'elle arriva sur les terres du gouvernement de Pau, elle y trouva plusieurs gentilshommes que M. de Harlay, intendant de la province, avoit rassemblés pour lui faire honneur. Ceux-ci prétendirent devoir prendre la garde de la reine douairière et que les Bayonnois devoient marcher en avant en laissant aux gentilshommes le poste le plus honorable. Les Bayonnois au contraire soutenoient qu'ils étoient comme les gardes de la reine et qu'ils ne devoient point quitter son carrosse. Peu s'en fallut qu'ils n'en vinssent aux mains ; mais la reine douairière, qui avoit affection pour ses Bayonnois, demanda qu'on les laissa auprès d'elle, en sorte que les gentilshommes marchèrent en avant. Comme, pour l'entrée de la jeune reine, ils se disposoient à faire le même incident, j'entendis les raisons des uns et des autres et je décidai que, les deux reines étant ensemble, les cavaliers de Bayonne marcheroient à la tête, puis les carrosses qui seroient suivis des gardes de la jeune reine et ensuite la noblesse, ce qui fut exécuté. On entra donc dans Pau en cet ordre : les gardes du prévôt des maréchaux, les cavaliers de Bayonne, le carrosse du chevalier d'honneur de la reine douairière, le carrosse où étoient les deux reines suivi des gardes de la jeune reine, la noblesse du pays, les autres carrosses de la reine douairière et toutes les chaises et voitures de la suite de la jeune reine.

On trouva la milice du pays en bon nombre hors la porte de la ville et en haie jusqu'au château. La jeune reine fut logée au principal appartement, qui est au premier étage, et la douairière au second. Je dois observer que la douairière, qui étoit arrivée à Pau huit jours auparavant, avoit occupé ce premier appartement, et, demandant dans la suite à M. de Harlay s'il ne falloit pas y mettre la jeune reine, il lui répliqua qu'étant dans le château, elle y étoit la maîtresse, que c'étoit à elle à ordonner, sur quoi elle dit qu'elle vouloit donc que la jeune reine occupât le principal appartement, ce qui fut exécuté. Les deux reines entrèrent dans cet appartement, où après avoir resté quelque temps, la douairière se retira dans le sien. Une heure après, S. M. Cath. fut lui rendre visite. Le soir, on servit le souper de la reine douairière dans l'appartement de la jeune reine, et elles ont toujours logé et mangé ensemble jusqu'à leur séparation.

Le soir, lorsqu'il fut question de donner l'ordre au lieutenant de Roi de Pau, les deux reines se firent réciproquement des civilités. M. de los Balbasès et moi y étions présents ; elles s'adressèrent à nous pour savoir ce qui se devoit faire. M. de los Balbasès dit qu'il ne pouvoit décider cette question ; je leur dis la même chose ; mais, m'ayant ordonné de parler, je pris la liberté de représenter à la jeune reine que je croyois qu'en Espagne comme en France, la reine régnante rendoit honneur à la reine-mère et que rien ne s'opposoit à ce qu'elle fît la même chose à l'égard de la douairière, femme du roi défunt, bienfaiteur du roi Catholique, son mari, étant d'ailleurs en France dans le royaume du Roi son beau-père, par qui elle seroit bien avouée d'en faire les honneurs. La reine douairière donna donc l'ordre, et, sur pareilles politesses de leur part qui arrivèrent à Navarrenx, la douairière ne voulant point donner l'ordre, je leur dis en plaisantant qu'elles n'avoient donc qu'à rouler comme les lieutenants généraux d'armée, et, sur cette plaisanterie, la jeune reine donna l'ordre.

Le jour de l'arrivée, la reine douairière lui fit présent d'une parure de pierres et de diamants et de deux pendeloques aussi de pierres. Le lendemain, elle lui donna le divertissement d'une comédie espagnole jouée par ses filles et quelqu'uns de ses officiers et mêlée de symphonie.

Le jour suivant, il y eut un autre divertissement particulier, où la reine douairière chanta et la jeune reine joua du clavecin. Le même jour, la reine douairière donna à la jeune reine un collier, des pendants et des bracelets de perles.

Le 2 [décembre], il y eut bal chez la jeune reine, où l'on dansa à la mode d'Espagne, une coutume bien fatigante pour ceux qui sont du bal, particulièrement pour les dames, qui sont, comme les hommes, obligées de se tenir debout. Ni l'une ni l'autre reine ne dansèrent, la douairière disant qu'elle étoit trop âgée et la jeune reine étant encore incommodée d'une entorse qu'elle s'étoit donnée au pied à Toulouse. Elles étoient toutes deux dès le matin habillées en habits de chasse avec la perruque. La douairière avoit envoyé prendre le chapeau de la reine comme pour le voir, et y avoit fait mettre une attache de pierreries assez considérable, de manière que c'est le troisième présent qu'elle lui fit à Pau.

Le 3, dîné à Pau et couché à Pardies, trois lieues.

Le 4, dîné à Pardies et couché à Navarrenx, quatre lieues.

Le 5, dîné à Nabas, couché à Uhart, quatre lieues.

Le 6, dîné à Cibits et couché à Saint-Jean-Pied-de-Port, quatre lieues. On y séjourna le 7 et le 8, et il ne s'y passa rien, sinon trois saluts d'artillerie des reines, qui furent logées dans la maison d'un marchand qui est à l'entrée de la porte en dehors, où le lieutenant de Roi de la citadelle envoya une garde tirée de la garnison.

Le 9 décembre, la reine partit de Saint-Jean-Pied-de-Port. Il avoit été résolu, et elle en avoit reçu la nouvelle à Toulouse, que là toute la maison italienne la quitteroit, sans exception même de son confesseur, et qu'il n'y auroit que M. de los Balbasès, Mme la princesse de Piombino et le marquis Maidalchini qui la suivroient jusqu'à Roncevaux, où elle trouveroit sa maison espagnole. La reine, qui, dès Toulouse, avoit trouvé en cela de la dureté et même de l'impossibilité de le faire, en ce qu'il falloit que ses femmes et ses autres officiers principaux pussent remettre à ceux d'Espagne ses habits et autres choses nécessaires, ordonna que toute la maison italienne continueroit de la suivre jusqu'à Pampelune.

Le 7, le prince de Castiglione, vice-roi de Pampelune, et le marquis de Sainte-Croix, nommé pour être grand écuyer de la reine, vinrent la saluer ; ils étoient accompagnés d'un trésorier qui apportoit de l'argent pour le retour de la maison italienne. Comme ces deux seigneurs devoient s'en retourner le lendemain, ils se présentèrent le soir pour prendre congé de la reine ; elle étoit dans son lit pour reposer son pied, et, quoiqu'on leur laissât la liberté d'entrer, le marquis de Sainte-Croix dit que cela étoit contre l'étiquette. La reine leur fit dire de faire sur cela ce que M. de los Balbasès trouveroit à propos ; il ne voulut point décider, de manière que la chose fut remise au lendemain. Je les menai tous deux souper avec M. de los Balbasès chez l'intendant.

Le même jour 9, j'eus l'honneur de prendre congé de la reine, qui me fit beaucoup d'honnêtetés et me fit dire en particulier par M. de los Balbasès et par le marquis Scotti, son majordome, qu'elle étoit bien fâchée de ce qu'on m'avoit oublié à Madrid pour un présent et qu'à son arrivée son premier soin seroit d'y pourvoir, à quoi je répondis comme je devois.

La reine partit donc après avoir dîné et fut accompagnée par la douairière jusqu'au pied de la montagne, où elles se quittèrent, après s'être bien donné des marques de tendresse et d'amitié.

La douairière auroit bien souhaité de l'accompagner jusqu'à Pampelune, et elle la pressoit pour cela ; mais la jeune reine lui fit comprendre que cela ne se pouvoit faire que par permission du roi Catholique, et qu'elle n'osoit prendre la chose sur elle.

La milice du pays, au nombre de deux cents hommes, l'accompagna jusqu'au-dessus de la montagne, où elle trouva le vice-roi de Pampelune, le duc de Medina-Celi, le marquis de Sainte-Croix, cinquante gardes du roi et grand nombre de noblesse à cheval. C'est là où je la quittai et où je reçus encore d'elle des politesses.

La reine douairière coucha encore le même jour à Saint-Jean-Pied-de-Port. Comme je savois que, quand elle avoit eu dessein d'aller à Barèges, le Roi avoit ordonné qu'on lui rendroit les honneurs dus à son rang, je dis au lieutenant de Roi de la citadelle de continuer à lui donner une garde à son logis, et le lendemain, avant son départ, je lui présentai en cérémonie le curé accompagné des ecclésiastiques de la ville, qui lui fit compliment, et les échevins, qui lui firent aussi compliment ; elle fut saluée de la citadelle comme la reine l'avoit été en partant. Le même jour elle alla coucher à Holette, où je lui fis mettre une garde des habitants du lieu, et le lendemain à Bayonne, où l'on ne fit aucune cérémonie, parce que c'est le lieu de son séjour ordinaire et qu'il y avoit trop peu de temps qu'elle en étoit absente. J'ai eu quelques jours de fièvres qui m'empêchèrent de lui faire ma cour autant que j'aurois voulu. Elle m'envoya par Mme Lucas, sa favorite, une tabatière où je vis quelques pierreries, et j'éludai de la recevoir.

Mémoire pour les logements.

La reine et, dans la même maison, Mme la princesse de Piombino,

Mme la comtesse de Sommaglia, dame d'honneur, six femmes de la reine, trois de la princesse de Piombino et une de Mme de Sommaglia, le marquis de los Balbasès et le duc del Sesto, son fils, avec quelques-uns de ses gens, l'aumônier de la reine, deux écuyers ou majordomes, le marquis Scotti et le marquis Maidalchini ; un officier et douze gardes, six valets de pied.

Les officiers de la reine dans le palais ou au plus près : le contrôleur de la maison avec un valet, le chef de cuisine et trois aides, le chef d'office et trois aides, le sommelier et deux aides.

Les officiers de M. de los Balbasès : un maître d'hôtel, un chef de cuisine et trois aides, un chef d'office, un aide et un garçon, deux femmes ayant la charge du linge.

Le confesseur et son compagnon, le médecin et un valet, le chirurgien et un valet, l'apothicaire et son aide, le garde-robe et un valet, deux secrétaires de M. Scotti.

Deux valets de chambre et deux autres valets des majordomes, un valet de chambre et deux autres valets de Mme de Sommaglia, le valet de chambre de l'aumônier, quatre pages de la reine, leur maître d'hôtel et leur valet.

Six coureurs de la reine, deux coureurs des majordomes, deux courriers, trois conducteurs du bagage, six porteurs, un balayeur.

Deux gentilshommes de Mme de Piombino, un aumônier, deux pages, trois valets de chambre, un chef de cuisine, six valets de pied.

Trois gentilshommes de M. de los Balbasès, un secrétaire, un trésorier, deux pages, quatre valets de chambre, un maître d'écurie.

Un cocher servant pour la reine, six postillons, treize valets de pied.

« Le marquis don Carlo Grillo avec un gentilhomme, un secrétaire, un valet de chambre et deux laquais.

« Le marquis Imperiale.

« Le trésorier de la reine douairière, avec deux valets.

« Un tapissier du roi d'Espagne avec son aide.

« Un garde du corps du roi avec un valet.

« Mme la princesse Pio, Mlle sa fille, une dame d'honneur, deux femmes de chambre, un écuyer, quatre valets de pied.

« Le marquis de Gonzague.

« Pendant ce voyage, outre les lettres que j'ai écrites aux évêques, aux gouverneurs, aux intendants et autres sur le fait du cérémonial et des choses nécessaires à la reine, j'ai eu l'occasion d'en écrire plusieurs à M. le marquis de Torcy, secrétaire d'État, qui les lisoit au Roi qui étoit curieux de savoir ce qui se passoit. J'ai écrit aussi à plusieurs autres personnes. Je vais insérer ci-après toutes ces lettres.... »

[De toutes ces lettres nous ne donnons que des extraits de celles adressées à Torcy, lorsqu'il s'y trouve des détails qui complètent la relation de Desgranges ; nous supprimons toutes les autres, qui sont en général sans intérêt.]

A M. de Torcy ; le 29 octobre, de Marseille.

« .... La reine d'Espagne entendit hier la messe dans sa chambre et y communia ; elle se promena l'après-dînée dans sa chaise au cours et autres endroits de la ville. Elle passa sur les quais où elle fut saluée de la voix par les chiourmes, et, étant entrée dans l'hôtel-de-ville, les galères firent trois salves. Dans la salle de l'hôtel-de-ville il y a un grand tableau de la famille royale, auquel elle s'arrêta assez longtemps, me demandant si le portrait du Roi étoit bien ressemblant et d'autres éclaircissements sur les portraits des princes. Elle fut conduite à l'opéra. Je crois qu'elle ne partira pas demain d'ici, parce que l'arrangement qu'on fait pour son voyage ne peut pas être prêt, de manière qu'elle passera à Aix le jour de la Toussaint, qu'elle devoit passer à Salon.... »

A M. de Torcy ; le 30 octobre, à Marseille.

« La reine d'Espagne fut hier voir l'arsenal, et, au sortir des salles d'armes, elle entra dans une autre salle où elle eut l'opéra et ensuite une belle collation que M. Arnoul lui fit servir ; M. le chevalier de Rancé avoit donné à dîner à M. le marquis de los Balbasès et aux autres de la suite que je lui avois menés.

« Elle a demandé la comédie pour aujourd'hui ; je vais voir avec les comédiens s'ils pourront lui donner *le Malade imaginaire* qu'elle demande. Elle a bien voulu recevoir un petit présent de confitures qui lui a été fait par les consuls.... »

A M. de Torcy ; 1er novembre, à Aix.

« La reine d'Espagne arriva ici hier assez tard, je la reçus comme à Marseille à la porte de la ville avec les consuls, sans la complimenter, et je ferai partout de même. Quelque temps après, ils lui firent leur présent, qui, suivant leur usage pour les rois et reines, est quatre douzaines de flambeaux et quatre douzaines de boîtes de confitures. Elle a logé chez M. le premier président, ce logement s'étant trouvé plus commode que celui de M. l'archevêque, où l'on bâtit. M. le premier président a donné un grand souper à M. de los Balbasès et à la suite, qui n'est pas nombreuse. Aujourd'hui, la reine a entendu la messe dans sa chambre et y a communié ; c'est son usage les dimanches et fêtes. Elle va partir pour Salon, et demain à Arles ; je vais mener le fils de M. de los Balbasès à l'église, où M. l'archevêque nous fait garder une messe, et nous donnera ensuite à déjeuner.... »

A. M. de Torcy ; à Lunel, le 6 novembre 1714.

« .... M. de Roquelaure lui a fait apprêter à dîner (à la reine) à Uchaud, village entre Nîmes et Lunel, quoiqu'il n'y ait que quatre lieues ; mais elle aime à se lever tard ; elle ne veut pas dîner avant que de partir, parce que le dîner seroit trop près du chocolat qu'elle prend, et cela sera ainsi pendant toute la route, quelque petites que soient les journées. Elles ont été réglées suivant le mémoire que j'ai eu l'honneur de vous envoyer. M. le duc de Roquelaure est ici, où il lui a fait de même apprêter à souper, et il la recevra demain chez lui à Montpellier, où elle doit séjourner un jour pour dépêcher un courrier en Espagne. Comme il a fait deux jours de vent de bise et que la chaise pouvoit n'être pas trop chaude, j'ai demandé à M. de los Balbasès si, à présent que nous avons quitté les chemins des montagnes, elle ne seroit pas plus aise d'avoir un carrosse, où elle pourroit faire mettre ses dames avec elle, et que nous en avions ici à choisir dans un grand nombre autant qu'elle voudroit, qui la conduiroient jusqu'à Pampelune. Il le lui a proposé ; mais elle continue à vouloir être seule dans sa chaise.

« M. de Bâville a fourni un homme intelligent pour les voitures. Il a donné un pourvoyeur pour la subsistance et a fait remettre de l'argent entre les mains d'un homme de la reine pour toutes les dépenses, qui me paroissent en nourritures et voitures monter à quinze cents livres par jour, dont M. de Vauvré aura soin de rembourser M. de Bâville des fonds que M. Orry a envoyé ou envoiera.

« Je ne compte pas que l'on puisse être à Saint-Jean-Pied-de-Port avant le 5 ou le 6 de décembre ; ainsi, supposé que vous ayez pensé comme moi sur mon idée d'un présent, vous avez le temps de l'envoyer, et, suivant ce que dit la reine quand elle parle de son grand Roi (c'est ainsi qu'elle appelle le Roi), je crois toujours que le portrait est ce qu'il y a de plus sortable. »

A M. de Torcy ; à Montpellier, le 8 novembre 1714.

« La reine d'Espagne arriva ici avant-hier au soir. M. le duc de Roquelaure, qui la reçut dans sa maison, y fit une illumination et y a parfaitement traité S. M. et toute sa suite. S. M. eut en arrivant quelques moments d'inquiétude. Un courrier venu de Parme remit son paquet à M. de Scotti, majordome, qui ne vint pas d'abord chez la reine. Elle aperçut le courrier qu'elle fit monter et reçut de lui une lettre de la duchesse de Parme où elle lui mandoit simplement : « Depuis l'accident nous nous portons bien. » M. de Scotti arriva enfin, après avoir été cherché quelque temps. Voici l'accident : le duc et la duchesse de Parme eurent à passer une rivière entre Parme et Plaisance ; ils mirent pied à terre pour faire passer le carrosse à gué, pendant qu'ils passeroient sur un pont de bois. Étant arrêtés au milieu du pont pour voir passer le carrosse au gué, le pont rompit. Le duc et la duchesse et plusieurs autres tombèrent dans l'eau; ils en furent retirés non sans grand péril, le duc d'un côté et la duchesse de l'autre; il y eut un homme noyé. La reine leur a dépêché un courrier sur cet accident; elle en a dépêché aussi un au roi d'Espagne, qui a ordonné qu'on en envoie un toutes les semaines. Elle fit entrer hier dans sa chambre le duc de Roquelaure et le fit couvrir. Elle a dîné ici et va coucher à Sigean et demain à Pezénas.... »

A M. de Torcy; à Toulouse, le 22 novembre 1714.

« Le comte de Pinto arriva ici hier; il dit à M. le marquis de los Balbasès que M. le duc de Saint-Aignan étoit parti en même temps que lui pour se rendre à Madrid afin de remettre au roi d'Espagne le collier de la Toison qu'avoit M. le duc de Beauvillier. J'ai jugé que c'est celui de M. le duc de Berry. Il ajouta que le même duc de Saint-Aignan portoit un présent de noces à la reine; sur ce discours j'ai cru ne devoir pas garder plus longtemps le silence. J'ai donc dit en particulier à M. de los Balbasès que M. le duc de Saint-Aignan étoit envoyé uniquement pour faire compliment à la reine, que je le savois par vous depuis quelques jours, et que je n'avois point voulu le dire afin de laisser à la reine le plaisir de la surprise, que le Roi ne faisoit point de présents de noces dans le cas dont il s'agit, et que ce que vouloit dire M. Pinto seroit apparemment quelques galanteries dont le Roi aura voulu accompagner son compliment. Il en a rendu compte à S. M. Cath., qui en a témoigné une grande joie. Je compte donc de voir arriver M. le duc de Saint-Aignan aujourd'hui ou demain. Ce qui fait qu'il n'est pas arrivé aussitôt que M. de Pinto est que celui-ci est venu par la route de Limoges, et que l'autre, venant par Bordeaux, aura été jusqu'à Bayonne, la route étant impraticable de Bordeaux ici pour les chaises, nous croyant d'ailleurs plus avancés, n'ayant pu savoir notre séjour de Toulouse. La reine va partir pour l'Isle-Jourdain.... »

. . . .

A M. de Torcy; à Pau, le 1er décembre 1714.

« La reine resta à Toulouse encore un jour plus que je ne l'avois cru. Le troisième jour, elle garda le lit; ses femmes dirent qu'elle s'étoit fait mal au pied en se promenant dans le jardin. Je crus que c'étoit une feinte pour cacher le véritable sujet de ce séjour. Cependant le mal s'est trouvé vrai; elle étoit en mules et se donna effectivement une petite détorse, qui lui a fait de la douleur au pied, et l'a empêchée et l'empêche encore de poser le pied à terre, en sorte qu'il faut la mettre dans un fauteuil pour la monter et descendre dans les lieux où elle loge.

« M. le duc de Saint-Aignan se trouva à Tarbes le 27 du mois passé, avant l'arrivée de la reine, et le soir il eut son audience. C'est à lui à vous rendre compte de quelle manière furent reçus le compliment et le présent ; ce que je puis vous dire est qu'il s'acquitta de sa commission fort noblement et mit parfaitement bien en œuvre et en beaux termes le sujet de son voyage. Pendant son discours, il vit que la reine, qui étoit debout, souffroit sur son pied malade ; il eut la présence d'esprit de retrancher quelqu'unes des dernières périodes. Il me paroît que ce présent a été reçu comme il devoit l'être ; la reine mit le jour même le bracelet au bras, la montre d'or à sa ceinture et la plus belle tabatière, qui est de nacre de perle, dans sa poche. L'aumônier du duc de Parme qui la sert, et qui paroît un bon ecclésiastique, auquel elle a de la confiance, m'a dit que S. M. lui faisant voir et à sa dame d'honneur le portrait du Roi, elle s'étoit écriée : « Ah ! que je serois aise si je pou- « vois en voir l'original. » Je ne sais pas s'il a voulu m'en imposer, et s'il seroit Italien à ce point ; mais je le crois sincère. Elle a soigneusement tout serré, sans en avoir, jusqu'à présent, rien donné aux principales personnes de la cour, et il y a apparence qu'elle gardera tout.

« Le 29, elle arriva à Pau ; la reine douairière vint à sa rencontre à une lieue, parée en reine veuve. Son carrosse approcha la chaise, et elles descendirent l'une et l'autre, rougirent toutes deux très fort sans se rien dire pendant un long intervalle, s'embrassèrent plusieurs fois et montèrent seules dans un autre carrosse coupé, qu'on appelle carrosse du roi ; car la douairière étoit venue dans son carrosse de veuve, où elle ne voulut pas faire monter la jeune reine. Étant arrivées au château, on entra dans l'appartement, où la jeune reine alla pour lui rendre visite, et descendit pour y attendre à souper la reine douairière. La jeune reine, malheureusement, posa encore à faux son pied malade dans le moment de l'entrevue en descendant de sa chaise, ce qui l'a obligée de garder le lit hier et l'empêchera de partir encore aujourd'hui, en sorte qu'elle ne commencera que demain les quatre jours qu'elle doit marcher avec la reine douairière qui l'accompagne jusqu'à Saint-Jean-Pied-de-Port. Hier elle lui fit présent d'une grande table de pierres et de diamants, et de deux pendeloques aussi de pierres ; je ne m'y connois pas assez pour en dire le prix ; ses gens disent que ce présent est de quatre-vingt mille ducats. La douairière lui a donné un divertissement mêlé de symphonie et d'une comédie espagnole jouée par ses filles et quelqu'uns de ses officiers, avec une symphonie du maître de la chapelle du roi d'Espagne, qui est ici. La symphonie me paroît belle et les chansons détestables, apparemment par l'incapacité des acteurs.

« Il semble que M. de Cély veuille enchérir sur ce que les autres gouverneurs et intendants ont fait : il s'est avancé à Tarbes, et, comme la reine ne pouvoit aller coucher en un jour de Tarbes à Pau, il a eu soin de faire ajuster et meubler un mauvais hameau appelé les Bordes d'Espouey, de manière qu'on y a été très bien logé, et cela a été accompagné d'une grande chère, ce qui continue ici soir et matin, et sera de même jusqu'à Saint-Jean-Pied-de-Port. Ainsi ce voyage finira comme il a commencé, avec des politesses, des attentions et une bonne chère, dont la reine et sa suite ont lieu d'être contents. Il a la même attention pour la reine douairière depuis qu'elle est ici, faisant tout ce qu'il peut pour attirer ses dames et ses officiers chez lui....

« Hier, après le divertissement fini, le maître de musique dit à la jeune reine qu'il falloit prier la douairière de chanter aujourd'hui. Celle-ci dit qu'elle le feroit volontiers, pourvu que sa nièce lui promît de garder le lit tout le jour. La jeune reine répliqua que, pour avoir ce plaisir, elle y resteroit plutôt trente jours. Si aujourd'hui on fait quelque nouvelle proposition, on pourroit bien y rester encore demain pour la prompte guérison du pied.... »

A M. de Torcy; à Pau, le 3 décembre 1714.

« La reine douairière commença avant-hier sa journée par un nouveau présent qu'elle fit à la reine sa nièce, qui consiste en un collier de perles, des pendants et des bracelets aussi de perles. J'ai vu le collier, dont les perles ne sont pas fort grosses, mais rondes, égales et d'une belle eau. Le soir, la reine douairière chanta comme elle l'avoit promis; le concert dura plus d'une heure ; personne n'y entra; la reine douairière dit pour raison qu'elle ne chantoit pas assez bien. M. de Scotti, majordome, me fit mettre avec lui derrière le paravent. Je trouve qu'elle chante bien, et beaucoup mieux qu'une de ses filles qui chantoit avec elle. La jeune reine joua du clavecin et fort bien. Hier les deux reines dînèrent et soupèrent ensemble ; il y eut bal le soir chez la jeune reine, où la douairière descendit. On s'attendoit à voir, devant que la journée fût finie, un autre présent de la reine douairière, et je n'ai encore pu le savoir, parce qu'il est trop matin. On dit qu'il s'en prépare encore un autre pour le jour de la séparation à Saint-Jean-Pied-de-Port. Pendant le bal d'hier, je fus longtemps avec l'aumônier. J'appris de lui que la reine a été parfaitement bien élevée et instruite des choses convenables à une princesse, même de la philosophie, qu'elle a lu l'histoire, dont elle a fait une étude particulière, les livres de politique et des intérêts des princes, et qu'enfin c'est un esprit suffisamment cultivé pour s'occuper et ne se point ennuyer sans le secours du jeu, qu'il paroît qu'elle ne connoît point encore. Pour son esprit, il dit qu'elle est douce et accommodante, mais qu'elle conserve toujours son caractère de princesse avec une hauteur noble, sans vouloir être gouvernée ni avoir de complaisance pour qui que ce soit et avoir recours aux flatteries pour obtenir ce qu'elle veut, ayant toujours été ainsi dès sa plus tendre enfance, et n'ayant jamais voulu avoir recours à sa gouvernante et aux principales dames de la princesse de Parme pour obtenir ce qu'elle desiroit, mais le demandant elle-même avec politesse et avec beaucoup d'esprit et de raison. Elle est charitable, faisant faire l'aumône par cet aumônier assez fréquemment à des maisons religieuses ou autres, et faisant dire des messes ; elle lui en ordonne souvent une certaine quantité, par exemple cent messes, et, quand il veut en diminuer le nombre, elle s'y oppose. Il paroît aussi qu'elle est libérale, en voici un exemple : elle entreprit de jouer un opéra avec des filles de son âge ; cet aumônier fut choisi pour en être le directeur ; il fut joué deux fois, et la duchesse de Parme donna à l'aumônier une tabatière pleine de pistoles d'or ; la princesse ajouta à cela un présent d'argenterie, qu'elle lui envoya pendant qu'il n'y étoit pas.

« On va coucher aujourd'hui à Pardies, à trois lieues d'ici ; les fourriers y ont été ; ils ont trouvé que les reines y auroient été mieux logées chacune dans une maison séparée. Elles ont mieux aimé loger dans la même maison et être moins bien. Ainsi M. de Harlay a envoyé des ouvriers et des tapissiers pour y faire des séparations autant que le temps qu'on a le pourra permettre.

« La reine douairière a été ici reçue suivant son rang, ce que M. de Cély a fait faire suivant une lettre que vous lui écrivîtes dans le temps qu'elle devoit aller à Bagnères[1]. Je me propose de faire de même pour elle à Navarrenx et à Saint-Jean-Pied-de-Port ; et, si la jeune reine veut être traitée de même, on le fera.

« M. de los Balbasès me fit voir hier une lettre du roi d'Espagne que la douairière lui avoit mise en main. C'est la réponse à la permission qu'elle lui avoit demandé de voir la reine ; il lui mande que, non seulement il l'approuve, mais qu'elle lui fera un très grand plaisir, et que, s'il n'avoit appréhendé de l'incommoder, il l'auroit prévenue pour l'en prier.

« Les deux reines s'habillent aujourd'hui en habit de chasse. La douairière a envoyé prendre le chapeau de la reine, et le lui a renvoyé un moment après avec une attache de diamants brillants et d'émeraudes. Elles vont dîner et partir ensuite.

« Il vient d'arriver un courrier qui avoit été dépêché de Montpellier. Le roi prie M. de los Balbasès et Mme la princesse de Piombino de presser le voyage le plus qu'il se pourra. Le même courrier est chargé de lettres de M. Orry pour M. de Bâville, et d'une pour M. de Harlay pour le prier d'aider de son crédit pour les sommes dont on a besoin pour le voyage. »

A M. de Torcy; à Saint-Jean-Pied-de-Port, le 7 décembre 1714.

« Les deux reines arrivèrent hier ici. Le prince de Castiglione, vice-roi de Pampelune, et le marquis de Sainte-Croix s'y rendirent en même temps avec un trésorier qui apporte de l'argent pour le retour des officiers du duc de Parme, et Vazet, barbier du roi d'Espagne, qui a été envoyé pour marquer les lieux où la reine pourra loger d'ici à

1. Ici il y a bien *Bagnères (Banières)*, et plus haut, p. 442, *Barèges*.

Madrid, apporta un mémoire qui est de dix-sept jours de marche, et le compliment ordinaire à la reine : que le roi a impatience de la voir, la priant de hâter son voyage. Dès hier les sentiments me parurent partagés sur l'endroit où se feroit la séparation de la maison italienne et sur le voyage de la reine veuve à Pampelune. J'ai appris aujourd'hui que les deux officiers espagnols se sont fortement opposés à ce que la douairière aille plus loin. Elle en avoit cependant bien envie, et je l'ai trouvée toute sérieuse; mais enfin elle n'ira pas, et les Espagnols disent qu'elle a déjà été trop longtemps avec elle et qu'on n'auroit pas dû les laisser ensemble autant qu'on a fait, étant seules dans un carrosse. Les Espagnols vouloient encore que, suivant le premier projet, on renvoyât d'ici toute la maison italienne et les voitures. Cette proposition a eu ses difficultés; les Italiens ont fait voir que la reine seroit sans être servie, qu'il y a trois jours de marche d'ici à Pampelune, qu'à Roncevaux, qui est la première journée, il n'y auroit encore que des gardes sans autres personnes, et sans les voitures nécessaires pour les hardes de la reine. Les Espagnols ont dit que tout s'y trouveroit, et enfin la reine, voulant que cette maison aille jusqu'à Pampelune, a déclaré nettement qu'elle le vouloit et qu'elle n'avoit d'ordre à recevoir de personne; elle a fait une longue pause à cet endroit et a ajouté *que du roi,* ce qui a un peu corrigé la proposition. Ce ne sera donc pas demain, mais seulement après-demain que la reine partira avec le même train qu'elle a eu jusqu'ici et qu'elle mènera jusqu'à Pampelune, encore qu'elle trouve sa maison à Roncevaux. On a trouvé ici deux chaises fort propres qui l'y attendoient et douze porteurs, avec la livrée de la reine, qui est la même que celle de feu Madame la Dauphine....

« Lorsque la reine passa en Languedoc, M. de Bâville ordonna à celui qui conduiroit les équipages de passer au-delà du Languedoc, si je lui disois. Il l'a fait; car on n'auroit pas trouvé de voitures dans les généralités de Montauban et de Béarn. Je l'ai obligé d'aller jusqu'à Pampelune, à quoi il n'a point fait de difficulté, en lui donnant un certificat pour le faire voir à M. de Bâville.

A M. de Torcy, le 9 décembre 1714.

« La reine d'Espagne est partie aujourd'hui pour se rendre à Roncevaux; la douairière l'a accompagnée à une demie-lieue jusqu'au bas de la montagne. Elles se sont séparées avec beaucoup de démonstrations de tendresse.

« J'apprends que ce sérieux que j'avois vu à la reine douairière venoit de ce qu'elle avoit pressé la jeune reine de consentir qu'elle allât jusqu'à Pampelune, et que cette princesse y auroit résisté, disant pour raison qu'elle ne croyoit pas devoir mener sa tante sur les terres d'Espagne sans la permission du roi Catholique.

« Nous l'avons conduite avec deux cents hommes de milice à deux lieues jusqu'au-dessus de la montagne, où se sont trouvés le vice-roi de Pampelune, le duc de Medina-Celi, le marquis de Sainte-Croix, des gardes du roi et grand nombre de noblesse à cheval. La plupart de ces Messieurs lui ont baisé la main, qu'elle a présentée à la portière de sa chaise, et je crois qu'elle y auroit passé la nuit sans qu'elle a dit qu'elle avoit froid, ce qui a obligé le vice-roi de faire cesser la cérémonie....

« Ce voyage s'est passé sans aucun accident et sans aucune plainte de quelque nature que ce puisse être. On a été au-devant de tout ce qui pouvoit faire plaisir à la reine et à sa cour. Aussi elle m'a ordonné, en prenant congé d'elle, de bien remercier le Roi de ses grandes bontés. Mme la princesse de Piombino et M. de los Balbasès m'ont fait mille remerciements, de même que les officiers du duc de Parme, qui, prenant sur leur compte les égards que l'on a eus pour eux parce qu'ils avoient l'honneur de servir la reine, y ont été fort sensibles. M. de Scotti a desiré que je lui donnasse des lettres de recommandation pour les intendants dans le département desquels ils vont repasser, ce que j'ai fait en termes généraux, en les faisant souvenir que ce sont les mêmes pour lesquels ils ont eu tant d'attention lorsqu'ils suivoient la reine.

« Je vous ai déjà mandé que les gouverneurs et intendants qui ont eu l'honneur de recevoir la reine méritent bien que le Roi leur en marque quelque gré. Certainement M. de Harlay ne doit pas y être oublié ; il a fait tout ce qui étoit possible pour bien faire. Je l'avois vu pendant son jeune âge, dans le temps que son père avoit prié le Roi de le mettre à la Bastille pour quelques bagatelles de jeunesse. En ce temps là, je le voyois presque tous les jours avec M. de Saint-Mars, qui étoit homme d'honneur et de bon sens, qui disoit qu'il y avoit en lui de quoi faire un excellent sujet ; j'en portois le même jugement, et nous reprochions sans cesse à son père sa trop grande sévérité. Je l'avois peu vu depuis, et j'ai été charmé de voir que nous ne nous étions pas trompés ; il est aimé et respecté dans son intendance, dont il me paroît qu'il se démêle en homme de condition et d'esprit, et je suis persuadé qu'on doit le mettre au nombre des meilleurs pour le métier qu'il fait. Demain il suivra à Hélette la reine douairière, à qui il fait depuis trois semaines les mêmes politesses qu'à l'autre sans rien épargner, ayant toujours un grand train et de très grosses tables.... »

Pour terminer, nous donnons la lettre de la main que Louis XIV fit remettre à la nouvelle reine par le duc de Saint-Aignan :

Louis XIV à la reine d'Espagne[1].

A Marly, ce 7 novembre 1714.

« Madame ma sœur et petite-fille, voulant vous marquer plus par-

1. Vol. *Espagne* 236, fol. 412.

ticulièrement jusqu'à quel point je m'intéresse à tout ce qui vous touche, j'ai fait choix de mon cousin le duc de Saint-Aignan, distingué par son rang et par sa naissance, pour se rendre auprès de vous et pour expliquer de vive voix à Votre Majesté la tendre et parfaite amitié que j'ai pour elle. Vous lui donnerez donc une entière créance sur tout ce qu'il vous dira de ma part de mes sentiments à votre égard et du desir que j'ai de vous en donner des preuves effectives en toutes occasions, étant, Madame ma sœur et petite-fille,

« Votre bon frère et grand père

« Louis. »

VII

L'ÉVÊQUE DE SOISSONS BRÛLART DE SILLERY ET LA CONSTITUTION UNIGENITUS

Saint-Simon a raconté ci-dessus, p. 137-142, la mort de l'évêque de Soissons, Fabio Brûlart de Sillery, et insisté sur ce fait que ce prélat, très dévoué d'abord, par ambition, aux Jésuites et à l'acceptation de la constitution *Unigenitus*, s'était rétracté à l'article de la mort et avait montré un réel repentir de ses errements passés. Il a été dit à ce propos, dans la note 2 de la page 140, que l'évêque avait laissé un journal manuscrit des premières séances de l'assemblée des évêques en octobre-novembre 1713. Ce journal, qui est conservé dans le manuscrit Français 12986 de la Bibliothèque nationale, fol. 102-106, et qu'on trouvera ci-dessous, est autographe, et, malheureusement, incomplet : l'évêque ne l'a point achevé. Il semble d'ailleurs que c'était parfois son habitude : dans les pièces qui composent ce même volume, on en trouve plusieurs exemples. Tel qu'il nous est parvenu, ce début de journal suffit néanmoins à montrer que Monsieur de Soissons avait des opinions bien contraires à celles que lui prête notre auteur, et qu'il blâme formellement la manière dont fut menée l'assemblée des évêques ; ses sympathies pour le cardinal de Noailles, sa réprobation de la conduite de M. de Bissy, évêque de Meaux, s'y montrent ouvertement. Il n'était donc pas fougueux constitutionnaire, comme le prétend Saint-Simon. Peut-être, tout au plus, si l'on s'en rapporte à l'opinion du jésuite Lallemand en 1711 à son égard (ci-dessus, p. 139, note 2), peut-on penser que son ambition l'avait porté naguère à feindre un certain dévouement pour ces religieux qui disposaient des faveurs et des grâces dans l'ordre ecclésiastique. On peut croire que, lors de sa dernière maladie, il s'accusa, un peu trop ouvertement à leur gré, de cette conduite ambitieuse, et c'est sans doute à cela qu'il convient de réduire le récit dramatique de notre auteur : car on va voir, d'après son Journal, que, dans l'assemblée des évêques, il ne dissimula guère son opinion intime.

Journal, depuis le 15 octobre jusqu'au 1er novembre [1713], touchant la Constitution[1].

Le lundi 9e d'octobre, je reçus une lettre d'un de mes amis, par laquelle il me donnoit avis qu'il devoit se tenir à l'archevêché à Paris une assemblée extraordinaire ordonnée par le Roi, de tous les prélats qui se trouveroient en cette ville, et que cette assemblée se tiendroit le 16 du même mois ; que je devois tout quitter pour y venir, s'agis-

1. Ce titre a été ajouté après coup par une main étrangère.

sant de rendre service à l'Église. Je connoissois la difficulté du temps et l'embarras qu'il y auroit à faire son devoir; je priois Dieu de m'éclairer sur le parti que j'avois à prendre d'aller ou de demeurer; enfin je crus qu'il ne pouvoit point être permis de fuir dans une occasion pareille, et je disposois toutes choses pour mon voyage, en sorte que, le samedi 14e d'octobre, j'arrivois à Paris.

Le lendemain au matin, dimanche 15, M. l'évêque de Meaux me vint voir. Il m'expliqua les raisons qui avoient déterminé la cour à convoquer une assemblée de l'espèce de celle-ci, plutôt que de permettre des assemblées provinciales, ainsi que cela s'étoit pratiqué dans l'affaire de M. l'archevêque de Cambray. Ces raisons ne me parurent pas solides, et je lui dis qu'une telle assemblée n'auroit aucune autorité, d'autant plus qu'il paroîtroit toujours que les suffrages n'y avoient pas été libres, tout se faisant sous les yeux de la cour. Il m'apprit que le projet étoit d'établir un bureau composé de six commissaires pour examiner la Bulle et en faire le rapport à l'assemblée, et que ces commissaires seroient M. le cardinal de Rohan, MM. les archevêques de Bordeaux et d'Auch et, pour les évêques, moi comme l'ancien, avec lui, M. l'évêque de Meaux, et M. l'évêque de Blois.

Le même jour de dimanche 15, après dîner, je vis M. le cardinal de Noailles. Il me parla confidemment sur la Constitution : qu'elle tendoit à établir le pur molinisme et, à l'égard de la morale, qu'elle établissoit toutes les opinions relâchées; que c'étoit le pur ouvrage des jésuites, mais que ces gens-là servoient bien mal la cour de Rome en l'engageant à donner des constitutions qui faisoient perdre tout le respect que l'on devoit avoir pour les décrets pontificaux, et que tous les gens de bien devoient déplorer un si grand mal. Du reste, je le trouvois en disposition de vouloir que tout se passât doucement dans l'assemblée.

Le lendemain au matin, 16 d'octobre, je vis M. le cardinal de Rohan, qui me dit que je devois être des commissaires avec lui. Je lui répondis que cette affaire étoit bien délicate et que nous avions à contenter Dieu, le Pape, le Roi et le public. Il m'ajouta que le Roi vouloit que tout fût promptement décidé et réglé. Je repartis qu'il falloit néanmoins du temps pour examiner tous ces cent un articles et que des affaires de foi devoient être plus mûrement pesées. Il me parut que ce cardinal avoit néanmoins intention de bien faire.

L'après-dîner du même jour, 16 d'octobre, on s'assembla pour la première fois à l'archevêché. M. le cardinal de Noailles rendit compte par un discours fort sage de toute la conduite qu'il avoit tenue dans l'affaire du livre de Quesnel; il nomma pour commissaires les personnes ci-dessus marquées, après quoi l'assemblée se sépara.

Le 17, M. l'évêque de Meaux me manda qu'il me viendroit voir le lendemain 18, vers les sept heures du soir, pour convenir avec moi des choses qu'il y auroit à traiter dans le bureau et de la manière de les traiter.

Le 18, M. l'évêque de Meaux ne put venir chez moi à l'heure marquée, et il me manda qu'il ne se traiteroit rien d'important dans le bureau du lendemain.

Le 19, le bureau se tint depuis neuf heures du matin jusqu'à midi et demi. On ne fit autre chose qu'examiner la conformité du texte latin de la bulle avec le françois original du P. Quesnel. Mais, comme il y a eu diverses éditions de ce livre et que, dans les dernières éditions, surtout dans celle de 1699, on y a et retranché et ajouté diverses clauses, on s'appliqua à connoître sur laquelle des diverses éditions de ce livre la version latine avoit été faite à Rome, et l'on trouva que c'étoit principalement sur l'édition de 1693.

De sorte que la condamnation tombe principalement sur cette édition, laquelle en effet le P. Quesnel, dans une lettre qu'il a écrite au Pape, reconnoît contenir son véritable ouvrage.

M. le cardinal de Rohan, dans cette séance, distribua à chacun des commissaires la copie d'une lettre écrite au Pape par M. le cardinal de Noailles quelque temps après l'assemblée de ....[1], et que la cour l'obligea d'écrire pour apaiser le Pape, qui se plaignoit aigrement de ce que les évêques de France avoient paru, en recevant la bulle, l'examiner et la juger, et M. le cardinal de Rohan nous ajouta que le Roi vouloit absolument que, dans la réception de cette bulle-ci, on se conformât à ce qui étoit porté dans cette lettre. A quoi il est aisé de reconnoître combien on laissoit peu de liberté aux évêques.

L'après-dîner du même jour, il y eut assemblée à l'archevêché. Ces sortes d'assemblées extraordinaires, qui ne se tiennent point aux Augustins, se sont toujours faites sans aucune des cérémonies qui précèdent les assemblées réglées et en forme, même celles où il fut question de la réception des premières bulles des Papes données contre le jansénisme, jusque-là que les évêques n'ont jamais assisté à ces sortes d'assemblées qu'en habit ordinaire, soutane et manteau long avec le chapeau. Mais quelqu'un fit comprendre au Roi que, pour donner plus d'autorité à cette assemblée-ci, il étoit bon de la revêtir de plus de formes, si bien que l'on proposa de sa part de dire une messe basse du Saint-Esprit, de communier à cette messe et de venir, dans la suite, aux assemblées en rochet et en camail. Qui auroit contredit à une chose si sainte et qui venoit de la part du Roi? Ce fut M. le cardinal de Noailles qui fit cette proposition de la part de S. M. Il y a lieu de douter néanmoins que cette forme nouvelle et inusitée dût rendre l'assemblée plus canonique et lui donner plus d'autorité.

M. l'abbé de Broglio, agent du clergé, assista à la séance du bureau et continua d'assister à toutes les autres séances. Il est difficile de dire en vertu de quoi il s'y trouve, si ce n'est pour rendre un compte secret au Roi de tout ce qui s'y traite et de ce que les évêques qui le

1. Il y a ici un blanc dans le manuscrit.

composent peuvent penser ; car, du reste, sa qualité d'agent ne lui donne aucun droit de se trouver à ces sortes de séances, où il s'agit d'affaires de foi et de doctrine, où il n'est point appelé par le bureau même, et où son ministère n'est d'aucune nécessité.

Le 20, il ne se fit rien.

Le 21, il y eut assemblée à l'archevêché pour dire la messe du Saint-Esprit. Elle le fut par M. le cardinal de Noailles ; tous les évêques et archevêques et M. le cardinal de Rohan y communièrent de la main dudit sieur cardinal de Noailles. Dieu sait dans quel esprit quelques-uns reçurent de lui le baiser de paix qu'il donna à chacun avant que de présenter le sacré corps de Notre Seigneur ! J'avoue que je ne pus voir cette cérémonie sans frayeur et sans faire l'affreuse réflexion qu'il falloit que la bonté de Dieu fût bien grande pour souffrir que l'on fît servir ce qu'il y a de plus sacré aux passions humaines et aux intérêts secrets. Je convins dans cette matinée avec M. le cardinal de Rohan, M. l'archevêque de Rouen et M. l'évêque de Meaux, qu'à l'exemple de lui, cardinal de Rohan, je ferois écrire sur les matières en question des gens docteurs thomistes et autres gens d'une doctrine opposée à celle des parties de Quesnel, afin, dis-je à ces Messieurs, de prévoir les objections que tous ces gens-là pourroient faire. Mais aussi c'étoit ma vue d'arrêter un peu l'impétuosité avec laquelle on procéda par la lecture des objections solides qui se pouvoient faire contre tout ce qui se passoit. Je convins aussi avec M. l'archevêque de Rouen et avec M. l'évêque de Meaux que nous aurions tous trois ensemble des conférences particulières.

Le 22, j'allai à Sceaux chez M. le duc du Maine, où je fis la cérémonie du sacre de M. l'abbé de Malézieu nommé à l'évêché de Lavaur, ayant pour assistants MM. les évêques de Mende et de Noyon ; grand nombre de prélats de l'assemblée s'y trouvèrent, et, en dînant, comme je me trouvois à côté de M. le duc du Maine, je lui dis à l'oreille que je serois bien aise de pouvoir lui dire un mot après dîner sur toutes les affaires ecclésiastiques. Il me prit en particulier dès que le dîner fût fini ; nous fûmes plus de trois quarts d'heure ensemble. Je lui parlai à cœur ouvert, et il me répondit de même. Il convint du danger où étoit l'Église ; que les jésuites de concert avec Rome n'avoient d'objet dans tout ceci que de ruiner l'épiscopat pour faire prévaloir l'autorité des Papes ; que la Bulle avoit été fabriquée à Rome par ces Pères ou par leurs adhérents ; qu'elle tendoit à n'établir dans la religion que le molinisme pour seul dogme de foi sur les matières contestées ; que, la mauvaise morale ayant été condamnée directement dans beaucoup de bulles, on s'étoit appliqué ici à la faire revivre indirectement à l'ombre de décrets spéculatifs sur la lecture de l'Écriture sainte, l'amour de Dieu, l'administration des sacrements et l'excommunication ; qu'il régnoit dans tout cela une intrigue sombre et noire qui alloit perdre l'Église ; que cette affaire-ci ne seroit pas finie, qu'on en verroit renaître de nouvelles ; que ce n'étoit ici que le commencement des maux, mais que la fin n'en étoit pas prochaine. Nous dîmes tout cela et bien d'autres choses d'abondance de cœur, et enfin je convins avec lui que je l'avertirois de ce qui se passeroit, afin que, dans l'occasion, il pût nous aider, s'il y voyoit quelque jour.

Le 23, on continua de s'assembler l'après-dîner chez M. le cardinal de Rohan ; mais où étoit la liberté ? Il n'y en avoit aucune dans le bureau. J'avois vu le matin M. l'évêque de Meaux, sans lui rien dire de ce qui s'étoit passé entre M. le duc du Maine et moi. Je ne laissois pas de lui faire entendre que la Bulle tendoit à des opinions pélagiennes, que la mauvaise morale y étoit autorisée et que la manière dont on la recevroit pourroit avoir de fâcheuses suites. Je crus qu'il entroit de bonne foi dans tout ce que je lui disois ; mais je me trompois fort.

Nos séances continuèrent le 24. Nous restâmes ce soir-là, M. l'évêque de Meaux et moi, seuls avec M. le cardinal de Rohan. Je pensois, et c'étoit mon dessein, que nous allions prendre tous trois de bonnes mesures pour faire quelque chose d'honnête ; mais je ne fus jamais plus étonné que lorsque je vis Monsieur de Meaux faire la leçon au cardinal, lui lire un préambule que lui évêque de Meaux avoit fabriqué, pour que le cardinal le mît à la tête de son rapport. C'étoit un amas d'invectives, de déclamations violentes contre les hérésies nouvelles, de flatteries pour le Roi, de bassesses pour la cour de Rome. Le cardinal de Rohan me regardoit de temps en temps, voyant ma surprise, et tout ce que je pouvois faire étoit de dire qu'il étoit important au bien de la chose et à la gloire du cardinal que les paroles de ce préambule fussent fort mesurées et pussent être approuvées par les honnêtes gens. C'étoit en dire assez pour marquer combien je condamnois tout ce que j'entendois.

Le 25, j'écrivis à M. le duc du Maine pour lui rendre compte du péril où étoient toutes choses. Je fus à l'Académie françoise l'après-dîner, où je trouvai M. de Malézieu, qui me dit que ce prince avoit été infiniment touché de tout ce que je lui avois dit. Il n'y eut point de bureau chez le cardinal ce jour-là. Le soir, M. l'évêque de Châlons me vint voir. Je lui fis confidence d'une partie de tout ceci pour qu'il le dît à son frère le cardinal de Noailles. Je convins avec lui que je n'irois point à l'archevêché de peur de me rendre suspect et de nuire par là à toutes choses.

Le 26, le bureau se tint l'après-dîner. On y lut les procès-verbaux des assemblées de 1653 et 1654 et autres qui nous devoient servir de règle, disoit-on, pour la réception de la Bulle, aussi bien qu'une lettre que M. le cardinal de Noailles avoit écrite au Pape après l'assemblée de 1705.

Le 27, je fus voir, le matin, M. le premier président. Je le trouvai dans tous les sentiments d'un honnête magistrat à l'égard de tout ce qui se passoit. Nous fûmes au moins une bonne heure ensemble, et il promit de nous aider à propos et en temps et lieu. Nous traitâmes les affaires fort avant : le détail en seroit ici trop long.

L'après-dîner du même jour, le bureau se tint, et l'on examina les deux premières propositions. Monsieur de Bordeaux lut un mémoire sur ces deux propositions qui lui avoit été fourni par le sieur Lhuillier, docteur et principal du collège du cardinal Lemoine, mais qu'il avoit eu la précaution d'écrire de sa main, afin qu'il parût que l'ouvrage étoit de lui. Les autres évêques firent de même. Mais Monsieur de Meaux, qui étoit venu bien préparé, et qui avoit le secret de la cour, qui d'ailleurs étoit accoutumé à battre le fer des questions scholastiques, prit la parole et occupa presque toute la séance, chacun l'écoutant en crainte, sans oser dire ce que l'on pensoit, bien que, dans le fond, il n'y eût aucun évêque dans le bureau qui ne vît la plaie qui se faisoit à l'Église, et qui ne la déplorât; mais, encore une fois, chacun trembloit. On connoissoit les dispositions de la cour; tous les ministres, les parlements même se taisoient, et il n'étoit pas permis aux évêques de se parler en particulier, autrement ç'auroit été cabale. Et, d'opiner contre les sentiments de la cour, seroit-on soutenu? On vous auroit fait passer pour un indiscret, pour un esprit singulier, et ensuite on vous auroit écrasé, exilé, perdu, et la vérité n'en auroit pas été plus avancée. On savoit, au bureau, que l'évêque de Meaux avoit le secret de la cour, et qu'étant nommé au cardinalat, il avoit grand intérêt de servir à leur gré et la cour de Rome et la cour de France.

Le 28, je fus à Versailles. Je parlai au Chancelier pour voir si j'en pourrois tirer quelque secours; je trouvai un homme qui ne faisoit qu'invectiver contre la lâcheté des évêques, mais duquel, d'ailleurs, il n'y avoit rien à espérer. Je lui fis remarquer que les évêques qui ménagèrent la paix qu'on appelle de Clément IX, n'auroient jamais entrepris cette affaire, s'ils ne s'étoient vus soutenus des ministres le Tellier et de Lionne, mais qu'ici les évêques étoient totalement abandonnés; et que pouvoient faire des évêques débarqués de la province, sans connoissance des intérêts de ce pays-ci, sans considération à la cour, tels qu'ils étoient pour la plupart?

Le 29, je parlai au cardinal de Rohan après le lever du Roi; je lui dis qu'il étoit chargé d'une commission où sa conscience et son honneur étoient également engagés à s'en bien acquitter, que de son rapport à l'assemblée dépendoit le bon ou le mauvais succès, et que l'Europe avoit les yeux sur lui. Il conçut tout cela, et il me parut être dans de bons sentiments. Il me dit qu'on avoit irrité le Roi contre les évêques qui demandoient qu'on prît du temps, pas davantage, pour examiner tant de questions de foi, et que ce prince lui avoit parlé là-dessus en grande colère.

Le 30, on tint bureau le matin et l'on examina jusqu'à la dixième proposition. Le bureau se passa tranquillement, et l'on y raisonna assez bien. Le cardinal de Rohan me déclara en particulier tout son projet, qui étoit en gros de faire tomber la censure dans son rapport sur des propositions déjà condamnées et de sauver par là tous les sens admis par les théologiens des différentes écoles, d'accepter la Bulle quant à la condamnation du P. Quesnel, et, sur les articles très extraordinaires que contient cette bulle, d'engager l'assemblée à écrire une lettre au Pape pour avoir de lui une explication ; ce qui alloit à faire tomber toute la bulle, mais contenteroit le Roi, et, pour le Pape, il ne s'oseroit plaindre ; à l'égard des jésuites, ils seroient certainement très mécontents.

Le soir, à sept heures, M. l'évêque de Châlons-en-Champagne me vint voir. Je lui dis tout ce qu'il falloit pour qu'il engageât le cardinal son frère à prendre de bonnes mesures dans tout ce qui restoit à faire. Une heure auparavant, l'archevêque de Rouen m'étoit venu voir. Celui-là me parla en courtisan, quoiqu'il fût fort de mon avis, et il ne songeoit qu'à contenter la cour.

Le 31, je vis l'après-dîner, à deux heures, la maréchale de Noailles. Je lui avois donné rendez-vous dans la maison de M. l'abbé de Thou, rue Cassette, faubourg Saint-Germain. Nous tînmes bien des discours, dont la substance tendoit de ma part à l'engager de prendre des mesures pour fortifier le cardinal de Rohan dans l'intention de bien faire, que je l'assurois qu'il avoit. Elle prétendit me faire entendre que le Roi étoit fatigué de son confesseur, que bientôt les temps changeroient à la cour. Elle invectiva contre M. l'évêque de Meaux ; elle se tint cependant toujours en réserve, en femme de cour, qui est accoutumée à ne s'expliquer jamais franchement avec personne. Du reste, nous [nous] séparâmes en nous promettant le secret. Je ne sais si elle le tiendra. Je vis, en sortant de cette conférence, M. le Maire avocat en Parlement, que je faisois travailler sur la manière dont se pouvoit faire l'acceptation de la Bulle. Je parlerai, dans la suite, de son ouvrage.

Le 1er novembre, M. l'abbé Laigneau me vint voir et me demanda, de la part de M. le cardinal de Noailles, si je lui conseillois d'appeler de temps en temps le bureau chez lui et d'assister à la discussion des matières....

[*Ici s'arrête le Journal de l'évêque de Soissons.*]

Dans le même manuscrit qui contient le Journal qui précède, se trouve, quelques feuillets plus loin (fol. 138 et suivants), un écrit autographe du même Sillery, évêque de Soissons, intitulé *Récit d'une conversation avec un jésuite.* Ce factum, de couleur nettement janséniste, n'a, disons-le d'abord, aucune valeur littéraire, ni même polémique ; il ne se distingue en rien des milliers d'écrits que fit éclore la longue et fastidieuse affaire de la bulle *Unigenitus,* et on n'aurait pas songé à en encombrer ces pages, s'il n'avait justement pour auteur un prélat que Saint-Simon nous représente comme si ardent constitutionnaire et comme si dévoué aux jésuites. A ce point de vue, il est curieux de voir M. de Sillery participer de sa plume académicienne à cette inondation de pamphlets et se montrer si chaud partisan des jansénistes, contrairement aux dires de notre auteur. C'est pour ce motif que nous avons jugé curieux de reproduire ici ce factum, et aussi pour donner une idée de ce que fut alors la littérature spéciale suscitée dans l'église de France par cette polémique aujourd'hui si oiseuse et si dénuée d'intérêt.

Récit d'une conversation avec un jésuite.

J'ai, Monsieur, comme vous savez, une vieille tante d'un esprit fort borné, que les jésuites gouvernent entièrement. C'est un plaisir de l'entendre parler de l'usage admirable que font ces Pères de la science qui en effet a rendu les premiers jésuites recommandables, mais dont ils sont aujourd'hui beaucoup déchus, et que cependant il plaît encore à cette bonne femme de leur attribuer; du zèle ou, pour mieux dire, de l'intrépidité avec laquelle les jésuites, soldats de fortune qui chargent tout indifféremment sans reconnoître, s'attachent à combattre toutes les hérésies réelles ou imaginaires; de l'excellence de leur morale; car c'est en morale, selon ma tante, que les jésuites brillent principalement. Elle vient ensuite aux qualités particulières, et elle admire cet air de mortification, de recueillement qui éclate dans tout l'extérieur d'un jésuite; elle loue la fidélité de ces Pères dans le commerce de la vie, leur sincérité en tout ce qu'ils disent, leur simplicité en tout ce qu'ils font; en un mot, elle soutient que les jésuites sont tous des saints et, sans doute, elle a le don d'apercevoir l'auréole autour de leur tête, ce qui n'a point été accordé aux profanes. Enfin elle ajoute que, si les jésuites ont tant d'ennemis, comme en effet ils en ont un grand nombre, il ne faut s'en prendre qu'au diable, qui met toute son industrie à leur en susciter.

Vous croyez, Monsieur, que je cherche à m'égayer lorsque je vous fais cette peinture des conceptions de ma bonne tante. Rien n'est moins vrai. Mes expressions n'approchent point encore de ses idées. Or j'eus hier chez elle un entretien assez long avec un jésuite. Je ne puis m'empêcher de vous en faire le détail, vu le goût que je sais que vous avez pour les bonnes choses : vous trouverez, ou je me trompe fort, je ne sais quoi de réjouissant dans ce que je vais vous rapporter.

Il n'y avoit qu'un moment, lorsque j'arrivai chez ma tante, que le jésuite, dont je viens de vous parler, et c'est celui qui prend soin de sa conscience, l'avoit quittée, et même je l'avois rencontré sur le degré. C'est un jésuite haut sur jambes, à visage maigre, hardi discoureur, s'il en fut jamais, de l'âge environ de quarante ans, et au fond d'un génie fort médiocre. Ils couvrent la terre de ces sortes de gens, malgré tout le soin qu'ils apportent à se choisir des sujets : « Verrai-je toujours, ma tante, dis-je brusquement en entrant, ce jésuite auprès de vous? Il vous aura assuré, sans doute, qu'il va vous mener en paradis par le chemin le plus court; car les promesses en pareille matière ne leur coûtent guère; mais je ne sais si vous devez beaucoup vous fier à sa périlleuse parole. » — « Ne finirez-vous jamais vos mauvais badinages, me répondit-elle : je mourrois contente, si je pouvois vous voir un peu de vraie dévotion, ou, ce qui est la même chose, si je pouvois vous voir un peu de confiance en ces grands serviteurs de Dieu. » — « Mais, ma tante, lui dis-je, ils me croient, et je suis en effet, le meilleur de leurs amis. » — « Je sais bien, me dit-elle, que vous êtes de leurs amis, et si vous n'en étiez pas, il y a longtemps que je vous aurois interdit l'entrée de ma maison, tout mon neveu que vous êtes. Cependant, quoique vous soyez de leurs amis, je ne remarque point en vous assez de cette vraie dévotion dont je viens de vous parler. » — « Pensez-vous donc, ma tante, lui repartis-je, qu'à moins que de croire aux jésuites aussi fermement que l'on croit en Dieu, il ne puisse y avoir de dévotion dans le monde ? » — « Il pourroit y en avoir, me répondit-elle ; mais, puisqu'il faut encore vous le répéter, ce ne seroit pas de la vraie. » Je compris qu'il y avoit là quelque mystère et pour m'éclaircir de ce que ce pouvoit être : « Qu'entendez-vous, lui dis-je, par les mots de vraie dévotion ? » — « C'est, me répondit-elle, avoir la dévotion qui fait que l'on hait les jansénistes plus que l'on ne hait tous les autres hérétiques ; si bien que l'on voudroit que tous les jansénistes fussent morts, et, en même temps, donner toute sa croyance aux bons Pères jésuites. Or je vois, par quantité de discours qui vous échappent sans que vous vous en aperceviez, que vous n'êtes point encore parvenu à ce haut degré de sainteté. » — « Je ne m'attendois pas, ma tante, lui dis-je, à cette définition de la vraie dévotion. Je la trouve excellente néanmoins, et, sur ce fondement, je puis vous répondre que je suis dévot à outrance. Au reste, je vois par cet échantillon que vous excellez en l'art de donner des définitions ; dites-moi donc, je vous prie, ce que c'est qu'un janséniste ? » — « Que j'ai de regret, me répondit-elle, de ce que le Père n'est plus ici ! Il vous auroit dit là-dessus des choses étonnantes. » — « Je n'en doute pas, lui repartis-je. »

Sur ces entrefaites, le jésuite rentra, comme s'il avoit été mandé tout exprès : il n'avoit trouvé personne dans la maison d'où il venoit. Son dessein avoit été, ainsi que ma tante me l'avoit appris, d'y distribuer quelque écrit nouveau contre la mauvaise doctrine. Car voilà à quoi ces Pères s'occupent principalement, et cela ils le faisoient autrefois par ordre de leurs supérieurs en vue de se faire considérer dans leur Compagnie. Aujourd'hui, ils le font par ordre du Père confesseur, toute leur ambition se bornant à pouvoir mériter la bienveillance de ce souverain chef de la synagogue, qu'ils regardent tout comme une espèce de divinité, et, comme l'attente de celui-ci avoit été trompée, ce qui mettoit un obstacle à l'espérance qu'il avoit conçue d'être incessamment admis à l'heureuse vision, le pauvre homme ne savoit où il en étoit : « Il faut avouer, dit-il en s'asseyant sans regarder qui étoit là, ni qui n'y étoit pas, que ce sont de méchantes gens que ces jansénistes. » Je songeois à ce que pouvoit signifier cette saillie impertinente, lorsque ma tante me tirant par mon habit : « Ne vous l'avois-je pas bien promis, me dit-elle, que le Père vous expliqueroit tout ce que vous vouliez savoir ? » — « Je ne vois pas, lui répondis-je, que jusques ici il ait beaucoup éclairci la matière. » Puis, m'adressant au Père : « Il me semble, mon Père, lui dis-je, que vous êtes un peu agité. Vous seroit-il tombé en main, dans la courte sortie que vous venez de faire, quelque nouvelle preuve de la perfidie des jansénistes ? Ç'auroit été là pour vous une heureuse rencontre. » — « Que sais-je ? me répondit-il. Ne peut-on pas présumer avec raison que les jansénistes auront envoyé quelques émissaires secrets en intention d'empêcher, au moins de retarder la bonne œuvre que je voulois faire ? » — « Ce soupçon, lui dis-je, me paroît très bien fondé. Ces hommes-là savent faire jouer d'étranges ressorts, et, au fond, l'affaire mérite d'être éclaircie. Mais, mon Père, continuai-je, je supplíois ma tante avant votre arrivée de me dire avec quelque précision ce que c'étoit qu'un janséniste. Elle hésitoit sur la réponse qu'elle avoit à me faire. Vous voilà venu tout à propos pour nous tirer d'embarras, et elle, et moi. » — « Ordinairement, me répondit le Père, qui commençoit à reprendre ses esprits, nous nous défions des gens qui nous font cette question : elle sent son jansénisme couvert. A votre égard, vous appartenez de si près à cette sainte dame, dit-il en jetant l'œil sur ma tante, qui fut fort satisfaite de s'entendre louer si délicatement, que je vois bien que vous ne la proposez qu'à bonne intention, outre qu'il y a longtemps que je sais que vous êtes des amis de notre Compagnie ; je ne ferai donc point de difficulté de vous répondre. Un janséniste, continua-t-il en haussant la voix, est un ennemi déclaré de la religion et de l'État. » — « Oh ! mon Père, lui dis-je, si les jansénistes sont tels, il n'y eut jamais des hommes plus détestables ! » — « Et pouvez-vous douter qu'ils ne soient tels, me répondit-il ? C'est ainsi que notre Père le Tellier les définit chaque jour auprès de toutes les puissances. » — « L'argument, lui dis-je, est fort concluant. Mais, mon Père, ajoutai-je, les jansénistes étant ce que vous dites, comme il le faut croire après une autorité aussi grave que celle du T. R. P. le Tellier, les jansénistes, étant des hommes abominables, apparemment ne croient pas en Dieu. » — « Pardonnez-moi, dit le Père, ils y croient. Ils croient même à l'Évangile. » — « Voyez un peu, mon neveu, me dit ma tante, combien les jansénistes sont impies ! » Je ne daignai pas lui répondre, et me tournant vers le Père : « Mon Père, lui dis-je, les jansénistes croient-ils aussi au diable ? » — « Qu'entendez-vous par là ? » me répondit le Père, que la singularité de la question ne laissa pas de surprendre. — « Je demande, mon Père, lui repartis-je, si les jansénistes dans leur doctrine admettent l'existence des diables. » — « Vous vous moquez, me répondit-il, quand vous m'interrogez de la sorte. Jamais les jansénistes n'ont douté qu'il n'y eût des diables. » — « Ils admettent donc aussi, lui dis-je, qu'il y a des anges. Car qui admet les diables, à plus forte raison, doit admettre les anges, ces esprits bienheureux qui n'ont été faits que pour le salut du genre humain. » — « Sans doute, reprit le Père, les jansénistes admettent qu'il y a des anges. Où allez-vous prendre toutes ces questions-là ? elles ne vont point au fait. » — « Ainsi, lui dis-je, d'après les dogmes de Dieu, de l'Évangile, des diables, des anges, les jansénistes ne sont point hérétiques ! » — « Qui vous a dit qu'ils le fussent, me répondit-il ? » — « Mais peut-être, repris je aussitôt, que les jansénistes sont ébionites, ou ce qui est presque la même chose, sociniens ? » — « Vous n'y êtes pas, me dit-il ; ils sont à cet égard très bons catholiques. » — « Voilà des gens, lui repartis-je, qu'on a bien de la peine à rendre hérétiques. Ils ne sont point aussi gnostiques, continuai-je ; ils ne sont point ariens, macédoniens, nestoriens, eutychiens, monothélites, anabaptistes, luthériens, calvinistes ; j'en passe un grand nombre. » — « Vous m'effrayez, dit le Père, à vous entendre seulement prononcer ces noms-là. » Ma tante, qui, dans ce moment, fit le signe de la croix, s'imaginant que tous les démons étoient déchaînés, pensa me faire perdre contenance, tant j'eus envie d'éclater de rire. Toutefois, je me remis, et le Père reprenant le discours : « Ce n'est pas, ajouta-t-il, en me serrant la main à la façon d'un homme qui y entend finesse, que ces hérétiques dans le temps n'aient pu avoir des raisons probables qui les auront déterminés à admettre leurs différentes hérésies ; mais enfin, aujourd'hui, ils sont proscrits. » Je compris par ce discours du Père, qu'il ne s'éloignoit pas de penser que toutes les religions étoient indifférentes et qu'une religion n'étoit véritablement fausse que quand elle n'étoit pas la religion du plus fort. Ce qui me remit en l'esprit l'affaire de la Chine et toutes les idolâtries dont il y a été question. « En un mot, continuai-je, toutes les hérésies condamnées par les conciles, les jansénistes les condamnent ? » — « Ils les condamnent, répondit le Père. » — « Et en quoi donc, lui repartis-je, pouvez-vous faire consister leur hérésie ? » — « Et est-ce, me répondit-il, que, dans les dogmes particuliers, il n'y a pas de certaines délicatesses, en l'affirmative et en la négative desquelles une vraie hérésie peut se trouver ? Par exemple, dans la matière de la grâce. » — « Se pourroit-il faire, mon Père, lui dis-je, que les jansénistes fussent pélagiens ? » Le Père se prit à rire, voyant bien que je n'y entendois rien, et, au fond, il savoit bien pourquoi il rioit : « Il s'en faut de beaucoup, me dit-il, qu'ils ne soient pélagiens ; ils sont tout le contraire. » — « Je vous entends, lui repartis-je ; ils sont tombés dans le dogme impitoyable de Calvin sur les matières de la grâce et de la prédestination. » — « Eh ! vous allez d'une extrémité à l'autre, me répondit-il. » — « Mais aussi, mon Père, lui dis-je ; c'est que, de façon ou d'autre, il nous faut ici une hérésie. Et comment faire pour la trouver, quand vous ne voulez rendre les jansénistes coupables d'aucune de celles que je vous nomme ? Car, que vous prétendiez faire consister leur hérésie dans quelque minutie de théologie scholastique, qui se peut disputer *pro et contra,* c'est, au jugement des personnes raisonnables, qui savent que Jésus-Christ et les apôtres n'ont pas fait grand usage de cette sorte de théologie, déclarer positivement que les jansénistes ne sauroient être hérétiques. »

Le Père ici crut s'apercevoir que jusque-là, je n'avois pas parlé sérieusement : « Je remarque, me dit-il, que vous aimez à vous divertir. C'est fort bien fait, et nous autres, nous ne sommes point ennemis de l'honnête joie. Mais, après tout, douteriez-vous que les jansénistes ne fussent pas les plus dangereux hérétiques qui aient jamais attaqué l'Église? » — « Comment pourroi-je en douter, mon Père, lui repartis-je, après tant d'excellentes preuves que vous venez de m'en donner? » Le bon jésuite prit ce discours pour argent comptant et nous devînmes tout d'un coup les meilleurs amis du monde.

Comme je vis que je ne lui étois point suspect : « Mon Père, lui dis-je, achevez, je vous prie, votre besogne, et marquez-moi, mais par des traits qui ne souffrent point de réplique, que les jansénistes n'ont pas moins fait contre l'État que contre l'Église. Car, pour ce qui concerne ce dernier point, je le tiens expédié, et ce seroit sottise de vous demander de l'autoriser davantage. » — « Vous souhaitez, me répondit-il, que je vous rapporte les faits qui démontrent que les jansénistes sont les ennemis de l'État? Rien n'est plus aisé : le nombre de ces faits est infini. Par exemple, les jansénistes autrefois ont voulu acheter une île en Danemark à dessein de s'y cantonner. » — « De quelle vieille histoire, mon Père, lui dis-je, m'allez-vous parler là? Je l'ai ouï faire dans ma jeunesse et peu d'années après le temps même. Mais je puis vous assurer, pour le savoir d'original, que le dessein des jansénistes alors, ne fut autre que de se procurer une retraite où ils pussent être à couvert des insultes de leurs ennemis, que d'aller prier Dieu en paix dans cette retraite, et, enfin que d'y travailler à la conversion des hérétiques, si l'occasion s'en présentoit, supposé que l'on vînt à détruire l'abbaye de Port-Royal, comme ils voyoient que tout y tendoit, et, au reste, l'imagination en elle-même étoit plutôt puérile et niaise que digne de répréhension. Aussi ne passa-t-elle que par la tête de quelques particuliers sans que jamais les jansénistes sensés l'aient approuvée, et même ces particuliers ne tardèrent pas à s'apercevoir du peu de solidité qu'il y avoit dans ce dessein, si bien qu'ils le quittèrent et que l'île dont l'acquisition n'avoit jamais monté qu'à une somme fort modique ; car c'étoit une île grande comme la main, presque sans habitants, fut revendue à perte, ou plutôt les avances que l'on avoit faites pour l'acquérir furent perdues, le marché, à ce que j'ai entendu dire, n'ayant jamais été entièrement conclu. Ajoutez qu'en ce temps-là c'étoit la mode, à l'imitation de presque toutes les nations de l'Europe, de songer à faire des établissements tant dans le Nord que dans les Indes orientales et occidentales, si bien qu'une demi-douzaine de gens, très ignorants des affaires du monde, crurent faire des merveilles d'imaginer quelque chose de semblable, quoique dans une vue beaucoup plus sainte que celle d'exercer le métier de marchand, ainsi que je vous l'ai dit tout à l'heure. Et vous appelez cela, mon Père, avoir voulu se cantonner dans une île? Il ne coûte rien, en effet, de donner de grands noms aux choses. Vous devriez encore ajouter, et l'affaire seroit complète, que les jansénistes avoient dans cette île des flottes, des armées nombreuses et que, de là, ils prétendoient déclarer la guerre à tous les potentats de l'univers. Vous avez de meilleures preuves que celle-là, mon Père, des mauvais desseins des jansénistes contre l'État. » — « Nous avons, me répondit-il, tout ce que l'on a trouvé, qui marque une cabale horrible, dans les papiers de ce malheureux Quesnel, lorsqu'on l'a arrêté prisonnier en Flandres. Ce fut un coup de partie, et nous en avons toute l'obligation à feu M. l'archevêque de Malines, ce grand personnage. On a vu dans ces papiers de Quesnel que les jansénistes ont établi un ordre entre eux, où il y a l'abbé, le prieur et tout le reste des suppôts. Comptez-vous tout cela pour rien ? » — « Je le trouve fort considérable, mon Père, lui dis-je : des abbés, des prieurs, voilà des noms qui ne respirent que guerre et que révolte, surtout quand ces noms ne sont que des noms de chiffre, qu'on emploie pour pouvoir désigner certaines personnes sans les découvrir, lorsqu'elles ont des ennemis puissants, et que l'on craint que les lettres ne soient interceptées ! » — « Comme ce n'étoit ici autre chose, on mit en ce temps-là à la Bastille, reprit le Père, un nommé Vuillard qui en savoit de bonnes. On ne met pas pour rien un homme à la Bastille, comme vous pouvez bien penser. » — « Ce Vuillard, mon Père, lui repartis-je, n'est-ce pas un garçon qui a été autrefois domestique d'un M. le Roy, abbé de Hautefontaine en Champagne, dans le diocèse de Châlons, frère d'un M. le Roy qui avoit été premier commis de M. le Tellier lorsqu'il fut fait secrétaire d'État ? » — « C'est lui-même, me répondit le Père. » — « Cet abbé de Hautefontaine, mon Père, repris-je, passoit pour un saint. Je l'ai vu dans son abbaye ; il donnoit tout son bien aux pauvres ; ce Vuillard étoit celui qui distribuoit ses aumônes ; il lui servoit aussi de secrétaire. De ce que je vous parle là, il y a plus de quarante ans, et, depuis, je n'avois jamais entendu parler de Vuillard, sinon quand j'ai ouï dire qu'on avoit mis à la Bastille un homme de ce nom. Ce Vuillard, mon Père, étoit un garçon d'une piété angélique, et je doute que, dans la suite de sa vie, il se soit démenti. Et ce sont des hommes de ce caractère que vous faites mettre à la Bastille ! Un pauvre domestique plein de vertu, d'un âge fort avancé, qui n'est ni théologien, ni prêtre, et qui, s'il a été dépositaire de quelques papiers de Quesnel, ne les a gardés que par un dévouement qui peut-être n'étoit pas éclairé, mais qui étoit sincère, et que par un effet de fidélité dont on auroit loué la pratique parmi les païens même ! J'aurois voulu, moi qui vous aime, que vous n'eussiez point fait une action comme celle-là. Elle vous peut être utile aujourd'hui, si vous voulez, par la vue qu'on a dans votre Compagnie d'alarmer toutes les puissances sur la cabale du jansénisme ; mais elle ne vous fera point d'honneur au temps à venir. » — « Vous m'avouerez pourtant, me répondit le Père, que ç'a été un grand bonheur que d'avoir pu faire arrêter ce Quesnel. » — « Cela, peut-être, mon père, lui repartis-je. Toutefois, écoutez ce que me disoit l'autre jour à ce sujet un fort honnête homme, que je puis vous assurer n'être point du tout janséniste : « Rien n'a plus nui aux jésuites (ce fut ainsi qu'il me parla), et n'a rendu leur cause plus déplorée, que d'avoir procuré qu'on arrêtât le P. Quesnel. Depuis soixante ans, les jésuites crioient aux oreilles des papes, des rois et des peuples que les jansénistes étoient des hommes qui nourrissoient des desseins dont l'objet n'alloit à rien moins qu'à détruire l'Église, qu'à changer la succession des États, qu'à troubler l'ordre et la police publique, et sur ces ruines magnifiques qu'à s'établir une domination à leur mode. Les papes n'ignoroient pas que ces discours ne contenoient aucune vérité ; mais ils avoient intérêt, pour pouvoir se ménager des occasions, et de donner atteinte aux libertés de l'église gallicane et de hasarder des entreprises sur l'autorité des rois, de laisser croire qu'à cet égard une cabale puissante subsistoit. Les rois, qui, pour l'ordinaire, sont ignorants en ce qui concerne les matières de religion, donnoient entièrement dans ces bruits. Les peuples, crédules comme ils sont, étoient étonnés et ne pouvoient s'imaginer qu'une accusation de cette nature fût sans fondement, surtout étant avancée par une compagnie de religieux, qui, selon toutes les règles ordinaires, devoit avoir de la piété et, par conséquent, de la conscience. Qu'arrive-t-il ? Le P. Quesnel, après tout ce fracas, est constitué prisonnier ; il n'a pas le loisir de détourner un seul de ses papiers. Les jésuites saisissent tout ou, du moins, le font saisir par leurs émissaires, archevêques et autres. Les papiers du P. Quesnel devoient contenir tout le secret du parti, comme on parle aujourd'hui, puisqu'il en étoit regardé comme le chef. Cependant que trouve-t-on ? Rien que les jésuites jusques ici aient osé rendre public, et enfin tout ce qu'a pu faire l'archevêque de Malines, qui avoit eu tous ces papiers du P. Quesnel en communication, a été de bâtir, à l'aide d'un fatras de procédure, une idée fantastique de parti qui n'est propre qu'à faire rire et qu'il s'est efforcé d'exprimer dans le livre intitulé *Causa quesneliana,* procès du P. Quesnel. Car vit-on jamais rien de plus fou, de plus chimérique que tout ce que cet archevêque a ramassé à ce sujet dans ce livre ridicule ? On ne pourroit pas s'en servir, quand on le voudroit, pour faire peur à un enfant. Certes il faut que les jésuites aient une opinion bien médiocre, dans le fond de leur cœur, de la capacité des puissances auprès de qui ils entreprennent de faire valoir des impostures si grossières. Disons donc que les jésuites, par cette détention du P. Quesnel, ont, à l'égard de l'accusation dont il s'agit, justifié les jansénistes à la face de toute la terre, jusque-là que ces Pères désormais ne pourront passer dans l'esprit de tous les honnêtes gens que pour les plus effrontés et en même temps que pour les plus extravagants calomniateurs qui aient jamais été, et les jansénistes, au contraire, que pour des gens très innocents et très simples. »

A ce discours, qui, je l'avoue, étoit indiscret, je vis le Père rougir, pâlir, changer de couleur à tous moments, si bien que, me voyant obligé de prendre la parole tout à coup : « Ce n'est pas moi au moins, mon Père, lui dis-je, qui ai tenu tout ce propos : c'est cet homme dont je viens de vous parler qui a eu l'impudence de le tenir. Je puis vous assurer que je le relevai bien de sentinelle, comme on dit, et qu'il fut tout honteux, quand je lui eus fait voir qu'il se trompoit. » — « C'est quelque chose que cela, » me répondit le Père qui, malgré ce palliatif, ne savoit comment digérer ce morceau. — « Mon neveu, me dit ma tante, fites-vous bien votre devoir dans cette occasion ? » — « Ma tante, lui repartis-je, si vous m'aviez vu agir, vous m'auriez aimé de tout votre cœur. Je mis mon homme en état de n'oser protester une seule parole de tout le reste de la journée. Je lui en donnai de toutes les façons. » La bonne femme à cette assurance pensa pleurer de joie, et, sans que je puisse dire comment cela se fit, je me vis en un instant rapatrié avec le jésuite, comme s'il y avoit eu de la sympathie entre ces deux âmes, celle de ma tante et celle du Père.

VIII

LA MORT DU PRINCE ALEXANDRE SOBIESKI[1].

Extraits des Nouvelles de Rome.

Du 31 juillet 1714[2].

« ....Le prince de Pologne est toujours malade de chagrin du départ. Il fait état de partir dans quelques semaines, et pour cela fait partir ses gens et ses équipages. Il y a quelque opinion, parmi ceux de ses gens qui croient pénétrer dans le secret de ce prince, qu'il puisse penser à embrasser l'état ecclésiastique en vue d'un chapeau.... »

Du 11 septembre 1714[3].

« ....Le prince Alexandre de Pologne se flatte de faire dissoudre le mariage du prince Constantin son frère; mais il n'est pas moins occupé du choix d'un état, auquel on dit qu'il pense sérieusement. On le flatte d'un chapeau s'il veut s'engager à l'Église; il a d'ailleurs du penchant pour le sacré lien.... »

Le cardinal de la Trémoïlle au Roi[4].

Rome, 20 novembre 1714.

« ....Le prince Alexandre Sobieski, fils de la reine douairière de Pologne, mourut hier au soir, après avoir traîné assez longtemps. On attribue la maladie qui l'a emporté à des remèdes qu'il a voulu prendre pour la goutte. Il n'a point exprimé ses dernières volontés par écrit. Il est mort fort chrétiennement et avoit seulement dit de bouche qu'il souhaitoit d'être enterré en habit de capucin dans l'église des Capucins. Mais S. S. veut que ses funérailles soient proportionnées à sa naissance, et a ordonné qu'on les fît avec pompe, voulant en faire la dépense. Son corps sera transporté demain au soir de chez lui à l'église avec une cavalcade de prélats. Il sera exposé après-demain avec l'habit de l'ordre du Saint-Esprit, et un archevêque célèbrera la messe avec quatre autres évêques assistants. M. le cardinal Paulucci assista à sa mort comme grand pénitencier, et M. le cardinal Sacripante y a aussi été pendant sa maladie de la part du Pape, comme étant le cardinal que S. S. avoit indiqué à la reine de Pologne pour être à la tête

1. Ci-dessus, p. 160.
2. Vol. *Rome* 538, fol. 196 v°.
3. Vol. *Rome* 539, fol. 95.
4. Vol. *Rome* 540, fol. 78 v°-79.

de ses affaires, et assista à sa mort. L'abbé Scarlatti, comme ministre de M. l'électeur de Bavière, a été fort assidu pendant sa maladie pour donner un peu de direction à sa maison, qui en avoit besoin. J'ai eu soin de lui faire offrir tout ce qui pouvoit dépendre de mes soins quand je sus que son mal augmentoit.... »

M. de la Chaussée au marquis de Torcy[1].

Rome, 20 novembre 1714.

« ....Le prince Alexandre Sobieski de Pologne, ayant pris des pilules pendant deux ans pour guérir la goutte dont il étoit vivement tourmenté, et l'ayant concentrée dans ses entrailles d'une manière à le faire languir sans pouvoir recevoir de soulagement depuis le départ de la reine sa mère, a rendu son esprit à Dieu hier sur les cinq heures du soir, regretté de tous les honnêtes gens pour ses vertueuses qualités et les gracieusetés dont il honoroit ceux qui avoient l'avantage de l'approcher. Il a choisi sa sépulture dans l'église des Capucins, qui l'ont assisté à la mort, et il a ordonné qu'on l'enterre vêtu de l'habit de cet ordre sans aucune pompe ni appareil. Le bruit est que le Pape l'avoit fait pressentir sur le chapeau de cardinal que S. S. avoit intention de lui donner, et que l'inquiétude de son indisposition, qui ne lui laissoit pas des moments libres pour prendre une résolution, l'avoit empêché de donner une réponse précise. Son dessein étoit de faire un voyage en Pologne pour y mettre ordre à ses affaires avant de songer à s'établir en ce pays, et il y a deux mois qu'il fit partir ses domestiques, dont la plupart, étant étrangers, se trouveront dans une triste situation, quand ils apprendront sa mort. On dit que le Pape, sensible à l'humilité de ce prince, a donné ordre que son corps soit porté à la sépulture avec une magnifique cavalcade et telle qu'il convient au fils d'un roi qui a rendu de si grands services à l'Église. »

Nouvelles de Rome du 20 novembre 1714[1].

« Le prince Alexandre Sobieski, second fils de la reine de Pologne, mourut hier sur les cinq heures du soir, âgé de trente-huit ans environ. Ce seigneur s'est rendu avec beaucoup d'édification aux devoirs du chrétien. Sa santé a toujours diminué depuis le départ de la reine sa mère, qu'il a attribué aux intrigues du P. Louis d'Amsterdam, son confesseur, et du P. Timothée de la Flèche, qu'il n'a pas voulu voir. Il a cependant déposé sa conscience et sa dernière volonté entre les mains du gardien des capucins de cette ville, dans l'église desquels il veut être enterré comme un simple religieux. »

1. Vol. *Rome* 540, fol. 88.
2. *Ibidem*, fol. 84 v°.

Nouvelles de Rome du 27 novembre 1714[1].

« Le prince Alexandre de Pologne n'avoit disposé en mourant que de ce qui regardoit son corps et avoit ordonné de vive voix qu'on eût à l'exposer et enterrer dans l'église des Capucins comme un simple frère lai, dont il avoit fait vœu d'embrasser l'état si Dieu lui rendoit la santé. Le Pape, ayant su les dernières volontés de ce prince, fut touché de son humilité et dit que Dieu en auroit été la récompense dans le ciel, mais que c'étoit à S. S. à rendre au fils d'un aussi grand roi que le fut son père des honneurs convenables. En effet le Pape ordonna l'ouverture du cadavre et qu'il fût embaumé. On fit parer l'église des Capucins à la manière des grands; le cadavre y fut porté mercredi au soir après avoir été exposé sur un lit de parade avec dais, vêtu de l'habit et collier des chevaliers de l'Ordre. Il fut accompagné d'un détachement de la garde suisse avec les trésorier, auditeur de la chambre et toute la prélature du palais de la même manière qu'un ambassadeur du premier ordre; trois confréries très nombreuses avec six cents capucins formèrent la procession; la cire n'y fut pas épargnée; le tout aux dépens de la chambre, ce qui fit dire que le Pape avoit rendu à ce prince mort les honneurs qu'il lui avoit refusés vivant. (Ce seigneur n'a jamais vu le Pape, parce que S. S. ne voulut pas lui accorder le tabouret tel qu'on le donne aux ambassadeurs dans les audiences.) Jeudi matin, le cardinal Albani assista au service solennel. Toute la prélature eut ordre de s'y trouver et la musique du Palais y servit; toute la cérémonie fut des plus accomplies et à la manière des grands. L'après-midi, le cadavre, dépouillé des ornements de chevalier, fut exposé sur le même lit de parade dans un habit de capucin, avec lequel, vers les deux heures de nuit, en présence de notaire et de témoins, dont acte fut dressé, il fut enfermé et soudé dans une bière de plomb et mis dans un caveau. Ce prince étoit né en 1676 à Dantzig. Quoiqu'il laisse ses affaires domestiques en très bon état, au contraire de ses deux frères, il n'a disposé de chose au monde en faveur de ses domestiques, qu'il laisse dans le besoin.... »

Le comte de Béthune à M. de Torcy[2].

« De Blois, le 8 décembre 1714.

« La reine de Pologne vient de recevoir dans le moment la triste nouvelle de la mort de S. A. M. le prince Alexandre, dont elle est inconsolable, et il y a tout lieu de craindre que son affliction ne nuise à sa santé, ayant un peu de fièvre. Quoique ce prince ait souhaité d'être

1. Vol. *Rome* 540, fol. 114.

2. Vol. *Pologne* 146, fol. 241. Par lettre du 9 décembre (*ibidem*, fol. 266), Torcy chargea M. de Béthune de faire les compliments du Roi à la reine de Pologne.

enterré sans aucun appareil, le Pape a voulu lui faire une pompe funèbre de la dernière magnificence, comme au fils d'un roi qui avoit fait de si glorieuses actions et sauvé la chrétienté par la levée du siège de Vienne. J'ai cru qu'il étoit de mon devoir, Monsieur, de vous en donner part, me recommandant toujours à l'honneur de votre pro tection et de vos bontés, que vous ne pouvez accorder à personne au monde qui soit avec plus de respect et d'attachement que j'ai l'honneur d'être,

« Monsieur,

« Votre très humble et très obéissant serviteur,

« BÉTHUNE. »

Le prince Jacques-Louis Sobieski à l'ambassadeur de France en Pologne [1].

Olau, 20 décembre 1714.

Monsieur,

J'ai reçu des témoignages trop obligeants de l'intérêt que vous prenez dans tout ce qui regarde notre maison, et en dernier lieu par M. de Châteaudoux, lorsqu'il eut l'honneur de vous parler à Rydryna (?), pour ne pas vous donner part de la fatale perte que nous avons faite du prince Alexandre, mon frère. L'étroite liaison d'amitié que j'avois avec ce cher frère m'a mis dans un état d'affliction, qui ne me permettroit pas, Monsieur, de vous entretenir d'autres choses; mais une lettre de France par laquelle on m'informe que le Roi Très Chrétien a eu la bonté de vous charger de faire en sorte d'obtenir l'agrément pour la vente des starosties de la reine ma mère, fait que je surmonte ma douleur pour vous prier, Monsieur, de faire tout votre possible pour que les deux gentilshommes que S. M. ma mère envoie avec son plein pouvoir pour traiter de cette vente puisse[nt] accomplir ses intentions, l'état présent de ses affaires le demandant. Enfin je vous en aurai des obligations infinies et de vouloir bien m'informer de l'heureuse réussite de vos soins. Je chercherai dans mon particulier toutes les occasions de vous marquer ma vive reconnoissance et de vous donner des preuves essentielles que je suis avec toute l'estime imaginable,

Monsieur,

Votre très affectionné et très humble serviteur.

JACQUES-LOUIS,
prince royal du royaume de Pologne
et N. G. N. de Lithuanie.

1. Vol. *Pologne* 146, fol. 273-274.

IX

LA MAISON D'ESTRÉES[1]

L'origine des Estrées.

Au Cabinet des titres de la Bibliothèque nationale, Dossiers bleus, vol. 257, Estrées, fol. 41 et 42, on trouve quelques renseignements sur l'origine plutôt incertaine de ces « gentilshommes obscurs et assez nouveaux du pays de Boulonnois », comme Saint-Simon les a qualifiés. On y verra que cette origine reste fort douteuse. Voici le premier passage :

« Les terres du nom d'Estrées sont Estrées-la-Blanche, en Artois, près Thérouanne, Estrées-sur-Sambre, près Maubeuge, Estrées-en-Thiérache, Estrées-en-Beauvoisis, Estrées sur la rivière d'Indre en Touraine, Estrées-au-Maine, et Estrées-en-Bresse sur la rivière de Resouze près Montrevel. Toutes ces terres peuvent avoir donné le nom à autant de familles différentes qu'il seroit presque inévitable de confondre les unes avec les autres sans le secours d'un grand nombre de titres et par la différence des armes. La ressemblance de celles des seigneurs d'Estrées-la-Blanche et de Liettres, qui sont trois merlettes sur un chef, avec celles des ducs d'Estrées, qui sont un fretté [argent et sable] au chef d'or chargé de trois merlettes, pourroient faire croire qu'ils auroient une même origine ; mais, pour éviter ce qui est douteux, on commencera cette généalogie à Pierre d'Estrées, écuyer, dit Carbonnel, demeurant dans la ville de Péronne en 1439, depuis lequel il n'y a rien à souhaiter pour la preuve de la filiation.

Raoul d'Estrées, maréchal de France sous le roi saint Louis en 1270, portoit aussi le nom de Sorcy, et il est douteux lequel des deux noms étoit celui de sa famille. Le nom d'Estrées qu'il portoit étoit celui de la terre d'Estrées-au-Maine, et ses armes étoient d'argent à une quintefeuille de gueules accompagnée d'un orle de merlettes de même.... »

Le second passage n'est pas plus précis :

« Quoiqu'il y ait plusieurs seigneuries d'Estrées dans différentes provinces du royaume, et particulièrement en Picardie et en Artois, qui peuvent avoir donné l'origine à cette maison, on n'a pu la remonter certainement par une filiation bien prouvée qu'à Pierre d'Estrées, dit Carbonnel, écuyer, demeurant à Péronne, seigneur de Boulan, de Hamel et d'Istres, à cause de Marie de Beaumont, sa femme, fille de Messire Jean de Beaumont, chevalier, seigneur de Neufnivelle, et de

1. Ci-dessus, p. 165.

dame Marie du Houssoy, sa femme. Suivant une transaction passée à Amiens le 15 avril 1439, le surnom de Carbonnel que porta ce Pierre d'Estrées peut favoriser l'opinion que l'on pourroit avoir qu'il étoit sorti des seigneurs d'Estrées-la-Noire... »

Ajoutons à ces trop vagues indications la notice que Brantôme a consacrée dans ses *Vies des grands capitaines françois* (*Œuvres*, édition Lalanne, tome II, p. 77-79) à Jean d'Estrées, le premier de cette famille qui exerça la charge de grand maître de l'artillerie :

« M. d'Estrées a été l'un des dignes hommes de son état depuis qui ait été possible jamais, sans faire tort aux autres, et le plus assuré dans ses tranchées et batteries ; car il y alloit la tête levée, comme si ce fût été dans les champs à la chasse, et, la plupart du temps, y alloit à cheval, monté sur une grande haquenée alezane qui avoit plus de vingt ans, qui étoit aussi assurée que le maître ; car, pour quelques canonnades ni arquebusades qui se tirassent dans la tranchée, ni l'un ni l'autre n'en baissoient jamais la tête, et si se montroit par-dessus la tranchée la moitié du corps ; car il étoit grand et elle grande. C'étoit l'homme du monde qui connoissoit le mieux les endroits pour faire une batterie de place, et qui l'ordonnoit le mieux.... Ç'a été lui qui le premier nous a donné ces belles fontes d'artillerie que nous avons aujourd'hui, et même de nos canons qui ne craindront de tirer cent coups l'un après l'autre (par manière de dire) sans rompre, ni sans éclater ni casser, comme il en donna la preuve d'un au Roi, quand le premier essai s'en fit. Mais on ne les veut gourmander tous de cette façon ; car on en ménage la bonté le mieux qu'on peut. Avant cette fonte, nos canons n'étoient de beaucoup si bons, mais cent fois plus fragiles, et sujets à être souvent rafraîchis de vinaigre, et autre chose où il y avoit plus de peine et qui plus débauchoit la batterie.... M. d'Estrées avoit ordinairement son fait et son attirail si leste, quand il marchoit, que jamais rien ne manquoit, tant il étoit provident et bien expert en sa charge. Surtout il avoit de très bons canonniers, bien justes, et lui-même les y dressoit et leur montroit. Il avoit aussi de très bons commissaires...., et la plupart huguenots, qui avoient imité leur général mondit sieur d'Estrées, qui l'étoit fort.... C'étoit un fort grand homme, et beau et vénérable vieillard, avec une grand barbe qui lui descendoit très bas, et sentoit bien son vieux aventurier de guerre du temps passé, dont il avoit fait profession et où il avoit appris d'être un peu cruel. Feu mon père et lui avoient tous deux été nourris pages de la reine Anne, et tous deux alloient sur les mulets de sa litière, lesquels (à ce que j'ai ouï dire à mon père et audit M. d'Estrées) elle a bien fait fouetter, quand ils faisoient aller les mulets d'autre façon qu'elle ne vouloit, ou qu'ils eussent bronché le moins du monde.... »

ADDITIONS ET CORRECTIONS

Page 19, note 2. Saint-Simon prétend dans le texte des Mémoires que le Roi, en remettant son testament au premier président et au procureur général, leur dit: « Il n'y a qui que ce soit que moi qui sache ce qu'il contient. » Or ceci n'est pas conforme à ce que Saint-Simon lui-même avait écrit, dix ans plus tôt, dans ses Additions au *Journal de Dangeau,* où on lit (ci-dessus, p. 342, n° 1158) : « Le testament du Roi fut minuté par le Chancelier. Le Roi, Mme de Maintenon, M. du Maine, le Chancelier et le maréchal de Villeroy furent seuls dans ce secret. » Cette participation du chancelier Voysin à la rédaction du testament est confirmée par une note contemporaine conservée au Cabinet des titres, dossier bleu Voysin n° 18011 (vol. 677), fol. 12; en voici le texte : « [Il fut] l'un des confidents de Louis XIV; le testament [fut] en partie écrit de sa main. Cependant il nia constamment au Régent en avoir jamais eu connoissance, jusqu'à ce que, au Parlement, on eût fait la lecture du testament, où le Régent reconnut l'écriture du Chancelier. Reproches aigres. Reparties plus vives : qu'il étoit en droit de lui mentir dans une chose qu'il n'étoit pas en droit de lui demander; que la mort du Roi n'empêchoit pas qu'il ne dût lui garder un secret qu'il lui avoit juré, et que cette preuve de sa fidélité, dans un temps où il n'avoit plus de grâces à attendre de son maître, au contraire de l'indignation de S. A. R., lui étoit une sûreté de celle qu'il lui voueroit qnand il lui feroit l'honneur de lui faire part de sa confiance; qu'au reste il ne méritoit ni les reproches ni les ressentiments de S. A. R., mais plutôt son amitié et ses bonnes grâces. »

Page 36, note 3. A propos de la mort du duc de Beauvillier, le cardinal de la Trémoïlle écrivait de Rome à M. de Torcy, le 15 septembre 1714 (Dépôt des affaires étrangères, vol. *Rome* 539, fol. 142) : « J'ai reçu, Monsieur, la dépêche dont le Roi m'a honoré le 3 de ce mois et la vôtre de même date. Permettez-moi avant toutes choses de vous témoigner la véritable douleur que je ressens de la perte de M. le duc de Beauvillier; je sais à quel point vous y êtes sensible, et personne n'entre plus sincèrement que moi dans vos peines. Le Roi perd un grand et sage ministre et bien attaché à S. M.; l'État perd une personne qu'il est bien difficile de remplacer, et je perds aussi en mon particulier tout ce qu'on peut perdre; car vous ne sauriez vous imaginer jusqu'où alloient les bontés qu'il avoit pour moi. J'ai quelques-unes de ses lettres que je garderai toujours comme une chose très précieuse et qui me donneront lieu de conserver toute ma vie une très particulière vénération pour sa mémoire. »

Page 101, note 2. Peu après sa disgrâce, Bolingbroke écrivait à Torcy, le 19/30 août 1714 (vol. *Angleterre* 262, fol. 458) : « Après un coup aussi rude que celui que je viens d'essuyer, la plus grande consolation que je pouvois espérer étoit la continuation de votre amitié, dont vous avez bien voulu, Monsieur, m'assurer par la lettre que vous avez pris la peine de m'écrire. Je tâcherai de la mériter dans quelque situation que je me trouve et de subir mon sort, tel qu'il puisse être, d'une manière à ne vous faire pas rétracter la bonne opinion que vous avez conçue de moi. Ne croyez-vous pas, Monsieur, que la soupe de Mme de Bouzols mitonne depuis assez longtemps et qu'il faut que je prenne dès à cette heure la poste pour en avoir ma part ?... »

Page 101, note 6. A propos de la rentrée au pouvoir des whigs à l'avènement du roi Georges, M. d'Iberville écrivait à Torcy, le 16 octobre 1714 (vol. *Angleterre* 259, fol. 82 v°) : « Ne comptez pas sur les sentiments du roi d'Angleterre ; je les crois bons et sincères ; mais il est gouverné par gens plus rusés que lui et qui le mèneront où il leur plaira. S'ils ont la supériorité dans le Parlement, c'est un événement encore fort incertain ; ce qu'il y a de sûr est que les whigs, généralement parlant, sont plus habiles, plus actifs et plus unis que les tories.... »

Page 104, note 5. Philippe V, au début du siège de Barcelone, n'était disposé à accorder aucune capitulation aux habitants de cette ville rebelle et voulait les traiter avec la dernière rigueur. Louis XIV essaya d'atténuer son ressentiment, et il lui écrivait à ce sujet le 1er août 1714 (Dépôt des affaires étrangères, vol. *Espagne* 235, fol. 308) : « Je vous ai communiqué ce que je pensois de votre sévérité à l'égard des habitants de Barcelone, et, quoiqu'elle soit juste, je vous avoue que j'espérois que vous seriez sensible à la ruine entière d'une ville considérable, à la perte de beaucoup de braves gens que vous ferez périr pour punir des sujets rebelles, et que, sur toutes choses, les sentiments du christianisme vous porteroient à la clémence. Comme je vois cependant, par votre lettre du 16 juillet, que le nouveau pouvoir que vous avez donné au duc de Berwick est très limité et d'ailleurs inutile, la tranchée devant cette place étant ouverte, je me trouve obligé, à ces mêmes considérations qui me touchent vivement, de vous demander encore et très instamment de permettre au maréchal de Berwick de recevoir ceux de Barcelone à une capitulation honorable. Je suis bien éloigné de vous proposer de leur rendre leurs privilèges ; mais accordez leur la vie et tous les biens qui leur appartiennent ; traitez les comme des sujets que vous êtes obligé de conserver, dont vous êtes le père et que vous ne devez pas détruire. Comme le siège avance, le temps presse. Ainsi j'espère que Votre Majesté ne perdra pas un moment à donner de nouveaux ordres. Elle doit compter sur la continuation de la tendresse parfaite que j'aurai toujours pour elle. »

Page 106, note 2. Cette nouvelle de la prise de Barcelone remplit de joie la cour d'Espagne : Mme des Ursins écrivait à Torcy le 24 septembre (vol. *Espagne* 231, fol. 170 v°) : « S. M. Cath. a enfin appris la prise de Barcelone. Quoique la longueur de ce siège et un assaut général aient coûté la vie à quantité de braves officiers et plusieurs soldats, on ne peut pas s'empêcher d'en avoir une grande joie et d'être fort obligé à M. le maréchal de Berwick d'avoir fait cette conquête, que vous aurez apprise par M. le duc de Mortemart et les détails par M. de Broglie. Je suis trop persuadé, Monsieur de la joie qu'elle causera au Roi pour ne vous pas supplier de vouloir bien lui nommer mon nom en ce rencontre.... » De son côté, le secrétaire Pachau écrivait au ministre le même jour (*ibidem,* fol. 172 v°) : « L'impatience avec laquelle on attendoit des nouvelles de Barcelone a été agréablement satisfaite par celle qu'un courrier de M. le prince de Tserclaes apporta mardi passé au roi d'Espagne. M. le prince de Lanti, que M. le maréchal de Berwick avoit dépêché à S. M. C. avec la nouvelle de la prise de cette place, arriva jeudi à trois heures du matin. Comme il étoit parti dans le moment que les Barcelonois demandoient quartier, il n'étoit point informé des conditions auxquelles M. le maréchal leur avoit accordé les biens et la vie. Mylord Tynemouth apporta avant-hier la relation de ce qui s'étoit passé. Le roi d'Espagne l'a reçu très gracieusement. Vous savez sans doute présentement, Monseigneur, toutes les circonstances de cette action. Elle coûte beaucoup de monde ; mais il est heureux que ce soit une affaire finie. »

Page 114, note 4. Nous réunissons ici des extraits d'un certain nombre de lettres conservées au Dépôt des affaires étrangères et relatives au voyage du prince électoral de Saxe en France et à sa conversion.

Le 3 juillet 1714, M. de Besenval, envoyé de France en Pologne, écrit au ministre Torcy (vol. *Pologne* 145, fol. 16 v°) : « .....Le sieur de Montargon, François et gentilhomme de la chambre du roi de Pologne, doit être parti de Dresde le 27 ou le 28 du mois passé pour porter au prince électoral de Saxe, à Cologne, l'ordre d'aller à Paris.... »

22 août, Besenval à Torcy (*ibidem,* fol. 76) : « ....Le sieur de Montargon, qui a eu l'honneur de vous demander des passeports pour le prince électoral de Saxe, ayant été de la maison de M. le cardinal de Polignac pendant son ambassade en Pologne, je ne doute pas que vous ne connoissiez son caractère. Le roi de Pologne m'a dit qu'il l'avoit lui même instruit de ce qui avoit rapport à son fils, et j'ai lieu de croire que ses relations feront autant d'impression sur l'esprit de ce prince que celles du palatin de Livonie. Le sieur Montargon, connoissant son maître défiant, lui marquera les moindres circonstances de la nature des égards que l'on aura en France pour le prince électoral, afin de prouver que les devoirs de la naissance ne contrebalancent en rien

l'attachement qu'il a voué à son service. La conduite qu'il a tenue à mon égard me donne lieu de faire ce jugement sur son sujet; vous jugerez peut-être, Monseigneur, du service du Roi de m'instruire des distinctions dont il plaira au Roi d'honorer ce jeune prince, afin que je puisse les faire valoir auprès de son père, qui l'aime tendrement, et j'ose vous assurer qu'elles produiront des effets très sensibles sur lui. Apparemment il s'attend que S. M. fera des présents à son fils, puisqu'il m'a dit en me montrant les marchandises curieuses qu'il a fait venir en dernier lieu de Turquie: « J'en destine une partie pour la France, et je les enverrai sur des chameaux; il faut quelque chose d'extraordinaire pour ce pays-là. »

20 septembre, Torcy à Besenval (vol. *Pologne* 146, fol. 209 v°): « ....Le traité que le Roi vient de conclure avec le roi Auguste est proprement un compliment qui doit le préparer à des liaisons plus intimes. Il semble qu'il n'y en auroit point de plus avantageuse pour ce prince que celles qui assureroient après lui sa couronne à son fils.... Avant l'arrivée du prince de Saxe, le public a supposé qu'il avoit dessein d'épouser une princesse de la maison royale. Je sais que cette nouvelle a été écrite de Paris en Saxe; mais je ne sais pas quel effet elle a produit. Vous jugez bien qu'il ne conviendroit pas que vous fissiez sur ce sujet aucune avance; mais il ne seroit pas mauvais de savoir si ce bruit sans fondement n'attire aucune attention de la part du roi Auguste, et s'il ne songeroit pas aux avantages qu'il pourroit retirer pour sa maison d'une pareille alliance.... »

8 octobre, Louis XIV au cardinal de la Trémoïlle (vol. *Rome* 539, fol. 113): « ....Je reçus il y a quelques jours une lettre de sa main (du Pape) écrite pour me confier la conversion du prince électoral de Saxe et pour me prier de presser le roi son père de la déclarer sans faire un plus long mystère. J'ai promis à S. S. de faire ce qu'elle souhaite, me réservant à choisir le moment de l'exécuter de manière que les instances que je ferai ne causent aucun préjudice au bien de la religion.... »

14 octobre, Torcy à don Alexandre Albane (vol. *Rome* 539, fol. 169): « ....Ce jeune prince paroît fort satisfait et de la manière dont le Roi le traite et de l'empressement que toute la cour fait paroître à le bien recevoir, sous le nom du comte de Lusace, qu'il a pris ici et qui lui donne le moyen d'éviter tous les embarras du cérémonial. Son caractère doux plaît fort à tous ceux qui ont l'honneur de le voir, et le roi son père a mis auprès de lui deux hommes de mérite, dont l'un est le palatin de Livonie et l'autre le baron de Hagen. »

23 octobre, Besenval à Torcy (vol. *Pologne* 145, fol. 168): « ....J'aurai l'honneur de vous rapporter la réponse que le roi de Pologne m'a faite lorsque je lui ai parlé de la religion de son fils. Ce prince m'a dit: « Je verrois volontiers qu'il se fît catholique; mais je ne le contraindrai point. Ceux qui prétendent connoître ses inclinations assurent qu'il a une grande aversion pour notre religion et que ce n'est

qu'un effet de sa politique si quelquefois il y montre du penchant. Il est certain que sa grandmère ne néglige rien pour le fortifier dans les sentiments où elle l'a élevé, et que les ministres luthériens en Saxe pressent incessamment cette princesse afin qu'elle emploie tout son crédit pour l'empêcher de changer de religion.... »

30 octobre, Besenval à Torcy (*ibidem*, vol. 181 v°) : « .... Mme la comtesse Denhoff m'a envoyé la relation que M. le palatin de Livonie a faite au roi de Pologne de ce qui s'est passé à la réception du prince son fils, depuis le jour qu'il est arrivé à Fontainebleau jusqu'au 30 du mois passé. Elle est fort circonstanciée et marque à la fin que jamais prince étranger n'a été reçu en France avec tant de distinction et de bonté de la part du Roi. J'ai su que cette relation avoit causé beaucoup de joie à cette cour et particulièrement au roi Auguste, qui, ainsi que j'ai eu l'honneur de vous le mander, aime tendrement son fils.... »

Le 8 novembre, Torcy informe Besenval que le Roi renvoie en Pologne le sieur de Montargon (vol. *Pologne* 147, fol. 79) « .... Cet homme avoit été envoyé en France par le roi Auguste pour y demeurer auprès du prince son fils. Plusieurs raisons qu'il seroit inutile d'expliquer ont fait connoître au Roi qu'un pareil domestique ne convenoit point auprès du prince de Saxe. Mais S. M., ne voulant pas user de son autorité envers un de ses sujets pour l'éloigner, a pris le prétexte d'une commission auprès du roi de Pologne pour le renvoyer à Varsovie.... » Cette commission était de solliciter une lettre du roi Auguste au Pape en faveur de la nomination de l'archevêque de Bourges à la prochaine promotion des couronnes (vol. *Pologne* 145, fol. 144).

Les instructions données à Montargon sont du 29 octobre (vol. *Pologne* 145, fol. 128-132) ; on y lit : « .... L'intention du Roi est que le sieur de Montargon parte incessamment pour se rendre à Varsovie.... Il assurera le roi de Pologne des dispositions du Roi à prendre avec ce prince des liaisons très étroites. Il lui fera connoître la satisfaction que S. M. a de voir auprès d'elle le prince électoral, et l'affection qu'elle a pour ce jeune prince. Il lui expliquera le motif de son voyage. Il n'oubliera rien pour obtenir la lettre que S. M. souhaite d'avoir en faveur de l'archevêque de Bourges.... »

Enfin, le 5 décembre, Louis XIV écrit au cardinal de la Trémoïlle (vol. *Rome* 542, fol. 189) : « .... Je fis remettre il y a déja quelques jours entre les mains du sieur Aldovrandi la lettre que j'ai écrite au roi de Pologne pour l'engager à permettre au prince son fils de déclarer sa conversion. J'apprends avec beaucoup de plaisir que ce jeune prince témoigne beaucoup de zèle pour la religion qu'il a eu le bonheur d'embrasser, et j'espère que le séjour qu'il fait dans mon royaume le confirmera dans les bonnes dispositions qu'il témoigne.... »

Page 116, note 3. Saint-Simon fait erreur en disant que Mme de Bullion appartenait aux Rouillé qui avaient la ferme des postes. Si l'on consulte les documents et les généalogies conservés au Cabinet des titres, Pièces originales, vol. 2559 et 2560, et Dossiers bleus, vol.

585, on constate qu'il y avait au dix-septième siècle deux familles Rouillé. A l'une, originaire de Tours, appartenait Louis Rouillé, d'abord voiturier et porteur de lettres à Tours, qui devint contrôleur général des postes en 1675 et mourut le 23 juin 1694. Aucun de ses fils ne lui succéda ; mais une de ses filles, Marie-Anne, avait épousé Léon Pajot d'Ons-en-Bray, aussi contrôleur général des postes. Le petit-fils de Louis Rouillé, Antoine-Louis, titré comte de Jouy, obtint dès 1711 la ferme des postes et vers 1725 en devint surintendant général ; il ne mourut qu'en 1761. Les armoiries de cette famille sont d'azur au chevron d'or, accolé en chef de deux roses naturelles d'argent, tigées et feuillées de même, et en pointe d'un croissant d'argent ; ses membres portaient les titres de seigneurs de Fontaine-Guérin, de Jouy, d'Orfeuil, de Beaumanoir et de Filletière.

L'autre famille Rouillé était bretonne et venait du diocèse de Saint-Brieuc. Les généalogies ne remontent qu'au milieu du seizième siècle, où l'on trouve *Jean Ier* Rouillé, marchand drapier à Paris, marié à Charlotte Lécorché. Il eut pour fils *Jean II,* qui épousa Marguerite Gobelin. Leur fils *Jacques,* marié à Marguerite Baigneux ou Baignaux, eut deux fils : Jean III et Pierre. *Jean III,* seigneur de Meslay, mourut conseiller d'État en 1698 ; il avait épousé Marie de Comans, dont il eut *Jean-Baptiste* Rouillé de Meslay, conseiller au Parlement, marié à Catherine de la Briffe, et *Marie-Anne,* qui devint Mme de Bullion, dont Saint-Simon a annoncé la mort ci-dessus. Le frère cadet de Jean III, *Pierre,* fit la branche du Coudray, et épousa Jeanne Marcès. Il en eut deux fils : *Hilaire* Rouillé du Coudray, qui fut procureur général de la chambre des comptes, directeur des finances, conseiller d'État, mort en 1729 ; *Pierre* Rouillé de Marbeuf, l'ambassadeur, dont Saint-Simon a parlé dans ses *Mémoires* (notre tome XI, p. 314-315). Les terres que possédait cette famille et dont ses membres portèrent les noms étaient celles de Meslay, du Coudray, de Marbeuf et de la Grandcour. Ses armoiries étaient de gueules à trois mains d'argent, au chef d'or chargé de trois molettes de gueules. — Cette dernière famille, à laquelle appartenait Mme de Bullion, n'eut jamais aucune accointance avec les postes.

Page 124, note 1. A la lettre que lui écrivit Philippe V pour qu'il autorisât le prince de Chalais à recevoir la grandesse, Louis XIV répondit, le 6 août 1714 (vol. *Espagne* 235, fol. 311) : « Vous n'aurez pas oublié que je vous ai demandé et que vous m'avez promis de ne plus accorder la grandesse à aucun de mes sujets, et que vous avez compris qu'il ne convenoit pas qu'ils jouissent dans mon royaume et comme indépendamment de moi des prérogatives attachées à des dignités étrangères. C'est par cette raison que je m'opposai il y a quelques années à la grâce que vous vouliez faire au prince de Chalais, dont je n'avois d'ailleurs aucun sujet d'être mécontent. La même raison subsiste, et Votre Majesté me fera plaisir de se souvenir de la parole qu'elle m'a donnée. Si vous voulez cependant contribuer à l'établissement du prince de Chalais en Espagne et y fixer sa fortune, je consens, à votre seule considération, qu'il accepte la grandesse dont vous le voulez honorer, pourvu qu'il demeure toujours auprès de vous et qu'il ne revienne jamais dans mon royaume jouir, aux yeux de ceux qui ont passé toute leur vie dans mon service, d'un rang et d'une dignité qu'il ne tiendra pas de moi. C'est le seul expédient que je puisse trouver pour vous faire plaisir et à la princesse des Ursins et pour vous marquer en cette occasion comme en toute autre la tendre amitié que j'ai pour vous. » Philippe V manifesta quelque dépit de cette permission ainsi accordée (vol. *Espagne* 236, fol. 224, 25 septembre) : « Je remercie Votre Majesté d'avoir bien voulu permettre au prince de Chalais d'accepter la grandesse que je desirois de lui donner depuis longtemps. Je vous avoue cependant que je suis un peu mortifié de voir que ce soit par lui que vous vouliez commencer à le priver des avantages que vous avez accordés jusqu'à présent à tous ceux à qui j'ai conféré cette dignité.... Vous pouvez être assuré qu'étant aussi bon sujet qu'il est il vous obéira toujours aveuglément.... »

Page 134, note 4. Amelot était à peine arrivé à Rome que le cardinal de Rohan lui écrivait, le 14 janvier 1715 (vol. *Rome* 542, fol. 308-309) : « J'avois compté de vous écrire l'ordinaire dernier, Monsieur, parce que j'avois espéré une fin de ce qui étoit commencé avant votre départ ; mais nous avons éprouvé encore ce que j'avois essuyé tant de fois, je veux dire une défiance, une indécision, une résistance aux bons conseils, une foiblesse pour les mauvais, capable de renverser la cervelle à ceux qui s'intéressent autant que je fais à la paix de l'Église. Enfin la conclusion de toute notre négociation a été qu'avant de prendre aucun parti on vouloit voir ce que vous feriez à Rome. Faites donc, Monsieur, et surtout qu'il revienne à M. le cardinal de N[oailles] que les difficultés qu'il croit insurmontables ne paroissent pas telles à Rome ; il sera difficile, selon les apparences, jusqu'au dernier moment, où il aura lieu de juger que ses difficultés n'arrêteront plus et qu'il est menacé de la dernière rigueur ; encore ne voudrois-je pas répondre qu'il se rendît pour de bon. Je vous ferai un petit extrait de notre dernière négociation ; j'aurai l'honneur de vous l'envoyer ; vous y verrez la continuation d'une conduite que rien ne peut excuser. Nous attendons des nouvelles avec grande impatience. Vous trouverez bien des préventions ; mais, s'il plaît à Dieu, vous les surmonterez toutes, et vous nous reviendrez comblé de gloire, parce que, si vous ne nous apportez pas la paix, vous nous apporterez les moyens de la faire. Personne ne le desire tant que moi, et nommément par rapport à vous, Monsieur, auquel je suis attaché de devoir, d'inclination et d'habitude autant que personne du monde. LE CARDINAL DE ROHAN. »

Page 162, note 4. On trouve cette anecdote dans le ms. Nouv. acq. fr. 4529, p. 65, à la Bibliothèque nationale : « Quand Mme d'Armagnac maria M. le comte de Brionne, son fils, à la fille de M. le marquis d'Espinay de Bretagne, M. le chevalier de Lorraine dit qu'il n'auroit pas cru que M. de Brionne dût prendre femme au Pot d'étain, parce qu'elle était logée avec son père au Pot d'étain, faubourg Saint-Germain. Mme d'Armagnac voulut ce mariage, parce qu'il lui en revenoit de l'argent comptant à sa disposition. La demoiselle est de qualité, laide et désagréable, et peut-être avec moins de bien que l'on ne lui en a cru. »

Page 244, note 1. A propos de l'assemblée des notables de 1617, Fontenay-Mareuil (*Mémoires*, édition Michaud et Poujoulat, p. 127) raconte cette compétition entre la noblesse et les magistrats : « Quand on voulut faire l'ouverture de l'assemblée, il s'y trouva de grandes difficultés pour la séance; car ceux de la noblesse prétendoient la seconde place, disant que personne ne s'étoit jamais mis entre eux et le clergé, et, ne considérant pas en ce lieu-là les officiers comme quand les parlements sont en corps, rejetoient toute sorte d'égalité, et vouloient qu'ils fussent assis les derniers, comme représentant le tiers état. Les officiers, au contraire, soutenoient que ce n'étoit point une assemblée d'États, dans lesquelles ils ne se trouvoient point, mais une convocation des principales personnes du Royaume, mandées par le Roi pour lui donner avis sur les propositions qu'il vouloit faire, et que partant ils y devoient tenir le même rang qu'ils faisoient en tous les autres lieux, où ils précédoient la noblesse sans difficulté, comme ayant jurisdiction sur elle; qu'on ne pouvoit point les réputer du tiers état, leur profession étant noble et plusieurs d'entre eux bien gentilshommes et d'anciennes maisons, et enfin que, s'il falloit parler d'États, tout le monde savoit bien qu'ils les représentoient et tenoient la place du clergé et de la noblesse. A quoi on répondit que, quoiqu'il soit vrai que les gens de robe aient été depuis assez longtemps fort considérés en France, qu'on leur ait donné de grands avantages, et qu'il ait même été bon de le faire afin que la justice en fût mieux rendue, et que les juges, ne craignant personne, pussent traiter tout le monde plus également et donner sans crainte à chacun ce qui lui appartient, il paroissoit bien néanmoins qu'on n'avoit pas entendu les rendre les premiers de l'État, et faire que leur profession précédât celle de l'épée, puisque le Chancelier, qui en est le chef, marche après le Connétable; que, quand les Rois vont au Parlement, tous les officiers se mettent aux sièges d'en bas, et les pairs, avec ceux que le Roi y mène pour les représenter, aux sièges d'en haut, et que le Roi n'écrit point *mon cousin* au Chancelier, comme il fait aux officiers de la couronne, mais seulement *M. le Chancelier*; et aux parlements : *Nos amés et féaux les gens, etc.*; que les Rois, qui se sont déchargés sur les officiers de l'administration de la justice, et ont gardé pour eux celle des armes, n'auroient pas pris la moindre part; qu'ils ne pouvoient tirer aucun avantage de préséance pour la jurisdiction qu'ils alléguoient, parce que, si cela avoit lieu, ils devroient précéder les princes du sang et les Rois même, qu'ils jugent aussi bien que la noblesse; ni de ce qu'ils disoient représenter les États généraux; car, quand cela seroit vrai (ce dont on ne demeuroit pourtant pas d'accord), les représentants n'égalent jamais les représentés, ainsi qu'il se voit en toute chose; et qu'enfin ceux de la robe même étoient si bien persuadés du désavantage de leur profession, qu'il n'y en avoit pas un qui ne voulût plutôt être descendu d'un maréchal de France que d'un chancelier, et ne s'en tînt honoré. »

Page 273, note 4. Le duc de Guise existant en 1664 était Louis-Joseph de Lorraine, né en 1650 et qui mourut en 1671, ayant perdu son père en 1654. Il n'avait alors que quatorze ans, et il semble difficile d'admettre qu'il ait signé les mémoires des ducs contre les présidents.

Page 299, note 9. Il est parlé de la séance du prévôt de Paris avec son bâton blanc dans tous les procès-verbaux de lits de justice. En voici quelques exemples. Lit de justice du 24 juillet 1527 (registres du Parlement, X^{1A} 1530, fol. 349 v°) : « Messire Jehan de la Barre, chevalier, seigneur dudict lieu, prevost de Paris, au-dessoubz droit aux piedz du Roy, tenant un baston blanc en sa main, ainsi couché en terre sur le plus bas degré. » — Même mention pour celui du 2 juillet 1549 (reg. X^{1A} 1565, fol. 203 v°). Dans le procès-verbal de celui du 12 mars 1619 (X^{1A} 1896), on lit : « Sur ce que le prévôt de Paris a voulu prendre sa place avec le bâton, le lieutenant des gardes du Roi l'a empêché, disant qu'il n'y avoit qu'eux qui le dussent porter. M. le Chancelier, en ayant conféré avec Messieurs les présidents, les a renvoyés au Roi, qui, les ayant ouïs à la Sainte-Chapelle, a ordonné que, pour cette fois, ledit prévôt de Paris auroit le bâton. » Cette querelle suscitée par les officiers des gardes du corps n'eut pas de suites; car, dans le procès-verbal du lit de justice du 12 avril 1633 (reg. X^{1A} 2064), on trouve encore cette mention : « le prévôt de Paris tenant un bâton blanc en sa main. » Rappelons que Saint-Simon avait dans ses Papiers un volume entier (vol. 15, aujourd'hui *France* 170) formé de copies des relations des lits de justice du dix-septième siècle.

Page 336, note 4. L'opinion qui faisait du Parlement le représentant des États généraux, comme comprenant des membres des trois ordres, n'était pas nouvelle. Dans une mazarinade de 1652, intitulée : *Les Véritables maximes du gouvernement de la France justifiées par l'ordre des temps* (C. Moreau, *Bibliographie des Mazarinades*, tome III, p. 251-252), on en trouve un exposé précis : « Nous voyons, y est-il dit, que le Parlement a toujours été un abrégé des trois états. Nous y voyons encore aujourd'hui l'Église représentée par un certain nombre de conseillers clercs; nous y voyons la noblesse dans la personne des princes du sang et des ducs et pairs de France, qui sont les premiers de la couronne; enfin, le corps entier, qui est un corps mixte, y représente tous les ordres du royaume. »

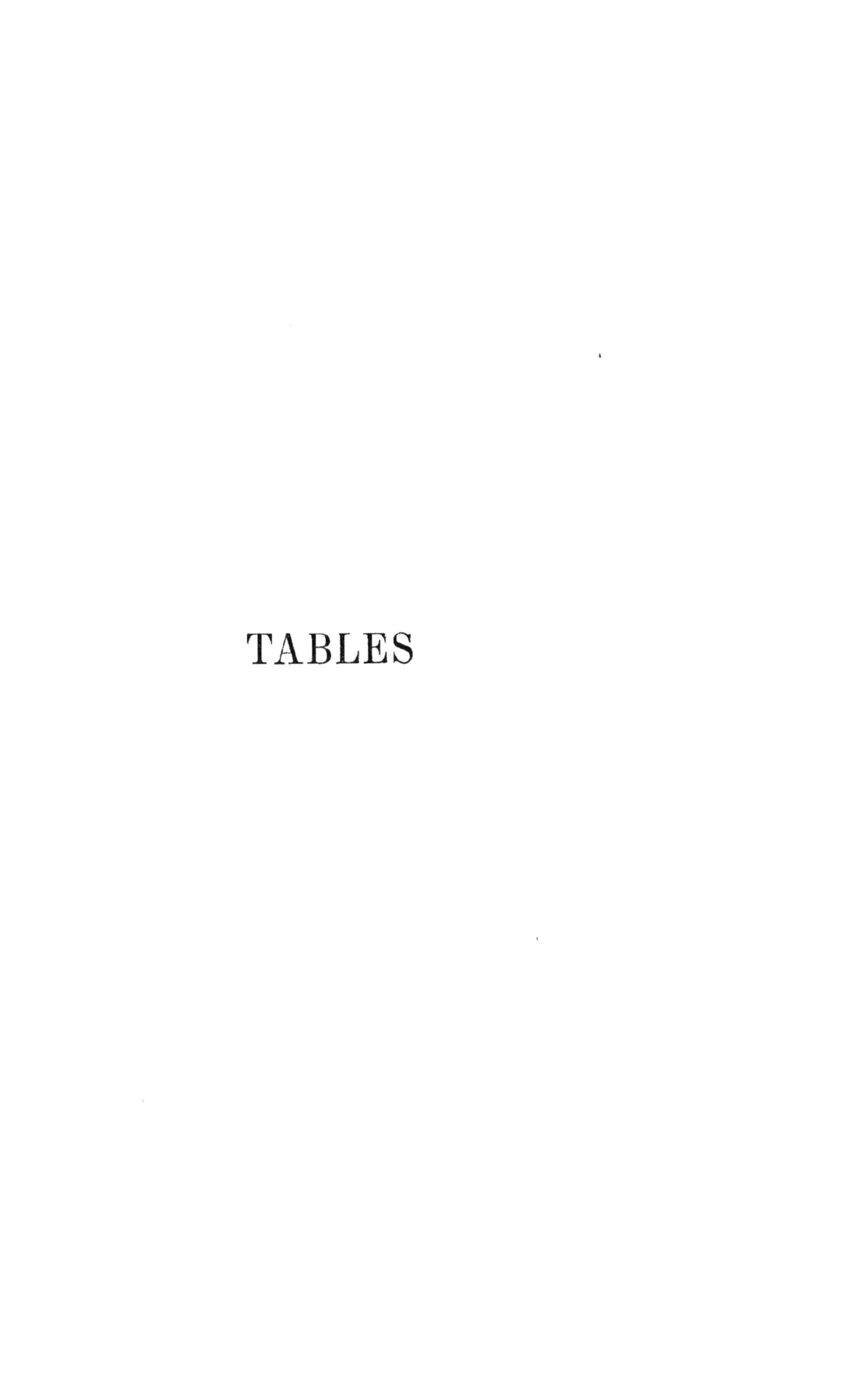

TABLES

I

TABLE DES SOMMAIRES

QUI SONT EN MARGE DU MANUSCRIT AUTOGRAPHE.

Suite de 1714.

Pages.

II

TABLE ALPHABÉTIQUE
DES NOMS PROPRES

ET DES MOTS OU LOCUTIONS ANNOTÉS DANS LES *MÉMOIRES*

N. B. Nous donnons en italique l'orthographe de Saint-Simon, lorsqu'elle diffère de celle que nous avons adoptée.

Le chiffre de la page où se trouve la note principale relative à chaque mot est marqué d'un astérisque.

L'indication (Add.) renvoie aux Additions et Corrections.

A

B

C

F

G

H

I

J

L

N

O

P

S

T

W-X-Y-Z

III

TABLE DE L'APPENDICE

PREMIÈRE PARTIE

ADDITIONS DE SAINT-SIMON AU *JOURNAL DE DANGEAU.*

(Les chiffres placés entre parenthèses renvoient au passage des *Mémoires* qui correspond à l'Addition.)

SECONDE PARTIE

TABLE DES MATIÈRES

CONTENUES DANS LE VINGT-CINQUIÈME VOLUME.

FIN DU TOME VINGT-CINQUIÈME.

CHARTRES. — IMPRIMERIE DURAND, RUE FULBERT.

www.ingramcontent.com/pod-product-compliance
Ingram Content Group UK Ltd.
Pitfield, Milton Keynes, MK11 3LW, UK
UKHW020150250726
13967UKWH00002B/977

9 782011 938527